皮肤美容学基础与应用

（第二版）

主 编　雷万军　邓　娟　蒋　博

中国中医药出版社

·北京·

图书在版编目（CIP）数据

皮肤美容学基础与应用 / 雷万军，邓娟，蒋博主编 . — 2 版 . — 北京：中国中医药出版社，2020.4（2024.5 重印）
ISBN 978 – 7 – 5132 – 5626 – 1

Ⅰ . ①皮…　Ⅱ . ①雷…　②邓…　③蒋…　Ⅲ . ①美容术
Ⅳ . ① R625

中国版本图书馆 CIP 数据核字（2019）第 122831 号

中国中医药出版社出版

北京经济技术开发区科创十三街 31 号院二区 8 号楼
邮政编码　100176
传真　010-64405721
保定市中画美凯印刷有限公司印刷
各地新华书店经销

开本 880 × 1230　1/32　印张 18.75　字数 486 千字
2020 年 4 月第 2 版　2024 年 5 月第 4 次印刷
书号　ISBN 978 – 7 – 5132 – 5626 – 1

定价　58.00 元
网址　www.cptcm.com

服 务 热 线　010-64405510
购 书 热 线　010-89535836
维 权 打 假　010-64405753

微信服务号　**zgzyycbs**
微商城网址　**https://kdt.im/LIdUGr**
官 方 微 博　**http://e.weibo.com/cptcm**
天猫旗舰店网址　**https://zgzyycbs.tmall.com**

如有印装质量问题请与本社出版部联系（010-64405510）
版权专有　侵权必究

《皮肤美容学基础与应用》（第二版）

编 委 会

主　编　雷万军　邓　娟　蒋　博
副主编　王友明　杨　翠　刘慧宁　宋　戈
编　委　（以姓氏笔画为序）

　　　　　王友明　王利群　孔　芳　代　涛

　　　　　刘慧宁　李　超　李国发　杨　翠

　　　　　宋　戈　陈　瑛　佳莉娟　麻屹楠

　　　　　裴会乐

内容提要

《皮肤美容学基础与应用》于2013年底首次出版，大获好评，几年时间，销售数万册，应广大读者要求，特此隆重推出第二版。针对目前我国美容外科快速发展的现状和从业医师的知识结构与实践技能，特意在原书基础上，注重新进展、新技术的介绍，注重理论与实践相结合，注重与其他相关学科知识的融合与借鉴，强化不良反应与并发症的防治，力求更加完整地体现皮肤美容学的内在特征与规律，具有较强的科学性、理论性、实用性和临床参考价值。相比于第一版，内容增加不少，为便于读者阅读和查询，特意重新编排为五篇，共二十五章。

本书既可供从事医学美容和相关专业的临床医师和大学生阅读，也可作为医学美容专业的培训用书，同时也是广大美容爱好者的有益读物。

序

皮肤是覆盖于整个人体体表的最大器官，在腔孔（如眼、口、鼻、外生殖器及肛门等）部位表现为黏膜，成人皮肤总面积为 $1.6\sim2.0m^2$。皮肤的厚度因种族、年龄、性别和体表部位不同而存在差异。皮肤由表皮、真皮和皮下组织 3 部分组成，附有从表皮衍生的毛发、皮脂腺、汗腺和指（趾）甲等附属器，分布着丰富的神经、血管、淋巴管和肌肉。皮肤具有防御、保护、调节体温和吸收、分泌、排泄并参与代谢和免疫等十分重要的生理功能，同时也是传递人体美感信息和最引人注目的审美器官。

美容颇易使人们联想到生活中的化妆美、发型美、仪表美和服装服饰美等，实际上，皮肤基础知识是皮肤美容学的理论基础，真正意义上的美容是不能脱离医学的。《皮肤美容学基础与应用》集皮肤学、美学、美容学知识于一体，又积极从相关分支学科借鉴和融合学科理论和技术，从医学人体审美和皮肤学基础知识入手，对皮肤美容学相关概念、皮肤正常微生物群与微生态平衡、皮肤的性质与类型、皮肤与季节、皮肤老化和皮肤的健康与养护等多视角进行了较为详尽的论述，同时也对自然美容保健、美容技术、美容化妆品、修饰美容、服装与服饰，以及美容引发的皮肤损害和损容性皮肤病等作了相应的介绍。书的知识结构是新颖的，更加科学客观地表达了皮肤美容学的特征和规律，提高了知识传播效率和效果，增加了读者的学习兴趣和研讨热情。

《皮肤美容学基础与应用》对促进皮肤美容学整体学科的建设和发展，对皮肤美容学科教育、对相关专业和从业人员有关知识与技能的提高，以及对培养健康的审美观和审美能力、提高美的创造力、鉴赏力、美容保健和防病治病等都会起到积极的作用。

鉴于本书第一版获得巨大成功，特应广大读者朋友的要求而再版，在此致以衷心的祝贺，并向全体参编人员表示敬意，是以为序。

河南科技大学　霍方

2019 年 5 月 1 日

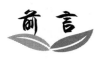

前言

　　以普及性、实用性和学科交叉融合为知识特色的《皮肤美容学基础与应用》，自2013年出版发行以来，得到广大读者的认同和喜欢，令编者深受鼓励。7年来，医学美容专业无论是对其本质的认识，还是经验的积累和技术方法的创新，均有着广泛而深刻的变化，故而我们决定推出此书第二版。相比第一版而言，第二版针对目前我国医学美容专业发展的现状和从业医师队伍的知识结构，就如何更好地把握发展方向，把握从业人员的工作需求入手，力求从一个新的视角和层面，把一些历经实践检验且得到广泛认同的理论和技术汇集，重组，更加注重理论和实践的先进性、系统性和应用指导性。同时，又选择性地把相关学科与医学美容密切相关的理论和技术方法兼容并蓄，以期促进本专业的深化发展。医学美容是对健康人施行的且更多用于颜面部等特殊部位美化整复的一门具有广泛社会性的特殊专业，但是，人们在饶有兴趣地引用新技术、新方法的同时，容易忽视其不良反应和并发症的发生，轻则会造成求美者严重的心理负担和医患纠纷，重则导致毁容致残甚或危及生命，因此第二版特地强调对不良反应和并发症的预防治疗。为便于读者阅读和查询，全书重新设计，按五篇二十五章进行编排。

第二版的修订，对作者来讲也是一个自我学习和提高的过程，由于医学美容专业的快速发展，加之时间仓促和水平有限，取舍不当、谬误之处在所难免，敬请读者不吝批评指正。此次修订参考了大量的文献资料，限于篇幅未能一一列出，谨致歉意。

最后，由衷地感谢中国中医药出版社，感谢李占永、朱江两位编辑老师的指导和帮助。

河南科技大学医学技术与工程学院　　　雷万军
河南科技大学第一附属医院
2019 年 5 月 5 日　于洛阳

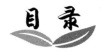

目录

第一篇　现场急救技术

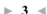

皮肤美容学基础与应用（第二版）

第三篇　皮肤养护与保健

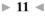

第四篇　常见损容性皮肤病

第五篇　美容外科临床基础与注射美容

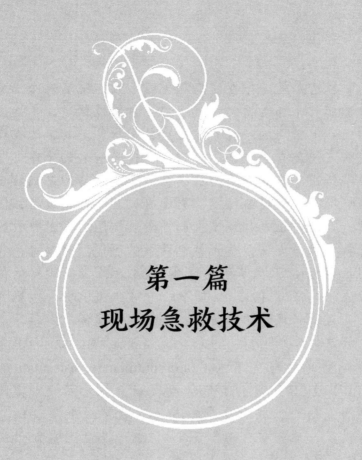

第一篇
现场急救技术

现场急救是指在发病和（或）致伤现场对突发急危症病人（如心搏、呼吸骤停，过敏性休克，急性大出血等）采用的一种紧急医疗救护措施。其目的在于使病人恢复自主循环和呼吸等，挽救病人的生命，防止病情进一步恶化，给后续救治奠定良好的基础。多数情况下，现场条件差，更没有成套的抢救设备，医护人员若能正确熟练掌握胸外心脏按压、人工呼吸的急救技术与方法，病人就有获救的可能。据统计，我国每年因心源性猝死人数高达54万，心搏骤停的抢救成功率不足1%，而国外成功率高达30%，主要是第一目击者现场施救得当，给予心搏骤停者提供了必要的基础生命支持（basic life support，BLS），尤其是高质量的心肺复苏术（cardiopulmonary resuscitation，CPR）。BLS又称初步急救或现场急救，可使心搏骤停病人的心、脑及全身重要器官获得最低限度的紧急供氧，通常按正规训练的方法可提供正常血供的25%~40%。据统计，1分钟内实施胸外心脏按压，抢救成功率可达90%，4分钟内实施者成功率降至50%，而10分钟以上者死亡率几乎为100%。

第一章
心脏复苏术

一、心搏骤停的原因与临床特点

引起心搏骤停的原因很多，包括心源性猝死（以急性心肌梗死最为多见）、各种突发意外事件（如溺水、自缢、电击或雷击、严重创伤、脑血管意外等）、手术与麻醉意外、药物中毒、严重过敏反应等非心源性猝死。心搏骤停是临床上最为严重的紧急情况，心搏逐渐减弱至完全停跳，临床上两者之间并无明显界限。心搏停止包括心跳无力、搏动无效、心室纤颤和心跳完全停止，循环骤停的发生即意味着临床死亡的开始。在常温下若缺氧 4 ~ 6 分钟，就会引起脑细胞严重损害，时间越久越严重，以至不可恢复。脑供氧中断 10s 内意识丧失，30s 内脑血流图波变平、呼吸停止，60s 内瞳孔散大。随着时间的推移，进入到生物学死亡。

心肺复苏术主要包括胸外心脏按压、胸内心脏按压、消除心室纤颤和心脏复苏药物的应用等。了解心搏骤停的预兆对抢救工作有着重要的意义：①频发性室性早搏往往可引起室性心动过速乃至发生室颤，因此，对于室性期前收缩 >5 次 / 分钟、连续性室性期前收缩、多源性期前收缩等，必须采取积极措施加以制止。②心动过缓特别是心室率 <50 次 / 分钟者，也往往会引起心搏停止。③在心搏骤停前还有一些预兆性征象，如意识朦胧、严重的心律失常等。心脏复苏抢救过程中，会遇到各种错综复杂的矛盾，必须密切观察、综合判断、权衡利弊、果断处理。

二、心搏骤停的判断与复苏应急原则

1. 心搏骤停的判断：突然意识丧失、拍击面部或耳边大声呼叫无反应、颈动脉或股动脉搏动消失（颈动脉搏动在甲状软骨与胸锁乳突肌前缘之间或下颌角处深触诊最易摸及，可用右手的食指、中指从气管正中环状软骨划向近侧颈动脉搏动处。股动脉的触诊部位在腹股沟韧带下、髂前上棘和耻骨联合的中点）为诊断心搏骤停的最主要指标，瞳孔散大、呼吸停止、发绀为主要指标。虽然心音消失其准确性高，但不利于早期诊断与急救，心电图能显示心室停顿、心室颤动或心室的自身节律等，但现场往往缺少条件，且操作费时，延误早期诊断、早期抢救。

2. 复苏应急原则：心搏停止后，每一秒的延误都将减少复苏成功的机会，完全没必要用听诊器反复听心跳、求助心电图检查或等待上级医师的指导，而是要立即进行胸外心脏按压术和口对口人工呼吸。胸外心脏按压必须先于人工呼吸。同时应尽早拨打急救电话（120）启动急救医疗服务系统。

三、胸外心脏按压术与注意事项

胸外心脏按压术是通过按压胸骨下端引起胸内压力普遍性增高，间接地压迫左、右心室，使血液流入大动脉和肺动脉，放松时胸腔内压力下降，静脉血回流至右心，动脉血因主动脉瓣关闭，反流量甚少，从而暂时建立有效的大、小循环，并为心脏自主节律的恢复创造条件。

1. 按压部位与方法：胸部两乳头连线与胸骨中线交点处为按压区。术者左掌根部置于按压区，五指翘起，右掌交叉重叠左手背上，按压时双臂伸直，利用体重及肘与臂力，稳健有节律地冲击下压（重力应在手掌根部、着力仅在胸骨处），按压深度为 5cm，应避免超过 6cm（实际应用中，往往过浅而不是过深），按压后迅速抬起使胸骨复位，形成胸腔负压，以利于增加回心血量及心室舒张，按压频率 100 ~ 120 次 / 分钟。按压幅度和频率是胸外心脏按压成功有效与否的主要指标。

婴幼儿心脏按压部位为两乳头连线与胸骨正中线交界点下一横指处，可采用双拇指重叠下压或食指、中指按压，下压深度婴幼儿 3 ~ 4cm，儿童 4 ~ 5cm，频率应大于 100 次 / 分钟。

2. 注意事情：①心搏骤停一经确诊即刻进行胸外心脏按压，其他措施次之。②按压位置要正确，切忌按压胸骨角、剑突。③压力适当，均匀规则，避免猛压，防止出现胃内容物反流，肋骨骨折等并发症。④病人尽可能放置在地上、硬板床上或较为硬实的平面上，头部应适当放低，以保证按压的有效性和脑血流灌注。⑤按压和放松的时间应大致相等，并密切观察复苏效果。一般操作 5 个周期判断复苏是否有效（主要检查颈动脉是否有搏动、肺部是否有呼吸音）。⑥心脏按压必须与人工呼吸同步进行，心脏按压与人工呼吸的比例为 30：2，若现场仅有一个人抢救，可按（10 ~ 15）：2 交替进行心脏按压和人工呼吸，应同时配合心内复苏药物注射。⑦心脏自主心律恢复初始阶段，进行与心脏收缩能同步的辅助按压，按压次数一般在 40 ~ 60 次 / 分钟为宜。

3. 按压有效指标判断：①扪及大动脉搏动，血压维持在 60mmHg 以上。②自主呼吸恢复，婴幼儿复苏除参照成人指标判断外，可用手拍击足跟或压眼眶，如有反应或哭泣，则为意识恢复。婴幼儿颈动脉不易触及，可检查肱动脉搏动等。③脑活动恢复：如挣扎动作、肌张力增强、眼睑反射恢复、瞳孔变小、皮肤颜色转红等，早期复苏有效，仍需严密观察，防止再度出现心搏停跳。

4. 按压无效及终止复苏：在循环骤停抢救的情况下，由于一些复杂的因素，要准确判断是否脑死亡而终止复苏，有时是困难的。通常情况下，若循环骤停时间超过 10 分钟以上、经心肺复苏 30 ~ 60 分钟后，始终无心电活动（心电图呈一直线）者，罕见有复苏成功者，复苏成功的概率也甚微。在抢救过程中，若一直无自主、有效的心搏，即意味着抢救无效。以下指标可作为终止复苏的条件：①心脏按压时摸不到大动脉搏动。②已出现的有效指标又消失。③瞳孔始终散大或进行性散大。④心电图呈直线，呼吸不恢复。

四、胸外心脏按压失败原因与常见错误和并发症

1. 复苏失败原因：①时间延误，未能及时进行人工心脏按压和人工呼吸，特别是循环骤停时间超过 8 分钟而未能获得任何急救措施。②复苏意识不足，缺乏经验或缺乏除颤设备和药物。③操作不当，按压部位不正确，按压过慢或过快，胸骨下陷程度不够等。④过早放弃抢救。⑤其他因素，如严重的心脏疾患、肺动脉栓塞、张力性气胸、肺出血、肺不张以及内脏破裂和严重颅脑损伤等。

2. 常见错误和并发症：①正确的按压是掌部贴近胸骨，若手指也压在胸壁上—并用力、加压时着力点选择不当、方法不正确、骤用爆发力，尤其是摇摆，不仅按压无效，而且极易发生肋骨骨折、胸骨骨折等并发症。②按压时肘部弯曲，用力不当，即按压深度不够；而放松时，掌根定位点未能充分松弛，胸部仍承受较大的压力，致使血液难以回到心脏，也严重影响复苏效果。③剑突受压折断可导致肝破裂；气胸、血胸可因肋骨骨折端刺伤所致；而肺脂肪或骨髓栓塞主要由胸壁按压后肋弓变形弯曲造成肋骨和胸骨骨髓腔细小骨折和髓内压力过高，使脂肪或骨髓进入静脉，从而形成不同程度的肺脂肪或骨髓栓塞。④还包括呕吐或胃内容物反流误入气管；还可发生胃、脾、横结肠、主动脉的损伤和心包积血、心脏填塞等。当胸廓有严重畸形、严重创伤或心包有填塞等情况时，不宜应用胸外心脏按压。

五、药物除颤法

药物除颤法指将药物注入心室腔内从而达到除颤目的的方

法，多用于无电除颤设备或配合电击除颤时。常用的除颤药物有以下几种。

1. 利多卡因： 常用剂量为 50mg，有时可用至 150mg，必要时与肾上腺素 1 ~ 2mg 同用于心室腔内注射。对于顽固心室颤动者，在除颤成功后，可在 5% 葡萄糖溶液 500mL 内加 400 ~ 800mg 的利多卡因继续静脉滴注，在应用过程中，可能出现轻度血压下降，可加用少量的阿拉明。

2. 溴苄胺： 常用剂量为 5mg/kg，稀释于 5% 葡萄糖溶液 50mL 作心室腔内注射或静脉注射，注入后 15 分钟起效，2 ~ 3h 达高峰，可持续 8 ~ 10h。当除颤成功后，应再行肌肉注射稳定其心律。

3. 普鲁卡因酰胺： 由于其抑制心肌收缩力和心脏传导功能较明显，故不列为首选，多用于顽固性心室颤动、经应用其他药物或反复电击除颤无效者。心室腔内注射时，常用剂量为 50 ~ 100mg，或用 250mg 加入到 5% 葡萄糖溶液 40mL 内缓慢静脉推注。

4. 其他药物： 包括普鲁卡因、阿托品、氯化钾等。

六、心内注射与心脏复苏药物的应用

1. 心内注射： 心脏复苏药物可促使心脏自主节律的及早恢复，增强心肌收缩力，纠正心律失常，维持有效循环血量及血压。静脉注入法由于药物被稀释，至心脏时其浓度低，影响药物效应，一般多用于巩固和加强复苏成功后的疗效，因此，心室腔注入法为最常用的急救给药途径。药物注入左心室到达冠状循环的速度比注入右心室或静脉更快捷。胸外心室腔注入法需用长穿刺针（9 号针头）经第四、五肋间胸骨左缘外 2cm 垂直刺入约 4 ~ 5cm 即可达心室腔；或采用剑突下刺入法（针头自剑突下刺入向上穿透横膈并向左后方向进入心脏）。剑突下进针途径较少引起气胸，也避开了大的冠状动脉，但有可能引起严重的心肌损伤。不管采用哪种穿刺注入途径，都必须回抽到血液后才能注入药物，以防药物误注心肌内引起心脏坏死。

2. **心脏复苏药物应用**：常用心脏复苏药物主要包括肾上腺素、异丙肾上腺素、去甲肾上腺素、利多卡因、阿托品等。①肾上腺素，小剂量兴奋 β 受体，大剂量兴奋 α 受体，因此，具有增强心肌收缩力、扩张冠状动脉及升压作用，可改善心肌缺氧，增强心肌的应激性，加速传导，兴奋高位、低位心脏起搏点，有利于心脏复跳。对于心跳恢复后而心肌仍无力时，它也有加强心脏功能的作用。其常用剂量为 1mg，心室腔内注射，继续心脏按压 3 ~ 5 分钟，无效者可重复给予，甚至加大剂量，新生儿剂量为 0.1 ~ 0.2mg/ 次。②异丙肾上腺素，为 β 受体兴奋剂，具有增强心肌收缩力、增加心排血量、兴奋心脏高位起搏点及加强心脏传导的功能，与肾上腺素联合应用可增强其药效，也是强有力的支气管扩张药物，有减轻肺血管收缩的作用。其常用剂量为 1mg/ 次，心室腔内注射，3 ~ 5 分钟内无效者可以重复应用，但每次剂量不宜过大，以免引起心动过速或心室颤动。③去甲肾上腺素，血管收缩作用强，常用剂量为 0.1 ~ 0.2mg/ 次，需要时可每 5 ~ 10 分钟注射一次。④利多卡因，在室性心律失常时特别有用，常有助于清除心室纤颤或防止其复发，具体方法见本章"药物除颤法"。⑤阿托品，可解除迷走神经对心脏的抑制作用，适用于心动过缓、心率少于 40 次 / 分钟的患者，心室腔内注射 1 ~ 2mg/ 次，可多次重复应用。

3. **心脏复苏药物联合应用问题**：心脏复苏药物联合应用其疗效较单独应用为佳，常用的药物组合有：①肾上腺素、异丙肾上腺素各 1mg；②肾上腺素、异丙肾上腺素各 1mg，阿托品 0.5 ~ 2mg；③肾上腺素、异丙肾上腺素各 1mg，间羟胺 10mg；④肾上腺素 1mg，利多卡因 50mg（小儿利多卡因 1mg/kg）。

第二章
呼吸复苏术

一、开放气道的技术与方法

心搏骤停随即而来的是呼吸的停止，畅通呼吸道是进行人工呼吸的首要步骤，为尽量减少胸外心脏按压的中断时间，开放气道速度要快。首先病人仰卧位，松解衣领及腰带，清除口腔污物、呕吐物并取出存在的活动性义齿，然后开放气道，常用的方法有仰头抬颏法、仰头举颌法和托下颌法。

1. 仰头抬颏法：病人仰卧位，抢救者一手放在病人颈后将颈部上抬，另一手以小鱼际侧下按前额，使病人头后仰、颈部抬起。

2. 仰头举颌法：是徒手开放气道最常用的方法，病人仰卧位，抢救者一手置于其前额，以手掌小鱼际侧用力向后压以使其头后仰，另一手的食指和中指放在下颌骨的下方，将颌部同时向前抬起。

3. 托下颌法：适用于头颈部外伤者，抢救者双手放在病人头部两侧，紧握下颌角，用力向上托起下颌。

二、口对口人工呼吸

口对口人工呼吸法是一种最为常用的、操作简单易掌握、能快速有效地向肺部供氧的急救措施，同时又不耽误进行胸外心脏按压术。

术者一手将病人头部托住使之后仰、口张开，托起下颌，另一手紧捏病人鼻孔（防止吹入的气体从鼻孔漏出），深吸气后用嘴包住病人的口用力吹气（可在口口之间隔一手帕），以应感到空气顺利进入并可看见病人胸廓较好地扩张或听到明显肺泡呼吸音为有效的标志。吹气频率 16～20 次 / 分钟，如一个人操作时，应在 4～5 次心脏按压后进行一次口对口人工呼吸，也可按压心脏 15 次后，吹气 2 次。两人操作在进行口对口吹气时，可稍停心脏按压予以配合，以免引起肺损伤和降低通气效果。如病人已有微弱自主呼吸时，则人工呼吸应和病人自主呼吸节律一致，待病人完全恢复正常后，方可停止人工呼吸。

三、口对鼻及口对口鼻人工呼吸法

当病人牙关紧闭不能张口或口腔有严重损伤时，可采用口对鼻人工呼吸法，基本操作方法同口对口人工呼吸法，只是在吹气时捏住口唇，气体通过病人鼻孔进入肺内。抢救婴幼儿时，因婴幼儿口鼻较小，位置靠近，可行口对口鼻人工呼吸法。

四、俯卧压背法

由于病人处于俯卧体位时，舌头能略向外坠出，能减轻呼吸道阻塞和防止误吸，但气体交换量小。

五、仰卧压胸法

此方法的气体交换量高于俯卧压背法，但因其体位易造成病人的舌头后坠，从而加大呼吸道阻力，影响通气效果，所以为减少呼吸道阻塞需将舌头拉出。

六、环甲膜穿刺（切开）术

环甲膜解剖标志容易识别 [颈中线甲状软骨下缘与环状软骨弓上缘之间即为环甲膜穿刺（切开）点]。喉部伤致呼吸道阻塞者，严重呼吸困难来不及行气管切开或需行气管切开但缺乏必要器械时，应迅速用 14～18 号注射针头作环甲膜穿刺，穿刺出现落空感后接注射器，回抽有空气抽出即表示已进入喉腔。环甲膜切开时以左手拇指和中指固定喉头，以食指摸准环状软骨和甲状软骨间的凹陷，右手持刀沿环状软骨上缘做长约3cm、深约1cm横切口，一般一次即可将皮肤及环甲膜切开。切开后用刀柄插入切口转动扩张，如有气管套管或胶管即可暂时插入以维持呼吸，待病人呼吸困难缓解后，可考虑是否行气管切开术。

七、给氧与呼吸兴奋剂的应用

急救现场给氧常用的有鼻导管法和面罩法两种。鼻导管给氧分为单侧鼻导管法和双侧鼻导管法。面罩给氧包括重复呼吸式、带呼吸瓣面罩、带有侧孔面罩。急救现场缺乏医用氧的情况下，工业用氧的氧纯度虽低于98%，仍可作为急救应用。

在施行人工呼吸过程中，应配合应用呼吸兴奋剂：①山梗菜碱（洛贝林）：选择性地刺激颈动脉化学感受器，反射性地引起呼吸中枢兴奋，作用迅速，但持续时间短。具体用法为3～6mg静脉推注，继以30～60mg稀释于5%葡萄糖溶液内静脉滴注。②尼可刹米（可拉明）：对延脑髓的呼吸中枢有直接兴奋的作用，也加强心血管功能，常用量为0.25～0.5g/次，必要时10～20分钟一次，日总剂量不大于5g。③回苏灵：直接兴奋呼吸中枢，作用强，8mg静脉注射或16～32mg稀释后静脉滴注。

第三章
过敏性休克急救

一、病原学与发病原理

药物引起的严重过敏反应是一个急性的和不可预知的药源性疾病。过敏反应是由抗原和抗体在致敏细胞上相互作用而引起的，因致敏机体对抗原物质发生强烈的变态反应，导致急性微循环功能障碍，称为过敏性休克。它的本质主要是由于 IgE 型免疫球蛋白的同型亲细胞性抗体，即反应素的介入而引起的一种免疫学反应。以青霉素为例，当半抗原青霉素 G 进入人体后，和组织蛋白结合而成为全抗原，对于过敏体质者，可使 T 淋巴细胞致敏，进而作用于 B 淋巴细胞引起分化增殖，转变成浆细胞，产生特异性抗体 IgE，抗体粘附在某些组织，如皮肤、鼻咽、声带及支气管黏膜下等部位的微血管壁周围的肥大细胞和血液中的嗜碱性粒细胞表面，使机体呈过敏状态。当再次接触该抗原时，抗原即和肥大细胞及嗜碱性细胞表面的 IgE 相结合而发生作用，导致肥大细胞和嗜碱性粒细胞破裂，释放出组胺、缓激肽、5-羟色胺等血管活性物质，这些物质作用于效应器官，使平滑肌收缩、毛细血管扩张、血管通透性增高，从而引起多种多样的症状，如皮疹、哮喘、喉头声带水肿、窒息、血压下降、休克等。

药物是发生过敏性休克最常见的原因，较常见的药物有青霉素、链霉素、破伤风抗毒素、普鲁卡因、细胞色素 C、碘化物造影剂等，其他如血清、生物制剂、预防疫苗、昆虫咬伤等。中草药制剂包括单味中药可能引发的过敏反应甚或过敏性休克也应警惕。

二、临床表现

过敏性休克的发生可在用药数秒钟或数分钟内出现。约50%的病人症状出现于接触抗原性物质（包括注射、口服或接触等）5分钟内，10%的病人于30分钟后出现，其余则发生在连续性接触的过程中。病人主要临床表现为面部潮红、气急胸闷、头晕、心悸、四肢发麻，继之面色苍白、发绀、四肢厥冷、出冷汗、脉搏细弱、心跳快而无力、血压下降，对于闪电样过敏休克发生者，即刻会出现神志不清乃至昏迷或呼吸循环骤停。

三、抢救措施

1. 一旦发生过敏性休克，立即进行就地抢救。

2. 肾上腺素是抢救过敏性休克的首选药物，没有绝对禁忌症，对老年患者和既往有心血管疾病的患者利大于弊。肾上腺素具有收缩血管、增加外周阻力、兴奋心肌、增加心排血量及松弛支气管平滑肌的作用。立即肌肉注射0.1%肾上腺素0.5~1mL，继以0.5~1mL稀释在生理盐水10mL静脉注射，如症状不缓解，可间隔30分钟再次肌肉或皮下注射0.3~0.5mL，直至脱离危险期。如发生心跳、呼吸骤停，应立即进行心肺复苏术（参见本篇心脏复苏术、呼吸复苏术）；或0.1%肾上腺素1mL心内注射；或肾上腺素、异丙肾上腺素、去甲肾上腺素各1mg心内注射，三者可以阻止具有生物活性物质的释放（通过激活腺苷酸环化酶而增加c-AMP浓度，当细胞内的c-AMP浓度增加后，即可抑制组胺、慢反应物质-A等的释放）。儿童肌注参考计量为6个月以下0.05mL，6个月至6岁0.12mL，6~12岁0.25mL。静脉应用肾上腺素的患者需监控心电图、血压等，以防发生高血压危象及心室颤动。

3. 呼吸抑制时，应立即进行口对口人工呼吸，并肌肉注射尼可刹米或山梗菜碱等呼吸兴奋剂。喉头水肿导致呼吸窒息时，可考虑实施环甲膜切开、气管插管或切开。

4. 立即给予氢化可的松 200mg 或地塞米松 5～10mg，加入 50%葡萄糖溶液 40mL 静脉推注，或加入 5%～10%葡萄糖溶液 500mL 中静脉滴注。

5. 根据病情给予血管活性药物如多巴胺或间羟胺等，同时注意纠正酸中毒和应用抗组胺类药物。

6. 其他对症处理。

7. 密切观察生命体征变化，做好病情记录，病人未脱离危险时，不宜搬动。

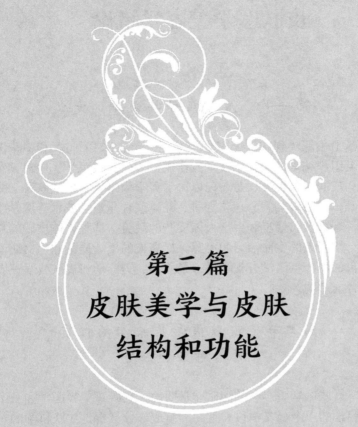

第二篇
皮肤美学与皮肤
结构和功能

第四章
皮肤医学美容学绪论

第一节　皮肤医学美容学的定义

　　卫生部（现"国家卫生与健康委员会"，下同）和中华医学会组织编写的《临床技术操作规范——美容医学》中对其定义：皮肤医学美容学是一门以医学美学为指导，以皮肤科学为基础，采用审美、心理与内科、外科或理化治疗技术等医学手段，来维护、修复和再塑人体皮肤的健美，调整人体皮肤的功能，增强人的生命活力和美感，提高人的生活质量和生命质量为目的的新兴医学分支学科，是美学、美容学与皮肤科学三者结合的产物。

第二节　皮肤医学美容学的性质、研究对象和任务

　　皮肤医学美容学的性质非常明确，它既是美容医学和医学美容学的一个分支学科和重要的组成部分，也是皮肤科学的一个新的分支学科。皮肤医学美容学的指导思想是医学美学，基础理论来源于医学与美学理论，临床基础是皮肤科学。因此，皮肤医学美容学是以医学美学和人体皮肤美学为指导，采用皮肤内科、外科或理化治疗技术等医学手段，结合医学美容的方式来维护和增进人体皮肤的健与美的一门新的医学分支学科。

　　皮肤医学美容学的研究对象首先应是人体皮肤的美学及与之紧密相关的人体皮肤的结构、形态及生理功能，其次是研究

维护、修复、再塑人体皮肤健美的一切医学技能、方法、设施及其有关的基础理论和各种有关制剂的优选与应用。这里所论及的皮肤健美，自然是人体整体皮肤之健美。皮肤医学美容学的基本任务主要包括：

1. 完善对本学科的学科体系的建构，推进学科理论基础的完善和发展。进一步研究该学科的定义、研究对象、研究任务、研究方法以及与相关学科的关系、实施范围和医学美学理论的应用。进一步完善皮肤美容医疗机构基本标准的设置、皮肤美容专业技术职务的设立、美容皮肤科学编入国家标准《学科分类与代码》等工作，为美容医学整体学科体系奠定基础。

2. 在临床实施方面，应加强对机体各部位，特别是颜面部或其他暴露部位的皮肤组织所发生的疾病的防治；对一些非病理性表征、解剖结构和生理功能正常范围内的人体皮肤的某些形态方面不尽完美的瑕疵进行重塑；加强对某些无明显功能障碍，而仅为外观欠佳的先天性皮肤疾患等的处置及皮肤的护理与保健；同时也应加强心理美容与心理咨询工作。

3. 在专业教育方面，应加强在医学教育中的美容皮肤科学教育，加强对继续教育中的美容皮肤科学的教育，加强医护人员的审美修养与审美创造教育，以及其他从业人员的有关专业知识与技能的培训。

第三节　美与医学美的概念

美学，源于希腊语 aisthetikos，其最初的意义是"对感观的感受"，就是人的本质力量在社会实践中所赋予客体对象积极、正面、肯定的以及具有普遍性和共同性的品格或特质——对称、协调、统一与和谐。一般认为美学作为一门独立学科的产生，是以 1750 年德国哲学家亚历山大·鲍姆嘉通（Alexander Gottlieb Baumgrten）的《美学》出版为标志。在他看来，美就是感性认识的完善，美是人类在改造自然活动中，使对象以宜人的客观形式表现出来的人的本质力量。德国理想主义形而上学的美学认为，标准的美学包括心理美学和美学。从美的含义上讲，美包括美感与审美意义上的美两大类。

医学美是在医学领域里美与审美的总和，及其所体现出来的对人的心身健康产生良好的、宜人的感性形象或客观形式。也就是指人体美和人体健美，以及对人类特殊美的维护、修复和再塑的医学实施和医学理论，其核心是体美。医学美的主要表现形式是：①医学自然美，即人的形体结构、生理功能完善和容貌美。②医学社会美，即医学、医学美学理论所揭示人体生长、发育、疾病、衰老、死亡等规律的内容美，以及指导临床和审美实践的意义美。③医学科技美，即医疗技术操作、医疗设备、医疗环境、医学行为等方面所显现的美的形式。

第四节　医学美的本质与特征

马克思的美学观认为，美是"人化的自然"，是人类在改造自然劳动过程中的人的本质力量的对象化。医务人员的本质力量是指医务人员的医学认识能力、鉴赏能力和创造能力。医学美的本质就是通过美容医学工作者的本质力量，在维护、修复、再塑和增进人体美的活动过程中，创造出令人可感的宜人形象、形色或状貌。医学美是美在医学领域特定环境里，美容医学工作者在实现医学美的活动中，自由自觉地按照医学美的规律性和目的性，按照医学人体美的尺度，进行医学审美创造的结晶。因此，医学美的特征不仅在于它是以医学美容、医学人体美学和医学心理学等理论为指导，着重运用医学手段和方法来维护、修复、塑造、增进人体美的医疗实践活动，具有医学科学技术专业性；而且在于它是以有血、有肉、有情感、有思维的整体的人为对象，将医学与艺术完美结合为一体。

第五节　皮肤医学美容学与相关学科的关系

一、与医学美学的关系

医学美学是由医学与美学交叉结合而形成的一门新型学科。它是将美学原理运用到医学领域中，研究医学活动中所体现出来的医学美、医学审美、医学美感等一切美学现象和一般规律的科学。皮肤医学美容学是医学美学的一个重要应用分支学科，是以皮肤科学为基础，美学为指导，皮肤科学、美学、美容学有机结合的产物。是在医学美学原理的指导下，对人体皮肤的美学、人体皮肤的审美观、人体皮肤的审美心理、人体皮肤审美思维方法的研究，并着重实施人体皮肤健美的医学审美创造活动。其目的是达到调整皮肤的功能和结构，维护、改善、修复、再塑人体美，提高人类的生活质量。皮肤医学美容学的基础理论研究成果和临床实施经验，将进一步丰富和完善医学美学。

二、与美容医学的关系

皮肤医学美容学是美容医学中的临床应用部分，是在美容医学理论指导下，以艺术为基础，以审美为目的，采取手术与非手术的医学手段，从皮肤科学中逐渐衍生发展并形成了自己特定的研究范畴，如美容内科学、美容外科学、美容皮肤科学、美容牙科学、美容中医学、美容护理学、医学美容实用技术学等。皮肤医学美容学体系的发展，进一步丰富和发展了美容医学。

三、与皮肤科学的关系

皮肤科学是临床医学领域中的一门重要学科，随着科学技术的进步，在这门学科中渐渐孕育出不少新的分支学科，皮肤医学美容学就是其中一个代表。皮肤科学的基本理论、基本技术方法，是皮肤医学美容学的基础。皮肤医学美容学源于皮肤科学，但二者的侧重点不同，皮肤科学侧重研究皮肤及与皮肤有关疾病的病因、病理变化及其发生、发展的规律，并以皮肤内科诊治技术为主；而皮肤医学美容学主要研究损容性皮肤病对人的心理、容貌和形体美的影响，应用医学手段或美学手段祛除疾病，调整皮肤的功能与结构，提高心理素质，达到维护、改善、修复和塑造人体皮肤乃至人体整体之健美，以提高人的生命力美感、提高生命质量与生存质量为其主要实施目标。皮肤医学美容正向着益寿延年、年轻貌美或更高目标的审美观发展。皮肤医学美容学与皮肤科学相比，其医学模式、健康概念、诊疗手段等也更加丰富、灵活、前沿。然而，皮肤医学美容学与皮肤科学两个学科又有着共同的学科基础——医学基础，共同的学科对象——人和人体皮肤。研究人体和皮肤的健康与美，也是两个学科的共同目标。皮肤医学美容学还吸收了皮肤外科学、护理美容学、人体皮肤美学、心理学、物理学、药物学与化学等学科发展中丰富的养料，使其赋予了新的内涵。皮肤医学美容学是现代皮肤科学中不可缺少的重要篇章。

四、与其他分支学科的关系

皮肤医学美容学与美容医学领域中的美容内科学、美容外科学、美容牙科学、美容中医学、医学美容实用技术学和美容护理学等，都有着共同的学科目标的共性关系。此外，皮肤医学美容学在保持自身体系的完整发展与持续发展的同时，又积极地从其他分支学科借鉴和融合学科理论和技术，与其他分支学科之间交叉并行、相互联系、相得益彰、共同发展。

第五章
医学人体审美与皮肤审美要素

第一节　医学人体审美

　　医学人体美学是系统研究医学、人体美学及其理论体系而构成的一门新兴学科，是现代医学美学整体学科中的重要组成部分。医学人体美学不仅包括人体在正常状态下的心态结构、姿势动作、生理功能，还包括人的身材、相貌、五官和装饰的美，也包括人的风度举止言谈所表现出来的一种精神风貌和内在气质美的协调统一。医学人体美是形式美法则的高度聚集统一，是普遍美和差异美的统一，是审美主客体的统一，是自然美和社会美的统一，是美感、性感和羞耻感的统一，是不同人种生命活力美的特定一致。

一、整体观与健康观

　　医学人体美是一种美的形式、美的内容的高层次的统一美。医学人体美的基础是健康。人体美首先必须具有健全的组织结构、完整的器官系统、正常的生理功能，并且人体的形态结构、生理功能、心理过程以及社会适应能力等处于和谐统一状态。人体健康的组织、器官、系统，在生命活动的过程中，有条不紊地调节、代偿和适应人体内外环境的变化，具有充沛、蓬勃的生命活力，表现出诸如肌肉发达、脸色红润、毛发润泽、风华神秀、坐立挺拔、步履矫健有力等，显示出人体美所具有的神奇伟力。医学人体美是医学家在"现实人体美"的基础上实施医学审美创造，在新的更高层次上按照医学、生命科学规律加以维护、改善、修复和再塑的人体美，以展示人的生命活力美感。

二、容貌的美学基础

容貌是指头面部轮廓与五官的形态及皮肤毛发的颜色、质感。容貌结构主要包括颅面骨骼、肌肉、皮肤、毛发及五官。容貌不仅是人的生命活力的表现，而且是其内心活动的外化形态。容貌集中表现了人体美的个性，是评价人体整体形象美的最主要部分。

容貌美是指面型（头型）、眼（眉）、鼻、口（齿）、耳及皮肤的综合之美。目前人们公认的容貌美标准为：轮廓清晰，富有立体感的面型；健康、润泽的颜面皮肤；端正的五官，形态正常的眉、眼、鼻、唇、颏，自然闭合的双唇，微笑时不露牙龈，侧貌鼻、唇、颏突度适宜；面部双侧对称，颧颊及腮腺咬肌区无异常肥大或凹陷；牙列整齐，牙齿洁白，咬合正常等。对容貌美影响程度的大小依次表现在面部轮廓、眼部、口部、鼻部、眉部和耳部等。容貌的静态美特征主要包括曲线美、形态美、色彩美、比例美、对称美、和谐美。

（一）面型

面型分为正面、侧面和水平面。面部的高度指面部的长短，即从额部正中发缘点至颏下点的距离，面高可分为基本相等的三部分：从发缘点到眉间点、眉间到鼻下点、鼻下点到颏下点各为一份，称为"三停"。面部的宽度是指面部左右侧之间的距离，双耳间正面投影的宽度为五个眼裂的宽度，除双眼外，内眦间距为一眼裂宽度，两侧外眦角到耳部各一眼裂宽度，共是五个眼裂宽度，称"五眼"。宽也分为上、中、下三部分，上面部的宽度指双侧额骨颞嵴之间的距离，也称为最小额宽；中面部的宽度指左右颧点之间的距离，也称全面宽；下面部的宽度指双侧下颌角之间的距离。通常可以将面型正面分为 10 种形态：

1. **椭圆形脸**：脸呈椭圆，额部比颊部略宽，颏部圆润适中，骨骼结构匀称。此种脸型轮廓线条自然柔和，给人以文静、温柔、秀气的感觉，是东方女性理想脸型，也最受化妆师的青睐。

2. **卵圆形脸**：额部较宽、圆钝，颏部较窄，颧颊饱满，面型轮廓不明显，比例较协调，此种面型对女性不失美感。

3. **倒卵圆形脸**：额头稍小，下颌较大圆钝，此面型显得文静、老成。

4. **圆形脸**：上下颌骨较短，面颊圆而饱满，下颌下缘圆钝，五官较集中。面部长宽比例接近1，轮廓由圆线条组成，给人温顺柔和的感觉，多见于年轻人或肥胖人。

5. **方形脸**：脸的长度和宽度相近，前额较宽，下颌角方正，面部短阔。脸型轮廓线较平直，呈四方形，给人以刚强坚毅的感觉，多见男性。

6. **长方形脸**：额骨有棱角，上颌骨长，外鼻也长，下颌角方正，使得脸的轮廓线长度有余，而宽度不足。多见于身高体壮、膀大腰圆的人。

7. **菱形脸**：面颊清瘦，额线范围小，颧骨突出，尖下颏。上下有收拢趋势，呈枣核形。脸的轮廓线中央宽，上下窄，有立体线条感，多见于身体瘦弱者。

8. **梯形脸**：额部窄，下颌骨宽，颊角窄，两眼距离较近。脸型轮廓线下宽窄，显得安静、呆板。

9. **倒梯形脸**：额宽，上颌骨窄，颧骨高；尖下颏，双眼距离较远。脸的轮廓线上宽下尖，显得机敏，但清高、冷淡。

10. **五角形脸**：轮廓突出，尤其是下颌骨发育良好，下颌角外展，颏部突出，常见于男性。

当面型不够理想时，可以通过发型或化妆来改善它的不足。要彻底改变面型，需通过美容手术进行软组织或骨组织整形。

（二）眼睛（眉）

眼睛是容貌美的重点。美丽的眼睛甚至能遮盖其他器官的一些缺点，因此，美学家又称人的双眼是"美之窗"。眼睛充满了美学法则，双眼左右对称，眼裂宽窄、高低，眉眼距离及其与五官、面型等遵循一定的比例。眼也具有许多曲线，睁眼、闭眼、侧面及正面的眼裂、眼球都是流畅的曲线。眼还具有丰富的色彩美学，国人的黄皮肤、黑睫毛和黄褐色虹膜等色衬托下巩膜以其纯净的瓷白色显得格外高雅、庄重和沉稳。角膜无色透明、晶莹亮丽，虹膜虽深居眼球内，但以其深黑色的瞳孔使眼球具有几分神秘感。此外，眼睛还能显示出人类最明显、最准确的交际信号。喜、怒、哀、乐等思想情绪的存在和变化都能从眼睛这个神秘的器官显示出来，因此，我们常说"眼睛是传递心灵信息的窗户"。

从美容效果来看，一般认为重睑比单眼皮为美。这是因为在宽阔的上睑上形成一条优美的曲线，使得整个眼部出现了错落有致的层次变化，增强了曲线美和立体感。并且还可以使睁眼时眼裂更为开大，显露出更多的角膜和瞳孔，使目光更加有神，充满活力。当然，只有重睑具备上述美学功用时，重睑才绝对比单睑美。眼睛是心灵的窗户，而眼线则是眼睛的生命线，画或文眼线可以加强眼睛的深度，使眼睛黑白分明、神采奕奕。同时，对面部、脸型也起着调整、改观的作用。依据眼睛位置大小、眼睑、睑裂的形态变化，国人常见的眼形有以下几种：

1. 标准眼：又称杏眼，眼睛位于标准位置上，男性多见。特点是睑裂宽度比例适当，较丹凤眼宽，外眦角较钝圆，黑珠。眼白露出较多，显英俊俏丽。

2. 丹凤眼：属娇美的一种眼睛，外眦角大于内眦角，外眦略高于内眦，睑裂细长呈内窄外宽，呈弧形展开。眼珠和眼白露出适中，眼睑皮肤较薄，富有东方情调，形态清秀可爱，无论男女均为标准美型眼睛。

3. **吊眼**：也称上斜眼，外眦角高于内眦角，眼轴线向外上倾斜度过高，外眦角呈上挑状。正面观看呈反"八"字形。显得灵敏机智，目光锐利，但有冷淡、严厉之感。

4. **细长眼**：又称长眼，睑裂细长，睑缘弧度小，黑珠及眼白露出相对较少。这种眼形往往显得没神。

5. **眯缝眼**：如果细长眼的长宽比例均缩小，就成了"眯缝眼"，眯缝眼睑裂小、狭、短，内外眦角均小，黑珠、眼白大部分被遮挡，眼球显小。显得温柔和气，但有畏光之感，缺乏大眼睛的神采和应有的魅力。

6. **圆眼**：也称荔枝眼、大眼。睑裂较高宽，睑缘呈圆弧形，黑珠、眼白露出多，使眼睛显得圆大，给人以目光明亮、有神、机灵之感，但相对缺乏秀气。

7. **突眼**：睑裂过于宽大，眼球向前方突出，黑珠全暴露，眼白暴露范围也多，若黑眼珠四周均有眼白暴露则俗称"四白眼"。

8. **小圆眼**：主要特征是睑裂高，宽度短小，但本身比例尚适度。睑缘呈小圆弧形，眼角稍钝，黑珠眼白露出少，眼球显小。整个眼形呈小圆形，影响与整体脸型的协调，给人以机灵、执着印象，但缺乏神采和魅力。

9. **垂眼**：也称下斜眼，外形特征与吊眼相反，外眦角低于内眦角，眼轴线向下倾斜形成了外眼角下斜的眼型。正面观看呈"八"字形，有的显得天真可爱，有的给人以阴郁的感觉，有的过度显老态。

10. **三角眼**：一般眦角多正常，主要由于上睑皮肤中外侧松弛下垂，外眦角被遮盖显小，使眼裂变成近似三角形。中老年人多见，也有先天性三角眼者，但少见。

11. **深窝眼**：主要特征是上睑凹陷不丰满，西方人多见。这种眼形显得整洁、舒展，年轻时具有成熟感，中老年给人以疲劳感，过度显憔悴。

12. **肿泡眼**：眼睑皮肤显肥厚，皮下脂肪臃肿，鼓突，使眉弓、鼻梁、眼窝之间的立体感减弱，外形不美观。给人不灵活、较迟钝、神态不佳的感觉。

13. 近心眼：主要特征是内眦间距过窄，两眼过于靠近，五官呈收拢态，立体感增强，显严肃紧张，过度有忧郁感。

14. 远心眼：主要特征是内眦间距过宽，两眼分开过远，使面部显宽，比例失调，两眼过宽，显得呆板。

眉作为容貌美的组成部分，是头部与颜部的分界线，突出于皮肤表面，富有立体性。眉毛能配合眼睛表达人的内心情感，在人类美感意识里，眼睛与眉毛都是作为美之对象。"柳眉"和"蛾眉"是女性的美型眉，体现美丽娴淑，"浓眉"和"剑眉"是男性的美型眉，体现刚毅矫健。眉毛的修饰作用举足轻重，因为眉毛在面部是最深的颜色，其构造及生长方向有一定生物规律性，它的形与色与五官的结构因人而异。眉的生长呈横向构成，形成前额的高低界限，眉的高低、粗细改变，会使脸型的长短比例结构产生错觉，从而在横向上构成脸型宽窄的视觉印象。眉型的聚合、圆直、倾斜，又常与下颌的轮廓线相互呼应，从而在整体上影响脸型。

眉横卧于眼眶上缘眉脊处，分隔额部与眶部。眉由内侧向外侧可分为头、体、尾三部。眉头约在内眦上方内侧。眉头的最内侧眉毛细而疏，多伸向内上方，中部稍浓密，朝向上方生长。眉体部的眉毛朝向外上方生长，多数略呈微弧向上或呈横直线排列，可分上列、中列和下列。上列略向外下倾斜，中列向外倾斜，下列朝向外上方倾斜，致使三列的毛梢在眉的上、下缘之间较集中，并呈横峰状隆起，加之深部骨生的眉弓突起，使眉富于立体美感。眉体与眉尾分界于眉峰处，眉峰为眉弧线的最高点，多位于眉的中外三分之一交界处。眉尾为眉的末端，也称眉梢，其最末端与眉头的最头端多在同一水平线上或略高。眉梢的毛细而软，色泽最淡，越向尾端越稀疏，由上下两列排成，上列起于眉峰伸向外下，下列延续于眉体部的下列，朝向外或外上，故上、下两列眉毛末梢交织成较明显的眉毛峰，与眉体部相延续。由于眉毛上述长势和排列，使眉头部颜色重于眉梢，而体部颜色最深，其上下较淡，在文眉时应注意自然眉的颜色、排列，尽量文出浓淡相宜、层次有序、富有立体美感的眉毛。显然，越接近自然结构及其形态特征的眉毛越美、越自然逼真。

国人常见的眉型依眉的位置、形态变化，可有多种分类。但是一般认为，美的眉型应该是眉头在眼睛内眦角上方，稍稍偏里些，眉梢位于眼睛外眦角与鼻翼外侧的连线的延长线上，若将眉长分成三等份，眉峰的位置应在自眉梢起的外、中 1/3 的交点处。此外，眉的浓淡相宜，富有立体感，其弯度、粗细、长短、稀疏均得体适中，在具有理想标准眉型基础上，双侧对称，与脸型、眼型协调，眉峰高度适中，眉梢略向外上的柳叶眉，是东方女性眉型美的特征，漂亮、秀气、温柔、富有自然美感。

（三）鼻

鼻突出于面部的最前端，具有严格的左右对称性，占据了整个面部五官的至高点和中心点，使其最具立体感，起到统领全局的作用。外鼻为一底朝下的三棱锥体，位于面中三分之一，其位置决定着整个面部的均衡性和对称性，其形态美丑可以左右容貌，素有"颜之王"之称。鼻的解剖位置在面部尤其突出和醒目，正面看，面部存在两条潜在的、纵横交错的直线，即鼻额形成的纵垂线，鼻根至耳孔的横平线，两线相交成直角，具有严格的轴对称性，其能表现出一种平衡与柔和。侧面看，鼻子的轮廓显得更为重要，占据前沿线的中部三分之一，其鼻额角、鼻梁、鼻头、鼻唇角直接构成头面的轮廓，与相对凹下的眼睛相互烘托，从而增加颜面部的立体层次感。

鼻根至鼻尖为鼻长，两鼻翼外侧缘间的距离为鼻宽，鼻高分为鼻根高度和鼻尖高度。外鼻的美学观察包括鼻长度、鼻宽度、鼻高度及鼻梁、鼻尖、鼻翼、鼻孔形态，额鼻角、鼻唇角角度等。理想的外鼻长度，为面部长度的三分之一。理想的外鼻宽度为一眼的宽度，约为鼻长的 70%。理想的鼻尖高度相当于鼻长度的二分之一。通常认为，好看的鼻型主要看鼻型与整个面型是否相称与协调，是否符合本民族的特点和审美标准。一般地说，圆脸人的鼻子不宜太高，而长脸者的鼻型高些、长些较协调好看。方脸人的鼻型相应宽粗些，才更匹配。欧美人以高鼻梁为美，而中国人颜面多纤巧，额骨鼻突一般低平，因此，鼻梁以小巧细窄为美，男性鼻梁以近似直线为好，女性则以轻微的凹线型，鼻端微翘、曲线柔和为美。

（四）口唇

口唇在容貌美学中的重要性仅次于眼睛，是一个最具色彩、表情、动感和最引人注目的器官，也是面部器官中活动能力最大的软组织结构。由于其与面部表情肌密切相连的特点，使口唇不仅具有说话、进食、吐出、吸气、吹气、亲吻和辅助吞咽等功能，而且具有高度特殊的表情功能，是构成人的容貌美的重要部位之一。上唇正中有一条纵形线沟——人中，是人类特有的结构。上唇皮肤与唇红交界处所呈现的弓形，连接两端微微突起的口角，形似展翅的海鸥，给人以轻巧美感。

嘴唇的形态、色泽、结构的完美与否对容貌美影响很大。口唇在容貌美学中的优势首先是色彩美。由于唇的移行部红唇极薄，没有角质层和色素，所以能透过血管中血液的颜色，加之该处血运丰富，使唇色红润，敏感而显眼，娇艳柔美的朱唇是女性风采的特征之一。唇型的美与丑，不能脱离每个人的具体特征，只有与脸型相配、与五官协调、与性格气质相符的唇型，才能产生动人的美感和魅力。随着人们审美观念的转变，美的观念也有所不同，以往我国古代以"柳叶眉，杏核眼，樱桃小嘴一点点"来赞美女性美，而在现代女性中则认为嘴大一些才显得漂亮性感。

口唇的形态美学特征通常以口唇正面、侧面，唇的高度、厚度、口裂宽度等来衡量。口唇的形态因遗传因素等而呈现出不同特征。当上下唇轻轻闭拢，正面观看（红）唇形轮廓时可分为三型：方唇、扁平唇、圆唇。上唇高度，即鼻小柱根部至唇峰的距离（不包括红唇部）。唇厚度指口唇轻闭时，上下红唇中央部的厚度。唇型依据其高度、厚度、前突度、口裂宽度等有不同分类方法。一般生活中常见的唇型大致有如下7种：

1. 理想型： 口唇轮廓线清晰，下唇略厚于上唇，大小与鼻型、眼型、脸型相适宜，唇珠明显，口角微翘，整个口唇有立体感。

2. 厚唇型： 口轮匝肌与疏松结缔组织发达，使上下唇肥厚，唇厚的唇峰高，如超过一定的厚度，唇型即有外翻倾向。

3. 薄唇型： 口唇的唇红部单薄。

4. 口角上翘型： 由上下唇的两端会合而形成的口角向上翘，可以产生微笑的感觉。

5. 口角下垂型： 突出特征是由上下唇会合形成的口裂两端呈弧线向下垂，给人以愁苦不愉快的感觉。

6. 尖突型： 薄而尖突的口唇，特征是唇峰高，唇珠小而前突，唇轮廓线不圆滑，尖突的口唇往往伴有狭小的鼻子而影响整个脸型。

7. 瘪上唇型： 当牙齿反颌时就会形成上唇后退、下唇突出的形态，这种口唇一般都是上唇薄下唇厚。

（五）牙齿

牙齿的美学意义在于其形态美、色泽美、排列美及由此产生的对容貌美的增色和烘托效应。各牙自然形态结构和功能巧妙结合，上、下颌同名牙的对称、均衡排列，则形成和谐、多样统一的整体美。从美学角度讲，牙齿的形态可以表现出一个人的个性。一口整齐洁白的牙齿，除了具有良好的咬合关系和咀嚼功能，还能够使人发音准确、语言清晰，而且给人以自然的美感，使容貌更加完美。牙列对维护面部外形起主要作用，如果前牙缺失，特别是上前牙缺失，面部外形就受到影响。如果牙列缺损较多，周围软组织凹陷，使上下颌间距变低。面下部随之变短，唇颊部也因失去硬组织的支持而向内凹陷，而致面部皱褶增多，使面容显得苍老。先天性缺牙或过小牙畸形可造成牙排列稀疏，而多生牙或牙齿过大，则可造成牙齿排列拥挤。理想的牙齿指：

1. 牙列完整，无先天性或后天性的缺牙，无多生牙。

2. 齿排列整齐，不拥挤，不稀疏，牙齿无扭转、移位、异位等，牙量与骨量相符。

3. 咬合关系良好，上下前牙超覆颌关系正常，后牙为中性（即正中咬合时上颌第一磨牙的近颊尖与下颌第一磨牙的颊沟相对），无任何咬合畸形。

4. 牙齿形态完美，结构清晰，与面形协调，无畸形牙（如过小牙、锥形牙、融合牙等），牙体组织完整无缺损，无牙折、龋齿及牙体组织过度磨损等。

5. 牙齿颜色晶莹洁白或微黄，富有光泽，无变色牙、着色牙及牙结石等，牙周组织健康无炎症，牙龈及嘴唇色泽红润。

（六）耳与颏

外耳的形态、弧度和曲线与头部轮廓、颈、肩部的搭配及其颜色和质地都十分重要。理想的耳型可以理解为：耳郭在头颅侧面的位置、倾斜角度合适，耳的宽度、长度与头面部的宽度、长度比例相协调，耳郭外形圆滑，无耳尖，耳部轮廓及解剖标志清晰，耳郭本身各组成部分之间比例关系协调，耳垂长度占全耳长度的五分之一左右。佩戴耳环、镶嵌耳坠可以掩饰耳朵的缺陷，表露和夸大耳朵的优势。

颏是面容美丽的主要标志之一。西方人认为颏能体现年龄，显示力量，甚至把颏的形态及突度与人的个性特征相联系。后缩的、发育不足的颏，象征着胆怯、优柔寡断，而发育良好的颏，象征着勇敢、果断和刚毅的性格。微微前突的颏被称之为"现代人类美容特征"。

三、形体的美学基础

人体的形态之美是指体型美，是形式美法则在人体美中的集中表现，所以又被称为人体的形式美。人的体型美是以人特殊的有机结构为框架的，这些有机结构是对称、均衡、多样统一的，是一种自然美的形态，称为人的生理结构美，简称结构美。人的形体结构美主要包括头、肩颈、胸廓、腰、臀部、四肢等部位的结构美。

（一）头部

头的长宽合度，头似鸡蛋形，头部的骨骼只有下颌骨能够活动，其他头骨骼大多以锯齿形互相连接成坚固的整体。头部的枕骨大孔和颈椎相连的地方是环枕关节，这是头部活动的主要关节。髂骨发育正常，站立时，头、躯干、下肢纵轴在同一垂直线上，头面躯体左右对称，无缺损。脸型端正，高宽比例协调、轮廓线条柔和、五官分布对称，正面相眉头与目内眦在一条垂直线上，眉尾的外端与经鼻翼的外缘、目外眦点在一条直线，双眼平视前方时，鼻翼与瞳孔外缘连线恰与眉峰相交，颈项曲线流滑，与肩线、背线交接柔和。两肩对称而圆润，无耸肩、垂肩或缩肩之感。

（二）胸廓

胸廓前面由胸骨、锁骨、肋骨向后弯曲和胸椎相连，构成椭圆形（鸟笼形）的固定体。女性的乳房，由于皮下丰富，肌肤细腻，富有弹性，形如圆锥状或碗状，因而曲线起伏变化微妙，是女性形体美的主要象征。从咽喉至两乳头，呈等边三角形，两乳房丰隆而挺拔，显示出女性的青春魅力，称为"金三角"。

（三）腰臀部

女性的腰呈扁圆，腰线在肚脐稍上，是连接上下躯体屈伸扭转的纽带部位。从侧面看，乳头至腰延伸到臀部之间的幅度呈一个大S形，这条弧形曲线通过腰部的柔滑流转，形成动人的节奏和韵味。其间，腰的柔韧线条是产生这种"三位一体"美感的主旋律。女性臀部的两个对称半圆弧线，结实而有弹性，微上翘，不显下坠。半圆弧线以适度为美，线条流畅，弧线微微上行。

（四）四肢

双臂左右平伸，其宽度应与身长相等。上臂至肘过渡的曲线应自然。上臂和前臂皆为圆棒形状，骨肉均匀，玉手柔软，十指修长；双腿修长，特别是以小腿肚（腓肠肌）的部位稍高和丰满为美。大腿和小腿皆为柱形，上粗下细，脚的基本形状为三角形。从正面或侧面、背面看，自臀底至脚背、脚跟，连续的 S 形曲线给人以挺秀、流畅的感觉。四肢关节灵活而外形不明显，手掌与脚掌宽度比例基本相同。

人体生理结构美是为了承担各种不同的功能任务，这些生理功能的常态也是一种自然美，即人体的生理功能美，简称为功能美。人体的生理功能美使人的体型美和结构美呈现出一种无限的生命活力之美，即生命美。它是以健康为基础，并以强健、丰腴和结实为特征的，男性表现为魁梧、粗犷、雄健、豪放和挺拔的阳刚之美，女性则表现为苗条、丰满、圆曲、红润和富于弹性的阴柔之美。

四、人种与人体之美

（一）人种之美

人种，亦称种族，是指人类在一定的区域内和历史条件上所形成的，具有形态上和生理上的特点及语言习俗等历史文化因素组成的有区域性特点的群体，包括肤色、眼色、发色、发型、身高、面型、头型、鼻型、血型和遗传性疾病等。人种的形成是遗传和自然选择的结果，它证明了人类有适应自然环境和社会环境的变化、创造新生活的能力，是具有美学价值的审美对象。人种之美，体现了文明的丰富性，展示了人种的差异性，说明了社会美的形式与内容的统一。 根据人种的自然体质特征，生物学家以人类的肤色、鼻型和发型作为主要的判断标准，将全世界的现代人类划分为三大人种：尼格罗人种（亦称赤道人种、黑色人种）、欧罗巴人种（亦称白色人种、高加索人种、欧洲人种）和蒙古人种（亦称亚美人种、黄色人种），俗称黑种人、白种人和黄种人。

1. 尼格罗人种：其肤色黑，鼻阔，发卷，头部狭长，颧骨突起，眼球突出，虹膜呈棕色，唇厚且外翻，毛发细短、体毛较少。这些特征是适应热带气候的结果，也是非洲黑色人种的审美体质特征。赤道附近热带地区光照强烈，紫外线强，气温高，因而使得尼格罗人种皮肤中的色素颗粒大而多，且多孤立，黑色素小体移到皮肤表面而使皮肤呈黑色，可以抵挡强烈阳光的损害。同时，尼格罗人种有着宽而扁的鼻子和厚厚的嘴唇，便于散热，发达的汗腺利于排汗降温等，都使他们有着积极抵御非洲酷热气候的能力。

2. 欧罗巴人种：肤色白，鼻狭，发波型，头部几乎成球形，面呈卵形而垂直，虹膜呈灰、青和绿色，唇薄，眼睑为二重睑，毛发呈褐色或金黄色的波浪状，体毛和面毛浓密。欧罗巴人种以欧洲为中心，也见于北非以及亚洲的西半部。他们的祖先生活在寒带、温带高纬度地区。由于这些地区气候较寒冷，阳光稀少，紫外线弱，因此人们的肤色浅淡，这种白皙的肤色易于吸收微弱的紫外线，有利于身体的发育。欧罗巴人种鼻梁较高挺，鼻子孔道长，吸入的冷空气经过长长的鼻腔而获得"预温"，这样，外界的冷空气就不至于影响人体温度。

3. 蒙古人种：肤色黄，鼻中等，发直型，头部几乎成方型，面部扁平，颧骨突出，虹膜呈褐色或暗色，唇厚适中，眼睑多有内眦褶（又称蒙古褶），头发黑而直，体毛和面毛很少。这些是亚洲黄种人的审美体质特征，黄种人大多居住在气候温和的温带地区，皮肤内黑色素的量和形态居于黑、白两种人之间，肤色呈黄色，以适应温和的气候。蒙古褶是人类适应干旱、风沙、极地雪光照射而进化的结果。

不同民族、地域的人在形体上是有差别的，如欧洲人个子高大、高鼻子，中国人比较矮小些、鼻如悬胆；欧洲女性面庞比较立体，身材上身较短、腿较长，而亚洲女性面庞比较平面，身材上身较长、腿较短。尽管不同人种有着不同的肤色，不同民族有不同的审美观，如黄种人以肤色黄里透红为美，白种人以白里透红为美，黑种人以棕黑色为美，但是各种肤色都可以给人以美的视觉感受，而健康是人类共同的人体美标准。据对我国17个省近万名成年个体容貌的调查，结果显示我国国民容貌的特征是：身材中等，肤色呈棕黄色，眼色多呈深褐，眼睛多为"丹凤眼"，鼻子中等宽，鼻梁中等高或偏扁平，颧骨突出，面部扁平，嘴部不突出，嘴唇厚薄适中，头发较黑、较直，体毛稀少。

（二）人体之美

人体美也称为形体美，主要体现在人的身材、相貌、姿态、服饰、风度等方面的美。身材、相貌是否对称、均衡、匀称和充满活力，是衡量其美丑的基本条件。人体以其完美的轮廓，婀娜的体态，微妙的起伏，光泽的肌肤，给人带来美的感受。左右对称、比例均衡、线条柔和、体型匀称、动作协调、肤色光泽、炯炯有神的神韵显示出人体的优美与崇高。另外，人的仪表、风度、言谈、举止、服饰、装饰等各方面因素融合在一起，形成统一的外在整体美。

1. 人体美的标准：有学者提出以下人体美的标准：①骨骼发育正常，关节不显粗大凸出；②肌肉发达均匀，皮下脂肪适量；③五官端正并与头部协调相称；④双肩对称，男宽女圆；⑤脊柱正视垂直，侧视弯曲正常；⑥胸廓宽厚而隆起，正背面略呈 V 形；⑦女性乳房丰满而挺拔，侧视曲线明显；⑧下腰细而结实，微呈圆柱形，腹部扁平，女性标准腰围应比胸围小三分之一；⑨男子腹肌垒块隐现，背肌和胸肌隆现；臀部圆满适度；⑩下肢修长、并拢的双腿正视和侧视均无弯曲，皮肤红润，充满阳光般的健康颜色。

2.人体美的欣赏： 当人类认识到人种和个体的差异后，对男性人体美及女性人体美的认识便有了某些标准。在中国则以阳刚之美和阴柔之美来形容。阳刚、坚毅、力量是对男性人体美的描述，它突出了男性美的"力"与"健"，给人以强烈的力感和动感。浓眉大眼、方口棱颚、凸起的喉结、粗大的脖项洋溢着勃勃朝气，宽厚的胸膛、健壮的手臂、隆起的肌肉贮藏着巨大的暴发力、抵抗力、张力和应力。男人身体魁梧高大，呈倒三角形，上宽下窄，适宜于动，此外，男性处变不惊，不屈服于命运，面对挫折有信心、有毅力、有智慧、能忍耐的气质，也是一种特有的美。娴静、温情、丰润、婉约是女性人体美的写照。女性那婀娜多姿、楚楚动人的线条美，引起人们的遐思和好感。女性人体以阴柔见长，给人以优雅的柔软感、弹性感和宁静感。饱满的乳房、纤细的腰肢、丰满的臀部构成神奇的起伏完美的曲线。飞瀑的黑发、闪动的睫毛、莹白的肌肤、嫩红的樱唇弥漫着微妙的色彩和飘忽的馨香。当然，女性的力量往往表现在韧性和耐性上。

第二节　皮肤美学内涵

一、皮肤审美整体观与健康观

（一）整体观

人是一个有机的整体，皮肤是人体的重要组成部分。对皮肤之审美观点，同样应建立在整体观的基础上。皮肤审美整体观要求审美主体对审美客体的皮肤（审美对象）进行整体性观察和整体性认识。只有身体健康，皮肤容貌才不会枯衰；只有五脏功能正常，气血才旺盛，青春常驻。因此要从整体观出发，滋补气血，强身健体以美肤美容。例如，对于女性颞颧部点状色素斑患者，若仅仅看到面部皮肤的色素沉着，只进行祛斑治疗，是很难收到良好的治疗效果的，除对色素斑的形态、部位、深浅、颜色等进行局部观察外，还应进行整体观察与认识，需要进一步妇科检查、影像学检查、实验室检查，根据所得检查资料结合临床分析做出诊断并进行病因治疗，这才能达到较好的美容治疗效果。

（二）健康观

健康的皮肤是人体美的完美体现。皮肤自身的变化不是孤立的，皮肤的美是基于人体各个脏器、系统之间功能协调的基础上达到自身稳定，从而更好地发挥自身的生理功能。如运动后心跳加速，血管充盈可引起皮肤潮红，寒冷时皮肤血管收缩，皮肤可出现苍白的色泽，惊恐时皮肤可出现灰白色，生气时出现铁青色，阳光可导致皮肤产生黑色素，使得皮肤变成棕褐色。这都是全身反应带来的皮肤生理反应。正如我国医学美学学者彭庆星所说："生命是人体美的载体，而健康则使人体增添艳丽的色彩。"

二、皮肤毛发的医学美学基础

皮肤和毛发承担着保护、分泌、排泄、吸收、调节体表温度、感受外界刺激等生理作用。皮肤不仅是一个包装器官而且还是一个审美器官，能够传递人体美的各种信息。健康的皮肤具有柔软、弹性、细腻、光泽等特点，传递着静态或动态的强烈美感，是体现人体外表美的重要组织器官。而毛发则以其生长、脱落的不断变化直接影响着人们对自身美的评价。皮肤的健康与毛发的美密切相关，皮肤和毛发的新陈代谢状况，又是人体各器官生理和病理状况即健康状况的外在反映。

（一）皮肤的审美

美的皮肤就是肤色自然，白嫩红润，光泽发亮、质地柔韧，富有弹性，细腻滋润，肌肉丰满，富有活力，面部皮肤表情丰富。性别不同，皮肤所表现出来的美也不同。男性健美的肌肤，女性娇嫩的肌肤，不仅对异性有着强烈的吸引力，而且也给人以强烈的美感刺激。美的皮肤不仅可以愉悦于他人，同时也可以增加自身的自信。

（二）毛发的审美

人体不同部位的毛发有其特殊的生理功能，如毛乳头有着丰富的神经末梢，有着敏感的触觉功能，就像眉毛和睫毛，可以感知极轻微的外力，以极快的速度做出瞬间反应，保护眼球免受外界的刺激和损伤。毛发是人体生长发育的象征，是人体各器官协调作用的表现，部分硬毛可以保护皮肤，防止外界摩擦和刺激，如眉毛、睫毛、腋毛和阴毛等。毛发相对于人的五官来说有着更为突出的美学价值。美的毛发通常是清洁整齐、光润、具有弹性、不粗不硬、不分叉、疏密适中、发根分布均匀、色泽统一。美的发质和发型能够给人以美的感受，而且这种美是动态的，因人的性格而异，有时可因人的心情而随意变换，时而飘逸时而稳重。头发各种美丽的造型的确让人领略到了无尽的美的创意和各种变化着的美好的心情。人们可以从发型的变换中欣赏美、感受美、创造美。更重要的是毛发在人类不仅有着一般审美意义，同时又是性美学的象征。毛发的脱失和发育不良可给人们带来心理和精神上的压力，尤其是对女人，飘逸的秀发往往给人以强烈的美感，而枯黄无泽的发质则无美感，各种病态的毛发更会给人的心灵带来抑郁的阴影。

三、心理情感的反映、美感信息的释放

从人体美学的角度看，皮肤是人体最大的感觉器官和最引人注目的审美器官，其具有感觉、表情功能，能传递人体美感信息，是人体审美的第一观照对象。人体皮肤的健美是人体健美的集中反映，也是生活中的一面镜子。在美好情感的刺激下，人体皮肤会因微循环被激活而显得容光焕发，富有弹性，充满生命活力，给人一种美好的生命美感信息。反之，寂寞与无奈、忧伤与悲哀、激昂与愤怒等消极情感也可以通过肌纤维

的收缩、皮纹的牵拉、肤色的改变等而表现出来。

面部是心理情感表达的最重要的媒介。人们的喜怒哀乐活动伴随着体内一系列生理变化和面部表情的变化，因面部表情肌的收缩而呈现出各种各样的面容。由于表情肌位于面部浅筋膜内，收缩时可使皮肤出现皱褶，形成所谓的皱纹。人的面部表情肌高度发达，运动非常细微而敏捷，不同的情绪往往通过不同表情反映出来，如"注意"与额肌，"悲伤"与口唇三角肌，"喜悦"与颧肌，"痛苦"与皱眉肌等有特殊关系。喜欢大笑的人其眼角的皱纹往往比那些整日忧郁的人要多，而一个多愁焦虑的人，其眉间和额部的皱纹比一般人的多，且渐渐趋向于一种忧郁面孔。

皮肤的美感信息，可以通过其肤色、光泽、质感、动感、体味和表情来释放。皮肤美感信息的释放，一般依其性别、年龄、职业、民族和情感而各异。在性别差异上，女性的皮肤较男性的皮肤更为细腻、光泽、柔嫩和圆润，蕴含着女性的温柔与亲切、善良与娴熟。在年龄上，少女的肌肤柔嫩润滑而富有弹性，丰满的乳房高耸挺拔而展示魅力，使得体态婀娜多姿，表现出一种崇高的、青春的、自然美的生命美感信息，但中老年那深邃的皱纹和丝丝闪亮的银发，并不是一个消极的过程，而是在新的层次上的展开与回归，其是丰富的人生阅历随着成熟与衰老，通过"内化"而为更富于精神性、更令人倾倒的一种精神面貌和风度，是人格魅力的升华，是文化素养的结晶和外化。因此，中老年展示的是丰富的内涵美与成熟美的生命美感信息。

四、肤色与光泽

皮肤的色泽是视觉审美的重要特征。肤色主要是由于皮肤内黑色素颗粒的数量及分布部位不同所决定的。种族之间人体差异最重要的标志之一便是肤色，黄种人皮肤内黑素主要分布在表皮基底层，棘层内较少，黑种人则在基底层、棘层及颗粒层都有大量黑素存在，白种人皮肤内黑素分布情况与黄种人相同，只是黑素的数量比黄种人少。而同一种族的人，皮肤颜色的深浅差异也很大。个体之间由于性别、年龄、环境、季节气候、饮食、健康状况、生活方式不同肤色也有差异，男性的肤色要比女性的深一些，体表不同的部位，肤色亦有所不同。背部肤色比胸腹部要深得多；四肢伸侧比屈侧要深一些；颜色最深处是在乳头等处。手掌和足底是全身肤色最浅的部位，甚至在肤色极深的族群，这两部分肤色也明显浅于其他部位。唇黏膜也可能或多或少含有一些黑色素。只有浅肤色族群的唇黏膜部没有色素，丰富的血管网使唇呈现红色。在深肤色族群中，唇黏膜部含有黑色素，因而唇呈紫色。无论是深肤色或浅肤色的个体都会晒黑，但是色素沉积的强度不同，深肤色的个体要比浅肤色的个体强得多。深肤色对机体具有保护作用，因为色素可以保护位于深层的血管等组织免受紫外线强烈照射的伤害。人类正常的皮肤的颜色与黑素的合成主要受基因、激素和阳光照射三个因素所影响，三者或单独或协同发挥作用。遗传基因决定固有肤色，可能是由三四个基因对相互作用的结果，是决定种族肤色的主要因素。固有肤色是指出生时便具有的皮肤颜色，未受日光照射和其他因素的影响，由遗传基因调控，通过下列环节影响皮肤颜色。

1. 黑素小体的数量、大小、形状分布、降解等影响着皮肤的颜色，人表皮的基层有 10 亿~20 亿个黑素细胞，对称地分布于体表。但是分布密度却因部位而异，一般头面部、皱襞部较多，腹部、背部较少，这种分布密度相当恒定，无种族及性别差异。皮肤颜色的不同及变化主要决定于黑素细胞产生黑素的能力，也决定于角质形成细胞中黑素体的数量、大小、转运程度和聚集方式。黑素体的大小主要由遗传决定。黑种人的黑素体大，而白种人和黄种人则小。在肤色白的蓝眼红发的白种人，其表皮黑素细胞中黑素体数目少，主要为Ⅰ期和Ⅱ期黑素体，其角质形成细胞中含色素也少。黄种人的黑素细胞内有许多Ⅱ期、Ⅲ期和Ⅳ期黑素体。此外，黑素体在角质形成细胞中的分布也有区别。黑素体在黑种人表皮内以单个形式存在，而白种人的黑素体常常两三个组成复合体而存在，复合体的外膜有磷酸酶活性，使复合体能吞噬溶酶体以降解黑素。复合黑素体内存在大量的酸性磷酸酶，黑素细胞黑素小体在此被降解，所以黑素体在白种人表皮内排出快。此外，白种人黑素体（0.3～0.5/μm）小于黑种人的黑素体（0.5～0.8/μm）。综上可以看出黑种人的黑素细胞活性强，能产生较多的黑素体，黑种人黑素小体黑素化的程度高，均为Ⅳ期黑素体，黑素体体积大，分布于表皮全层，黑种人的黑素小体在角朊细胞内降解慢。同一种族内单个个体的不同部位间的皮肤颜色不一样。黑种人腹部皮肤颜色最黑而腰部皮肤颜色较浅，白种人腹部颜色较深而腰部颜色更白，亚洲人和美洲黑种人其皮肤深浅划界比较明显。

2.皮肤血流丰富，则皮肤白里透红，颜色亮丽。

3.皮肤组织学上的差异主要是皮肤的厚薄，尤其是角质层和颗粒层的厚薄。颗粒层厚，透光性差，皮肤颜色发黄。采用美容嫩肤术，可使角质层和颗粒层变薄，产生皮肤美容的效果。

当皮肤受阳光照射后颜色会加深，这是因为激素通过与黑素细胞和某些痣细胞表面的膜受体相结合，随之启动一系列细胞内酶催化反应生成黑素体。阳光照射皮肤后出现即刻色素沉着，是由于已存在于黑素细胞内和角朊细胞内的黑素体进一步黑素化所形成，在照射后1～2小时达高峰，3～4小时逐渐消退。迟发黑素沉着是由于酪氨酸酶活性增强，黑素形成增加所致。此外，还可见到细胞核形态的变化、核糖体增加等一系列紫外线照射所引起的连锁反应。

色素的含量与分布状态在一生中会发生变化，肤色随年龄增长逐渐加深，头发也一样，中年以后头发变白是由于黑色素停止产生以及细胞间含有气泡的结果。表皮角质化细胞中没有色素，即使肤色很深的人，角化层也没有颜色。人类皮肤的真皮中一般没有黑色素，而许多猿猴类的真皮中有黑色素，所以猿猴类的皮肤呈青色。婴儿的骶部或其他部分真皮内有时也含有色素，使皮肤表面显出蓝色斑（或称蒙古斑）。一般说来，肤色还和血液毛细血管中的充盈状态、皮肤粗糙程度及皮肤湿润程度有关。体表部位不同，肤色亦不同。因此肤色、发色和眼色是人种分类的最重要的标志之一。随着年龄的增长，皮肤和毛囊内有活性的黑素细胞逐渐减少，每10年皮肤内黑素细胞降低8%～10%，这样使得皮肤防护紫外光的能力降低。正常人黑素细胞痣在30～40岁数量较多，随年龄增长黑素痣逐渐减少，但可出现不正常的痣，并出现一些有黑素细胞参与的新生物如软纤维瘤、脂溢性角化和黑素细胞减少的皮肤病如点滴状黑素减少症、星状局限性瘢痕和持久性黑素沉着症。皮肤颜色还受毛细血管密度的影响。血管密度大，血流量丰富，皮肤呈现红色。如酒后或害羞时满脸通红就是此类例证。在静脉瘀血时，皮肤显青紫，反之，如果贫血或休克时，血流量减少，皮肤则呈病态苍白。此外，皮肤颜色还受食物（如胡萝卜）、体内代谢产物（如胆红素）、皮肤表面光滑度等的影响。

皮肤的肤色与光泽是具有生命活力的体现，二者不仅是皮肤的内部结构与功能状态良好的体现，而且也是埋藏在深处的组织器官的结构与功能状态的反映。当皮肤有光泽时，会给人一种容光焕发、精神饱满而自信的感觉。皮肤晦暗无泽，则是情绪、精神、心理、疾病等方面不良因素的影响造成的，如肝肾功能低下、皮肤慢性中毒、滥用化妆品等等。若皮肤黄染则是重症肝炎或胆道梗阻的表现，皮肤出现色素沉着，特别是颞颧部患有特殊形态的色素斑疹的女性患者，可能与妇科肿瘤存在某种联系。若面部出现蓝灰色或铅灰色，可能与长期使用含重金属等化妆品而引起的皮肤慢性中毒有关。若鼻翼两侧或面颊部出现对称蝶翼状褐色斑疹则应是黄褐斑的典型表现。

五、滋润、细腻、弹性与体味

皮肤的细腻与滋润与否，反映了皮肤的生机与质量，体现了皮肤的生理功能和结构特征。细腻、有光泽、毛孔细小，小而平整的皮丘，带有柔嫩、光滑、润泽感的皮肤就是质量好的皮肤，无论是从视觉还是从触觉的角度来讲都给人以无限的美感，是皮肤美学特点的重要表征之一。滋润是皮肤代谢功能良好的标志，它所展示出的皮肤的细腻、柔嫩、光滑和富有弹性等特征，是性激素代谢良好的反映，性激素可以维持一个人的性别特征处在最佳状态。性激素代谢正常与否，除与年龄、遗传、健康状况有关外，更令人关注的是心理状态是否良好、情绪是否稳定、性生活是否美满，良好的情绪和心理状态以及美满和谐的性生活是促进性激素分泌的重要因素。当性激素与皮肤及其附属器内的特异受体相结合，可促进皮肤细胞生成透明质酸，从而使皮肤保持滋润和对营养物质及微量元素的吸收。因此，皮肤的滋润与否，是皮肤和腺垂体代谢功能的反映与心境状态真实的描写，也是情深意绵与恩爱甜蜜生活的美好写照。

具有弹性的皮肤，坚韧、柔嫩、富有张力。皮肤弹性首先取决于皮肤内弹性纤维的多少，其次是由皮肤的含水量及脂肪含量决定的。弹性良好的皮肤表明皮肤的含水量及脂肪含量适中，血液循环良好，新陈代谢旺盛，展示的是具有诱人的性魅力的质感与动感、人体美的神韵等无尽的美感信息。质感是通过触觉、视觉去判断皮肤的软硬度，是一个具有高层次美的意识，是人体形态美的神韵。动感包括皮肤的运动与动势，动感是运动的升华，其体现了人体皮肤自然的力学平衡达到了一定的完美境态。动势是一种视觉感受，通过皮肤的动势信号，引起大脑枕叶视觉皮质中枢的移行区将信号传递给颞叶听觉皮质中枢或其他感觉中枢而产生的触觉，为人体增添了无尽的美感信息。随着年龄的增长，人的皮肤弹性纤维断裂，皮肤含水量及脂肪含量减少，加之肌肉和骨骼发生萎缩引起的皮肤深层组织下垂，使皮肤出现皱纹松弛等衰老的征象。当皮肤的结构发生了改变，例如长期使用某些化妆品和含糖皮质激素的外用药物而引起的皮肤萎缩，使得皮肤变薄、胶原纤维及弹力纤维减少，并可伴有毛囊、皮脂腺和汗腺的萎缩或减少，或因炎症浸润、组织增生等病理改变而使皮肤的弹性降低，就会影响人体皮肤的美。

不论男女，在身体上总有几分气味，这种气味往往因年龄和种族而有所不同，这种气味称为人体的体味。人类的嗅觉属于原始的本能之一，青年男女在交际活动中，多数人往往能从异性的体香中产生性爱的意识，感情常受对方身体气味的影响，或是因气味相投而接近，或因气味不相投而疏远。而这种体香是发于自然的体香，不是人工的香水或脂粉香气。所以中国人交朋友有"臭味相投"的说法，这不是一个泛泛的比喻，而是有生理根据的。有的人，特别是某些体格健全的人，身体散发出来的气味，闻起来令人感到舒服，这被称为"天香"或"自然飘香"。这种飘香对神经系统有强烈的刺激作用，具有引人入胜的魔力，具有这种美好体味的人，就具有体味美的特征。人体的体味美是建立在健康的基础之上的，如果人体产生疾病，体味美就会遭到破坏。影响人的体味美的常见疾病是狐臭和口臭，狐臭是由皮肤中的一种特殊的大汗腺分泌所造成的，大汗腺一般只存在于腋窝、乳头周围、生殖器及肛门附近。口臭是指口中散发出臭秽的气味，口臭与许多疾病有关，从中医的角度看，多半是因为肠胃功能障碍所致。此外，牙齿疾病和口腔不清洁也可以导致口臭。不管是什么原因引起的口臭，都应及早治疗，同时，还应该注意从饮食上加以调整，多吃蔬菜、水果、豆类、糙米、萝卜，少吃油腻和煎炸的食物。此外，坚持每天早、晚刷牙，饭后漱口的好习惯，也可以减轻口臭的程度。

六、阳刚与阴柔美

（一）男性阳刚之美

男性美在容貌方面还有一个显著的性别特征，给人以强烈的力感和动感，那就是男性的胡须。留胡须应与年龄性格相适应，年轻人留须给人以"画蛇添足"之感，中年人留须让人感到有成熟之美，老年人留须则具有"仙风道骨"之美，是健康长寿的象征。而男性刮须则有整洁刚毅、英俊潇洒之美。男性美的魅力既蕴含有男子的智慧、品德、情感，又兼容了男子的气质和性格。心理学家认为，气质是高级神经活动在人的外显行为上的表现，反映出人稳定而显著的个性特征。气质有先天性的特点，明显受遗传因素的影响，同时又具有一定的可塑性，它能随着人的年龄、生活环境、受教育程度的改变而改变。男性美表现在行为上应该是自信，缺乏自信心是对自身力量的怀疑甚至否定，因而也就丧失了男性风度美的基本素质。

男性美还表现在处事所抱有的理智态度，理智是理性和智慧的结合。富有理智的男人，应当具有深刻的洞察力、准确的判断力、果断和沉着的处事能力、感情的自控能力以及蓬勃的创造力。男性美在人际关系方面表现为待人诚恳，和蔼可亲，体贴人，善解人意，富有感情，乐观开朗，有幽默感；同时表现出豁达大度，重友情，讲信用。男性美还表现在敬业方面，有较强的事业心，不贪图舒适、享乐，而乐于拼搏进取和勇于探索、创新。

男性的健美形体标准为：①胸围和臀围之比 10∶9；②腰围为胸围的 75%，颈围为胸围的 38%，前臂围是胸围的 30%，上臂围（伸直状态下）比前臂围大 20%；③大腿围为臀围的 60%，小腿则为 40%。

（二）女性阴柔之美

女性美是医学人体美学研究的重要内容，也是人体美的核心部分。优美的曲线和流畅的节奏所显示的韵律美，为女性美的象征。娴静、丰润、婉约是女性人体美的写照。它突出女性美的"纤巧"、"柔美"和"秀丽",中国传统文化称之为"阴柔之美"。女性美具有无穷的魅力,无论是秀美娴静、亭亭玉立的少女,还是美丽庄重、风度潇洒的成熟女性,她们那温情、丰润、矫健、稳重的形态美和婀娜多姿、楚楚动人的线条美,都会引起人们的遐思和好感。从生物学角度来看,女性的面部、胸腰部、臀部有一种多层次、多线条交叉又极其和谐的曲线,这种曲线既复杂多变又柔和流畅,再加上其他自然物质难以媲美的细腻而又富于质感的皮肤,给人以优雅的柔软感、弹性感和宁静感。女性的温柔之美还能从语言、动作、眼神中表现出来,深邃地蕴含在柔和的气质之中。女性的美令人赏心悦目,唤起人们美的情思、美的追求。

七、性感美

(一)性美感

人类的审美意识、审美情趣和审美追求最先起源于性的吸引,进而产生和形成了性感和性美感。这是人和人之间直接、自然的审美关系的重要体现。性美感是从性心理与审美心理相结合的角度对异性美的观照,是人对异性外在美产生的性心理特征综合美的体现,是包含性感、性魅力在内的。完整的性美感,是形态美和行为美的统一。

在以男性为中心的社会中,性美感主要是以女性美为审美对象,男性则处于审美主体的地位。女性以后天修养和健美活动作为实现性美感的主要手段。人类的性美感贯穿在与异性接触的整个过程。性美感是人类高层次精神愉悦,这种审美倾向于含蓄与深刻,是人的一种理想化观感。性美感的意义在于性和美的结合,在于性心理和审美情趣的统一,它是人区别于其他动物的重要标志。人是生物的人,有生物的性冲动和对异性的渴求。而人又是社会的人,人的欲望、行为应遵循社会的道德、法律和行为规范,应有社会责任感。这一点是人和动物的根本区别。性诱惑是人体美所具有的性魅力，它是以人体美启动异性之间互相亲近的心理欲望，是人体美中那些带有明显性成分的各种因素的综合体现。越是性感的个体其性魅力就越强。

长期以来，人们总是把"性感"和"性诱惑"当成肮脏的字眼，甚至将它作为黄色下流的同义词。其实，性感只是人体美的一个特征，性吸引或性诱惑是一种美的昭示。男人们受女人的吸引，这是一种普遍的、永恒的、宏观的现象。在人类的审美意识、审美情趣、审美追求中，不可避免地渗透有性吸引的成分。两性之间的关系，也不可能排除性差异和性吸引，而这正是人与人之间直接自然关系的重要体现。性感美是人体生命力的显现，人们应该坦然地去追求性感美。

性吸引和性魅力是人类自身具备的。性的欲望是人的本能反应，对于性的冲动，不是采取否定、压抑、扼杀等方法所能解决的，而是需要通过引导使之升华，将性与美的追求相结合，把性吸引和性冲动纳入人类对美的价值追求之中，引导人们树立正确的审美观，让人们了解性的心理和生理，强调人类对性应该自重、自尊和自爱，才能使人们有一个健康向上的性审美享受。

（二）性美感的关注部位

人类性美感的产生，与人的性特征有着密切的关系。人体自然美作为审美观照的对象，首先在解剖学上决定了身体某些部位具有重要的审美意义，其中以显示人体第二性征的部位如女性的乳房、臀部、大腿等为最突出。下面对最能显示女性性美感的乳房、口唇、会阴、性器官等部位分别予以介绍。

1. 乳房：乳房是女性性特征最重要的部位，乳房也是女性性成熟的标志，是人体形体美审视的触目点。丰满、匀称、挺拔、光润的乳房，在女性的形体美中占有突出地位，会加强女性曲线魅力，居于性美感的首要位置。青春期乳房正常发育是女性性特征发育健康的标志，受孕期的女性乳房生理功能趋于完善，哺乳期的女性乳房分泌乳液，担负起哺育后代的神圣职责。乳房发育在女性的生命历程中占有重要的地位。根据女性的乳房外形、乳房的挺拔程度、乳头与乳晕的大小，可对乳房进行如下的美学等级评定。

+++ 级：乳房呈半球形、较大、挺拔、乳头发达、乳晕面积大小适中。

++ 级：乳房呈锥形、较大、挺拔、乳头发达、乳晕面积适中。

+ 级：乳房外形一般或比较发达，稍有下塌或不下塌，乳头外形正常、乳晕大小适中。

± 级：乳房形态一般，下塌或不太发达，乳头和乳晕均一般。

- 级：乳房外形一般，下塌严重，乳头和乳晕也很普通。

-- 级：乳房外形不美，完全下塌，乳晕一般。

2. **口唇**：女性口唇在面部审美中占有重要地位，口唇的性魅力表现在口唇的形态和微笑时的表情。口唇的形式美主要表现在线条、质地和色彩等方面。美的口唇，应该是上唇弓和下唇缘构成自然流畅的曲线，口唇细腻而富有弹性，唇红而齿白，口唇的张、合、开、闭和嘴角的高低、长短都应适中，并且与面部表情配合能充分表现人的喜怒哀乐及性格特征。女性的口唇美是在性爱交流和性生活中比其他面部器官更为重要的角色美和触觉美相互转换的重要媒介之一。故当今女性十分注重对口唇的修饰。口唇是极具性感的部位。唇的厚薄在审美上具有重要的意义。时下流行厚唇，认为厚唇比薄唇更有性的吸引力。根据唇的厚薄、上唇与下唇的相对厚薄、唇的宽度可以对唇进行如下美学等级评定。

+++ 级：唇厚，上下唇相等厚，宽度中等。

++ 级：唇厚，下唇厚于上唇，宽度中等。

+ 级：唇厚中等，上下唇厚薄相当，宽度中等。

± 级：唇厚中等，下唇厚于上唇，宽度中等。

- 级：唇厚中等偏薄，上下唇厚度相等，宽度稍大于或小于中等宽度。

－－级：嘴唇很薄，上下唇厚度相当，唇宽偏小或中等。

－－－级：唇很薄或很厚，或向外翻，上下唇厚度相等，宽度为中度左右。

3. 会阴部：会阴部是人类生殖器所在区域，原始时代的人将此处作为"金三角"予以神化。现代社会不再有生殖器崇拜，但因它具有丰富的神经末梢而感觉敏锐，因此也是性敏感的重要部位，并且有一定的审美意义。根据外形丰隆情况和阴毛的疏密，可对会阴部进行如下的美学等级评定。

＋＋＋级：外形饱满而隆起，阴毛稀密有致，能较好地显出耻骨的外形。

＋＋级：外形饱满而隆起，阴毛不多。

＋级：外形饱满而隆起，阴毛浓密。

±级：外形微隆起，阴毛浓密。

－级：外形肥厚而有皱褶，阴毛一般。

－－级：外形瘦削平塌，阴毛很少。

－－－级：外形瘦削平塌，阴毛极浓密且超过耻骨界限。

4. 性器官：人在孩童时代就对自己的生殖器官感到诧异和迷惑。随着年龄的增长，对其了解也越来越多，但始终对异性生殖器官有一种神秘的好奇感。随着青春期的到来，性功能和生殖器发育健全，以及对自身发育变化的了解和体验，对异性生殖器的神秘感越来越强烈。伴随着对异性暴露部分体态的观察，以及对异性了解的增加，对异性生殖器官的性诱惑也随之增强，产生对性器官的审美需要。

人的生殖器官有生育子女、繁衍后代的功能，同时又是最具有性敏感能力，能够接受刺激、进行性交并获得性愉快的器官。性爱过程是视觉、听觉、触觉统一的综合情感体验过程，也是一种美的体验过程。因此，性器官也同样具有审美价值和审美意义。对于两性的生殖器官，有如下的审美评定：

男性生殖器：阴毛浓密，呈正三角形分布，阴茎在常态下长 6~11cm，横径为 2.5cm，勃起时可增长 1 倍；阴囊由中隔分成左右两囊，呈袋状，阳具的大小个体差异很大，但只要不影响性快感就为正常。

女性生殖器：阴毛呈倒立三角形分布，大阴唇前大后小 2~3cm，厚 1~1.5cm，小阴唇富于弹性及伸展性，其形态多样。大阴唇由脂肪组成，在前部叠合并形成阴阜，阴阜是一个圆形、长满阴毛的脂肪小丘，又称为"维纳斯小丘"，小阴唇血管丰富，呈微红色，阴蒂头有丰富的神经纤维，性感觉非常灵敏。

第三节 影响皮肤健美的因素

影响皮肤健美的因素主要有内源性因素与外源性因素。

一、内源性因素

内源性因素包括遗传因素、病理因素、心理因素、年龄因素、营养与饮食因素等。

（一）遗传因素

皮肤的健美与否与遗传因素密切相关。例如，先天就有的白皙、柔嫩、滋润、细腻而光滑的皮肤，或者就为黑黄、粗糙、油腻的皮肤，甚至长满"痘痘"、布满"雀斑"。不少的皮肤病也与遗传因素有关，如鱼鳞病、银屑病、红斑狼疮、毛囊角化病、遗传变应性皮炎等，直接影响皮肤的健美。

（二）病理因素

机体各器官的病变，可通过皮肤的颜色、斑丘疹、结节、囊肿、硬化、萎缩、肿瘤等形式表现出来。例如，红斑狼疮系机体免疫功能紊乱，在面部皮肤就表现出蝶形红斑，而妇科肿瘤可在颧颞部出现对称性的点状色素斑，皮肌炎则可看到水肿性红斑、皮肤萎缩，罹患肌肉胃酸和硬化等。

（三）心理因素

人们常说皮肤是生活的一面镜子。皮肤与心理因素的关系十分密切，心理因素能影响皮肤的代谢功能，心理因素、精神状态的变化通过神经传导传入大脑皮层而对机体的代谢功能产生影响，因此对皮肤的影响极大。当人在恐惧、焦虑、烦躁等情况下，皮肤的神经传导和血供不良，可使皮肤苍白、干燥、失去光泽，易使皮肤松弛、老化，还可导致内分泌紊乱、免疫力降低、神经代谢失调等，使机体的健康每况愈下，使人体的皮肤过早衰老并出现一系列病变如神经性皮炎、皮肤瘙痒症、色素沉着、斑秃、白发、脂溢性皮炎或痤疮等。

（四）年龄因素

人在中年以后逐渐出现皮肤老化现象，并随着年龄增长而日渐明显。首先，皮肤内部组织发生变化，表皮变薄，角质层通透性增大，真皮层结缔组织减少，胶原性物质浓缩变硬且弹性减弱，弹力纤维变性、缩短甚至增厚成团。其次，皮肤外表发生变化，皮纹加深、皮肤松弛、弹性减弱、皱纹增多，同时皮肤干燥、脱屑。特别是进入老年期即 60 岁后皮肤外表每况愈下，除了以上变化的加剧外，老年人的皮肤还会出现以表皮增生为主的老年疣以及老年血管瘤。

（五）营养与饮食因素

暴饮暴食或偏食甜食或肉类易使皮肤失去弹性，而过度节食减肥也会令皮肤缺乏营养失去弹性而松弛。食物中缺乏铁质、维生素等会使人体患上贫血症而使皮肤老化。不良的饮食习惯与嗜好如酗酒、吸烟、喜食辛辣及刺激性食物如咖啡等会加速皮肤的老化。

二、外源性因素

外源性因素包括生物学因素、物理化学因素和光老化因素。

（一）生物学因素

人体皮肤也常常受到形形色色的生物体的困扰，例如受到虫咬后可发生丘疹性荨麻疹，蜂蜇后可发生蜂蜇伤，与某些植物接触后可发生变应性皮炎、血管性水肿，球菌可使皮肤发生疖、痈、毛囊炎及脓疱疮，杆菌可引起麻风病和皮肤结核病，真菌可引起皮肤的癣病，病毒可引起带状疱疹及水痘等病，寄生虫可引起血吸虫皮炎、皮肤阿米巴病等，螺旋体可引起梅毒等疾病。

（二）物理化学因素

皮肤由于经常与外界物理化学因素接触，较其他器官更易遭受损伤。诸如，过热的局部作用可产生烧伤和烫伤，过度寒冷可致冻疮或冻伤，过度日光曝晒可产生日晒伤或光毒性皮炎，炎热潮湿的季节易引起汗潴留，可产生痱子，士兵长期待在寒冷有水的战壕中易发生战壕足，放射线的大剂量照射可引起放射性皮炎，长期慢性压力刺激可产生胼胝、鸡眼，许多药物、染料及化学物质（其中包括美容化妆品、清洁卫生用的香皂、洗面奶、洗头剂、染发剂等）可引起接触性皮炎。

（三）光老化因素

光老化因素主要是指日光中的紫外线部分，特别是中波紫外线（UVB290～320nm）可使皮肤产生红斑反应、DNA损伤而导致皮肤老化。临床表现为皮肤干燥、粗糙、松弛、弹性降低、皮纹深粗、色素沉着或色素脱失、毛细血管扩张等，犹如一张"饱经风霜"而又沧桑的脸。若长期、反复、大剂量照射紫外线，使细胞免疫功能改变、免疫监视作用减弱，同时引起DNA变性而不能清除突变的细胞，使肿瘤得以发生。

第六章
修饰美容技术与服装色彩的搭配

第一节 修饰美容技术

一、整体形象设计

形象即样子，是自我想象和他人印象的总和。形象设计是根据一定要求，对某项工作预先制订图样方案。形象设计师应根据每个人的内在因素，分析每个人的自身条件和不同特点，把内在美和外在美相互融合起来，构成形象设计。

1. 整体形象设计两大要素：形和色是造型的两大要素，是整体形象设计基本条件。形是物体形状，色是颜色，是物体外衣。没有色彩的存在也称不上整体设计，人们的第一视觉印象，也就是物体的形状和色彩。

2. 人体的比例关系：人体的比例是以头长为单位，我国人体通常为 7～7.5 个头长。在古代画论中，曾有"立七，坐五，盘三半"的说法。比例大致如下：两肩之间的距离为 2 个头长，双肩距离比臀宽 2～3cm，腿是身高的一半（腿的长度是从足跟到腿的分叉处）。头部较小，身体显高；头部较大，身材显得矮。一般模特标准身材是：头小、肩宽、腰细、腿长。不是每个人都具有这样的身材，但只有知道了正常的标准，才能通过服装、化妆、发型的修饰来弥补不足，影响视觉效果，创造出身体匀称形象。

3. TPO 原则：国际上应该共同遵循的服饰穿着的 TPO 原则，即时间（T）、地点（P）、场合（O），在整体形象设计中应灵活运用。在形象设计中应首先了解人的基本特征：年龄、性别、体形、肤色、性格、健康、智力情况，了解人的社会属性如职业、民族、阶层、风俗习惯等，了解自然状况如季节、环境、气氛。然后，遵循"TPO"原则，这样才能使精心设计的形象得到广泛的认可。

二、专业化妆程序

1.洁面： 用清凉水（灌装软水）和洗面奶对面部由上往下方向清洗。

2.擦化妆水： 化妆水的选择要根据皮肤性质而定，油性皮肤使用收敛性化妆水，干、中性皮肤可用润肤性化妆水。

3.擦润肤霜： 选用时要根据自己皮肤类型、季节变化而定。

4.涂抹粉底： 按照不同肤色、年龄、身份等来选择，一般来说，粉底的型号比肤色浅1号。肤色白的人，选用粉红色，皮肤偏黄的人，选用棕色，肤色黑的人，选用浅棕色或肉色。春夏季或生活妆选用湿粉底，秋冬季或浓妆选用膏状粉底。

5.修眉： 将多余的长眉毛拔去或修剪，以便描画眉型。

6.定妆： 定妆粉大体上可分为粉状、块状。一般选用透明蜜粉，没有色彩，适合任何肤色使用，效果自然透明。

7.画眉： 将已修好的眉，勾描加深，眉头淡，中间深。长脸型的人画直线型眉毛，宽脸型的人画角型眉毛，圆脸型的人画上扬眉毛。

8.画眼影： 先将淡色眼影在眼睑内侧至眼窝处刷匀，在上眼睑靠近睫毛边缘和眼尾处以色调较深的眼影涂抹；然后，将双眼皮内侧刷上深色，眼皮沟至眼窝涂刷中间色，眉骨下方刷上浅色；再在睫毛边缘至眼皮沟上涂抹深色眼影，形成"V"字形轮廓。其他部位不上色或涂抹浅色眼影。眼影的涂抹，无论使用何种方式或采用何种色系，都是顺着眼部眉骨眼窝的自然骨骼形状涂抹。眼影有时可以超过外侧眼角，但是以不超过眼睛宽度的 1/4 为原则。

9. 画眼线：运用眼线笔或眼线液紧靠上、下睫毛际描画，眼线宜描得细且自然。

10. 卷睫毛：通过美容技巧（烫或睫毛夹）将上睫毛卷曲，再刷睫毛膏。

11. 勾鼻侧影：在鼻梁和鼻翼两侧，刷上眼影粉或鼻影粉，使鼻梁更加挺拔，使整个面容富有立体感。

12. 擦胭脂：腮红不可刷得太多，要自然适中。以腮红刷蘸腮红，再以颧骨上的最高点为中心朝四周轻轻揉开。

13. 涂口红：根据化妆者爱好、性格和肤色选择合适的口红，口红也应与服装色相协调。在用色时，靠内侧可淡一些，靠外侧可浓些。

三、类型化妆

1. 日光型化妆：日光型化妆首先应考虑出席的场合是在日光下，如集会、剪彩、上班、郊游等。日光的色温是 56℃，偏冷，是一种还原的，只能选用自然的与肤色、服装相吻合的颜色。在白天，彩妆选用淡粉红色系比较理想；傍晚黄昏时，采用咖啡色系的化妆最为理想。

2. 灯光型化妆：灯光型化妆是指灯光下的化妆，一般为参加晚宴或晚间社交活动。①新娘妆，灯光型和日光型相结合的条件下化妆，妆色要结合新娘服装的颜色来选择，妆的浓度可略深于生活，要充分体现明亮、喜庆、妩媚，以红色系为主。②晚宴妆，重在表现女性的华美、典雅、艳丽。因此，妆色要亮丽，妆型应略夸张，五官轮廓要清晰、明显，妆色以黑、灰、蓝紫为重点。

四、发型设计

1. 圆脸型的发式：此脸型的发式设计，应将顶部头发梳高，以使额部加长。①盘发式：盘发较适合圆脸型，将顶部的头发向上梳高盘在脑后，外围吹高。②直发式：适合梳理垂直向下的发型，由于直发的纵向线条，可以在视觉上减弱脸的宽度，额部刘海吹高，微微向上翘起，以增加脸的长度。③不对称式短发，利用侧分头缝，将头发烫后，剪成不对称的发量和块形，以减弱圆脸的扁平感。④烫发式，适合烫成上下翻卷的大波浪，顶部头发适当隆起，可使脸拉长。

2. 长方脸型的发式：此脸型的发式设计，应考虑利用头发来增加脸的宽度，用刘海掩饰前额来缩短脸的长度。①翻翘式和童花式短发：用圆刷将发卷吹成向外翻翘状，以压抑顶发的丰隆，前发下垂而略厚，两侧增加发密量。童花式短发要求前额的头发齐眉，两侧头发逐渐加长，脑后头发剪至后发际线下。②长直发式：将头发削出细细的层次，发梢自然飘拂在脸庞上，使额角、下颌角被隐约地遮掩着。③波浪式：将刘海以大弧度向两侧垂泻，遮着前额角，再将发梢反翘，形成一种动态。

3. 方脸型的发式：此脸型在发式设计上，应以圆破方，以柔克刚，利用发式来增加头部的长度，头发可梳留得长些，以遮住两腮，使脸形看起来呈圆形。①波浪式：头发烫成自然的大波纹状，前额不留整齐的刘海，而是烫卷后形成自然发波，来破坏掉宽直的前额边缘线，以增强纵长感。②短发式：用不对称的发缝、翻翘的刘海，来增强发型的动感，头顶发要丰隆，但两耳边的头发不要有太大的变化。

4. 正三角脸型的发式：此脸型的发式设计，应注意丰隆额部，缩小腮部，剪成中长发，将发帘薄薄垂下，剪成齐眉的长度，两侧头发自然流畅，使脸形看起来接近椭圆。①短发式：可在耳朵以上部分将发根挺起，增加额部宽度，耳朵以下头发则可自然流畅地下垂，刘海采用不规则的部分遮盖发际线。②长发式：应有明显的层次感，上厚下薄的发式可以使顶部头发松软、丰满，改变脸型。

5. 倒三角脸型的发式：此脸型的特征是上宽下窄，在发式设计上应注意两耳以下的发量。①短发式：适合留短发，头顶头发简洁、发梢处应蓬松。②长发式：避免用平坦的直发，可将头发烫成波浪形，前额充分暴露。

6.菱形脸型的发式：此脸型的特征是两头小中间大，即颧骨高宽，下颏尖，前额略窄，因此在发式设计时，要利用发型来弥补额部和减弱颧骨部位。①短直发型：左侧的头发向下向前，右侧头发向上，形成不同线条走向。②短烫发型：整体发势松动、柔软，前发部稍微遮掩太阳穴。③长发式：以波浪为主，避免直发型，前发部分要有动感。

第二节　服装色彩的搭配

一、服装色彩对人心理的影响

服装的色彩不仅能以视错觉改变穿着者的体型与肤色，而且对于人的心理还具有不可抗拒的影响。有秩序、有规律的配色能满足人们心理平衡的要求，给人以和谐、安全的感觉，杂乱无章的配色则易使人疲劳，容易产生烦躁不安的感觉。根据色彩对人的心理影响，可分为两大类：积极的色彩和消极的色彩。积极的色彩是以红色为代表的各种色彩，能够引起人们的兴奋、热烈的情绪；消极的色彩是以蓝色为代表的各种色彩，能够给人以沉着、平静的感觉。

总之，在选择和搭配服装时，服装本身各部分之间颜色的搭配是一个首先考虑的问题。其要点是令自己心情舒畅，令旁观者赏心悦目，获得和谐美、陪衬美、反衬美的效果。人的心理受气候、环境的影响，冬季宜选择色度较深的暖色服装，如红、橙、黄、烟灰色等，给人以温暖、安详的感觉，夏季宜选择冷色调或色度较浅的服装，以及沉静、素雅的色彩和小花型的服装。如天蓝色、苹果绿、淡青莲、粉红、淡黄、白色等，给人以清凉、安逸的感觉，春秋季宜选择中间色调，如绿色、黄绿色、烟灰色、象牙色、驼色等，给人以舒适有生气的印象。

二、服装色彩对人体型的影响

服装的款式和色彩能够给人造成视错觉，从而改变人的体型。浅色调服装给人以丰满感，深色调服装则给人以窄小感。因此，当我们选择一件服装时，必须考虑自己的体型这个非常重要的因素，以塑造自己优美的外在形象。

1.身材瘦小者应选择浅色服装，即暖色调和亮度大的服装。因为浅色服装具有一种扩大感。

2.体态过胖者最好选择冷色调的衣服；否则，会显得比其本来面貌更臃肿、更笨拙。

3.体型过高者最好避免穿浅色调和大花朵等色彩鲜艳、亮度大的服装；而应选择深色、单色或色调柔和的衣服，以显得稳重、娴静、安详可亲。

4.矮个子者最好不要穿深色调或灰暗的衣服，不妨选择色调浅、亮度大的服装。

5.窄肩身材者下身穿着应偏向较深的颜色，或者穿同一色调的服装。

6.长腰节身材者应选择全身统一色调的服装，或者上装的颜色深于下装，这样会产生腿部增长的感觉，使人觉得体型匀称一些。

7.臀部过大、胸部不丰满者最好选择深蓝色的裙、裤，再配上浅粉色的上衣，这样可产生胸部扩大而臀部收缩的效果，使体型变得优美丰满。

8.臀部窄小、腿部肌肉不甚发达者最好选择浅色的裙、裤，使臀部扩大、突出。

三、服装色彩对人肤色的影响

服饰的色彩只有在适合穿着者的肤色时，才会有好的效果。色彩鲜艳漂亮的服装，穿在身上不一定好看，其效果因人而异，不同肤色的穿着技巧如下：

1. 肤色较白的女性宜穿深色服装，更显得白皙干净，而穿浅色的服装，则显得娴静舒雅，给人以超凡脱俗之感。

2. 发红肤色者宜配上浅色衣服，会显得更加红润，健康而有活力。

3. 粉红肤色者宜穿浅黄色、白色、鱼肚白色，可使衣服色调与肤色产生和谐的效果。

4. 肤色又红又艳者应避免穿浅绿色和蓝色服装，否则会使皮肤显得过红而至发紫的程度。

5. 肤色偏黄或近于褐色者不适合穿亮度过大的蓝色、紫色等服装。

6. 脸色偏黄者最好选择浅粉色或白底小红花、白底小红格的衣服，可使面部显得富有色彩。

7. 肤色发暗者若穿上黑紫、深褐色的服装，会显得老气横秋，应选择黑色服装，可使穿着者的皮肤显得比原来白皙纯净，因为黑红物体具有吸光、吸色的作用。

8. 黑红脸者最好不要选择浅粉、浅绿这两种色调的服装。

四、服装款式的选择

1. **服装款式与脸型**：①长脸型应选择一字领、圆领、立领、中式领，不适合选择领口深、领叶长的领形。②圆脸型应选择"V"形领、马鞍形领、方领口等，不适合圆铲状领口、铜盆领、高翻领套头衫或领子特别高的衣服，因脸会显得更圆。③梯型脸应选择尖领、小圆领、长圆领，不适合方口领、菱角口领。④瓜子型脸应选择圆领口、立领口、船形领、飘带领、方口形领等，会使面部显得秀气而丰满，不适合尖领口、海军领，因会使脸形更尖、更消瘦。

2. **服装款式与脖颈**：①长脖颈应在脖子上系围巾、戴领圈或项链、扎飘带，选高领口服装，避免选择"V"形领口服装。②短脖颈应选择"V"形或铲形领口，衬衣领口不宜系扣，避免选择高领或硬领领口、褶子花边等。③粗壮脖颈选择平直的领口或项链，不适合颈部两侧留空隙。

3.服装款式与肩膀：①平肩采用"V"形领那样的深尖领口，双肩显得狭窄，平肩显得不那么方正了，肩缝应正中位于肩骨上，避免采用船形领那样的浅平领口，否则双肩显得宽阔，平肩显得更为方正。②溜肩肩缝可延伸至肩骨外，使双肩显得宽一些，不适合蝙蝠衫、和服、宽松衫。③双肩过宽或过于方正适合采用较深的圆形领口，选用开口较窄较深的领口，衣服尺寸要合体，不适宜选用过宽或浅平的领口、穿肥大或宽松的衣服或穿大垫肩的衣服等。④双肩太窄或过于下垂适合采用较浅的领口，采用较宽阔而又浅平的领口，穿肩膀鼓泡或腋部很宽松的袖子，大垫肩式样。不适宜采用较窄而又较深的领口及上身配窄背心，可与直筒裙、长裤配穿，不适合下身穿下摆很大的裙子。

4.服装款式与身体各部

（1）手臂：手臂标准位置是双肩自然下垂，腕关节与两腿分叉点齐平，肘关节与腰部齐平。服装选择：①手臂长者，可在手腕处袖口上缝制宽阔的贴边，可使手臂显得短一些。②手臂短者，可选择中袖。③手臂粗者，双手较大或个子很高的女子不宜穿中袖服装。

（2）胸部：其标准位置是乳头位置一般位于第4肋间隙或第5肋骨水平。服装选择：①乳房小者，可穿束腰的上衣，不要穿袒胸的服装或太紧身的衣服。②乳房大者，袖子不能与胸围线齐平，胸部服装不宜用水平线条。穿衣时，让领口敞开，可用翻过的"V"形领，不宜穿高领，宜采用竖直的线条。

（3）腰部：其标准位置是处于腋部和双腿分叉点间连线的中点。服装选择：①腰身较细者，可佩用腰带。②腰身过于粗壮者，不宜束腰带，需用腰带时要尽量狭窄一些，衣服要合身，可选高腰身或低腰身的服装。③短腰身者，可使用固定在衣服上的窄腰带，甚至不用腰带。上下装分开时，腰带色彩应与上装一致。穿裙子和裤子时，最好不用腰带。④长腰身做法与上相反，可用与裙子色彩相同的腰带，裙和裤子都要配腰带，而且腰带应宽一点。

（4）腿部：其标准位置是标准腿长等于身高的一半。服装选择：①双腿较短者，裤脚管上不宜缝制贴边，宜穿高跟鞋，上装短些，长度在双腿分叉处为宜，下摆不宜过低，适合穿腰身较高的款式。②双腿修长者，裤腿可以翻边，上衣做得长些，可以超过双腿分叉点，腰身不宜过高。

（5）臀部：其标准位置是臀宽比双肩距离小 2～3cm。服装选择：①宜选用比较宽松的裙子或"A"形裙子，不宜穿直筒裙，裤子一定要合身，裤裆不能下垂，腰身略宽些，上衣要柔软合身，上下变化较小为宜。②臀部过于扁平穿比较宽松的裙子或衣服，采用上下身分开的外衣，上衣不宜过于紧身。

五、服饰的配色技巧

1. **服饰配色应考虑的因素**：①自我形象，在选择服饰色彩以前，首先要对自己进行全面的了解。②地区，服装色彩应与环境色协调。③场合，办公室是较为严肃的场合，穿着中性色彩的服装就与工作气氛相协调。职业妇女办公室服装的色彩应比家居服或礼服严肃些，休假或上街时的服饰色彩可比上班时浪漫些。④季节，不同的季节气候，相应地有不同的最佳服饰色彩。⑤种类，精工细作的传统服装，应选较稳重的色彩，可以适合不同的季节穿用，精致的外套或套裙，色彩应慎重考虑，便装或女晚礼服，可用鲜艳新奇的色彩，连衣裙、短裙或衬衫的色彩可以更大胆一些。⑥质地，在不同质地的衣料上，相同的色彩有着不同的效果。⑦价格，低价格可以使用各种新奇的色彩，一般价格，选择适用范围大的服饰，以便于能在较多的场合穿着，并与较多的服饰搭配，较昂贵价格，应选择较优雅的色彩，并能与多种色彩相协调，高级时装的色彩，则要密切注视流行色的动向。⑧流行，穿衣打扮，不可忽视色彩的流行趋势，流行预测与发布既是一种科学研究，又具有商业宣传的性质。盲从则会失去自己的个性，显示不出魅力，忽视则给人造成落伍、怪癖或与世隔绝的印象。

2. 服饰配色的步骤： 首先确定所有服装的基本色调，其次考虑基本时装的色彩，最后，决定衬衫和罩衫的色彩。

3. 色调搭配： 色调搭配可分为同种色搭配、相似色搭配和主色调搭配。

（1）同种色搭配：这种搭配是一种最简便、最基本的配色方法。同种色的概念是指一系列色相相同或相近的色，由明度变化而产生浓淡深浅不同的色调。其特点是符合变化统一这一造型艺术规律，可以取得端庄、沉静和稳重的效果，适用于气质优雅的成熟女性。同色搭配应注意色与色之间的明度差异要适当，相差太小、太接近的色调缺乏层次感，相差太大、对比太强烈的色调，则易于分割整体。同种色搭配时，最好有深、中、浅三个层次过渡。

（2）相似色搭配：相似色的概念是指色环大约在 90°以内的邻近色。其特点是比同种色搭配变化多，且仍能获得协调统一的整体效果，故特别受娴静秀丽的女性青睐。相似色搭配的变化多，技巧难度大，需同时掌握明度、纯度和色相的变化。

（3）主色调搭配：这种搭配方法可采用各种对比色，但要确定一种起主导作用的主色。搭配思路是：①决定整套服饰的基调是偏冷还是偏暖。②选择某一色为主色，主色应与整套服饰的基调一致，主色在整套服饰中应占有较大比例或占较重要的位置。③再选择辅色，大部分辅色要与基调的冷暖性质相同，其优点是适合多种年龄阶段和气质的女性。主色调服饰搭配应注意主色和其他较重要的对比色应具有相同或相近的明度。

六、饰物搭配

服装美是一种整体美，在讲究形象的今天，爱美的人自然对自己衣装的每一部分都格外地精心，各种饰物与服装的搭配可以反映出一个人的审美品格、文化素养和着装品位，在整个形象设计中饰物起着重要的作用。饰物包括帽子、围巾、手提包、腰带、鞋袜、首饰等。

1. 袜子：袜子陪衬时装，首先应确定配什么款式的服装，穿于何种场合，务求能产生相互衬托、相映生辉的效果，所以在图案搭配上应尽量避免太过接近。职业女性选择单色素净的丝袜，双腿短粗者不宜穿颜色深和有花纹的袜子，腿部较瘦者宜穿浅色丝袜，不透明丝袜也很适宜。穿黑皮鞋时不宜穿白色袜子。

2. 鞋：在整体形象设计中，一双够品位、够档次的鞋可以为你的形象定下一个基础。在服装搭配时，黑、白、灰、棕色的鞋是你最适宜选择的颜色。挑选鞋子，应和职业、服装款式相和谐。身着西装，不宜穿旅游鞋，在办公室内不宜穿凉鞋、运动鞋。个子过于矮小的女士，不要盲目选择厚鞋底，它很可能使身体与鞋的比例不协调。无后帮鞋很受一些追求时尚的女性推崇，它更多地突出了脚的优美线条，也十分新颖。不过，脚型粗肥、皮肤粗糙的女士，最好放弃这项选择以免暴露缺陷。无后帮鞋也不适宜在会议、办公地点穿着。

3. 腰带：腰带能给全身服装增添色彩，腰带要配合身型，才有相得益彰的效果。纤小的腰肢用任何类型的腰带都会好看，腰略粗者应避免阔边的腰带。上身长者可用阔边皮带强调腰部，颜色配合上身的衣服。臀部宽的人避免用细腰带。

4. 围巾：围巾是服装衣饰的一个重要组成部分，选择围巾要与体型、相貌、肤色相协调。身材矮小者，围巾的花色和款式以简朴、素雅为宜，色泽宜选用暖色调以增强活跃感。溜肩者应选择加长围巾，将围巾两端斜搭在肩部向身后垂挂，视觉上可使肩部显得匀称些。宽肩者应选用花形呈竖直的围巾，颜色以偏冷为主，使肩部有缩小感。短胖者挑选花色简单的深色或单色针织围巾或丝绸围巾为宜。黑肤色者避免用浅色调围巾，宜选用中性色偏深黄为好。白肤色者避免选用刺激性强烈的色调，宜用淡紫罗兰色、淡天蓝、苹果绿、柠檬黄等色调。

5. 帽子：帽子在整个形象设计中起着重要作用，通过帽子的佩戴可以调整人的身体比例、脸盘大小。选择帽子应与脸型相配，长脸型的人选择方、圆、尖形式的有大帽檐的帽子比较合适，不宜戴帽顶很高的帽子。尖脸型的人戴圆形帽子最好，圆脸型的人以选高顶帽为佳，不宜戴圆形帽，方脸型的人除了方形帽以外，可以戴任何形状的帽子。选择帽子还应与体型相协调，身材高大的人，不宜戴高筒帽，帽型不宜小，身材矮小的人，帽型宜小，不宜戴平顶宽檐帽或绒毛长的皮帽。帽子还应与肤色协调，黄皮肤的人不宜戴黄、绿色帽子，选用深茶、米灰、藏青等色帽子效果较好。

6. 提包：日常生活中每个女性应必备两个提包，一个在冬季用，一个在夏季用。颜色一般选用中性色，可以与鞋子色彩相同，也可以浅一些。冬季应选用颜色深一些的提包，夏季选用浅一点颜色的提包。职业女性偏爱样式简单、朴实大方、质地上乘皮质提包。如果有条件可以多备几个包，以适应不同场合、不同服装的搭配。身材矮小的人不要背过大且包带过长的包，反之，身材高大的人也不要背太小的包。

7. 首饰：首饰品种繁多，为大多数人所喜爱。在日常生活中戴首饰不宜过多，应与肤色、场合相协调。面孔小而皮肤黑的女性，不宜戴白色耳环、项链，穿着朴素的人不宜戴过于夸张的首饰，白天不宜戴发光耀眼的首饰，年轻女子最好不带长形耳环，不然会适得其反。

七、人体彩绘

人体彩绘就是在人体肌肤上作画，这门艺术在欧洲已十分盛行，近几年在我国开始流行，称之为"梦幻妆"。人体彩绘属于造型艺术，是运用工笔画的技法及色彩颜料，在人体肌肤上创造出可视的，具有一定形式、体积、质感和真实感的艺术作品。它并不局限于一定的形式，完全是作者一种创意思维的产物。若想画好人体彩绘，则必须具备扎实的素描基础及工笔绘画的基本功，掌握人体的动态变化规律，才能运用好色彩语言。

1. **工笔画的简介**：工笔画属于工整细致一类的画法，工笔画表现形式多样，手法多种，风格各异，但归纳起来有白描、勾勒填色和没骨几种。

（1）白描：是以线条为主要表现手段、能独立存在的一种绘画形式，是运用各种变化线条来表现物体形象、神态、质、量感的空间关系而不着颜色的一种表现形式。白描非常讲究线条，线条在表现物体神、形、质等关系的同时，更具有自身审美价值。

（2）没骨：是不用黑线勾勒，直接用颜色描绘物体形象的一种表现形式。但没有骨干线，并不等于不勾线，除了不勾轮廓线外，其他部位线条在染色之后仍要用色线勾画，并且做到线与色融为一体。

（3）勾勒填色：是先勾物体的轮廓线，然后在轮廓线内填着颜色的一种表现形式，是工笔运用最普遍的一种表现形式，在人体彩绘当中也是最常用的。

工笔画的几种表现形式各具艺术特色。但总的来讲，它们具有造型严谨、工整细致、填色艳丽、厚重华滋或清新淡雅的艺术特色。工笔画无论画面大小，都要注意大的气势和整体效果。

2. **工笔画的绘画技法**：线描是中国绘画的基础，也是学习工笔绘画需要掌握的基本技能。它是反映作者造型能力、技法功力、学识涵养、理解与感觉的综合载体。线描所反映出来的画面，不是完全对客观自然再现式的反映，它有很大的一部分是作者情感的显现，这就决定了它不是描绘"真实"的艺术，而是一个混合的有着多方位意味的带有强烈美感的艺术形式。

（1）执笔方法：严格地说，执笔本无定法，只要能得心应手地使用，完全可以按照自己的个性和习惯执笔即可，但对于初学者来说，掌握一种基本的和公认的比较好的执笔方法是大有好处的。工笔绘画的执笔方法与毛笔书写的执笔方法相同，原则是指实掌虚，松紧适度。指实指的是手指捏住笔管要紧，便于使力量得到充分发挥。掌虚是说手掌要空灵，让毛笔管在手中有较大的回旋余地，掌虚以指实为前提，而指端的灵活用力则全赖掌虚，只要掌握了这两个要点，就算得到执笔方法的要诀了。

（2）运笔方法：运笔的关键在"起、行、转、收"4个环节。起笔是指笔画的开端，也就是毛笔是如何落到纸上去的，收笔是指笔画的结束，指离开纸面、一起一收的过程中表现形体转折的要害所在。

第七章
皮肤的结构与功能

第一节　概述

　　皮肤是覆盖于整个人体体表的最大器官，在腔孔（如眼、口、鼻、外生殖器及肛门等）部位表现为黏膜。成年人皮肤总面积为 1.6～2.0m²，新生儿为 0.21m²。皮肤重量约占体重的 5%，若包括皮下组织可达 16%。皮肤的结构精细而复杂，裸眼或用放大镜观察，皮肤表面宛如月球的表面，凸凹不平，有丘状隆起，称皮嵴（皮丘）。线状沟纹，称皮沟。皮嵴和皮沟错综交织，形成三角形、菱形或多角形网目，称皮野（也称纹理）。指、趾纹和掌、跖纹为特殊的皮肤纹理，具有个体特征性。毛囊口和汗管口开口于皮野内，二者合并称为皮孔，1cm² 皮肤约有皮孔 9～28 个，约集聚 600 万个细胞。

　　皮肤由表皮、真皮和皮下组织 3 部分组成，附有从表皮衍生的毛发、皮脂腺、汗腺和指（趾）甲等附属器，分布着丰富的神经、血管、淋巴管和肌肉。角质形成细胞是表皮层的基本细胞成分，呈多层重叠排列。真皮为不规则的致密结缔组织，分为乳头层和网状层，含有丰富的毛细血管、淋巴管和神经纤维。皮下组织为脂肪组织或疏松结缔组织，使皮肤与深部组织相连。这 3 部分的结构成分和结构形式各具特色，赋予皮肤轻柔性、弹性、防水性、自身修复性、可洗而耐用性等种种特殊性，以适应皮肤在身体上不同部位的功能要求。

　　皮肤厚度因种族、年龄、性别和体表部位而存在差异，成年人一般为 0.5～4.0mm（不含皮下组织），平均 2.0～2.2mm，新生儿平均只有约 1.0 mm。由于人体结构的差异，使身体各处的皮肤厚薄不等，背部和四肢伸侧面的皮肤比腹部和屈侧面的厚，腹部皮肤自正中线向两侧渐薄，全身皮肤以眼睑皮肤最薄，头皮最厚。一般表皮厚度为 0.2～1.4mm，真皮厚度为 0.4～2.4mm。小儿皮肤一般较成年人薄，女性较男性薄。老年人皮肤反而比其青壮年时期薄，表现为表皮变薄和真皮乳突层变平。

皮肤颜色因种族不同可分为白、黄、黑和红等。肤色的深浅主要取决于皮肤内黑色素和类胡萝卜素含量的多少，也与真皮内血液供应情况和表皮的厚薄以及生活环境中接触紫外线照射的多少有关。黑色素在表皮和真皮细胞中呈现黑色或棕色颗粒，类胡萝卜素存在于真皮和皮下组织中，是皮肤呈现黄色的因素。表皮血管内所含的氧合血红蛋白使皮肤呈现红色。在不同人种、不同个体和部位以及不同生理状态和生活环境下，皮肤呈现不同的肤色。同一种族、同一个体，肤色深浅有部位差异，如乳晕、眼睑、阴部肤色比其他部位深，毛发稀少的部位黑素多，肤色深，毛发多的部位黑素少，肤色浅。皮肤具有一定的透明度，透明度高的肤色鲜艳、美丽，皮肤透明度与皮肤充实性、角质层或表皮的厚度和性质、表皮内黑色素量、真皮内水分量、皮下脂肪量以及睡眠和身体状况等很多因素有关。皮肤亦具有一定的反光性，肤色越白，各种光线的反射量也越多。大体上，女性皮肤的反射率高出男性 5%～6%。

在人体大大小小的众多器官中，唯独皮肤兼有多种生物学功能。主要功能有表现、保护、体温调节、分泌和排泄、吸收、感觉、参与机体的代谢和免疫监视等。皮肤能够体现人的种族、性别、年龄、健康状态、情绪、健美和化妆美等。皮肤是人体最大而且最重要的保护器官，保护体内组织和器官不直接受外界的各种刺激和损害，特别是其表皮角质层，是防止机械性损伤和病原体入侵的重要屏障。表皮再生能力很旺盛，损伤后能迅速修复。表皮内黑色素细胞中的黑色素，能保护人体不受过多紫外线的伤害。同时皮肤又是一个感觉器官，凭借其各种感受器感受外界的机械、冷热、光线和化学等的刺激，使人体由此做出相应的反应以适应周围环境。皮肤的体温调节作用主要表现在：热时皮肤通过血管扩张和排泄汗液来散发热量，冷时皮肤通过血管收缩来控制热量散发，维持体温的相对恒定。皮肤也是一个排泄器官，能够排泄含有代谢产物的汗液和分泌皮脂。此外，皮肤还具有吸收功能，能吸收某些物质透过表皮进入真皮脉管。在生理和病理条件下，皮肤的形态结构和功能与身体其他部分之间有着密不可分的联系。

皮肤是电解质和微量元素的主要储存器官，如氯、钠、钾、钙、镁、铬、铜、铁、镍、硫、磷、铅、锌等，总计占皮肤总重量的 0.6% ~ 1%，机体内除骨骼、牙齿外，以表皮含钙量最多。氯和钠是细胞外液的主要电解质，主要功能是维持渗透压和细胞外液的容量。钾主要分布在细胞内，主要功能是调节细胞内渗透压和维持酸碱平衡，同时也是许多酶的激活剂，并有拮抗钙的生理作用，钙与细胞膜通透性和细胞间的黏着性有一定的关系。镁是细胞内的阳离子，是某些酶的激活物，并具有抑制兴奋的作用。磷是细胞内的主要成分，参与能量储存和转换。硫在角质层和甲的角蛋白中含量较多。各种微量元素中与皮肤关系最密切的是锌和铜，锌在体内参与 20 多种酶如碱性磷酸酶、碳酸酐酶、乳酸脱氢酶、DNA 聚合酶和 RNA 聚合酶等的活性，为酶的组成成分或激活剂。锌对成纤维细胞的增生和上皮形成时胶原的合成均极为重要。铜与糖酵解有关，又是色素形成过程中所需的酪氨酸酶的主要成分之一，在角蛋白形成过程中，对巯基转变为二硫键的过程起一定的作用。皮肤能合成糖原，成年人皮肤内含糖原约 80mg，主要分布于颗粒层，糖尿病时皮肤含糖量增加，故易受细菌及真菌感染。真皮结缔组织中基质的主要成分是蛋白多糖，其糖链交织成网，糖链上带有负电荷，通过静电结合作用，与细胞外液中的钙、镁、钾、钠等结合，使皮肤成为人体电解质的贮藏库之一。

第二节 表皮

表皮来源于外胚层,是人体最外面的一层组织,属于复层鳞状上皮,厚薄因所在部位而不同。主要含有角质形成细胞和树枝状细胞,如黑素细胞、朗格汉斯细胞和梅克尔细胞等,此外还有少量的淋巴细胞。正常人表皮通过表面角质鳞片的剥落和细胞的分裂增殖之间形成的动态平衡,来稳定维持其一定的厚度。

一、表皮分层结构

角质形成细胞又称上皮细胞,占表皮细胞的95%以上,代谢活跃,能连续不断地进行细胞分化和更新。在其分化和成熟的不同阶段,细胞的形态、大小及排列均有不同。根据角质形成细胞各发展阶段的特点,将表皮分为5层。以手掌和脚掌皮肤为例,由内向外依次分为基底层、棘层、颗粒层、透明层和角质层5层,反映了表皮细胞在角质化过程中的演变,其中基底层、棘层又合称表皮生发层。

1.**基底层**:即基底细胞层,是表皮的最底层。细胞呈单层圆柱形或立方形,与基底膜带垂直排列呈栅栏状。基底层是表皮中分裂增生能力最强的一层细胞,每天30%~50%的基底细胞进行核分裂,分裂周期约为19天,产生的新细胞向上推移进入棘层,所以基底层也称为生发层。基底细胞层pH值为6.8~6.9,呈弱酸性。约10个细胞为一组垂直重叠成柱状,有次序地向上移行,形成所谓表皮增殖单位。其基底部中心为干细胞,位于表皮下部,周边为短暂增殖细胞,上部是各层分化的细胞。基层及其上方各处以缝管连接,而在基底细胞的侧面很少。基底层增生的细胞向表皮层不断推移,逐渐分化为其他各层。在皮肤创伤愈合的过程中,基底层细胞有重要的再生修复作用。

2. **棘层：** 位于基底层之上，由 4 ~ 10 层多边形、体积较大的棘层细胞组成，也有分裂增生能力，但仅限于深层接近基底层的细胞。棘层深部细胞呈多边形，愈向浅层愈扁平。棘细胞层的 pH 值为 7.3 ~ 7.5，呈弱碱性，细胞间含有外被多糖，具有亲水性和黏合作用，还含有糖结合物、天疱疮受体、糖皮质激素、肾上腺素及其他内分泌受体、HLA-DR 抗原和表皮生长因子受体等。

3. **颗粒层：** 位于棘细胞层浅部，一般由 3 ~ 5 层扁平细胞或梭形细胞组成，是进一步向角质层细胞分化的细胞。常见于掌、跖表皮内，细胞厚度可达 10 层。由于它在正常表皮细胞和死亡角化细胞之间过渡，因此也称过渡带。颗粒层细胞核为卵圆形，着色较淡，胞核固缩，胞质内含强嗜碱性透明角质颗粒，故称颗粒层。生物化学研究表明颗粒内富含组氨酸蛋白，与张力原纤维相反，颗粒不含硫氢基，颗粒层中含有矿物质，以钙最多，镁次之。颗粒层上部细胞内的"膜被颗粒"向细胞间隙释放磷脂类物质，使邻近细胞间不易分离，成为防水屏障，使体表水不易渗入，也阻止体内水外渗。

4. **透明层：** 是角质层前期，由 2 ~ 3 层扁平细胞组成，无胞核，仅见于手掌和脚底的表皮。HE 染色呈嗜酸性，切片上呈波形带状弯曲，有强折光性，故名透明层。胞质中透明角质颗粒液化成均质性透明角母蛋白。电镜下，细胞界线不清，但紧密相连，胞质内含有直径为 7 ~ 8nm 的微丝和疏水性蛋白结合磷脂，具有防止水、电解质与化学物质通过的屏障作用。在静电上，颗粒细胞层为荷阴电荷带，透明层为荷阳电荷带，构成表皮的重要防御屏障。

5. **角质层：** 是表皮的最外层，由多层角质细胞和角层脂质组成。角质细胞扁平无核，在多数部位是 5 ~ 15 层，而掌跖部可达 40 ~ 50 层。细胞结构模糊，胞膜增厚，胞内充满张力丝和角蛋白。由于角质化细胞中溶酶体膜的通透性增加或破裂，大量的酶进入胞质中，使细胞核和其他细胞器消失，角质细胞无活性，水分也大量丢失。角质层细胞上下重叠排列，紧密结合成垂直形细胞柱，镶嵌排列呈板层状结构，非常坚韧，能抵抗外界摩擦，防御致病微生物的侵入，也阻止水分和电解质的通过，对一些理化因素如酸、碱、紫外线有一定耐受力，因此构成人体重要的天然保护层。角质层细胞的桥粒逐渐消失，角质细胞由互相紧密结合到细胞松解，细胞不断脱落成为皮屑，而深层生发层细胞不断产生新的角质细胞相继补充，这种新陈代谢使表皮的厚度保持相对稳定状态。表皮内没有血管，细胞的营养和代谢依靠细胞间隙中物质的扩散来传递。细胞间常以凸凹不平的表面互相连接。

二、角质层的特性

角质层是皮肤的最外层，主要由角蛋白构成，在角质细胞间填充着脂质、黏多糖、天然保湿因子等成分。表皮角质层具有吸湿性和保湿性，二者密切相关。这两种性质是人体生存在大气中不可或缺的，在皮肤的屏障功能和保持皮肤柔软性上起着重要作用。当角质层缺乏保湿性时，即使吸收水分，也会迅速丧失。角质层虽然很薄，一般不超过 $20\mu m$，但是，从表面向内，水分呈梯度分布，使表皮角质成为一层柔软的薄膜。掌、跖部角质层最厚，可达 $500\mu m$，与其他部位的角质层虽无质的差异，但也有一定的特性，如：①对水的屏障功能欠佳；②经皮失水率高；③导电率极低。因此，掌、跖部易失水变干燥，并易发生皲裂。

皮肤在机体水代谢上有重要作用。新生儿皮肤含水率约为 80 %，至成年期，皮肤含水率约 70%，70 岁以上老年人皮肤虽然外观呈干燥状态，但皮肤含水量并不减少，反而有所增加。皮肤虽不是含水最多的组织，但其功能完备，当全身处于脱水状态时，皮肤为之提供水，而其他脏器水过多时，皮肤则能储存水。真皮内尤其结缔组织内含水量较多，其中约40%为结合水。另外，表皮颗粒细胞层和棘细胞层含水率高于角质层，后者含水率约为 10%。在角化过程中角质形成细胞在合成角蛋白的同时丧失大量水分，但角质层可从外界、汗液和皮肤不觉蒸发获得水分。角质层最下层的屏障带是水的贮藏场所，含水率为 10% ~ 47%。角质层含多种吸湿（保水）性物质，如游离的氨基酸，故角质层具有保持一定浓度水分的能力。老年人保水物质少，角质层经常处于水分散发状态，皮肤显得干燥。

角质层内，水分有两种存在的形式，即结合水和游离水。结合水在角质层内与离子、氨基酸和蛋白等结合，呈分子状态。若结合水超过饱和状态，于角质层微细的间隙内出现微小的水滴，成为游离水。角质层的柔软性与结合水有密切关系。游离水存积时，可造成过水合状态，导致表皮结构破坏、脆弱，外观上呈浸软状态。结合水中，原生结合水与角质结合牢固，即使在干燥环境下也难与角质分离，加热 160℃，3 分钟，方开始释放。在正常角质层和病变角质层内，其重量约占 5%。若只有原生结合水，角质层则呈硬脆状态。次生结合水结合力弱，在干燥环境下易解离，与角质层柔软性密切相关。角质层水合状态取决于 3 个因素：水分由角质形成细胞向角质层内移动的速度（比率）、水分自角质向体外蒸发的速度、角质层的保湿能力。角质层内保持水分是皮肤表面润泽、柔软和健美的重要因素之一。在化妆品上，除注重制品的化妆效果外，尚应考虑到制品在增强角质层保水功能上的性能，或为角质层补充水分的性能（润泽或保湿效果）。影响角质层的水合状态的外部因素主要包括湿度、衣着和外用制剂等。

1. 湿度： 空气湿度越大皮肤含水量越多，如室温经常保持 23℃ ~ 25℃，在相对湿度为 20% 的冬季和相对湿度为 85% 的夏季，前者角质层水分保持状态为后者的 1/20 ~ 1/50。

2. 衣着： 衣着与皮肤之间存在空气层，互相配合，使体表与外界隔离，可减少水分蒸发，故被覆部皮肤含水量多于暴露部位，但去掉衣着 1 ~ 2 分钟，皮肤含水量基本无部位差异。

3.外用制剂：外用含水制剂，如亲水软膏、含保湿剂的制剂和油脂，能在皮肤表面形成薄膜，在一定程度上能抑制水分的蒸发，起阻断效果，使水分潴留。

三、表皮的色素

在决定皮肤颜色的因素中，最主要的是表皮细胞中黑色素含量的多少，而不完全取决于表皮中黑色素细胞的数目。黄色、白色和黑色人种正常时其黑色素细胞的数目相当稳定。黑色素细胞出现在表皮基底细胞之间和下方以及其上层，也见于毛囊中。黑素细胞起源于神经嵴，神经嵴是哺乳动物胚胎发育早期的瞬时性结构，包含黑素前体细胞在内的多种前体细胞。在胚胎发育的特定阶段，黑素细胞干细胞从神经嵴出发，沿不同的路线，至皮肤、毛囊、眼、耳蜗、软脑膜定居，形成黑素细胞、毛囊黑素细胞、脉络膜细胞等。神经嵴细胞受周围环境或者某些信号影响，发生定向移行并分化成黑素母细胞和黑素细胞。原始黑素细胞最早出现于皮肤的时间大约在胎儿8周，这时的黑素细胞几乎不产生黑素。除皮肤的一些特殊部位（如乳头、外生殖器、毛囊的球部）在出生前就产生丰富的黑素外，其他的黑素细胞是在出生后才开始完全发挥其功能的。

表皮黑素细胞是合成与分泌黑素颗粒的树枝状细胞，位于表皮基底层与毛基质等处，占基底细胞的 4%～10%，面部、乳晕、腋窝及外生殖器部位数目较多。细胞核较小，无桥粒和张力细丝，胞质透明，含有大量黑素颗粒，多巴反应阳性，嗜银染色能显示细胞体及胞质突。每个细胞借助自身胞质突形成的树枝状突与大约36个角质形成细胞相连接，形成表皮黑素单位，黑素细胞就是通过树枝状突将黑素颗粒输送到基底细胞与毛基质细胞中，伞形聚集于胞核上部。黑素颗粒可吸收或阻挡紫外线，保护基底细胞核和朗格汉斯细胞免遭紫外线损伤。黑素颗粒的生成受诸多因素调控。

1. 垂体中促黑素细胞激素能使黑素形成增多。

2. 表皮中硫氢基（–SH）与酪氨酸酶中的铜离子结合产生抑制酶的作用，因此任何使表皮内硫氢基减少的因素均可使黑素形成增多，如紫外线或皮肤炎症。

3. 微量元素中铜离子和锌离子参与黑素形成过程。某些重金属（如铁、银、汞、金、铋、钾）可与硫氢基结合，使酪氨酸酶活性增加，皮肤色素加深。

4. 雌性激素能使皮肤色素增加。

5. 肾上腺皮质激素与褪黑激素可影响皮肤黑素的形成。

面部黑素细胞分泌黑素颗粒的多少，可直接影响容貌。色素增加性皮肤病如黄褐斑、太田痣、雀斑、瑞尔黑变病等和色素缺少性皮肤病如面部白癜风、无色素性痣、白化病等的发生病因复杂，但均与黑素细胞功能异常有关。

四、表皮的特定细胞与功能

（一）朗格汉斯细胞

郎格汉斯细胞是一种来源于骨髓的免疫活性细胞，是具有特殊免疫刺激能力的抗原呈递细胞，具有很强的识别、摄取和呈递外源性抗原的功能，在人体的防御系统中起着极为重要作用。在胚胎期经血液移居并终身聚居在特定组织内，如复层鳞状上皮，包括表皮、皮肤附属器、口腔黏膜、食管、阴道等，也存在于淋巴样器官（脾、胸腺和淋巴结）以及真皮内。人体内，朗格汉斯细胞数目为 460～1000 个 /mm²。在皮肤内，朗格汉斯细胞分布于表皮颗粒细胞层、棘细胞层、基底细胞层和皮肤附属器内。在一定区域内，其数目和分布保持相对恒定，占表皮细胞总数的 3%～4%。朗格汉斯细胞有活跃的细胞周期，能进行自我复制，以补充衰老或损伤的细胞。朗格汉斯细胞的功能主要有：

1. 免疫监督作用：朗格汉斯细胞能提呈病毒和肿瘤相关抗原，故朗格汉斯细胞在消除表皮肿瘤性细胞和阻止皮肤病毒感染的扩散上起重要作用。

2.致敏 T 细胞作用：朗格汉斯细胞参与免疫 T 淋巴细胞抗原的识别、摄取和提呈。各种接触物，尤其化学性半抗原能与绝大多数朗格汉斯细胞结合，但只有携带 Ia 的朗格汉斯细胞能修正或处理变应原，将适当的决定簇提呈给 T 淋巴细胞，从而引起致敏。

3.移植排斥反应：Ia 阳性朗格汉斯细胞还参与移植物排斥反应。

（二）梅克尔细胞

梅克尔细胞来源于神经嵴或外胚层，有绒毛状胞质突，细胞呈卵圆形或圆形，核为卵圆形或分叶状，单个散于基底层，多位于手部、毛囊、口腔、外生殖器等处。毛盘和窦毛尤为丰富，聚集呈特殊的结构，称为"触盘"，细胞顶部伸出几个较短粗的突起伸到角质形成细胞之间。

梅克尔细胞同黑素细胞和朗格汉斯细胞一样，在表皮中位置较为固定，并不随角质形成细胞迁移和脱落，但其机制尚不清楚。目前认为梅克尔细胞是一种皮肤神经内分泌细胞，能产生神经介质，它与其上附着的感觉神经纤维共同构成细胞轴突复合体，是慢适应 I 型物理性感受器，感受触觉。

（三）表皮干细胞

人表皮有两类增生的角质形成细胞，一种是短暂倍增细胞，几轮分裂后注定要终末分化，另一种是有高度增生潜能的干细胞。干细胞是指具有自我更新、高度增殖和多向分化潜能的一类细胞。目前认为，表皮干细胞是一群具有极强自我更新能力的细胞，它通过不断产生子代干细胞来进行自我更新，同时还产生短暂扩增细胞来完成表皮细胞的不断分化及维持细胞总量的稳定。表皮干细胞为组织特异性干细胞，在胎儿期主要集中于初级表皮嵴，成年人分布在表皮基底层，对皮肤再生和损伤修复起决定作用。在形态学上，表皮干细胞具有细胞体积小、核大、胞内细胞器稀少、核/浆比例大、细胞内 RNA 含量低的典型非成熟细胞的特征。表皮干细胞生物行为的典型特征是：①慢周期性，表现为活体细胞分裂缓慢；②自我更新能力强，表现为体外培养时细胞呈克隆状生长，可进行多次分裂；③对皮肤基底膜的黏附，主要通过表达整合素来实现，是干细胞维持特征的基本条件。

根据细胞的不同分裂增殖能力，表皮细胞可分为 3 种状态，即干细胞、短暂倍增细胞和终末分化细胞。表皮干细胞具有单一潜能性，为不对称分裂细胞，具有高度自我更新的能力和终末分化低的特征。短暂倍增细胞为干细胞分裂后的子细胞，经历有限几代分裂后即形成终末分化细胞。虽然目前对表皮干细胞的表面标记物的研究已经取得了一定的进展，但仍然缺乏具有特异性的表面标记物。到目前为止，对表皮干细胞表面标记物的研究主要集中在 β1 整合素、K15、K19、p63 E2- 钙黏素、角蛋白、CD71、CD34 和连接蛋白 43 等，它们仅作为表皮干细胞鉴定的参照。

还有人借鉴其他组织干细胞的鉴定方法来寻找新的表皮干细胞标记物，发现血液系统及骨骼肌组织中的干细胞可将某些用干细胞染色的染料如 Hoescht 或 Rhodamine 123 等泵出细胞外。利用这一特点结合流式细胞仪技术，人们在鼠表皮干细胞的筛选方面进行了初步尝试并取得了一定的进展。也有人试图通过分别培养 β1 整合素高表达及低表达的人类表皮细胞，并对比两种细胞的 cDNA 差异来寻找短暂扩增细胞的标记物。但由于该项技术本身所存在的不足，加之细胞纯化及培养过程中的分化等问题尚未得到很好的解决，往往使实验结果不能达到人们的预期水平。到目前为止，无论是人类还是鼠的表皮干细胞，均未找到特异的分子标记物或基因方面的显著差异，以便将其与短暂扩增细胞区分开来。因此，对表皮干细胞在组织学定位、细胞的分化调控及其自身的发生发展过程的深入研究和探索仍在继续。

（四）表皮干细胞与皮肤附件

对于皮肤各组成结构中是含有自身特有的干细胞，还是由同一种干细胞因微环境的不同而分化形成表皮、毛囊或皮脂腺等结构，目前尚有争议。有学者认为皮肤中含有多种独立的干细胞群，即表皮干细胞和毛囊干细胞并存。表皮干细胞专一产生一种细胞，即角质形成细胞，而毛囊干细胞则可以多向分化，并形成毛囊各组成结构。在某些因素影响下，二者可相互作用。毛囊干细胞在向表皮迁移的过程中，部分细胞可能成为表皮细胞的祖细胞。如外界物质刺激或皮肤损伤的情况下，毛囊干细胞向上迁移可使表皮增厚或形成新的表皮，从而促进伤口的愈合，提示毛囊干细胞为表皮提供了额外的祖细胞。黏附分子在表皮与毛囊的生长分化中发挥着重要的调节作用，它在毛囊干细胞与表皮干细胞中有类似的表达，说明二者之间关系紧密。在胚胎期，毛囊的发生开始于表皮向内凹陷形成的毛芽。同时有研究表明，表皮的角质形成细胞在毛乳头细胞的诱导下可分化形成毛囊。同样，将已标记的表皮细胞注入鼠的囊胚中，标记细胞可出现在新形成的毛囊中，暗示表皮干细胞同样也是毛囊上皮细胞的来源。但也有学者认为表皮、毛囊和皮脂腺起源于共同的干细胞群，即所有细胞群均直接或间接来自毛囊隆突区的干细胞，分裂产生一系列短暂扩增细胞，并由后者最终形成皮肤结构中的各种上皮细胞。这一观点的基础主要有：①表皮、毛囊和皮脂腺的上皮细胞形态相似，它们的组织结构相延续。②位于毛囊隆突处的干细胞与基底膜层的干细胞均属于标记保留细胞，表达相似的细胞膜蛋白，体外培养时均具有较原始细胞结构及很高的克隆形成能力。③表皮和毛囊上皮在一定条件下可以相互转化。

例如在深Ⅱ度烧伤患者的创面愈合过程中常可以看到，在表皮基底膜被完全破坏的情况下，残存在真皮层的毛囊上皮细胞通过不断向上及向外迁移和扩增，逐步形成表皮并最终完成创面的覆盖。而当把表皮层中的角质形成细胞移植到无毛发区时，这些细胞在真皮乳头层细胞的诱导下也可以参与形成新的毛囊及其上皮。该多能干细胞分化途径的不同是由其各自所处的微环境决定的，而不是被提前界定的。通常认为这些细胞自干细胞群体中分化出来后即沿着某一特定的方向进行其最终的分化过程，但证据显示，这些细胞也可以出现分化，并形成不同的细胞系，这种分化似乎是由单一局部微环境因素所决定的。

（五）未定类细胞

未定类细胞位于基底层，有树枝状胞质突，来源与功能未定。以前认为它可能向朗格汉斯细胞或黑素细胞分化，故称未定类细胞。近来发现未定类细胞的一般结构与朗格汉斯细胞相似，且具有相同的表面标记，因此尽管未发现朗格汉斯细胞颗粒，也无桥粒、张力纤丝和黑素小体，因其大多数为 Ia 抗原阳性，目前仍将其列于朗格汉斯细胞种系。

第三节　真皮

真皮来源于中胚叶，由结缔组织组成，含有毛发、毛囊、皮脂腺、汗腺等结构。真皮与皮下组织之间界线不明显，故真皮的精确厚度不易计算。以颈部、肩部、背部等处的真皮最厚，其余较薄，肢体伸侧面比屈侧面的真皮厚，眼睑和包皮处最薄，女性真皮一般比男性薄。真皮可分为浅在的乳头层和深在的网状层，这也是人类皮肤的特点。

一、乳头层

乳头层结缔组织向表皮突起形成乳头，扩大表皮和真皮的接触面，有利于二者的密切结合。乳头中富含毛细血管和感受器，来自毛细血管的组织液透过基膜与表皮内的组织液相通。毛细血管的扩张和收缩有助于体温调节，感受器感受作用于皮肤的外界刺激。乳头在手掌和足底处多而高起，排列成行，行行顺列，推起表皮，显出嵴纹，嵴间是沟，肉眼可见。垂直嵴的方向做皮肤切片，成对的乳头共同推起一个表皮嵴。两嵴之间，表皮向深处生长，叫乳头间屏。有时一个乳头上端可分成两三个次级乳头。表皮最薄的地方，乳头缺少这样的规律排列，皮肤表面也无平行的嵴和沟出现。

乳头层在乳头以下的部分很薄，叫乳头下层，向下过渡到网状层，两层纤维连续，但仍可辨认。乳头层的纤维细而疏松，近似疏松结缔组织，有疏松结缔组织的细胞类型。乳头层毛细血管丰富，除具有乳头的作用外，一部分还有小静脉性质，形成乳头下方的网丛，而网状层毛细血管稀少，仅见于毛囊和汗腺周围。

二、网状层

一般说真皮是致密结缔组织，在人类主要是指网状层。该层胶原纤维集成粗壮的束，有分支并交织成网，束的走向大都平行于真皮表面，胶原纤维分层排列，相邻纤维方向交成角度以适应各方的拉力。少数分支较松的纤维垂直下行，进入皮下组织，参与皮下组织纤维支架的组成，构成真皮与皮下组织的联系，称为皮肤支持带。网状层中弹性纤维较丰富，在毛囊和腺体周围，弹性纤维比较细密。除基质因素外，由于纤维的数量多和特殊排列，使真皮具有很大的韧性和一定的弹性。

网状层中含有血管、淋巴管、神经束、神经末梢、感受器以及毛囊和腺体等，此外还有少量平滑肌。平滑肌出现在竖毛肌以及乳房的乳头、乳晕、阴茎、阴囊、肛门周围等处皮肤中，收缩时使毛竖立，乳头耸出，皮肤皱起。竖毛肌另一端止于乳头层。真皮中属于骨骼肌的在人类仅有面部表情肌和须肌。

三、真皮结缔组织

真皮结缔组织主要由 3 种纤维组成，包括胶原纤维、弹力纤维和网状纤维，在这些纤维之间是基质。各种纤维和基质都是由成纤维细胞所合成。在真皮中这3种纤维以胶原纤维最为丰富，起着真皮结构的支架作用，并使真皮具有韧性，弹性纤维使皮肤具有弹性，网状纤维表现为纤细的胶原纤维。

（一）胶原纤维

光镜下，由胶原纤维所组成的纤维束的直径（2～15μm）差别很大，具有细致的波浪形的网络或为粗的束状结构。前者见于真皮的乳头层，包括在表皮钉突之间的表皮下乳头内的波形网络和在乳头下方在表皮钉突与乳头下血管之间形成的窄条带。此外，毛囊－皮脂腺单位和汗腺及大汗腺也都被薄的胶原纤维网络所包绕。因此，真皮乳头和皮肤附件周围的真皮被视为一个解剖学单位，即外膜真皮。

真皮组织中所有胶原纤维内原纤维束主要是由Ⅰ型和Ⅲ型胶原组成，正常成年人皮肤中的Ⅰ型和Ⅲ型胶原的比例为6：1。Ⅰ型胶原（直径70～140nm）比Ⅲ型胶原（直径40～65nm）的胶原纤维粗。真皮乳头层和真皮网状层分别以Ⅲ型胶原和Ⅰ型胶原为主，因而真皮浅层结构疏松、胶原纤维纤细，而真皮网状层结构致密。皮肤中胶原微纤维直径约600nm，在皮肤平面上分散排列，维持皮肤的弹性。胶原微纤维上每间隔640～700nm具有横纹，这是由于组成胶原微纤维的原胶原分子上每隔一定距离即有易于染色的极性部位存在，因而在电镜下胶原纤维呈现特征性周期条纹。胶原作为皮肤结缔组织内重要的结构蛋白，发挥着极其重要的生理功能。

1. 作为细胞和细胞间的黏合剂，让细胞能固定在皮肤组织上，构造出皮肤的形状，同时保持皮肤组织的结构完整性和稳定性。

2. 可以提供皮肤组织所必需的养分，改善皮肤细胞生存的环境和促进皮肤组织的新陈代谢，使其富有弹性与光泽，有利于美容、消皱、养发，延缓衰老。

3. 胶原蛋白具有独特的修复功能，与周围组织的亲和性好，能够帮助伤口愈合与组织复原，修复皮肤瘢痕。

4.胶原蛋白分子中含有大量的亲水基，因此具有良好的保湿功效，能够保持真皮层内的水分，达到保持肌肤润泽的目的。

5.胶原蛋白可以调节和稳定pH值，有乳化胶体的作用，有助于减轻各种表面活性剂、酸、碱等刺激物质对皮肤、毛发的额外损害。

生理状态下，由于年龄、生活压力、饮食失调、物理及化学外部刺激等多种因素的共同作用，导致胶原蛋白变性及含量减少，失去原有功能，就会使皮肤失去光泽和弹性，暗沉、色斑、干燥、松弛等，皮肤衰老现象便随之而来。同时，在某些病理状态下，由于胶原蛋白损伤、变性以及含量上的改变，造成皮肤组织结构破坏和功能异常，就会出现诸如瘢痕疙瘩、硬皮病、反应性穿透性胶原病等许多结缔组织病。

（二）弹性纤维

弹性纤维占真皮总体积的2%~4%，其作用是维持皮肤具有一定弹性。弹性纤维位于胶原纤维束之间。光镜下，组织切片常规染色看不到弹性纤维。弹性纤维比胶原纤维束细（直径1~3μm），呈波浪形。在真皮的下部弹性纤维较粗，与体表相平行，越靠近浅层，直径就越细。在真皮乳头层，弹性纤维形成与表皮–真皮交界面平行、较细的伸展纤维的中间丛，再由该丛向上发出，终止于PAS染色阳性的基底膜带上。与胶原纤维相反，弹性纤维是有伸展性的，且伸展后仍能恢复原状。

（三）网状纤维

网状纤维在常规染色的切片中无法看到。其具有嗜银性，银浸染色时可被染成黑色。网状纤维是一种特殊类型的细胶原纤维，直径0.2~1μm。网状原纤维可能主要来自Ⅲ型胶原，形成的原纤维纤细，也有周期性的横纹。

四、真皮的细胞成分

真皮细胞主要存在于乳头部，包括成纤维细胞、肥大细胞、组织细胞和树突细胞等。

（一）成纤维细胞

在正常皮肤中成纤维细胞最多见，位于胶原纤维附近。HE染色时胞质边界不清，核着色淡，呈纺锤形，愈成熟愈细长，散在分布于胶原、弹性蛋白及其他的细胞外基质中。电镜下可见其胞质中含有丰富的粗面内质网和线粒体、高尔基复合体、小泡和微丝，胞体附近有由该细胞所合成的胶原蛋白及弹性蛋白。其主要功能是合成各种胶原、弹性蛋白及其他的细胞外基质成分，同时还产生分解这些成分的酶类，从而维持其代谢平衡。在受到刺激时，成纤维细胞能够进行迁移、增殖及加速合成细胞外基质，这些作用对于创伤愈合等组织修复十分重要，但其过度增生和合成细胞外基质过多，则可形成病理性纤维增生等。

（二）肥大细胞

肥大细胞呈梭形或立方形，胞质中有嗜碱性颗粒，核为卵圆形。在皮肤中肥大细胞以最大的密度存在于真皮的乳头层、靠近表皮真皮接界处，存在于表皮内含组织的鞘和乳头下丛的血管和神经周围，数量不多，也常见于皮下脂肪层。用Giemsa染色能将肥大细胞胞质内的颗粒染成紫色。

（三）组织细胞

属于游走细胞，胞核较大，呈卵圆形、圆形或肾形，具有强的吞噬能力，通常存在于真皮毛细血管周围及胶原纤维束间，发生炎症时移向病灶部位。能产生网状纤维，也可以变为成纤维细胞。

（四）树突细胞

真皮树突细胞是一类固定结缔组织，细胞呈星状、树突状或纺锤形，具有高吞噬细胞性。这些细胞在真皮乳头层和网状层的上部特别丰富，常见于乳头下血管丛附近，也存在于真皮网状层的血管周围和皮下脂肪层中。

此外，真皮中还有噬黑素细胞、浆细胞和淋巴细胞等。

第四节　皮下组织

一、皮下组织的结构

皮下组织分布于真皮和肌膜之间，上方与真皮、下方与肌膜紧密连接，广泛分布于体表，形成所谓脂肪层，占体重的18%。其厚度因体表部位、年龄、性别、内分泌、营养和健康状况等不同而有明显差异。皮下组织属于间叶组织，主要组成成分为脂肪细胞、纤维间隔和血管。脂肪细胞为圆形或卵圆形，平均直径约为94μm，大者可达120μm。胞质内充满脂质、少数线粒体和较多游离核糖体，胞核挤向边缘且变扁平。脂肪细胞内所含脂质主要为中性脂肪（三酰甘油），由棕榈酸、硬脂酸和油酸等脂肪酸组成，还含有2%以下胆固醇，10%~30%的水。脂肪细胞聚集，形成大小不一的脂肪小叶，其间以纤维间隔为界（脂肪小叶间隔）。皮下组织内富有血管，由小叶间隔内小动脉分支形成毛细血管，伸入脂肪小叶并围绕每个脂肪细胞。毛细血管基底膜与脂肪细胞胞膜紧密接触，有助于血液循环和脂质的输送。此外，皮下组织内尚分布有淋巴管、神经、汗腺体和大汗腺体以及毛囊（乳头部）等。

跟其他脊椎动物一样，人体也存在另一种脂肪——棕色脂肪，形态和功能均不同于上述脂肪组织。棕色脂肪细胞很小，直径为25~40μm，多角形，胞质呈颗粒状，含多数小的脂质滴。在胚胎期，棕色脂肪主要分布于肩胛间区。人体冬眠瘤细胞颇似棕色脂肪细胞。在啮齿动物和冬眠动物体内，棕色脂肪可能是一种产热组织。有资料报道，长期在寒冷区劳动生活的成年人体内有棕色脂肪组织再生的现象。

二、皮下组织的功能

皮下组织在结构和功能上是一种特殊器官。其主要功能有以下几种：①对外来冲击起衬垫作用，缓冲冲击对身体的伤害。②热的不良导体和绝缘带，防寒和保温。③高能物质（如脂质）合成、储存和供应的场所。贮藏脂质主要由三酰甘油酯组成，需要时（如饥饿）可分解，以提供能量。保持其消耗、利用和储备处于动态平衡。④特殊的网状内皮组织，参与机体防御反应。⑤表现女性曲线美和青春丰满美。

在相当长的一段时期，脂肪组织被人们单纯地看做是能量储备和调节的组织器官。然而随着一些脂肪细胞分泌因子被人们发现，脂肪细胞的其他重要生理学功能被逐渐发掘出来。尤其是1994年瘦素的发现和克隆，是研究者们开始关注脂肪组织的内分泌和旁分泌功能。近十年来，人们对脂肪组织和它在生命有机整体中所起的作用有了更深入和全面的认识。由于发现脂肪组织所起的生物学作用非常广泛并且重要，有的科学研究人员将这一新兴的研究领域称之为"脂肪生物学"。一些研究表明脂肪组织与免疫反应有着密切的联系。人们发现脂肪细胞分泌的瘦素不仅调节机体的能量代谢和控制脂肪的积累，还参与调节单核细胞、巨噬细胞和淋巴细胞的免疫功能，是一种作用广泛的细胞因子。脂肪细胞分泌的其他因子如脂联素也有免疫调节作用。免疫刺激还会作用于淋巴结周围的脂肪组织，引起这些脂肪细胞发生脂解。脂肪组织与免疫系统的相互作用，进一步表明生命是由各系统组成的一个有机统一体。随着对这一领域研究的不断深入，可能为某些疾病的治疗提供新的途径。

脂肪细胞一旦遭受伤害会产生一系列病理反应。如脂肪细胞损伤、缺血或受附近的炎症性病变的影响，易发生渐进性坏死或坏死并因此而引起一系列非特异性反应，主要为吞噬反应。一般而言，脂肪细胞坏死始于细胞膜，淀粉酶和卵磷脂酶分别作用于细胞膜的糖类和卵磷脂，细胞发生破坏并由细胞内释放脂酶。局部脂酶活性增强，使脂质分解为脂肪酸和甘油酯，成为刺激物而引起"异物"反应。坏死的脂肪细胞受到组织细胞的攻击，脂质滴被巨噬细胞和异物巨细胞所吞噬或包围而发展为噬脂性肉芽肿。在很多情况下，皮下组织损伤（炎症）的原因可以不同，但组织反应则具有共同的反应形式，以白细胞浸润和脂肪细胞变性、坏死为主的急性炎症，以淋巴细胞浸润为主的亚急性炎症和以组织细胞、多核巨细胞为主的慢性炎症。后者极易演变为肉芽肿性炎症，并以纤维化作为修复的结局。炎症过程一般主要累及脂肪小叶（小叶性脂膜炎），或主要累及小叶间隔（间隔性脂膜炎）。还可导致血管反应即血管产生瘀血状态而导致脂肪细胞坏死。

第五节　皮肤的神经

皮肤是很重要的感觉器官，含有丰富的神经，皮肤的神经按功能分为感觉神经和运动神经两种，它们的神经末梢和特殊感受器广泛地分布在表皮、真皮及皮下组织内，以感知体内外的各种刺激，引起相应的神经反射，维持机体的健康。皮肤有6种基本感觉，即触觉、痛觉、冷觉、温觉、压觉和痒觉。

一、皮肤的感觉神经

皮肤的感觉神经为有髓神经，除头部外均来自脊髓，有髓鞘，达真皮乳头层及进入终末器官后则失去髓鞘。神经在皮肤中以两种形式出现，一是进入皮肤后逐渐分支，在真皮乳头处失去外鞘，然后以游离神经末梢形式分布于表皮中甚至达到透明层下。在毛囊的皮脂腺导管入口下也有感觉神经网围绕。二是有一些感觉神经的末端形成特殊的神经末梢感受器，这些感受器分别接受和传递特殊的感觉，如感觉神经末梢表皮下部的触觉小体和梅克尔感受器接受触觉。

麦斯纳小体又称触觉小体，主要分布于掌、跖、阴茎、阴蒂、手足背侧及乳头等处。呈卵圆形，直径 20 ~ 40μm，长为 80 ~ 150μm，长轴与皮肤表面垂直，扁平的施万细胞则按横轴方向排列，整个小体被包在结缔组织囊内。有 2 ~ 9 条髓神经从小体基部或旁侧进入小体内，失去髓鞘，并分成较细的神经纤维，以螺旋形式盘升到小体顶部。梅克尔感受器在神经纤维接近表皮时其末梢扩张，呈扁平盘状，与梅克尔细胞紧密接触，厚皮肤中的梅克尔细胞上的神经末梢为慢适应的触觉感受器。表皮下部的克劳泽小体接受冷觉，克劳泽小体与触觉小体相似，为球形或卵圆形小体，被囊由不规则排列的施万细胞组成，分布在口角、结膜 – 角膜边缘和无毛皮肤。鲁菲尼小体接受温觉，呈梭形，外有被膜包绕，位于皮肤真皮乳头下层。环层小体接受压觉，呈圆形、卵圆形或筒状，体积较大，约 0.5mm × 2.0mm，常集合成群，位于光滑皮肤，特别是手指、外生殖器和乳房的真皮深层，也见于皮下组织。小体外周是由几十层结缔组织扁平细胞疏松排列，形成同心板层被囊。被囊的表面有一层富含弹性纤维的鞘膜包裹。一条粗的有髓纤维进入被囊失去髓鞘，分出两至多个平行支，末端被扁平细胞的片状胞质板紧密环抱，形成中央无结构的圆柱体，称为内棍。被囊内的神经纤维又分为三部分，终末前段的有髓部分、扁平的终末端和膨大的最终末段。皮肤浅层和毛囊周围游离神经末梢接受痛觉。近年研究表明，皮肤神经纤维的粗细、有无髓鞘、传导速度与神经传导的性能有关。如直径小于 5.5μm、无髓鞘、传导速度 1m/s 的感觉神经纤维与烧灼样痛、不舒服的瘙痒感的传导关系密切。较粗、有髓鞘、传导速度 10 ~ 20m/s 的神经纤维对轻触觉、轻压觉、针刺痛、温度变化、自觉痒感传导较好。

二、皮肤的运动神经

运动神经为无髓神经，属自主神经，来源于交感神经系统。进入真皮及皮下组织后，其神经末梢均呈细小树枝状分布，不进入表皮。除面部的表情肌由面神经控制外，交感神经的肾上腺能性纤维可调节皮肤血管、竖毛肌、血管球体及顶浆分泌汗腺和小汗腺的肌上皮细胞的舒缩及功能。交感神经的节后胆碱能性纤维控制小汗腺细胞的分泌功能。皮脂腺无运动神经支配，其功能由内分泌调节。

第六节　皮肤的血管、淋巴管和肌肉

一、皮肤的血管

皮肤的血管依其大小、结构的不同，有小动脉、微动脉、毛细血管、小静脉及血管球，分布于真皮及皮下组织内。除毛细血管外，各种血管的管壁可分为内膜、中膜和外膜3层。表皮内无血管，真皮及皮下组织中有大量的血管丛，由真皮毛细血管渗透来的组织液供表皮进行新陈代谢。皮肤血管的主要功能是调节人体的热量、血压及供给皮肤营养。皮肤血管在真皮和皮下组织内形成的血管丛由深到浅分为：

（一）皮下血管丛

皮下血管丛位于皮下组织深部，是皮肤内最大的血管丛，分支大动脉多，主要供给皮下组织、真皮及表皮的营养。皮下血管丛发出动脉分支，逐渐形成4个血管丛，在脂肪细胞间形成毛细血管网。应用皮瓣修复伤口时，须将这一层血管丛切入皮瓣内，以保证皮瓣的血供和成活率，使所植皮瓣有理想的色泽和弹性。

（二）真皮下部血管丛

真皮下部血管丛位于皮下脂肪组织浅部，该丛血管来自脂肪小叶间动脉分支，主要供给皮肤内汗腺、汗管、毛乳头和皮脂腺的营养。

（三）真皮中部血管丛

真皮中部血管丛位于真皮深部，静脉较多，主要调节皮肤附件及其他血管丛的血液循环，供给皮脂腺、汗管、毛囊和皮脂腺导管的营养。

（四）乳头下血管丛

乳头下血管丛位于乳头层下部，又称网状层血管丛，具有贮血功能，血管方向多与皮肤表面平行。该层血管较乳头层血管稍粗，数目亦较多，对皮肤颜色影响很大。

（五）乳头层血管丛

乳头层血管丛位于真皮乳头层的顶端，该血管丛多呈袢状，主要供给乳头及表皮营养。小动脉进入乳头内，再发出毛细血管形成毛细血管圈，与小静脉衔接，每一乳头包含几个圈，此圈接受动脉的新鲜血液，供给周围组织的营养，并由静脉送回含有废物的血，且含有上皮肌细胞，遇冷收缩，将血液压入内部以减少散热。表皮的营养供给主要依靠此层血管。

皮肤小动脉从皮下血管丛向真皮方向上行，逐渐变细，管壁变薄，到达毛细血管只有一层内皮细胞，外围一薄层结缔组织，内有少数组织细胞。有人认为毛细血管周围还有一种多突分支的细胞叫膜细胞，也称周细胞，或 Rouget 细胞，其可能是一种变异的平滑肌细胞，有收缩能力。皮肤动脉管壁内膜的管腔面由一层扁平的内皮细胞组成，内皮外有一薄层结缔组织，称内皮下层，再向外为弹力膜。中膜由多层环绕的平滑肌束组成，束间有结缔组织。外膜主要由纵行的结缔组织组成，偶有散在的平滑肌和弹性纤维。外径小于 2mm 的小动脉管壁肌层及外膜结缔组织较薄。皮肤静脉多与动脉伴行，管壁也分 3 层，中膜较薄，外膜相对较厚，管腔较同行动脉大，有时多见静脉瓣。

在指、趾端及甲床有一种特殊的血管结构称血管球，是动静脉间的特别辅助装置，称动 - 静脉吻合，见于掌、跖、耳及面部中心，是小动脉和小静脉之间的一种特殊短路结构，其间无毛细血管。血管球的动脉段壁厚腔窄，有一层内皮细胞及内皮下网状纤维，无内弹力膜，中膜由数层密集的血管球细胞构成，血管球细胞较大，胞质透亮，似上皮样细胞。静脉段腔大壁薄，血液由静脉段汇入乳头下小静脉，然后经小静脉再回流入深层静脉。通过血管球的血液，可由动脉端直接到静脉端，无须通过毛细血管，最后向下垂直汇入较深的血管丛内。血管球在指（趾）末端最多见，位于真皮深层，与循环及体外调节有关。

皮肤血管通过与皮肤内受体局部（轴突）反射和血管平滑肌的肌源性反应来调节血管的阻力，下丘脑调控核心温度，血管收缩性受交感神经调控，而血管运动性则受中枢神经系统调控。此外，体内的一些介质如儿茶酚胺、肾上腺素或去甲肾上腺素、缓激肽、组胺、5-羟色胺和前列腺素等也影响皮肤血管的紧张度和皮肤血流。儿茶酚胺、肾上腺素和去甲肾上腺素为血管收缩介质，血管内存在此等介质的受体（α和β受体）。肾上腺素能活化血管内α和β受体，减少血液流向皮肤和皮下组织。缓激肽、组胺以及二氧化碳和乳酸等为血管扩张介质，可致血管明显扩张，增加微循环的血液灌注，增强内皮的通透性。

二、皮肤的淋巴管

真皮和皮下组织均含有丰富的淋巴管，与几个主要的血管丛平行。表皮的棘细胞间隙和真皮胶原纤维间均有淋巴液循环相通。皮肤的淋巴系统是一种辅助性循环系统。乳头淋巴管内的淋巴液，首先流入乳头下层的毛细淋巴管丛，然后深入皮下组织，汇入附近的毛细淋巴管，形成较大的淋巴管，进而在皮下组织内随静脉而行。毛细淋巴管的管腔经常闭合，皮肤淋巴水肿时或注入对比液体后易显出。毛细淋巴管仅有一层内皮细胞，管腔不规则，不含红细胞。真皮深层及皮下组织的较大淋巴管，其内皮细胞外有一层结缔组织，内有胶原纤维、弹性纤维和平滑肌，有时可见瓣膜，管壁较静脉薄。皮肤中的组织液、游走细胞、病理产物及细菌等可进入淋巴管，有害物质在淋巴结内被吞噬。

在真皮乳头层以下切口，将阻断原有的淋巴循环，造成局部组织水肿，需要 10～14 天皮肤水肿才能逐渐消退，约两个月水肿完全消退。这种水肿在眼部美容手术时尤为突出，眼周围组织为疏松结缔组织及很薄的皮肤，容易造成全皮层的切断，导致严重水肿。因此，必须操作精细，切口合理，术后加压包扎，以利于淋巴循环早日恢复。

三、皮肤的肌肉

皮肤内肌肉主要有平滑肌和横纹肌两种。平滑肌的特点是缺乏横纹，胞核位于肌细胞中心，每个肌细胞有嗜银性网状纤维环绕。横纹肌的肌纤维具有横纹，胞核位于肌纤维边缘，肉膜之下，以纤维膜为界。竖毛肌属平滑肌，其一端止于真皮乳头下结缔组织内，另一端在皮脂腺下方附着于毛囊，与后者呈钝角。竖毛肌参与皮脂腺的排泄功能。其收缩时，牵拉毛囊，使之垂直，并产生毛周性隆突（"鸡皮疙瘩"）。还能通过其收缩时的压力将皮脂压挤到皮肤表面。颈阔肌和颜面表情肌属横纹肌。

（一）平滑肌

皮肤的肌肉主要是平滑肌，也称不随意肌，肌纤维成束，HE 染色红染，核居中，在纵切面上不见横纹，胞核呈杆状，顺肌纤维长径平行排列，核染色质较少。见于竖毛肌、阴囊的肉膜及乳晕区肌纤维。此外血管壁、汗腺周围、泪囊、眼睑等处亦有平滑肌。竖毛肌的一端止于真皮乳头下结缔组织内，另一端在皮脂腺下方附着于毛囊，参与皮脂腺的排泄。收缩时，牵拉毛囊，使之垂直，产生毛周性隆突。此外，竖毛肌收缩的压力还可将皮脂压挤到皮肤表面。神经功能紊乱可影响竖毛肌的功能，也影响皮脂腺的排泄功能，导致皮脂淤滞在皮脂腺内产生粉刺和寻常性痤疮等。

（二）骨骼肌

特殊部位的皮肤内有骨骼肌，也称随意肌或横纹肌，肌束呈圆柱状，HE 染色红染，纵切面可见横纹，胞核位于肌纤维的边缘部，主要见于颈部的颈阔肌及面部的表情肌。口轮匝肌形成致密轮。骨骼肌经皮下组织延伸到真皮深层。

第七节　皮脂腺

一、皮脂腺的发生、分布与结构

皮脂腺是一种合成和排泄皮脂的全浆分泌腺。人体的皮脂腺除手掌、足跖和趾末关节背面外遍布全身，但以头面部、胸背部较密集。因体表部位不同，皮脂腺的大小、形态、分布密度和活动性等存在差异。此外，即使相同部位，其大小和形态也有个体、年龄和性别的差异。一般而言，皮下脂肪少的部位，皮脂腺数目多；皮下脂肪少，防寒力弱，因而通过分泌皮脂起防寒保温效果。就整个皮肤而言，皮脂腺平均数目约为 100 个 /cm^2，颜面和头皮平均约为 800 个 /cm^2，四肢约为 50 个 /cm^2，大致为头部的 1/16。

皮脂腺原基是由位于毛囊原基一侧的上皮性外根鞘增生并突入间充质形成。在胚胎第 13～15 周，由毛囊漏斗部和峡部交界处的外根鞘向旁侧长出上皮性的皮脂腺腺芽，腺芽长入周围的结缔组织中并分支形成若干腺泡的原基及其相连的导管。16～17 周，腺泡中央部分细胞胀大，胞质内出现众多脂滴，外周部分是一层较小的基细胞。充满脂滴的中央部细胞退化，充满脂质的细胞膨胀并碎裂，排出其脂性分泌物。这些分泌物通过与外根鞘相连接的导管排出至体表，构成胎脂。这种分泌方式称全浆分泌。

多数皮脂腺的导管开口于毛囊上部，腺体位于竖毛肌和毛囊的夹角之间，竖毛肌收缩，促使皮脂腺排出。由于皮脂腺在发生和功能上与毛囊密切相关，因此，二者构成的结构单位称毛囊皮脂腺单元。一般来说，若为粗毛，皮脂腺小，若为细毛，则皮脂腺大。颜面皮脂腺多而大，呈多叶状，但毛囊小，毛漏斗粗大，呈管状，内充以细毛和角质。颜面（额、眉间、鼻、鼻唇沟、颊）、头皮、前胸（尤其胸骨部）、后背（肩胛间）、腋窝、脐周和外阴等部位皮脂腺丰富、发达，称皮脂溢出区。特将前额、眉间、鼻及其附近称颜面 T 字区。此外，人体皮肤和黏膜内尚存在与毛囊无关、直接开口于表面的皮脂腺，称独立皮脂腺，分布于口唇、颊黏膜、乳晕、肛门、小阴唇、包皮内叶等。睑板腺以及颊黏膜和口唇的 fordyce 斑也都属于独立皮脂腺。

皮脂腺由腺体和排泄管两部分构成。①腺体由多层腺细胞聚集，形成多房性腺小叶，以增大接触面积。其周围和附近有丰富的毛细血管，能为皮脂腺提供营养物质。腺细胞与表皮角质细胞相似，也具有一系列生活周期。为适应脂质合成，在分化过程中发生结构和形态变化，由未分化的细胞、分化的细胞向完全分化成熟的细胞转化，最后生成脂质和细胞解体，一并成为皮脂。②皮脂腺排泄管由复层鳞状上皮细胞构成，向上与外毛根鞘或表皮基底细胞、向下与外毛根鞘连续，独立皮脂腺则与表皮或黏膜基底细胞连续。胞质内存在脂滴（小，不融合）、核糖体、线粒体、高电子密度小体和糖原颗粒等。另存在张力原纤维、角质透明颗粒和板层颗粒，显示与角朊细胞类似的角化机制，接近毛囊漏斗部的管腔可见数层完全角化的角质细胞。可见，排泄管部细胞兼具角朊细胞和腺体细胞的功能即角化和脂质生成。排泄管是皮脂输送的通道，如导管口因细胞角化过度而受阻，使皮脂排泄不通畅，皮肤表面可向外突出，出现小丘疹，由此在皮脂腺丰富的面部、胸前部、背部等形成痤疮。

▶ **92** ◀

二、皮脂的合成与排泄

皮脂腺是全浆分泌腺，腺细胞的分化过程就是脂质合成过程（自体脂质化过程）。皮脂腺小叶周缘的细胞进行分裂，子细胞在向小叶中心移动过程中，于细胞内合成脂质，脂质聚积，细胞体积增大，可高达150倍。同时，细胞内磷脂合成亦增强，以适应细胞体积增大、胞膜膨大所需的磷脂。在腺细胞分化成熟、细胞破裂前，所有细胞结构包括细胞器消失，核酸、蛋白和磷脂等崩解。磷脂脂肪酸可转化为蜡酯，少部分可能与细胞膜释放的胆固醇发生酯化，生成皮脂的胆固醇酯。在脂质合成过程中，腺细胞崩解而损失的细胞由腺体边缘部未分化的细胞和排泄管部细胞分裂、增殖加以补充，并与崩解细胞保持一定的平稳。从细胞分裂到细胞破裂的整个过程约需14天。在此期间，每个细胞都经历一个脂质生成活性的高峰，大约在细胞分裂后6天和最后崩解并向皮肤表面释放皮脂前8天。在皮脂腺内，皮脂生成所产生的压力，排泄管的虹吸现象以及皮肤活动和压缩等均能促进皮脂的排泄和弥散。皮脂排泄是间断的，达到一定量时便暂时停止排泄而储留于腺内。

额与颊部腺体最大，背部也大，较多的导管中充满皮脂与细胞碎片，是痤疮短棒菌苗的滋生地，也是唯一可以形成痤疮损害的腺体，在痤疮患者中此腺体的数目非常多。痤疮的形成主要与皮脂腺的活动有关，人体全身皮肤每周约可排出皮脂100~300g，性成熟期者皮脂腺分泌显著增加。痤疮患者的皮脂溢出明显高于正常人，皮脂溢出率增高，可导致皮脂细胞中血液来源的亚油酸与必需脂肪酸来路被切断，同时皮脂细胞内亚油酸浓度受新分泌的皮脂稀释而降低，当低浓度亚油酸之皮脂通过毛囊皮脂腺管时，刺激上皮角化过度形成微粉刺并逐渐发展为临床上可见的黑头粉刺。在皮脂腺分泌增加时，皮肤油腻容易黏附尘土和被痤疮杆菌、白色葡萄球菌感染，这些细菌分泌的酯酶，可水解三酰甘油而释放出游离脂肪酸，后者对皮脂腺细胞和导管细胞有刺激性，使其增生并堵塞导管腔，形成痤疮。

三、皮脂腺功能活动的调控与影响因素

（一）皮脂合成过程的调控

1. 食物： 糖和脂肪是皮脂合成的原料，其摄取量影响着皮脂量。皮脂腺细胞摄取血中葡萄糖，以五碳糖循环为主途径进行水解，生成 α- 甘油磷酸，血中食物性三酰甘油在腺细胞膜上受脂蛋白脂酶作用分解为甘油和脂肪酸并被摄入腺细胞内，在 NADPH 存在下，与葡萄糖生成二羟丙酮磷酸一起生成 α- 甘油磷酸。以后由脂肪酸生成二酰甘油，最后生成三酰甘油。

2. 激素： 很多激素对皮脂腺的功能活动或起促进作用，或起抑制作用。

3. 种族性别： 黑种人比白种人皮脂量多，可能与饮食内容、激素分泌量不同以及遗传因素等有关。男、女皮脂量的差异（男多于女）不仅在于雄性激素量的不同，也应考虑到遗传因素。

4. 年龄： 胎儿出生后，皮脂排泄多（新生儿痤疮），以后皮脂量减少。至青春期皮脂腺肥大且为多叶，皮脂量增多。进入老年期皮脂量减少，男性比女性尤甚。另外，皮脂组成比虽不因年龄增长而有明显变化，但三酰甘油的分解度则有明显差异。

5. 体内节律： 女性于月经周期内皮脂量有增减，月经前半期皮脂量减少，黄体期则增多，而行经前又减少。皮脂量的周期性变化与激素分泌的变化和皮脂腺排泄管水肿所致的排泄障碍有关。此外，皮脂量的增减还存在"生物钟"节律，即一天内皮脂量有规律增减。这种节律因人而异，虽非同步，大多于午前达高峰。

（二）皮脂排泄过程的调控

1. 皮脂的理化性质：物质由上施以压力（对压）可阻碍毛囊内皮脂排泄于皮肤表面。如若用有机溶剂拭除皮肤表面的平时皮脂，毛囊内蓄积的脂质于 2～3 小时急速向皮肤表面排泄并可恢复到原有皮脂的厚度（恢复皮脂）。洗脸后，蓄积脂质也向皮肤表面排泄。除对压因素外，皮脂排泄的难易度还取决于皮脂的熔点。在一定温度（体温）下，皮脂熔点高，皮脂易固化，较难排泄，因而皮肤表面皮脂量减少；反之，皮脂熔点降低，皮脂量液化，容易排泄。

2. 自主神经和温度：自主神经虽不直接支配皮脂腺，但可使皮肤温度上升，皮脂量增加，皮脂液化，对压降低，因而有利于皮脂排泄。Cunliffe 等观察，体温波动 $1^\circ C$，皮脂量变动 10%。这种变动是于 90 分钟内观察到的，故为蓄积皮脂的排泄。另外，抗乙酰胆碱药连续外用 4 周，也见有皮脂的变化，而且其变化开始的时间与腺细胞更替时相符合。当皮肤温度上升，血流量增加，激素等也增多，故皮脂量增多。冬季时外界温度降低，皮脂固化，对压上升，因而皮脂排泄减少。这可能是皮肤干燥、皮脂缺乏症、冬季疹痒症等的原因之一。反之，夏季时外界温度上升，皮脂液化，对压降低，从而促进皮脂排泄。

3. 皮脂的分解酶：在皮脂的分解过程中，角鲨烯不分解，蜡酯分解为高级醇和高级脂肪酸。甘油三酸酯的分解酶为来自皮脂腺排泄管上皮和常栖菌释放的脂酶，将其分解为脂肪酸和甘油。脂酶量的变动与常栖菌的种类和数量有关，并决定着三酰甘油的分解程度和脂肪酸量，而脂肪酸总量及其构成又决定着皮脂总体黏度。

4. 紫外线：实验观察表明，人体背部皮肤用中波紫外线照射（2 个最小红斑量）1～2 周后，皮肤表面的表皮性脂质增加，皮脂减少。这可能因紫外线照射，表皮产生角化不全，堵塞毛囊所致，提示身体暴露部分受日光照射，皮脂的排泄速度不同于其他部位。

（三）影响皮脂分泌的因素

许多因素影响皮脂腺的分泌功能，主要有以下几个方面：

1. 年龄： 人的一生中皮脂腺分泌呈双峰现象，即刚出生时为第 1 次高峰，此时受母体激素的影响，皮脂腺分泌旺盛，容易发生脂溢性皮炎和新生儿痤疮。随后皮脂腺分泌逐渐减少，至儿童期皮肤干燥，容易罹患单纯糠疹、特应性皮炎等皮肤病。青春期随内分泌变化尤其是雄性激素的刺激，皮脂腺的分泌再次达到高峰，以后随着年龄增长、老化，皮脂分泌逐渐下降，皮脂腺萎缩。

2. 性别： 一般情况下各年龄段男性比女性皮脂分泌多，尤其是老年组，女性在绝经期后皮脂分泌急剧下降，而老年男性直至 70 岁仍有一定的皮脂分泌。

3. 人种： 目前发现有色人种尤其黑种人皮脂分泌比白种人多一些。

4. 药物： 长期服用糖皮质激素可促进皮脂腺增生，分泌增加，外源性雄性激素可直接刺激皮脂腺增生，雌激素则有抑制皮脂腺分泌的作用，口服维 A 酸类药物可抑制皮脂腺分泌，利尿药螺内酯因竞争结合雄激素受体也有类似作用。

5. 其他： 如膳食营养、环境湿度、温度等对皮脂腺的分泌也有一定影响。

四、皮脂的组成与生物学意义

人体皮肤表面的皮脂主要来源于皮脂腺合成的脂质（通常称皮脂），另有少量来自表皮细胞的脂质（表皮脂质），两者混存，称皮表脂质。皮肤表面平常存在的脂质（平时脂质）与水分乳化，生成薄膜，称皮脂膜。当皮肤表面保持适量脂质时，皮脂腺合成的脂质便储留在毛囊内（蓄积脂质）。如若用有机溶剂拭除平时脂质，于 2 ~ 3 小时后便向皮表排泄新的脂质，称恢复脂质。恢复脂质来自蓄积脂质。

（一）脂质的组成

1. 皮脂腺脂质的组成：皮表脂质量受多种因素的影响，而且有明显的部位差异，前额最多，颊次之，下肢最少。近二十余年来，检测技术和方法的进步促进了对皮脂腺脂质的分析。现已证明，皮脂腺脂质主要由三酰甘油（约 60%）、角鲨烯（10%）和蜡酯（20%～25%）组成。

（1）三酰甘油和脂肪酸：占皮脂组成的大部分，利用葡萄糖合成，由于糖酵解，由 G-6-P 主要经五碳糖循环生成二羟磷酸。后者受脱氢酶作用转化为 α- 甘油磷酸。另一方面，受还原合成所需的酶类（异柠檬酸脱氢酶、苹果酸脱氢酶）作用而产生多量脂肪酸。皮脂腺腺细胞内脂质合成终了，细胞自溃并将其内容物由排泄管经毛囊排泄于皮肤表面。在此过程中，三酰甘油分解为二酰甘油 - 单酰甘油 - 甘油。后者对皮肤、毛发起润滑作用。分解来源于皮脂腺排泄管上皮释放的脂酶、皮肤常栖菌（葡萄球菌、痤疮棒状杆菌、糠秋孢子菌等）释放的脂酶。皮肤表面的油脂主要来自皮脂中三酰甘油和蜡酯的分解。脂肪酸的构成虽有个体差异，但均以 14，14-1，15，16，16-1，17-1 碳和 18-1 碳者占多数。其中 16 碳（棕榈酸）、16-1 碳（16 碳烯酸）和 18-1 碳（油酸）的总和约占 60%。偶数碳多以 2 碳单位进行合成和分解。奇数碳（酸）可能因常栖菌的作用而生成。

（2）角鲨烯：在体内，角鲨烯由异戊二烯合成，其闭环时，生成固醇环而合成胆固醇。青春期前，皮肤表面角鲨烯量少，而进入青春期以后，角鲨烯量则增多。皮脂溢出部位，其含量多，而皮脂腺少的部位，其含量少，说明角鲨烯是皮脂腺细胞代谢的终产物。

（3）蜡酯：至青春期，与皮脂排泄平行，皮表蜡酯增多。皮脂中的蜡酯是高级脂肪酸与高级醇（蜡醇、脂肪醇）的酯。高级脂肪酸为 28～38 碳或更多，含偶数和奇数。高级醇颇复杂，为直链、支链与饱和、不饱和醇的组合，已知的直链醇为

18～72碳。蜡酯在排泄中也被分解，生成高级脂酸和蜡醇等。蜡醇增多，皮表脂质总体熔点升高，皮脂有固化倾向。参与蜡酯分解的酶类尚不很清楚。

2. 表皮脂质的组成：表皮脂质占表皮干重量的10%～15%，主要由三酰甘油、脂肪酸、胆固醇、酰基鞘氨醇、磷脂质及其他复合脂质等组成。此等成分的构成比因表皮角化过程（表皮各层）和表皮细胞膜的种类不同而异。根据表皮脂质的亲水性可分为极性脂质和非极性脂质。极性脂质包括磷脂质、鞘糖脂和硫酸胆固醇，非极性脂质包括糖类、三酰甘油、游离脂肪酸、胆固醇及其酯、酰基鞘氨醇等。

（1）甘油三酸酯：约占表皮总脂质的9%。其构成脂肪酸有油酸、16碳酸（棕榈酸）、18碳二烯酸（亚麻二烯酸）和16碳烯酸等，约占95%。另外还有少量二酰和单酰甘油。

（2）固醇：人每天从皮肤排出固醇约为88mg，虽有个体差异，但每个人无日差。此外，高胆固醇血症者与正胆固醇血症者之间无差异。这提示胆固醇是在表皮内新合成的。固醇中胆固醇占76%，大部分为游离型，但随着角化，其酯型则增多。除胆固醇外，尚有轻固醇、羊毛固醇、β-谷固醇。7-脱氢胆固醇受紫外线作用转化为维生素D_3，大部分被吸收到血液中，残留部分则转化为胆固醇。

（3）磷脂质（磷酸甘油酯）：除甘油磷脂质外，尚有鞘髓磷脂（20.8%）、卵磷脂（38.5%）、磷脂酰乙醇胺、缩醛磷脂乙醇胺（后二者共19.1%）、磷脂酰肌醇（9.5%）、磷脂酰丝氨酸（3.8%）、心脂质（3.6%）和磷脂酸（2.4%）等。组成氨基酸因磷脂质的种类不同而异，如磷脂酰乙醇胺、卵磷脂以18碳二烯酸为主，前者也存在较多甘碳四烯酸（花生烯酸）。鞘髓磷脂中以饱和脂肪酸为主，多为20碳以上者。磷脂质是生物膜的主要构成成分，没有磷脂质，就没有生物膜。棘细胞层存在多量磷脂质，角质层内含微量。X线照射时、创伤治愈过程、角化异常症等，表皮细胞更替加快，磷脂质增多。

（4）糖脂质：表皮内约存在 10% 的鞘糖脂质，多在细胞膜内。鞘糖脂质是葡萄糖以糖贰键结合于酰基鞘氨醇的烃基上而生成。其脂肪酸部分以 24 ~ 30 碳者为主，占 50 % 以上，另也有含氧酸（具有极性）以及分子式为 $C_{35}H_{66}O_4$ 的特异脂肪酸，占 50%（后者仅见于表皮，极性最低）。葡萄糖部分的脂肪酸以 18 碳二烯酸为主，18 碳二烯酸是皮肤不觉蒸发的重要调节因子。具有含氧酸的鞘糖脂质在缺乏磷脂质的角质细胞内对脂质双重层膜起稳定作用。另外，角质层内存在较多酰基鞘氨醇，可能是鞘髓磷脂、鞘糖脂质的分解产物，也具有同样的生物学意义。

（二）皮表脂质的生物学意义

1. 保护：防御有害物质的侵入，防止水分蒸发，减少经皮失水。皮脂又为热的不良导体而有保温防寒效果。

2. 乳化：在皮肤表面，脂质与水以胆固醇为乳化剂生成乳化物（乳化脂质膜），能防止皮肤和毛发干燥，赋予皮肤和毛发以润滑性和弹性，并在一定程度上能防御水和有害物的侵入。

3. 润滑：在正常角化过程中向皮表释放的胆固醇和某些脂肪酸有保湿效果，以防止皮表水分不觉蒸发。皮表脂质作为润滑剂有两大效果：物理的润滑性、摩擦性和延（伸）展性，保持角质层适宜的水合状态。因此，在外用药物制剂的基质组成上和某些化妆品的配方上均应力求符合皮表脂质的组成。

4. 缓冲：在皮肤表面，由脂肪酸参与形成膜（所谓"酸外套"），对 pH 3 ~ 7 的化妆品具有强力缓冲效果。

5. 抑菌：脂肪酸中 18–1 碳（油酸），18–2 碳（亚麻二烯酸）和 18–3 碳（亚麻三烯酸）等具有抗皮肤丝状菌作用。青春期，皮脂排泄增多，头部白癣可自愈，而皮脂少的部位易罹患皮肤癣菌病如汗疱状手、足癣。

6. 排泄：皮脂腺能排泄溶于皮脂的物质。近些年随着公害问题的日益严重，对皮脂腺排泄毒物的作用重新引起了重视。例如体内存在的聚氯化联苯等有机氯化合物只有溶于皮脂方能排出体外。氯化联苯中毒者用桑拿浴治疗的原理乃在于发汗，以促进其排泄。

第八节　小汗腺

一、小汗腺的发生与结构

小汗腺是局部分泌腺，合成和分泌汗液。除唇红、鼓膜、甲床、乳头、龟头、包皮内板、阴蒂和小阴唇外，其他部位均有小汗腺，而以掌、腋窝、前额等处较多，其次为头皮、躯干和四肢。人体小汗腺的总数，现有报道不一，为 160 万～400 万个，平均约为 130 个 /cm^2。其分布密度有部位差异。成年人小汗腺最多的部位为足跖（约 620 个 /cm^2）。一般而言，手掌、足小汗腺数为头部、手背、足背的 2 倍，上肢约为下肢的 2 倍，躯干前侧为背侧的 2 倍。

最早的小汗腺原基于 15～16 周时首先出现于手掌、足底与指（趾）腹面，第 5 个月时在腋部出现。它们是由初级表皮生发层细胞向下面的间充质内长出圆柱状细胞索，开始其发生形成类似毛囊，但其原基窄细，此细胞索继续变长并到达皮下疏松组织，其远端弯曲并盘绕成球形，因而形成汗腺的分泌部。18～20 周，细胞索内的部分细胞退化变性，出现腔隙，而较直的导管部上皮细胞内出现空泡，并互相融合成导管。稍后，两处的管腔互相沟通，第 6 个月时，围绕管腔的上皮细胞分化为外层的肌上皮细胞，内层形成清晰细胞和暗细胞。小汗腺胚芽也穿过表皮向上增长形成螺旋状汗管。随后，末端螺旋状汗管的管腔和周围汗孔细胞发生角化，出现透明角质颗粒。

小汗腺腺体位于真皮深层及皮下组织，由单层细胞排列成管状，盘绕如球形，外有肌上皮细胞及基底膜带。腺体分泌细胞有两种，即透明细胞和暗细胞。前者稍大，分泌水分、电解质和糖原，后者较小，分泌黏蛋白。小汗腺导管由两层立方形细胞构成，螺旋状上升，开口于皮峪，汗液即由此排至皮面。汗液呈酸性（pH 4.5～5.5），无色、无味、低渗，99% 为水分，其余是溶质，如钠、钾、氯化物、尿素等。小汗腺的分泌细胞受胆碱能交感神经支配，肌上皮细胞受肾上腺素能交感神经支配。室温条件下排汗量少，称不显性出汗，气温高时（>30℃）出汗量多，称显著出汗。排汗可调节体温，有助机体代谢产物的排泄，并与皮脂混合成乳状脂膜，有保护和润泽皮肤的作用。小汗腺系由盲管构成的管状腺，根据管的走向而形成丝球腺。也有少部分小汗腺不呈丝球状而呈撑状。在结构上分为腺体和汗管两部分。

（一）腺体

是汗腺的分泌部，由腺细胞、肌上皮细胞和基底膜构成，盘曲成丝球状，位于真皮深层皮下组织内。

1. 腺细胞：有暗细胞（黏液细胞）和透明细胞（浆液细胞）两种，二者数目大致相等。暗细胞为立方形或倒置锥体形，围绕腺腔，近腺腔的表面有刷样小皮缘，胞核位于基底部，胞质内有较大的空泡和很多嗜碱性颗粒，故染色深暗，每个细胞有楔状胞质突，穿过透明细胞之间伸向基底膜或肌上皮细胞。透明细胞位于基底膜或肌上皮细胞上，细胞底部宽而顶部尖圆，胞质内空泡小，无嗜碱性颗粒，故染色淡而透明，细胞间有分泌细管与腺腔相通。

2. 肌上皮细胞：为梭形，其长轴与腺细胞的长轴垂直，细胞内富有肌原纤维，并与分泌管稍呈平行排列，故肌上皮细胞具有收缩能力，有助于汗腺将汗液排入汗管内。

3. 基底膜：位于肌上皮细胞的外围，硝酸银染色染成不均匀的黑色，PAS 反应阳性。

（二）汗管

为汗液排泄和钠重吸收部，由两层立方形细胞构成，内层细胞的腺腔面也有微绒毛和张力原纤维构成的小皮缘，外层为基底细胞。近腺体部导管为分泌部延续的曲管，上行并呈直管，至表皮内则呈螺旋状上行，终端开口于皮肤表面（汗孔）。汗腺分泌部生成的汗液为等渗性或稍高渗性（前驱汗），在曲管内，钠、氯、水等被重吸收使汗液成为低渗性（终汗）。

二、小汗腺的分泌、排泄与影响因素

小汗腺的分泌方式为漏出分泌（局泌性），即汗液通过腺体细胞完整的细胞膜分泌到细胞外，不包含细胞质的全部成分。腺体暗细胞分泌一种黏液（含黏多糖），而透明细胞则分泌钠离子和水分等。这些物质在腺体管腔内混合成类似血液的等渗性或稍高渗性液体，称前驱汗。前驱汗排入曲导管内，其部分钠离子被邻导管重吸收，汗液成为低渗性液体（终汗）。在排汗率低时，水分亦被重吸收，但重吸收量很少。钠离子的分泌和重吸收保持着动态平衡，称钠重吸收常数。

按功能活动，小汗腺可分为活动性和非活动性汗腺。在室温条件下，只有少数小汗腺处于活动状态，多数处于非活动状态。当环境温度升高到 31℃ ~ 32℃或以上时，活动性小汗腺数目增多，排汗量亦增多。按刺激因素不同排汗有温热性排汗（体内、外温度升高）、精神性排汗（精神紧张、情绪激动）和味觉性排汗（进食辛味品）。影响小汗腺分泌活动的因素有：①温度：小汗腺的分泌活动受体内、外温度的影响。汗液不间断地排出，通常以气体通过角质层散发，肉眼看不到，$1cm^2$ 皮肤于 1 小时内约蒸发水分 0.2mg（不觉蒸发）。温度升高，高度排汗时，气体在皮肤表面液化并伴有排汗，1 天可达 600 ~ 800mL，气温由 15℃上升到 30℃时则倍增，夏季天气炎热，激烈活动时，可达 10L。②精神：大脑皮质的兴奋或抑制影响汗腺的分泌活动，如紧张、激动、惊恐时，手掌、足跖、手背、颜面、颈甚至前臂、小腿和躯干等部位排汗增多。③药物：乙酰胆碱可使小汗腺分泌活动增强，排汗增多（胆碱能性排汗），用抗胆碱制剂可起拮抗效果。肾上腺素也可引起排汗（肾上腺素能性排汗），可能与其作用于肌上皮细胞有关。④饮食：热食品和辛辣品刺激口腔和舌黏膜的神经末梢和味觉感受器而引起口周、鼻、颜面、颈和胸部排汗。

三、汗液的组成成分与生物学意义

小汗腺汗液为水样液体，主要成分为水，占99%或以上，另含固形物0.5%~1%（无机和有机各50%）及其他物质如氯化钠0.2%~0.4%、尿素44.9mg/100mL、尿酸0.25mg/100mL、氨2.5~3.5mg/100mL、氨基酸4.9~11.6mg/100mL，pH为3.8~5.6，呈酸性，比重为1.001~1.006。出汗的生物学意义有：

1. 蒸发散热： 皮肤散热的机制有辐射、对流、传导和蒸发。当环境温度等于或高于皮温时，则以蒸发方式进行散热。皮肤蒸发散热主要靠出汗（不显汗和显汗）。

2. 柔润角质： 不显汗有助于维持角质层的水合状态，以柔润角质，防止角质层干燥。

3. 酸化皮面： 主要通过汗液维持皮肤表面呈酸性。

4. 皮脂膜的组分： 在皮肤表面形成乳化性皮脂膜时，汗液主要作为水相与皮脂乳化，生成薄膜。

5. 替代肾功能： 皮肤在排泄代谢产物和保持水和电解质平衡上具有重要意义，其导管可再吸收钠和盐，以维持盐的平衡。所以，可将汗腺视为特殊形式的肾。当皮肤发生广泛性损伤时应时刻注意肾功能。

第九节　大汗腺

大汗腺也称顶浆分泌汗腺。人体大汗腺主要分布于腋窝、脐周、乳晕、外阴和肛周等部位。外耳道的耵聍腺、眼睑的睫毛腺及乳晕的乳轮腺属于变形的大汗腺。大汗腺的数目、大小和形态因部位、个体和种族不同而有明显差异。同一种族，女性大汗腺数目比男性多。大汗腺兼具小汗腺和皮脂腺的特点。大汗腺腺细胞在分泌过程中，表现有周期性顶浆分泌型的变化，腺腔特别大，相当于小汗腺的10倍，其分泌部存在于腺腔内，此点与分泌汗液的小汗腺不同。肌上皮细胞、基底膜以及导管部分的组织结构与小汗腺相同，但导管开口于毛囊的皮脂腺开口之上部，少数直接开口于表皮。

大汗腺的形成开始于胎儿第4个月，出现于腋窝、会阴及乳晕区。自毛囊侧壁顶泌汗腺原基长出实性上皮索，并向下长入毛囊周围的间充质中。当上皮索的末端长至皮脂腺隆起的水平面时，其导管腔开始出现，并与毛囊相通，开口到皮脂腺上方的毛囊中。其分泌部在青春期才开始发育成熟并分泌。

一、大汗腺的发生与结构

大汗腺为大管状腺，分为腺体和导管两部分。

1. 腺体：即分泌部，位于皮下组织内，由腺细胞、肌上皮细胞和基底膜构成。腺细胞位于腺管的最内层，规则地排列成一层。腺细胞形态不一，大致为圆柱形、立方形和扁平形。其形态和大小因部位不同而稍有差异，也因腺体的活动功能而发生改变，分泌旺盛时，细胞较高，反之，则较低。腺细胞游离面有刷样小皮缘，其下为胞质构成的壳质（壳层，不含线粒体和分泌颗粒），此层PAS染色阳性，但是，用淀粉酶处理而不消失。各个细胞游离面均有闭锁堤，但细胞相互接触面之间无细胞间分泌微管，腺腔宽大，约为小汗腺腺腔的10倍。腺细胞的高度影响着腺腔的大小。腋窝大汗腺腺体丝球最发达，而肛周的结构最简单。另外，还存在少量异型大汗腺，一种是细腺细胞，规则地排列成一层，分泌颗粒粗大，但数目少，也进行顶浆分泌样分泌活动。一种是小腺细胞，圆柱形或立方形，胞核小，核仁多为2个以上，颇似小汗腺，但腺细胞为一列，排列规则，而且导管开口于毛囊上部。

2. 导管：即排泄部，由两层细胞构成，开口于毛囊（皮脂腺排泄管开口的上方）。

二、大汗腺的神经调节与分泌方式

大汗腺主要受肾上腺素能纤维调控，与体温调节无关。大汗腺的分泌分两个阶段，细胞把产物先分泌到腺腔，此腔有相当大的储备能力，然后在肾上腺素能神经的刺激下肌上皮细胞收缩，迫使其内容物排出到体表。大汗腺处也存在胆碱能纤维，但胆碱酯酶反应弱，提示受此途径的调控较弱。另外，大汗腺的分泌也受情绪和应激等因素的影响。

大汗腺的分泌方式有 3 种，裂殖分泌、顶浆分泌和全浆分泌。以腺细胞高尔基器为中心合成分泌物，后者迅速形成由界限膜包裹的颗粒结构。其大小、形态和电子密度不一，在向细胞顶端移动中，丧失界限膜而崩溃，形成小泡状分泌颗粒，并不断改变体积，移向细胞膜，最后经开口将其内容物分泌到细胞外（裂殖分泌）。另一些高电子密度的物质呈微粒状经壳层储留于细胞顶端并成为细胞突起而膨出，最后分泌到细胞外（顶浆分泌）。此外，大汗腺与皮脂腺相似，腺细胞的崩解物与分泌物一并排出（全浆分泌）。

三、汗液的组成成分与生物学意义

大汗腺汗液由液体和固体物组成，稍浊白，含脂褐质而略呈黄色，pH 6.2 ~ 6.7。新鲜的大汗腺分泌物为无臭的乳状液，含有蛋白质、糖类、脂类（中性脂肪、脂肪酸、胆固醇和类脂质）、铁（大汗腺是铁排泄的主要场所），并含色原（如吲哚酚）和脂肪酸，排出后被某些细菌（如类白喉杆菌）作用，产生短链脂肪酸、氨和其他有特别气味的物质。

人体大汗腺也被视为第二性征的一种表现——体味。儿童期，大汗腺不显示功能活动，青春期伊始，便显示功能活动。在儿童中，男孩和女孩的体味相同，即均为"童子味"。在老年人中，体味也难分男女，唯独从青年期到壮年期，男、女体味截然不同。而体味又与性生活有关，动物大汗腺的功能比人体大汗腺更为重要，其主要生物学意义有：①散发气味，起性引诱、领地标志和警告信号等效用。②增加摩擦阻力和触觉敏感性。③增强蒸发散热（热调节性排汗）。

第十节 指（趾）甲

一、甲的发生与结构

甲是指（趾）末端背面的一种硬角蛋白性坚实的覆盖结构。甲由排列紧密而坚实的角化上皮增厚而来，相当于皮肤的角化层，盖于末节指（趾）端背侧 1/2 处，呈向背侧隆起的四边形。

胚胎第 10 周，覆盖在指（趾）端背表面的表皮出现增厚的斑区，称为原始甲床。此斑区不断增殖扩大，并向真皮侵入。其两侧与近端表皮相对隆起，形成皱褶，分别称为侧甲襞与近端甲襞，使原始甲床的边缘更明显。原始甲床不断扩大、增厚并向甲襞下方嵌入。第 4 个月时，近端甲襞的生发层细胞增生、角化与变硬，形成甲板，其近端甲襞增厚的生发层为甲母质。随着甲母质深部细胞的继续增殖和分化，使正在形成的甲板被推出甲襞，并逐渐沿指端背面向远端推移。此时甲板下方原有的表皮称为甲床。胎儿晚期甲板生长加快，约 32 周时指甲已长到手指末端，而趾甲在 36 周时才到达脚趾末端。当甲板发生之初，其最表面仍覆盖着甲床表皮称为甲上皮，至胎儿晚期，这一覆盖在甲板表面的角质层大部分消失，使甲板暴露于外，只有甲的近端与游离的远端下方还残留部分角化层，称甲下皮。由表面观察，靠近甲根处的甲板有一个新月形的白色区，称为指甲弧影，其形成原因还不清楚。

指（趾）甲处于外露部位，极易因突然的碰撞、锐器或重物的打击而损伤或造成残缺。因职业关系而经常接触有腐蚀作用的化学制剂或涂料的人员，甲板也易损伤，常失去光泽、变薄或软化。不少疾病会在甲上有所表现，如贫血病人指甲苍白，心肺功能不全病人甲呈紫色，B族维生素或某些微量元素（如锌、铜）缺乏时甲可软化变形，银屑病患者甲板常增厚变黄，并出现点状凹陷等。

指（趾）甲类似毛发而不同于表皮，由甲皱襞、甲上皮、甲母质、甲床和甲下皮等部分构成。甲板近心侧向前方呈新月形乳白色部分称甲半月，是未被甲后皱襞被覆的甲母质远端部分，完全被覆时，则不见甲半月。有谓甲半月能决定甲板游离缘的形状。甲半月也被视为健康状态的标志。一般而言，脑力劳动者的甲半月不如体力劳动者明显。胃肠疾病和心脏病等患者甲半月不明显。甲板远端即甲板从甲床分离处可见宽为 0.5～1.5mm 淡黄白色带，呈弓形横行线条状，称甲黄线（甲真皮带），此处甲板与甲床不密着。甲黄线近心侧，沿甲黄线尚存在桃红色部分，宽为 0.5～1.0mm。甲下皮与指（趾）腹皮肤交界处可见沟隙，称远端分界沟，胎儿时明显，成年人则不明显。

1. 甲皱襞： 甲皱襞是紧密包围甲板的皮肤。其近心侧称甲后皱襞，侧缘称甲侧皱襞。甲后皱襞内无毛囊，背侧有发育良好的真皮乳头并存在汗腺，腹侧无真皮乳头形成，亦无汗腺，其表皮的性质与皮肤表皮无异，基底部角朊细胞为圆柱形，随其向上移动而变成立方形，进而扁平化，经颗粒细胞层而角化。另尚存在黑素细胞和朗格汉斯细胞。由近于甲后皱襞游离缘腹侧的角朊细胞形成甲上皮（甲小皮），紧密附着于甲板近心部分的表面。随着甲板向离心方向生长、移动，甲上皮超过甲后皱襞游离缘后，其大部分自甲板剥离、脱落，有时残留两三层角质。甲后皱襞是各种甲病的最好发部位，并影响新形成的甲板，如发生凹点或沟纹。

2. 甲母质： 与甲后皱襞腹侧表皮连接的表皮称甲母质。其远端与甲半月远端一致，另端稍超过甲板潜在缘而达于甲板被覆部。甲母质是甲的生长区，甲母质区域细胞增生能力强，先分化为棘细胞，再变成坚硬的角化细胞，通过连续角化，分化为甲板内的细胞。甲母质由 10 ~ 28 层角朊细胞构成。最下层细胞为圆柱形，其纵轴与基底膜垂直。其上为立方形细胞，并列，再上层为扁平细胞，最上层为 5 ~ 12 列角化不全的扁平细胞（角化移行带），逐渐转化为甲板角质细胞。甲母质角朊细胞的角化不经过颗粒细胞层，但在病理情况下则产生颗粒细胞层。角朊细胞向上层移行而呈立方形，接着逐渐变扁平，张力原纤维致密、集聚成束，细胞体内出现板层颗粒。角化移行带内，张力原纤维凝缩，电子密度增强，成为前角蛋白索。角化继续进行，前角蛋白索致密集合，完全角化，最后充满整个细胞。

3. 甲床：是从甲母质远端向甲下皮移行之间甲板紧密附着部分。甲床由表皮的生发层和真皮构成，含有丰富的毛细血管网，甲床表皮内无颗粒细胞层。正常情况下，甲床角朊细胞不活跃，几乎不发生角化。在病理情况下，甲床的部分表皮也出现颗粒细胞层而形成角质，此时形成的角质与甲板角质不同，与皮肤形成的角质相同，即所谓甲下角化过度。有时，也可发生角化不全，也可不出现颗粒细胞层而发生角化过度，形成不同于甲板角质的嗜酸性角质。甲床基底部角朊细胞为圆柱形，其上层为立方形，再上层的部分细胞变扁平，呈嗜酸性，胞体内张力原纤维逐渐增多，细胞之间以桥粒和缝隙相互接合。

4. 甲下皮：从甲床远端到末端分界沟之间为甲下皮。甲下皮内出现颗粒细胞层，发生角化。其近心部形成的角质添加于甲板下面，其他部分形成的角质被覆于甲下皮表面，成为角质，堆积于甲板游离缘之下。另外，此部分内可见真皮乳头，也存在汗腺。甲下皮也是疾病的好发部分。

5. 甲板：由硬角蛋白构成。正常甲板为透明板状，略呈长方形，远端为游离缘，近心端为潜在缘，不露于外，即甲根部。X 线衍射和电镜研究表明，甲板细胞中的角蛋白丝与表面平行排列，并与生长方向垂直，这种排列方式可能是甲板不发生纵裂的原因。角化细胞之间有高度发达的不发生退化的紧密联结，这可能是角化细胞彼此连接牢固而不脱落的原因。甲角化细胞内的纤维性角蛋白富含胱氨酸，提供了牢固的二硫键，使指（趾）甲具有硬度和张力。

甲板呈粉红色是因为其下的甲床有丰富的血管。肉眼观察：甲板平坦，光滑，扫描电镜观察：甲板为扁平细胞呈屋瓦状叠积并有极多数细小的凸凹。在楔状断面标本上，甲板分为 3 层，背侧和腹侧的张力原纤维呈纵向分布，中间层则呈横向走行。用 HE 染色，甲根部角化细胞可见胞核，但随其向远端方向移动，胞核逐渐消失。远端部分内，形成甲板背侧的角质细胞比甲板腹侧的角质细胞更为扁平。甲板的形成有两种学说，一为同源说，即由甲母质生成，另为异源说，即甲板背侧由甲母质背侧、中间层由甲母质腹侧、甲板腹侧由甲床生成。

二、甲的理化特性与功能

甲板和毛发一样，主要由蛋白和脂质（5%）构成。蛋白为 α- 纤维蛋白，纤维与甲面平行排列并呈垂直方向，以适应甲板的生长。甲板蛋白含硫量高，氨基酸含量丰富，由 17 种氨基酸组成，其中谷氨酸含量最高达 13%，半胱氨酸、色氨酸、蛋氨酸含量较少，均在 1% ~ 2%。甲板遇水，可迅速水合，其弥散系数高于表皮 100 倍。这说明，甲板为多孔性结构。甲板和甲母质的另一特点是缺乏尿酐酸（urocanic acid）。此点很类似其他表皮性附属器，如汗腺、皮脂腺和毛发。表皮含多量尿酐酸，与组氨酸脱氨酶活性高有关。正常成年人指（趾）甲含痕迹量钙，而老年人的指（趾）甲钙含量较高，约为 1%。甲损伤后，钙含量明显增多。钙与甲板的硬固性无关，而与细胞内结构成分和细胞间物质沉着有关。

指（趾）甲一直处于持续不断的生长期。甲母质基底细胞持续不断失去胞核，变扁平，角化，充填于已形成的硬固性甲板。指甲生长速度平均每天 0.1mm，当指甲受伤脱落或手术拔除后，新甲从甲根部生长到完全恢复正常形态约需 100 天。指甲的生长在各指间也有差异，一般是指头愈长，指甲长得愈快，因此从快到慢依次为中指、食指、环指、拇指和小指。拇指甲平均生长速度为 0.10 ~ 0.12mm/ 天，男性为每天 0.108mm，女性为每天 0.104mm。趾甲的生长速度为指甲的 1/3 ~ 1/2，为每天 0.035 ~ 0.05mm，趾甲从基底长到游离缘需要 6 ~ 9 个月。青年（20 岁左右）甲的生长速度最快，以后则稍减慢。甲的生长速度有家族性倾向，另也有季节性倾向，夏季生长加快，冬季生长减慢。

许多全身性疾病可致甲生长速度减慢或甲板变薄并出现沟纹。饥饿时甲生长缓慢，妊娠、咬甲、创伤、撕裂后甲再生时，其生长速度加快。甲的生长亦与营养有关，蛋白质缺乏症时，甲生长缓慢。甲母质细胞的生长需要包括硫氨基酸在内的氨基酸的持续供给以形成角蛋白。此外，在内分泌调节方面，甲状腺和甲状旁腺是对甲生长最重要的内分泌器官，甲状腺功能减退时，甲薄而脆，甲状腺功能亢进时，甲厚而有光泽。甲状旁腺可能与甲的钙化有关。甲板的厚度与生长速度无明显关系，而与生发细胞群的大小有关。甲板变薄可能在于甲母质长度缩短，甲母质一段细胞分裂停止或分裂速度减慢。甲母质长度增加可导致甲板厚度增加。

甲外露于四肢末端，具有装饰和保护手指与足趾的作用，是人们从事持重劳动和精细动作的重要器官之一，也是观察人体健康状况的一面镜子。甲板坚硬，能保护指、趾末端。指甲能协助手指抓挤小物体，而动物爪甲则是进攻和防御的工具。在一定意义上，人的指甲也是一种进攻和防御的工具。甲也是健康状态和某些疾病的外部标志。手指是人体健康状况的"指示器"，许多全身性的疾病均可在指甲上反映出来。正常的甲具有光泽，呈淡红色。疾病、营养状况、环境、生活习惯和年龄的变化，可影响甲的颜色、形态及生长的速度。如凸状甲多见于结核患者，凹状甲多见于肝肾功能不全患者，横沟甲多见于肺病患者等。

在美容上，甲起装饰效果，是重要的美饰对象。如保留长指甲、指甲染色、在指甲上绘画等，能很好地衬托出纤纤玉手和美足，成为女性的潮流时尚。

第十一节　毛发

一、毛发的发生

胚胎第 8 周末，眼睑、唇与颏等处开始出现毛囊分化的征象，但在 20 周前胎儿全身并无毛发出现。胚胎进入第 4 个月，面部与头皮处表皮增厚并向真皮伸入，形成一个向下突入真皮间充质到达皮下脂肪的上皮细胞柱，称毛胚芽。此胚芽倾斜向下生长，毛芽的末端凹陷，其下方有一群间充质细胞聚集，称为未来毛乳头，毛乳头中有血管和神经末梢。毛胚芽最深部的细胞迅速增生、膨大，称为毛球，毛囊即由毛球及其上方与表皮相连的上皮细胞柱构成。第 4～5 个月，毛球下方的间充质突入毛球，称为毛乳头。毛囊胚在充分发育后，紧接着形成毛囊索，呈柱形，其末端形成毛囊母质细胞，并逐渐包绕毛乳头，共同组成球形毛囊索。毛乳头的间充质与毛囊周围的间充质相连续，后者变成将来成为毛囊周围鞘的纤维细胞。毛母质细胞不断增生分化，向上产生一锥形幼稚细胞团，称为毛锥。毛锥通过毛囊中央向表面推进，其周围的毛囊细胞构成上皮性的内根鞘，内根鞘细胞呈管状，包绕毛发，该细胞含软角蛋白，由嗜酸性物质转化而来。内根鞘只限于毛囊的起始部，至皮脂腺发出处消失。毛囊壁外周的细胞与表皮延续变成中空的管状即为外根鞘，在毛囊底部它与生长基直接相连。毛母质增生所形成的毛锥细胞在第 5 个月时变扁并角化，分化成毛的皮质、髓质和最表面的毛小皮。当毛锥细胞增殖时，就把最上面的细胞向上推移，毛发生长。毛发的毛小皮和皮质细胞不形成透明角质颗粒而直接转变为硬角蛋白，细胞也不会自然脱落。胎儿第 4～5 个月时，由神经嵴移来的黑素细胞侵入毛球，并产生黑素，以胞吐方式吐入毛母质细胞及毛干皮质细胞之中，使毛发着色。毛发增生并突出毛囊，出现于表皮上方。在第 3 个月末时，眼眉区及上唇处即可发现毛发。在胎儿第 5～6 个月，胎儿全身披满细软色浅的胎毛，胎毛约在第 8 个月时开始脱落。出生后数月，胎毛脱落处重新长出丛密细软的毳毛。在青春期，腋窝、耻骨部及男性面部等处长出粗毛，这些粗毛与头发、眉毛统称为终毛。毛囊的生长具有周期性，其增生、静止及退化持续终身，从而造成毛发周期性脱落与再生。在毛发分化时，在斜行的毛囊钝角侧出现两个增生区，上一个为皮脂腺原基，下方一个贴近毛乳头，称为上皮芽，后者迅速增生，使毛囊不断变长。紧邻皮脂腺原基的下方，间充质聚集并分化出一束平滑肌，即为竖毛肌，其下端附着于皮脂腺下方的毛囊结缔组织鞘上，上端附着于真皮乳头层。在某些部位，毛囊壁在皮脂腺原基上方出现第 3 个隆起，即顶泌汗腺原基，以后形成顶泌汗腺。

二、毛发的结构

（一）毛干

毛干是露出皮肤之外的部分，即毛发的可见部分，由角化细胞构成。组织结构可分为表面结构、毛小皮、毛皮质及毛髓质，以毛皮质为主，有些毛发没有毛髓质。毛皮质由紧密交错的梭形细胞组成，这些细胞的长轴与毛发的长轴平行。毛皮质的外面是毛小皮，由 6～8 层扁平细胞组成，呈叠瓦状排列。人的终毛中央含有髓质，由特殊的细胞组成，其间存在着空隙。

1. 表面结构：哺乳动物毛发的最外层有一薄层的外膜，厚度大约为 2.5μm。过去认为外膜覆盖着整个毛发的表面，但目前认为外膜是细胞膜复合物的一部分，其化学成分与细胞间的连接物质有关。

2. 毛小皮：人的毛发被 6 ~ 10 层毛小皮细胞所包绕，毛小皮细胞由薄片样成分组成，每层细胞厚为 0.2 ~ 0.5μm，所以近端毛发最外层被 1μm 厚的毛小皮所包绕。毛小皮细胞相互重叠，在毛发表面呈叠瓦状。毛小皮在毛发表面的游离长度取决于毛发本身的直径，例如，毳毛可见 3/4 的毛小皮细胞游离，即毛小皮细胞近端有 1/4 被另一毛小皮细胞覆盖。而在终毛，毛小皮细胞相互覆盖面积增大，所以外观上显得毛小皮细胞靠得较近。相邻毛小皮细胞间、毛小皮和其下方毛皮质细胞的连接通常是扁平的，但也可见不连续的规则折叠，这种结构可使毛小皮承受一定的拉力。

3. 毛皮质：皮质是毛发的主要成分，能使毛发具有一定的抗机械拉力。相邻的皮质细胞排列紧密，并且与毛发的长轴平行，每个细胞直径为 3 ~ 6μm，长约 100μm，其细胞核在横断面上呈星形。皮质细胞内的主要结构是紧密排列的巨原纤维。巨原纤维是由直径约 7mm 的棒状微原纤维组成的，彼此间呈螺旋状排列，埋于无结构的微原纤维间的基质中。巨原纤维间有数量不等的基质成分和黑素颗粒，基质成分类似于外层毛小皮，内含残余的细胞器。一般人的毛皮质都是由形态相似的毛皮质细胞组成。

4. 毛髓质：在人类，只有终毛中存在着髓质，可以连续，也可以不连续，甚至没有。连续分布的髓质可分成格子状和单纯型两种，不连续分布的髓质分成片段状和梯状两种。所有角蛋白纤维中的髓质结构均与皮质类似，海绵状的角蛋白支持着薄层外鞘，其中无定形的物质形成了大小不等的空隙。

（二）毛囊及其周围结构

毛囊位于皮肤内，生长于表皮和真皮之间，生长期毛囊可深达皮下组织。成熟的毛囊又称毛囊皮脂腺单位或 Pilary 复合体。毛囊是一复杂的组织，由若干同心圆状的细胞层呈柱状排列。毛囊由许多亚结构组成，这些亚结构在解剖上和功能上既彼此独立，又有着密切的联系。

1. 外毛根鞘：是毛囊的最外层，其各层细胞均起源于毛球的毛母质，由一系列呈袖套样排列的细胞组成，包裹着其他细胞层，并与表皮相连接。毛囊从顶部到底部其外毛根鞘的厚度不一，顶部的有几层细胞厚，向下逐渐变细，至毛球部仅为一层细胞厚。一般将外毛根鞘分成上下两段，下段包绕着毛球，上段从毛球颈部到皮脂腺导管开口处。位于毛囊开口处的外毛根鞘，其结构和生化特性与表皮十分相似。一般认为外毛根鞘相对较稳定，细胞很少移动。

2. 内毛根鞘：由3层不同的细胞层组成，由外到内依次为亨勒层、赫胥黎层和鞘小皮，包绕着生长中的毛干，所有这3层细胞均起源于毛球周边的毛母质细胞。其中鞘小皮只有一层细胞，赫胥黎层有多层细胞。鞘小皮与毛小皮细胞镶嵌排列，连接紧密。内毛根鞘的3层细胞分化方式相同，但分化顺序却存在着一定的差异。亨勒层最先分化，其后为赫胥黎层，最后为鞘小皮，但晚期硬化最先发生在亨勒层，其后为鞘小皮，最后为赫胥黎层，并且内毛根鞘的分化和硬化发生在毛发成熟之前。内毛根鞘的主要功能是参与毛发的塑形，毛小皮与内毛根鞘紧密连接，所以毛发的形状取决于内毛根鞘、外毛根鞘以及其外的结缔组织鞘。

3. 毛球部：为毛囊下端膨大的部分。毛球部上皮细胞的特点是高核浆比。毛球部下段和邻近毛乳头上段的毛球内存在着具有分裂能力的细胞，这些细胞从上段毛球逐渐迁移到完全角化的区域，并且进一步分层、角化、硬化。毛母质位于毛球内，是由几层具有旺盛分裂活性的细胞组成，它们更新迅速，经历反复细胞分裂而完成毛发生长。毛乳头周围的细胞是毛干的前体，面向外的毛母质细胞则形成内毛根鞘。一般认为，毛囊各层细胞的结构在其整个生长周期的过程中是不同的，即从毛母质细胞形成开始到分化直至最后角化死亡，再排出毛囊。

4. 髓质细胞：毳毛和胎毛不含髓质，甚至一部分终毛也不含髓质或者只含有少量的髓质细胞。髓质位于皮质的中心，由固化的细胞组成，其细胞数量及排列方式依物种不同而变化。髓质细胞通常呈柱状，作为"大梁"。而皮质内层的变形细胞突出构成"小梁"结构，这些小梁不是髓质的一部分。毛囊内髓质细胞是由邻近毛乳头顶部的毛母质细胞形成的，高尔基复合体可以形成不规则的致密颗粒，这种致密颗粒的生化特性类似于内毛根鞘的一种蛋白质，且数量十分有限。髓质细胞分化过程中合成毛透明蛋白，这些蛋白在胞质中沉积成为颗粒，目前，人们还不清楚髓质细胞内颗粒的具体功能。

5. 皮质细胞： 呈纺锤形，长 100μm，最宽处 5 ~ 10μm，以叠瓦状方式沿皮质长轴排列，能够产生大量的细胞质细丝，其走向与细胞的长轴和毛囊相一致，并且这些细丝可以进一步聚集成致密的 α- 角蛋白纤维。基质是皮质的组成成分，其数量和组成易变化。皮质区能够发生角化，具有较强的蛋白合成功能，也含有许多多聚体。

6. 毛小皮细胞： 毛囊内毛小皮细胞由毛球上方不断地向上延伸，体积变大，而且在细胞分化的过程中，细胞与细胞之间发生重叠。该细胞可以产生张力原纤维，细胞间也存在着桥粒，但在细胞内并未见到 α- 角蛋白纤维。随着细胞进一步硬化和角化，蛋白合成逐渐增加，细胞内出现了致密的颗粒。

7. 硬化区（角质发生带）： 在细胞完全角化和死亡之前，毛发即从毛小皮和皮质获得了一定的长度和韧性。一旦完全角化，毛发的直径将减少 25%，这可能是由于细胞通透性增加后，导致细胞内水分减少和角蛋白收缩造成的。

8. 毛囊周围结构： 毛囊周围有一层透明膜，该膜上 2/3 段较薄，下 1/3 段较厚，而且下段透明膜的外周还有两层胶原纤维，内层与毛囊的长轴平行，外层与其垂直。以上结构与皮脂腺及真皮的乳头层相连续，同时也借茎与毛囊的毛乳头连接。毛囊的血液供应主要来自真皮下的动脉丛和毛乳头的毛细血管丛，毛囊含有丰富的神经反映出毛囊是敏感的触觉感受器，因此也可以很好地解释为什么一部分人受疾病或药物的影响后会发生部分或全部毛发脱落。毛囊除了含有感觉神经纤维外，还含有调节竖毛肌收缩的自主性传出纤维。所有毛囊均受神经支配，而且通常为几种髓鞘纤维。竖毛肌一端附着在皮脂腺导管开口处的下方，另一端一直被认为是附着在毛囊膨出部。

（三）毛乳头

被毛球包绕的结缔组织称毛乳头，毛乳头在毛囊发展和维持毛发在生长期生长及毛囊生长周期中起着重要作用。一般认为，毛乳头和毛球的大小直接与其产生的毛发的粗细有关。生长期的毛乳头借一狭窄的茎与其底部的结缔组织紧密连接。较小毛囊的毛乳头内很难见到血管，但终毛的毛乳头内都有数量不等的血管。处于生长期的毛乳头细胞内含有丰富的高尔基复合体和粗面内质网，即使到了退行期，细胞质仍然很明显。在生长期开始时，毛乳头细胞内 RNA 显著增加，这与毛乳头细胞和毛球基质细胞的分裂紧密相关。毛乳头的毛细血管内皮细胞在生长期也要进行分裂，但晚于毛球的基质细胞。在人的生长期毛囊中，毛乳头细胞与毛球基质细胞的比例大约是 1：9。

三、毛发的生长与调控

毛囊的活动周期受各种内外因素的影响。新生儿于生后数日内大多数毛囊由生长期向休止期过渡，数周内胎毛便脱落。罹患发热性疾病或慢性消耗性疾病以及精神紧张等均可导致休止期毛囊增加而产生脱毛。

毛发与激素有密切关系，如雄性素能促进胡须、体毛和阴毛的发育，肾上腺皮质激素可引起多毛，甲状腺激素缺乏时，毛发变干燥、粗糙，而甲状腺激素过多时，则毛发细而柔软。从青春期开始，阴毛、腋毛、胡须和体毛均表现雄性激素依赖性。阉割能减少胡须生长，使粗发密度降低，毛发覆盖面缩小。雄激素能刺激去（无）睾者和老年男性颜面毛生长。男性随着性成熟而出现阴毛，与睾丸激素有密切关系，而女性阴毛的出现先于生殖器的发育，提示与肾上腺皮质有关。睾丸性、肾上腺皮质性和卵巢性雄性素均参与阴毛、腋毛以及胡须和体毛的生长。

（一）毛发生长周期

是指毛发从生长到脱落的一系列循环的过程。毛囊的生长阶段称为生长期，随后的退行阶段和静止阶段分别称为退行期和静止期。各期的长短受个体的年龄、部位以及局部和全身的因素影响。在正常成年人，头皮毛囊的密度平均为 200 ~ 300 个 /cm^2，整个头皮有 100 000 ~ 150 000 个毛囊。正常情况下，每人每天可以脱落 100 根头发。但是，毛发周期在不同的种族有较大的差异。不过，在毛发生长周期过程中所有的毛囊结构变化都是一样的。

1. 生长期：生长期毛囊的发育在某种程度上类似于胎儿时毛囊的发育。生长期变化很大，通常为 2 ~ 7 年。

2. 退行期：当毛母质细胞的有丝分裂活性逐渐降低并最终完全丧失时，毛囊即进入退行期。此时，毛干继续角化，末端呈棒状。由于在进入退行期之前，毛发就停止合成黑色素，所以导致毛干末端的棒状结构不含有黑色素。在此阶段，大多数毛囊外毛根鞘的下端部分发生程序性退化，同时毛囊的基底部和毛干的棒状末端一起向上迁移至竖毛肌附着处。毛球为一上皮细胞囊所包被，之间由角蛋白纤维连接。另外，外毛根鞘的基底膜高度增厚且皱褶，但真皮乳头则仍与毛囊的基底部密切作用。退行期大约持续 3 周。

3. 静止期（休止期）：是毛发循环中的休止阶段，毛球隐藏在上皮细胞囊中，直至下一个循环周期开始，但通常会超过一个循环周期。与毛囊基底部密切作用的真皮乳头丧失了血液供应，退行期出现的细胞外基质开始聚集成紧密的细胞球状结构。在静止期末，毛发自发进入下一个新的生长期，拔除静止期的毛发也可诱导毛发进入生长期。休止期一般持续 2 ~ 3 个月。

不同年龄、不同个体以及不同部位的毛发形态存在较大差异，儿童的生长期 / 休止期毛发比例超过 90%，成年人的生长期 / 休止期毛发比例为 80% ~ 95%，如果休止期毛发的比例超过 25%，则认为是异常。一般认为，所有的毛囊均具有其固有的生长周期特点。某些哺乳动物，其毛囊的生长周期伴随着真皮水分和胶原含量的变化以及表皮和真皮厚度的变化而变化。在成年人头皮，每个毛囊的活动是独立的，彼此参差不齐，人在出生时，毛发生长周期通常表现为同步，但在出生后不久毛发生长周期就变得不同步，即所谓马赛克式的生长方式。

人的毛发生长会随季节发生轻微的变化，但这种现象在临床上却很难被注意到，虽然有不少人发现自己的头发在夏季长得较快，而且斑秃也表现出一定的季节性。系统性因素会影响毛发生长，如妊娠后发生的休止期脱发，妊娠期间生长期毛囊的比例以及较粗毛囊的比例均相应增加，但毛发生长的速度会稍微减慢。分娩以后，休止期毛囊的比例大大增加，结果 2 ~ 3 个月后头发大批脱落，这很可能与妊娠时激素水平的变化有关。此外，心理因素也可以引起脱发，女性的头发较长，可能与生长期较长有关。

（二）调控毛发生长的因素

1. 激素

（1）雄激素：是调控毛发生长最重要的系统性因素之一。研究发现从青春期开始，在雄激素的作用下毳毛和胡须可以转变成终毛，并且这种作用将一直持续到以后的几十年。身体不同部位的毛囊对雄激素的反应不同，其中阴毛和腋毛发育最早，30 岁时达到高峰，以后逐渐减慢。胡须在 40 岁时生长达到高峰，而且以后基本维持在这个水平。胸部毛发的发育高峰则更晚，鼻部和外耳道的终毛是中老年的一个特征。头发的生长并不依赖雄激素，但是雄激素确实与脱发有关。不同部位的皮肤对雄激素的反应不一，提示了雄激素作用的特异性是由局部皮肤决定的。雄激素不仅能够改变毛囊的大小和毛干的粗细，而且还能够调节毛囊的生长周期。因为毛囊的大小是由毛乳头所决定的，毛乳头细胞的细胞核内存在着雄激素的受体，研究提示雄激素可以通过原发性作用于毛乳头来调节毛发的生长。

（2）甲状腺激素：头皮和体表的毛发稀疏是甲状腺激素缺乏的一个重要特征。有研究发现将甲状腺激素水平低下患者枕部和顶部头发拔出时，休止期毛发的比例明显增加。应用甲状腺激素替代治疗 8 周后，休止期毛囊的比例恢复到了正常。另外，低甲状腺激素血症的患者毛发直径也变细，类似于女性的雄激素性脱发。

（3）生长激素：正常青春期发育要依赖于睾酮和生长激素，有证据表明睾酮在皮肤发挥雄激素源性效应需要同时存在性激素和生长激素。与单缺少性激素相比，同时缺少这两种激素时，则需要更高浓度的睾酮才能诱导腋毛的生长。睾酮和垂体激素可以协同作用于皮脂腺，这已经被证实，可能它们也是通过相同的机制调控毛发的生长。

2. 调控毛发生长周期的内在因素：毛囊及其周围组织通过自分泌和旁分泌的方式产生一些特异性可溶性的因子，从而对毛发生长发育和周期发挥作用。对毛囊有直接作用的生长因子和细胞因子很多，大致可分为四类：①表皮生长因子（EGF）家族，如 EGF 和转化生长因子（TGF-α）。②成纤维细胞生长因子（FGF）家族，包括酸性成纤维细胞生长因子（αFGF）、碱性成纤维细胞生长因子（βFGF）、FGF5 和 FGF7 或角质形成细胞生长因子（KGF）。③转化生长因子 -β（TGF-β）家族，如 TGFβ1。④其他因子，如肝细胞生长因子（HGF）、血管内皮细胞生长因子（VEGF）、甲状旁腺相关蛋白（PTHrP）、胰岛素样生长因子 -1、白细胞介素 -1（IL-1）、白细胞介素 -2（IL-2）、白细胞介素 -6（IL-6）、白细胞介素 -8

（IL–8）。

3. 神经及神经营养因子： 周围神经对皮肤有着重要的营养作用。皮肤神经纤维有感受器的功能、调控血管舒缩功能、控制外分泌腺活动的功能以及效应器的功能。临床上发现，周围神经损伤和由于炎症、中毒或变性造成的神经功能的障碍都会引起皮肤萎缩、溃疡和皮肤附属器功能的损伤和丧失。皮肤神经对毛囊的营养作用机制可分为两类，一是神经通过对血管的作用而对毛囊进行营养调控，如因神经的损伤或神经过度分布，引起毛囊局部血液供应的改变，从而影响毛囊。二是皮肤神经通过分泌一些因子作用于毛囊，从而调控毛囊的增殖、分化和凋亡。但在体内很难区别毛囊萎缩是由于周围神经损伤、血管舒缩障碍、皮肤灌流不足，还是由于神经分泌的直接营养生长的刺激因子缺乏。在毛囊的生长周期中，表皮中和毛囊间真皮中的神经分布密度也随之呈周期变化，生长期早期密度最高，休止期密度最低。毛囊既分泌神经营养因子又是神经营养因子的靶器官。

4. 真皮乳头的作用： 通过鼠触须重组实验发现，真皮乳头对胎儿毛发的形成和毛囊生长周期至关重要。将触须毛囊中毛乳头去除后，毛发停止生长，当真皮鞘的迁移重新形成毛乳头后，毛发又开始生长，拔除毛球（包括毛乳头、毛母质和下段的真皮鞘）后，毛发也同样停止生长。但如果取出部分不超过 1/3 的毛囊，那么真皮鞘还可以形成毛乳头，外毛根鞘也可以形成上皮基质，从而可以形成新生的毛发。如果去除部分超过毛囊的 1/3，那么不能再形成毛乳头和上皮基质，但是分离的毛乳头与毛囊的下段残端作用后仍可诱导外毛根鞘形成上皮基质，从而形成新生的毛发。如果将分离的毛乳头移植到缺乏毛囊的阴囊皮肤中，也可以诱导形成毛囊。该实验说明毛乳头是诱导毛母质上皮分化所必需的。下段的真皮鞘有其特殊的功能，在体内可以形成真皮乳头。

5. 免疫学机制： 毛囊内不同部位 MHC–I 类抗原的表达并

不一致。毛囊上段恒定区的外毛根鞘与表皮一样，能够高效地表达 MHC–I 类抗原，但对人生长期的毛囊而言，竖毛肌附着处以下的毛囊 MHC–I 类抗原表达减少甚至不表达。免疫机制在调控毛发生长周期中的作用已越来越受到人们的关注，如应用免疫抑制药环孢素 A 能够刺激毛发的生长。

四、毛发的定型与定性

（一）毛发定型

头发的形状是区分种族的重要标志之一。根据马丁分类法，可分为 3 种基本类型，每一基本类型又可分为若干亚型。

1. **直发**：硬直发，平直发，浅波发。

2. **波发**：宽波发，窄波发，卷波发。

3. **卷发**：稀卷发，松卷发，紧卷发，松螺旋形发，紧螺旋形发。

在鉴定头发的形状时，可自头顶部分出一小绺头发，从发根观察至发梢。必要时，还应剪下几根，放在纸上仔细观察。过短的头发和人工变形的头发不能用于发型鉴定。

头发各亚型的形态特征如下：

1. **硬直发**：发绺的方向自始至终很少变化。将头发放在纸上时，不论如何转动，均与纸面相接触。

2. **平直发**：头发紧贴在头上，单根头发在平面上有不很明显的弯曲。

3. **浅波发**：与前者的区别在于弯曲较为明显，但在 4～5cm 内通常只有一个弯曲。

4. **宽波发**：头发不完全贴在头上，在 4～5cm 内弯曲不少于 2～3 个。

5. **窄波发**：在 4～5cm 的一段头发上可能有 4～5 个弯曲，甚至更多，发的末梢往往成环形。在儿童，此型发的末梢有 2～3 个小环。

6. **卷波发**：头发在头上贴得更不紧，在 4～5cm 的一段头发上有更多的弯曲，发的末梢有更多数目的小环，在 5 ~ 6 个以上。

（二）毛发定性

毛发一般可分为中性、油性、干性三类。

1. 中性头发：此型头发柔滑光亮，不油腻，也不干枯，没有烫发、染发或漂白，头发定型没有困难，容易吹梳整理。

2. 油性头发：此型头发油腻发光，毛囊皮脂腺分泌旺盛，皮脂供过于求，发干直径细小，柔软无力，容易粘在一起，造型困难，洗发后头发很快变得油腻，容易变脏。

3. 干性头发：头发皮脂分泌少，没有油腻感，头发表现为粗糙、僵硬、无弹性、暗淡无光，发干往往卷曲，发梢分裂或容易缠结成团，梳理困难，易断裂、分叉和折断。化学处理如烫发、漂白、染发、日光暴晒、狂风久吹、空气干燥、强碱肥皂等，均可吸收、破坏头发上的油脂并使水分丧失。含氯过多的游泳池水以及海水均可漂白头发，导致头发干燥受损。

五、毛发的化学组成与物理学特性

毛发是由完全角化的角质细胞所形成的一种非常复杂的纤维结构。毛发的化学组成会随其含水量的多少发生一定改变。其中，蛋白质是最主要的一种化学成分，占整个毛发重量的 65 % ~ 95 %。研究发现毛发中的蛋白质是角蛋白，为氨基酸的浓缩性多聚体。其他的一些化学成分包括水、脂质、色素和微量元素。

（一）毛发的化学组成

1. 蛋白质：毛发中绝大多数能够被提取的角蛋白都来自皮质细胞，但是最重要的蛋白质却位于毛小皮中。髓质中的蛋白质为不溶性的，能够抵抗蛋白水解酶，在毛发中的作用不完全清楚。人的毛小皮中含有较多的胱氨酸、半胱氨酸、脯氨酸、苏氨酸、异亮氨酸、蛋氨酸、亮氨酸、酪氨酸、苯丙氨酸和精氨酸，而且这些氨基酸的含量要比整个毛发中的高。通常情况下，毛小皮细胞内的氨基酸比例要高于整个毛发。皮质无论是体积还是重量均占毛发的绝大部分。对整个毛发的研究在一定程度上还要依赖皮质的化学组成。髓质中的蛋白质高度不溶，因此很难分离，至今还没有对其进行完整而广泛的研究。

2. **水**：毛发中约有 20% 的空隙易吸收水分，如果将头发浸入水中，含水量会增加 12% ~ 18%，且吸收过程十分迅速。其中，氨基酸和胍类物质是角蛋白能够吸收水分的主要成分，尤其是在低湿度的环境中。肽键是发生水合作用的常见部位，在相对湿度较低（<25%）的情况下，水分子通过氢键结合到亲水基上。随着湿度的增加，越来越多的水分被吸收，水与蛋白结合的能力随之相应减少。如果相对湿度超过 80%，那么水的吸收就显得十分重要。

3. **脂质**：毛发的脂质主要是皮脂，成分大多是游离脂肪酸和中性脂肪，具体包括酯、甘油、蜡和乙醇等。

4. **微量元素**：毛发中的微量元素可检测的达 20 余种，有内源性和外源性两种来源。内源性的主要包括基质、结缔组织、毛乳头、皮脂腺、小汗腺、顶泌汗腺和表皮。环境因素尤其是污染，如工业和护发品，也是一个十分重要的来源。常见的如铁、锌、铜、碘、氟、硒、砷、钴、钛等，这些元素在毛发中的含量大大高于其在血、尿中的浓度。在许多情况下，头发中微量元素的含量已经被认为是在测定性别、鉴别污染、诊断疾病、测定用药量以及检测血型等方面的一个重要指标。一般来说，男性中头发的含氮量比女性高，山区居住的人头发中含碘量比沿海地区低，电镀工人头发中铬的含量较高，身材矮小、食欲缺乏的儿童头发中含锌量较正常儿童低。有趣的是，科学家通过对头发的检测，揭开了百余年前拿破仑的死亡之谜，研究发现拿破仑遗体中头发的砷含量高于正常人 40 倍，从而证实了他的真正死因是砷中毒。

5. **其他**：包括氨基酸如胱氨酸、半胱氨酸、精氨酸和瓜氨酸以及糖类、核酸、酶等。

（二）毛发的物理学特性

1.毛发的弹性：弹性是毛发最主要的物理特性，借此，毛发可以抵抗一定的外力，从而使其形状、体积和长度不发生改变。另外，弹性也可以使毛发在外力作用解除后恢复至原先的状态。每一种弹力物质受到外力作用后，总存在着一种尽可能使其恢复正常的抗外力作用。最常见的外力有：拉伸、压缩、剪切、弯曲和扭转。每一种拉力和长度的变化均有一个系数，即长度与拉力的比值。现在被广泛认可用于毛发研究的系数是 Young 创立的，可以用来衡量毛发的弹性，其计算方法为：

FL/al= 达因 / 单位面积（cm^2）

其中：

F——单位面积横断面上所受的外力（达因）

a——横断面的单位面积

L——拉伸前毛发纤维的长度

（1 达因 =10^{-5} 牛顿）

l——拉伸后毛发纤维增加的长度

2.拉伸后毛发的结构：纺锤形的皮质细胞受到外力的拉伸后，长度增加。由于相邻细胞间存在着紧密的细胞膜交叉连接和粘连的物质，所以看上去细胞再发生相对移动是不可能的。X 线衍射实验发现，拉伸可以改变细胞内角蛋白的结构。在毛发断裂之前，基质中的二硫键会被破坏，细胞膜也发生断裂，而且毛发弹性回缩后，在角蛋白分子的特定部位还可能再重新形成二硫键。

3.毛发的弯曲和硬度：毛发的硬度是指其抵抗弯曲的能力，人毛发的强度主要是由皮质决定的，因为皮质中含有一种复合结构，不连续的角蛋白纤维埋于富含硫的基质中。如果将毛发弯曲成弓形，那么会形成 3 个纵向的结构，其中最外层被拉伸，最内层被压缩，而中间层则既没有被拉伸也没有被压缩。有学者认为弯曲力可以损伤正常毛发和节状毛发弓形外侧的毛小皮结构。另外，念珠状发的横断和破坏可能是由于直径较细的毛发不能很好地耐受弯曲力。

4. 毛发的密度： 角蛋白纤维的绝对密度很难测量。在相对湿度为 60% 时，密度大约是 1.32，与羊毛纤维相同。一般毛发漂白和烫发不会影响到毛发的密度。

5. 毛发直径的变化： 最常用于比较研究的是毛发的长度和直径。如果把毛发看作是圆柱状，那么就可以很容易地计算出毛发的体积、横截面面积、半径以及表面积。单根毛发横截面大小的测量有多种方法，包括直线密度、光镜显微分析、振动观察器、直径测器、激光扫描，而离心可以分析毛发的多种相关指标。头发的直径在不同种族中的变化范围为 40～120μm，其中白种人的头发直径为 50～90μm，而蒙古族人的则较粗，约为 120μm。随着相对湿度的增加，毛发的长度和直径都轻度增加，但毛发的直径增加较大。在相对湿度低于 60% 时，受牵拉的毛发的膨胀要远远小于未受牵拉的毛发。

6. 毛小皮的物理特性： 毛发受到线性拉伸后，皮质的结构会发生改变，这要早于毛小皮的损坏。在毛小皮中，细胞可以在相邻的细胞表面移动，因为毛小皮中相互重叠的扁平细胞不像皮质中的细胞那样紧密嵌合。这种重叠的细胞层使毛发表面比较粗糙，从而能够很好地耐受外界的摩擦作用。毛发显示出一定的方向摩擦力，因为从毛发的近端向远端移动要比从远端向近端移动容易。

7. 毛发的静电特性： 干燥的毛发导电性很差，但潮湿的毛发具有很好的导电性。如果在适当的环境中梳理干燥的头发，就可能产生静电，这是由于头发不断地飘动时部分电子或离子产生移动。由摩擦产生的电称为摩擦电，毛发比较容易产生摩擦电。相对湿度升高后，绝缘能力降低，因此就不容易产生摩擦电。实验研究进一步证实温度升高时绝缘能力降低。毛发相互摩擦时能够产生摩擦电，与摩擦的方向有一定关系。此外，增加毛发的湿度也可以使其绝缘能力降低。

8.毛发的含水性： 正常健康的头发发干里含有少量水分，用以滋润头发，使头发不干燥。其中的水分很少从毛皮质逸出，这是由于毛皮质外有致密排列的毛小皮覆盖，有防水层的作用。但当受到化学烫发、热吹风、摩擦等因素作用时，可致毛小皮翘起、脱落，甚至完全剥蚀，则其保护作用丧失，毛发水分易丢失，洗发、染发时易使水分或染发剂进入毛皮质，使发质肿胀，反复的肿胀、干燥，最终可导致发干脆弱易断。

六、毛发的颜色与影响因素

人类的头发有许多种颜色，如黑、白、红、黄、灰、褐等，还可通过染发将头发染成多种多样的颜色。黄种人和黑种人的头发绝大多数为黑色，而白种人则有较多种颜色。头发之所以会有不同的颜色，是头发内黑素分布的数量不同所致。黑素颗粒数量多，密度大，头发则呈黑色，反之头发颜色则减淡，在日光下就会呈现不同的颜色。皮肤中的黑素细胞分成两大类，即毛囊黑素细胞和表皮黑素细胞。虽然这两类黑素细胞的黑素合成的生化步骤是相同的，但毛囊黑素细胞还有一些不同于表皮黑素细胞的特性。另外，黑素不是单一类型的分子，而是由大小不同的多种分子聚合而成的聚合物，这些分子有着不同的理化特性。随着现代分子生物学的飞速发展，黑素形成和分布的调控机制研究取得了很大的进展。

（一）毛囊黑素细胞

黑素母细胞起源于神经嵴，遍布身体各个区域。它们从真皮进入表皮，分化成有活性的黑素细胞。黑素母细胞和活性黑素细胞均由表皮迁移而来，在毛球处汇聚。因而黑素母细胞和活性黑素细胞的增殖、迁移和分化对于皮肤中色素细胞系统的胚胎发生是很重要的。

1.黑素细胞在毛囊中的分布： 成年人头皮的毛囊总数大约为10万个，随着年龄增长，毛囊数目明显减少。根据活化黑素细胞和失活黑素细胞的分布，毛囊可被分为 4 个部分：黑素沉着部分 A 和 D 分别位于毛囊的上部，外周管壁含黑素细胞，毛球上部与乳头上部相连，B 部构成毛囊的中部和下部，沿着外毛根鞘壁含有无黑素的黑素细胞，C 部分是毛球的无黑素的外毛根鞘部分。在 X 线照射、皮肤磨削术、暴露于紫外线下和口腔光化学疗法等情况下，可在毛囊的中部和下部的外毛根鞘中发现活化的、多巴阳性的黑素细胞。

2. **黑素细胞和毛发周期**：黑素细胞在毛囊中分布的活性呈周期性。在生长期末，头皮毛囊的毛干下段逐渐变细且颜色变淡，毛球上部的黑素细胞树突和黑素逐渐消失，与基质细胞难以区分。一旦进入毛囊退行期，结缔组织鞘增厚，伴随毛母质细胞特征消失和毛乳头细胞压缩变小。随后毛干移向皮肤表层上方，与此同时新的毛胚在其下方形成。当下一个毛发周期开始时，该毛胚再次延长，底端向内凹陷，形成毛乳头，并产生充满黑素细胞的新毛球。对人毛囊的研究发现，毛球部黑素细胞仅在毛发生长的特殊阶段具有活性，即生长期Ⅲ—生长期Ⅵ，然而酪氨酸酶的合成则在生长期的早期进行。生长期早期的典型超微结构变化为细胞质量增多，树突增多，高尔基复合体和粗面内质网发达，最终黑素细胞的大小和数量增加。退行期和休止期中无酪氨酸酶的合成，黑素细胞胞质含量少，高尔基复合体不发达。

3. **毛囊的黑素单元及其与表皮黑素单元的关系**：毛囊的黑素细胞有着与表皮黑素细胞相同的生物学功能。它们在黑素小体内合成黑素，然后以相似的方式将黑素小体转运至上皮细胞。在毛囊，黑素颗粒主要存在于皮质，长轴平行于毛发表面。在外毛根鞘的上部，黑素小体的分布同表皮。在毛囊的其他部位则看不到或很少看到黑素小体。通过类似表皮的黑素系统将一个毛囊的黑素细胞及从这一黑素细胞获得黑素的毛囊上皮细胞一起称为毛囊黑素单元。然而，毛囊黑素单元与表皮黑素单元还有一些不同。毛囊黑素单元的主要特点是毛囊黑素细胞的活性、增殖与毛囊周期相关联。除此之外，毛囊黑素小体比表皮黑素小体大 2～4 倍，通常是单个转运，与种属无关。暴露于紫外线后毛囊黑素单元活性不变或仅细微变化。临床发现正常色素沉着的头皮部头发会随着年龄的增长而变白；在有白斑损害的个体中，其完全脱色的皮肤上，体毛仍保持正常颜色，这些临床现象都提示皮肤和毛囊的黑素细胞在生物学特性上有所不同。但是这两种黑素细胞可以发生转换，它们并没有完全分离，尤其在一个部分被诱导发生改变或完全被破坏后，毛囊内的黑素细胞可以外移填补表皮中的黑素细胞。如皮肤摩擦术后，外毛根鞘中无黑素的黑素细胞分裂，并由多巴阴性变为多巴阳性。这些细胞首先迁移至漏斗部，随后再迁移至周围愈合的表皮基底层。同样在通过人工吸引疱破坏表皮后及白癜风经口服光化学疗法后，白斑皮肤再次色素沉着，这些情况下均发生上述黑素细胞的迁移。

总之，皮肤中的黑素细胞是两个系统，分为毛囊和表皮两部分。主要的差别是：毛囊黑素细胞的活性、增殖与毛囊周期相关，而表皮黑素细胞的活性主要受暴露于 UV 的影响。表皮黑素细胞通常不发生增殖，然而这两部分间可能发生移行。值得指出的是，毛囊的黑素细胞迁移至表皮后即失去其特征性的行为，其活性亦受曝光程度的影响。因此，毛囊和表皮黑素单元间的不同可能主要是由环境影响造成的，而不是黑素细胞本身间有何本质的区别。来源于毛乳头和毛囊角质形成细胞的化学信号可能截然不同于来源于表皮角质形成细胞和真皮上部的化学信号。

4. **毛囊中的黑素和黑素小体**：毛发的颜色取决于黑素的生化性质，在遗传控制下合成数量不等的各种不同的黑素。无论毛发是何种颜色，通常人毛囊同时含有真黑素和棕黑素，两者呈不同的比例组合。毛发黑素的生化特性与毛发的颜色并不总是一致的。除了生化性质外，黑素生成的超微结构，如黑素小体的大小和分布都影响毛发的颜色。

（1）黑素生成的代谢通路：根据黑素的颜色和可溶性可将其分为真黑素和棕黑素两类，真黑素为黑色至棕色，不溶于任何溶剂，真黑素是多巴醌所有衍生物组成的异多聚体，主要成分是 DHI，其次是 DHICA。棕黑素为红棕色，可溶于碱，由含半胱氨酸和含硫多巴经氧化和聚合后形成。由酪氨酸生成各种黑素，其代谢通路依赖于调节因子的整体平衡。黑素生成前两步的调控因子，位于 11 号染色体上。酪氨酸酶催化酪氨酸发生羟基化反应，生成左旋多巴（DOPA），DOPA 再氧化生成多巴醌，多巴醌聚合成黑素，然后黑素生成分两条途径进一步进行。酪氨酸酶活性决定了毛囊黑素细胞中黑素生成的水平。人们越来越意识到毛发颜色的不同可能与个体间酪氨酸酶活性不同有关，如红发毛囊中酪氨酸酶活性最高，金发与黑发、棕发相比毛囊中酪氨酸酶水平及活性相同或稍高。

（2）黑素小体及其转运：黑素的生物合成发生在黑素小体，黑素小体是一高度组织的椭圆形膜性细胞器。毛发中的黑素小体体积是表皮黑素小体的 2 ~ 4 倍大，通常是分散存在的，因此黑素颗粒通常包埋在角质蛋白中。黑素小体的形成是一复杂的过程，通过这一过程，这些颗粒的结构性蛋白和酶性蛋白聚集起来。在毛囊中，黑素小体由黑素细胞转运至角质形成细胞，转运方式同表皮中的黑素转运，有 4 种方式：①插入的黑素细胞树突尖端的夹断；②黑素细胞与角质形成细胞间的膜融合；③黑素小体释放至细胞间；④直接灌输。

（二）影响毛发颜色的因素

毛发颜色受遗传控制，基本上依赖黑素细胞所含黑素量，黑素产生颜色包括灰色、黄色、褐色、红色和黑色。调节黑素及黑素生成的因素对毛发的颜色均有一定影响，如黑素细胞刺激激素（MSH）刺激毛囊黑素细胞，使毛发变黑，妊娠期间表皮色素沉着增加，提示孕激素和雌激素可能使毛发颜色变深，MSH 外的激素对毛发着色作用仍未阐明。

1. 黑素

（1）红发：在含棕黑素的红发中，黑素细胞含棕黑素小体，主要合成棕黑素。另一些红发人中，黑素细胞同时合成真黑素和棕黑素。大部分黑素细胞产生棕黑色小体和嵌合黑素小体，其他则产生真黑素小体。

（2）金黄发：黑素细胞产生真黑素小体，同时合成真黑素和棕黑素。黑素小体没有被完全黑素化，与黑发研究对象相比，黑素颗粒较小，数量也较少。一般淡色毛发是由于黑素小体的数量减少，黑素化减少。

（3）黑发和棕色发：不论是何种族背景，毛囊黑素细胞都产生真黑素小体。其超微结构特点为高加索人和黑种人的表皮黑素小体相同，浅棕色毛发含较少的黑素小体。

（4）老年人灰发和白发：随着年龄增长，头发变灰、变白，这在个体间有很大差异。毛发变灰变白是由于毛囊中黑素细胞减少。在老年灰发中毛球的黑素区域内黑素细胞的数量正常或略减少，但色素细胞仅含极少量的黑素小体，且没有活性。在老年白发中，黑素细胞罕见且多巴阴性或完全没有黑素细胞，毛球中无具免疫活性的酪氨酸酶抗原。然而，通过检测酪氨酸酶 mRNA，表明在外毛根鞘中可能存在无黑素的黑素细胞。毛囊中黑素细胞的数量减少导致头发变灰，可能与黑素合成中氧化还原调节作用缺陷有关，这一缺陷可能增加了色素细胞中某些代谢介质的自发细胞毒性。

2. 其他因素

（1）微量元素：头发中微量元素的含量不到 1/300，黑色头发中含有铜和铁，金黄色头发中含有较多的钛，红褐色头发中含有较多的铜、铁、钴。头发中镍含量逐渐增多时，头发就变成灰白，这可能是老年人头发变灰白的原因之一。

（2）年龄：不同年龄毛发颜色有一定差异，胎发无色素，白皮肤者毳毛也无色素，青春期后毳毛可有色素沉着。

（3）部位：不同部位体毛颜色有差异，睫毛通常最黑，头发通常比阴毛色淡，阴毛常呈微红色，某些个体可呈褐色，阴部下面及阴囊侧面毛发颜色较阴阜处色淡。除红头发个体外，腋部毛发红色最常见。

（4）日光：暴露部位的毛发可被阳光漂白，黑发首先变为红褐色，但即使强烈阳光照射也极少变为金色，棕色毛发可变为近白色。

七、毛发的颜色与眼色、肤色的关系

（一）毛发的颜色

毛发的颜色是由毛发皮质中黑素颗粒的种类和数量决定的。头发可有黄色、红色、棕色及黑色或白色等，与种族和遗传有关。发的颜色在人类并无生物学的功能，它不能保护发不受日光的损伤。黑素的颗粒有两种：真黑素和褐黑素。真黑素为深色素，为黑发及浅黑色发中的主要色素颗粒，褐黑素为淡色素（黄红色），多见于红发及黄发中，红发中几乎全部为褐黑素。白发完全不含黑素，其白色是由于其反射光线而产生的视觉效果。发的颜色可因年龄及某些疾病等因素的影响发生变化，如老年头发由黑变灰或变白，其发生的基础是由于毛球中酪氨酸酶活性逐渐丧失致黑素产生逐渐减少或完全不能形成。头发颜色的深浅和不同也与发所含微量元素有关。例如，黑发中含较多的铜和铁，金黄色头发中含有钛，红棕色的头发中含有铜和钴，含镍过多的头发可呈灰白色。黑发不会因受精神创伤而突然变白，因为黑素颗粒本身无生物活性而不会很快被破坏掉。

（二）眼色

眼色是指虹膜的颜色。眼色不仅由棕褐色的颗粒状黑色素数量多寡来决定，而且取决于色素在虹膜中所在的位置。虹膜为一环形的膜，位于角膜后方、晶状体前方，内含血管、神经、色素细胞及平滑肌等。虹膜本身由5层组织，即内皮、前缘层、血管层、后缘层和色素上皮层组成。色素存在于色素上皮层及后缘层中，也存在于血管层的结缔组织基质中。除白化病患者外，正常个体的虹膜后缘层及色素上皮层中总含有一定数量的色素。在前缘层及血管层中可能没有或仅含有极少量的色素，因此深层色素透过浅层组织而呈现蓝色或天蓝色等。如前缘层及血管层中具有色素时，则依据其数量的多寡而呈现黄色、褐色等。当色素分布不均时，则出现各种混合色调。总之，虹膜的多种多样颜色，不是由于含有不同种类的色素细胞，而是由于黑色素的多寡及分布情况而决定的。

（三）肤色

人类学的研究证明，各种肤色是由含黑色素的数量的多寡和分布状态（颗粒状或溶液状）来决定的，绝不是由不同种类的色素所造成。此外，肤色还和血液在毛细血管中的充盈状态、皮肤粗糙程度及皮肤湿润程度有关。肤色的个体差异不管有多大，也不管如何受外界环境条件的影响，种族间的差异总是极为有限的。因此，肤色是人族分类的最重要标志之一。

（四）肤色、发色和眼色之间关系

三者都是由一种色素——黑色素决定的，由于黑色素在皮肤、毛发和虹膜中的数量和分布状况不同，使这些器官呈现不同的颜色。在人类学上，毛发的颜色与眼色、肤色一样，也是区别种族的重要标志。毛发的颜色与眼色、肤色有密切的相关关系。就全世界范围来说，浅肤色人种常伴以浅的发色和眼色，而深肤色人种常伴以深的发色和眼色。例如北欧人，皮肤是白色的，头发是金黄色的，眼睛是碧蓝色的。而黑色人种，无论肤色、发色和眼色都是黑的。

八、不同部位毛发的特点

人体只有掌跖、指（趾）屈面、指（趾）末节伸面、唇红区、龟头、包皮内面、小阴唇、大阴唇内侧及阴蒂等处无毛发分布。头发是身体各部分毛发最长的一种，一般为

10～100cm，有时可达150cm，头发直径平均为75～100μm，头发的形状和硬度与它的横切面的形状和大小有关，一般来说，头发越硬越直，其横断面越圆，面积也越大，头发的密度与粗细及年龄均有关系。一般来说，头发越细密度越大，年龄越老则密度越小。发色受年龄健康状况影响颇大，中年以后，部分头发可变白。胡须较头发粗大，是人体最粗的发，毛干断面常近似三角形，平均直径12～159μm，胡须在族群间和地区间有很大的差别。以中国人来讲，西北地区的回族和维吾尔族等的胡须，一般比汉族和西南地区少数民族发达。胡须随年龄而变化，一般在40岁以上逐渐增多，至老年期则更发达。体毛的发达程度，总的来说跟胡须发达程度相适应，而且也有地区间的差异，体毛的发达程度，通常以胸毛的发达程度为标志。阴毛长度为3～6cm，呈S形弯曲或螺旋状，但也有直的，色黑褐、黄褐或灰白，毛干断面常呈椭圆形，平均直径男性99～125μm，女性105～150μm，男性阴毛密度呈正三角形分布，女性阴毛一般分为浓密型、适中型、稀疏型，阴毛呈倒立三角形分布。腋毛长度多为1～5cm，腋毛也多呈弯曲形，但较阴毛直，毛尖较钝，呈黑褐色、赤黄色或灰白色。毛干断面呈椭圆形，平均直径男子79～102μm，女子76～96μm，腋毛表面附着有腋大汗腺的分泌物，呈黏胶状。也有资料根据阴毛的分布范围及密集程度将女性阴毛分布分为5种：①倒三角形，此型阴毛密集，分布于耻骨区及大阴唇，呈典型倒三角分布，阴毛粗直。②无毛型，此型阴阜及大阴唇区基本无阴毛。③少毛型，此型阴毛极少，只在阴阜中央有少量分布，不能形成片状，阴毛多为细软毛。④条带型，分布于阴阜中央至大阴唇，呈条带状，阴毛粗直，排列密集。⑤稀疏型，阴毛分布范围较大，呈倒三角形分布，排列稀疏，阴毛多为卷曲毛。

眉毛和睫毛，平均长度为1cm，微弯曲，较粗大，毛尖突然变细，表面光滑，眉发的发达程度可分为3级：①稀少，眉毛不能完全盖住皮肤。②中等，眉毛几乎完全盖住皮肤，但眉间无毛。③浓密，眉毛完全盖住皮肤，眉间有毛，甚至连成一片。睫毛为上睑的睫毛较长而且根数较多，为 100～150 根，稍向上方卷曲，下睑的睫毛较短而且较少，为 50～70 根，并稍向下方卷曲，因此在闭眼时，上下睫毛并不互相交织，睫毛的色泽一般较头发黑，至老年也多不变白。睫毛在青春期比较长，从睫毛长出毛囊至生长成熟要用 10 周时间，再经过大约 5 个月之后即脱落。

九、毛发的美学观

毛发是人体的重要附属器，它能御寒、遮光、防摩擦，温血哺乳动物的毛又起着热的绝缘作用。人体毛发又是第二性征的表现，体现男性和女性气质，是重要的美容器官。所以，毛发的心理功能意义是无法估量的。在讲究健康和美的现代生活中，匀称健壮的身材，端庄美丽的容貌总是人们渴望拥有的。一头浓密乌黑而润泽的秀发，能给人以朝气蓬勃、奋发向上的感觉，可使人容光焕发且倍增风采。如果不注重毛发护养，使其过早脱落，外观稀疏干燥而枯黄，即使赋予时髦发式，也难使您容颜生辉。由此可见，头发在容貌美观方面占有多么重要的地位。头发健美的标志归纳起来应具备几个条件：整齐清洁皮屑少，外观乌黑有光泽，不粗不细不分叉，数量适中分布匀。为了保持头发质地优良，首要条件是保持身体健康，加强饮食中的营养，其次是经常进行合理的养护，注意防治头皮和毛发疾病。

第十二节　皮肤的线和纹

皮纹是指由皮肤表面很多自然的细小隆起和凹陷所形成的纹理。隆起的皮纹称为皮嵴，凹陷的皮纹称为皮沟或皱襞。皮嵴部常见许多凹陷的小孔为汗孔，是汗腺导管开口的部位。皮沟将皮肤表面分为无数三角形和菱形的皮野。

皮肤表面的纹理亦反映皮肤下面肌肉纤维的走向，这对临床外科手术中选择手术切口具有重要参考意义。不同部位的皮纹，其明显程度不一样，这些皮肤纹理都是由遗传因素决定的，个体之间均有差异，在法医学上有重要指导意义，对于某些遗传性疾病的辅助诊断亦很有帮助。此外，随着皮肤的老化，皮肤表面出现皱纹，使原来正常形态的面部发生变化，影响容貌的形态美。研究皮肤表面皱纹线对医学美容学有重要作用，因此，研究皮肤的纹理很有意义。随着人们生活水平的提高，人们越来越关注皮肤的健美，本节着重介绍与美容相关的皮肤纹理。

一、轮廓线

轮廓线是人体表不同器官不同部位之间交界处由于受光线折射不同，在人的视觉中产生的明显的分界线。在临床手术中，沿分界线切开，切口多不明显。临床上常用的轮廓线有发际线、唇线、眉周边、耳根、鼻侧缘及乳房下皱襞等。

二、皮纹与皮肤朗格线

人体皮纹走向线，与皮肤大部分弹性纤维的走行方向一致。1834年，Duputren偶然发现，用圆锥子穿刺尸体皮肤后，其伤口不呈圆形，而呈线状的裂缝，且裂缝的宽窄也不一样，皮肤菱形裂缝的长轴在不同部分呈固定的方向排列，将其连接起来便形成了皮纹。后来，维也纳解剖学家Langer重复了Duputren的试验，于1878年绘出了第1张人体皮肤裂线图，指出皮肤裂线的排列方向是依赖于皮肤真皮内纤维的排列方向，并经显微镜观察证实了这一点。后人称此线为皮肤朗格线。皮肤朗格裂线肉眼观察不到，即属于一种不可见的皮肤内特征。

关于朗格裂线产生的机制，Langer认为，皮肤张力决定了皮肤裂线的走行方向。许多研究证明，皮肤张力的产生和大小，是由真皮内结缔组织纤维，特别是胶原纤维的走向、排列和多少所决定。我国靳仕信等研究了胎儿颌面部的朗格线后发现，胎儿皮肤裂线的走行方向会随着胎儿的不断生长而不断发生改变，但胎儿出生之后则一直保持不变。因此认为，在胎儿时期，皮肤裂线方向不断改变是由于胎儿身体各部生长速度、各器官的大小比例和位置都在不断发生变化，致使皮肤张力也不断改变，从而使其皮内的胶原纤维走向重新排列。而胎儿离开母体出生后，肢体各部、各器官大小比例和位置均不再发生大的变化，真皮内纤维走向恒定，皮肤张力方向不变，皮肤裂线也就不再改变。

朗格线对手术的切口取向有重要指导意义。早在 1892 年，一位瑞士外科医生就提出，做外科手术时，切口应平行于朗格线。由于朗格线与真皮内胶原纤维和弹性纤维的走向基本一致，而且与皮下小动脉走向也一致，因此认为，沿朗格线向做手术切口，可最大限度地减少弹性纤维的切断量，皮肤的弹性回缩力较小，缝合时张力较小，切口愈合后，瘢痕增生也就不明显，外表美观，达到微创目的。但目前也有学者认为，朗格线的走向与胶原纤维呈不规则的交叉排列，二者之间存在着 39° 43′ 的夹角，朗格线下的弹性纤维走向呈与朗格线一致和垂直交叉两种方向排列。因此认为，不应按朗格线方向做切口，以免切断较多的纤维。宋连生等认为，应按皱纹线的走向做手术切口，因为皱纹线的走向与真皮内胶原纤维的走向一致，二者的夹角为 0°，且皱纹线下的弹性纤维排列与表皮垂直，这种切口对两种纤维均可做到只有少数被切断，因此伤口张力小，愈后瘢痕小。

三、皮纹与皮肤褶皱线

除张力线以外，皮纹还有因皮肤自然屈伸或表情肌反复地习惯性收缩所造成的皱褶，被称作皮肤褶皱线，比如颈部及颞颌关节等部位皮肤松弛所形成的褶皱，面部由表情肌反复和习惯性收缩形成的褶皱。皱纹线是皮肤衰老后出现的皱褶，随年龄增长而逐渐变深。皱纹是皮肤在生命过程中逐步形成和加重的，从某种意义上讲，皮肤的皱纹对人体健康和长寿并无大碍，然而，对于美容和人体外部形象却有着直接影响。因此，人们仍然希望了解皱纹的成因，以帮助解决皱纹出现的烦恼和问题。

一般皮纹和皱纹的方向是大致吻合的。由于面颈部皮肤薄而柔嫩，且面部皮肤是表情肌的止点，表情肌收缩时牵动皮肤，使面部形态出现丰富多彩的变化，所以面颈部的皱纹线最明显，常可见有呈条、带状的皱纹线。但面部表情肌多，功能复杂，故形成的皱纹线也较复杂而且不一。按其发生性质可分为自然性皱纹、动力性皱纹、重力性皱纹和混合性皱纹等4大类。

（一）自然性皱纹线

自然性皱纹线又称体位性皱纹，这种皱纹线是随体位的不同而出现的皮肤皱纹线。在人体，为适应肢体完成各种生理运动，凡是运动幅度较大的部位都有宽松的皮肤。这些充裕的皮肤在处于松弛状态时，即自然形成宽窄、长短和深浅不等的皱纹线，当皮肤被拉紧时，皱纹线随即消失，当体位发生改变时，皱纹线出现的部位亦发生改变，此纹与生理皮纹一致。

体位性皱纹均出现在关节附近，人出生时就已存在，并非皮肤老化表现，而是正常生理现象。例如颈部、肘部和膝部的横行皮肤皱纹线生来有之，随关节的屈伸状态的不同（即体位的不同），皱纹出现的侧别（前、后、内、外侧）和程度也不相同，但皱纹总是出现在皮肤松弛的一侧。随着人们年龄的不断增长，全身生理功能逐渐降低，皮肤弹性逐渐减退，纹间皮肤松弛，致使体位性皱纹线逐渐加深和增多，这就是皮肤老化的表现。如果出现在面颈部，会有碍于美容，严重时需进行整形手术，切除多余的皮肤。

（二）动力性皱纹线

动力性皱纹线的产生是由于面部表情肌收缩牵拉皮肤的结果。当表情肌收缩时，肌纤维缩短，牵引皮肤形成与肌纤维长轴相垂直的皮肤皱纹线。此线一旦形成，即使该部表情肌未收缩，皱纹线也不会完全消失。因此，动力性皱纹线的出现，亦为老化的征象。对个人来说，这类皱纹线出现的时间早晚和轻重程度均可不同，这常与个人的体质、情绪、工作环境等有关，瘦者或体弱者出现较早，胖者或体健者出现较晚，女性较男性出现要早。但经常夸张性的面部表情可以加速此类线的提早出现或程度的加深。若皱纹明显加重，则更应视为老化的表现之一。

动力性皱纹线的形成与表情肌相关，而表情肌数量多，结构精细，功能灵巧，各肌或肌群之间舒缩运动配合完美，从而使动力性皱纹线在形态和程度上也表现出多样性。额肌收缩是产生前额皱纹的主要原因，皱眉肌与眉间垂直皱纹的形成有关。眼周表情肌主要为眼轮匝肌，呈同心圆分布于眼周及眼睑。眼轮匝肌分为3部分：①睑部，环绕睑裂，主要作为眨眼，保持角膜湿润。②眶部，环绕眶部，主要作为闭眼，防止强光和灰尘进入。③泪部，作为扩大泪囊，使泪液流通。当3部分同时收缩时，可使睑部紧闭，并使皮肤出现皱纹。30～35岁之后，这些皱纹成为永久性皱纹，其中最为明显的是鱼尾纹。鼻周表情肌包括降眉肌、鼻肌和降鼻中隔肌。降眉肌是与额肌相绕的一小块肌肉，其从前额鼻根区下降止于鼻背区，与鼻根区的横形皱纹的形成有关。

（三）重力性皱纹线

多发生在骨骼较突出处和肌肉较多处，是由于骨骼萎缩、肌肉松弛和皮肤弹性减弱，皮下脂肪逐渐减少，在重力作用下，皮肤松弛下垂所致。重力性皱纹出现的时间较晚，多在40岁以后逐渐发生。随着年龄的不断增长，皮肤老化越来越严重，重力性皱纹线也越来越多和越来越深。所以，在正常情况下，重力性皱纹线的出现是老化的征象之一。但重力性皱纹线也会在体弱多病和重症营养不良的情况下出现，使皮肤呈现出"小老头""小老太"的征象，这种情况是病态，不应视为老化的表现。面颈部的重力性皱纹线有如下特点：在额部，由于颅顶骨（包括额骨）的萎缩，额肌和帽状腱膜松弛，额部皮肤弹性减弱而下垂所致的重力性皱纹线已融于动力性皱纹线，使额部皱纹加深。在眉部，当额肌和皱眉肌萎缩松弛时，眉间皮肤下垂可加重鼻根横纹。在睑部，由于皮肤薄，皮下组织疏松，脂肪较少，当眼轮匝肌和额肌（额肌的少部纤维交错止于眼轮匝肌）松弛时，上睑皮肤即逐渐下垂，形成"三角眼"，在下睑，还因眶隔萎缩，眶内脂肪疝出，致皮肤臃肿下垂，形成所谓"睑袋"。在颧、颊部，因颧骨萎缩和口周辐射状肌松弛，颊脂体缩小，致使颧、颊部皮肤一并下垂。由于口角皮肤较固定，故下垂皮肤在口角外侧明显臃肿，甚至与松弛的下颌皮肤共同形成"重下颌"。在颈部，由于皮肤本来就较松弛，随年龄的增长，颈部皮下组织和颈阔肌也逐渐萎缩，加之皮肤弹性下降，皮肤更加松弛下垂，特别在颈前部，常沿颈阔肌内侧缘形成两条纵行的蹼状皮肤皱褶，俗称"火鸡颈"，此皱褶可从下颌下缘下垂至胸锁关节处。

（四）混合性皱纹线

是上述多种原因造成的，产生机制较复杂，其典型表现是鼻唇沟皱纹和口周皱纹。

四、面部皱纹线与朗格线的区别

过去多认为朗格线与皱纹线是一致的。长期以来，一些教科书和参考书也对皱纹线和朗格线的描述混淆不清，概念模糊。近来研究表明，二者是完全独立的两种线，不能混为一谈。实际上，皱纹线和朗格线各自产生的机制和表现形式都是不同的，是各自独立、互不相干的两个概念。

在面部，朗格线的走行方向与表情肌收缩的合力方向基本上是垂直的，它与弹性纤维和胶原纤维的走行方向一致。额部、眉间、颧颊部和上、下唇部的皱纹线与朗格线走行基本一致，而鼻背部皱纹是纵行，朗格线是横行，外眦部皱纹变异较大，约 24％ 与朗格线一致，62% 与朗格线不一致，约有 8％ 皱纹走行无规律，6% 无皱纹。

五、皱纹与皮肤等级

可以根据皮肤的皱纹，来判断皮肤的老化情况，对皮肤进行等级分化。在 Glogau 对皮肤老化分级的基础上，将皱纹与皮肤的老化分为 3 个等级。

1 级的标准：面部肌肉活动时可见细而浅的皱纹，活动停止皱纹也随之消失，有轻微的弹性组织变性、轻度结构改变和皮肤纹路轻度加深。

2 级的标准：面部肌肉不活动时已能看到皱纹，当牵拉和伸展皱纹两侧皮肤时皱纹消失，有中度的弹性组织变性（在光线直射下有可见的半透明黄色丘疹）和轻度皮肤色素异常。

3 级的标准：静止时有大量轻到中度的深皱纹，活动时有非常深的皱纹，有严重的弹性组织变性（光线直射下有密集的黄色丘疹，触诊有粗糙感），有较多的色素异常病变。轻度的皱纹通过保养可恢复，而对重度皱纹只有利用医学美容手段，才能缓解。

六、手纹与脚纹

肤纹是真皮乳头层中真皮乳头突向表皮生发层而表现于手掌和脚底皮肤表面的波浪状凹凸皱襞。一般地说，肤纹包括手纹和脚纹。手纹包括指纹、指节纹和掌纹，脚纹包括趾纹和蹠纹。肤纹具有以下特性：①稳定性，从胚胎 6 个月时，肤纹就已经完全形成，此后肤纹的基本特征终身不变，而且病理的以及人体外界机械的、热的因素，除非极其严重，均不能引起肤纹的显著改变。②特异性，大量的实际观察和理论研究表明世界上不存在两个指纹完全相同的人。③遗传性，人类遗传学的研究证明肤纹的某些基本结构是遗传的，而且有的具有较强的遗传性。由于手纹和脚纹具有这些特性，因而在人类学、医学、遗传学研究及司法部门获得广泛的应用，特别是其中的指纹，由于采集方便而备受重视。

（一）手纹和脚纹的采集

较常使用的为油墨拓印法，首先以胶辊在调墨板上调好油墨，使胶辊表面均匀地蘸上一薄层油墨，然后再滚印在捺印板上，需捺印的手或脚先在捺印板上轻轻按下，以均匀地涂布上油墨，最后在拓印纸上印下肤纹。这是一种常用而方便的拓印方法。此外还可使用无墨拓印法采集，如印相纸法等，但操作复杂，不适宜大规模采集，因此不常被研究者采用。

（二）指纹

指纹系指手指末指节掌面的嵴纹，指纹各不相同，并终身不变。指纹具有重要的法医学意义。

1. 指纹的基本特性： 指纹形成较早，胚胎 3～6 个月时，表皮隆线逐渐形成，到第 6 个月时指纹全部形成。外力或病理因素破坏真皮乳头深部的皮肤时，指纹可被破坏。接触石灰、石膏以及清洗盘碗和洗刷工作者，因经常与这些碱性物质或水接触，指纹的隆线变得模糊、中断，但指纹的花纹类型仍可辨认。一旦脱离此项工作，又可显现出清晰指纹。麻风病人的皮肤可有不同程度的破坏，若损坏较轻、表浅，则原有的皮纹特征仍旧保存；如果病损较深，受累处皮肤可产生永久性改变。若将手指置于 X 线下照射，暴露时间过久，可导致同样的损害。此外，腐蚀剂以及创伤，如果损害不深，不足以破坏乳头，则不产生永久性改变。切伤和挫伤可使指纹隆线部分产生不同程度的变化。

由于指纹具有极高的特异性，在现代社会还可以用来作为个人身份鉴定识别的标志。此外指（趾）纹排列若完全不符合正常排列，即提示染色体或胚胎发育可能出现异常，应加以注意。对于指纹异常的人，可做进一步检查以确定为何病，并能在早期发现某些遗传异常，如先天愚型（DOWN 综合征）或子宫中病毒或感染产生的畸形（如风疹病毒感染）等。

2. 指纹的分类： 根据指纹中央区的纹线（又称内部纹线）排列的情况，形成弓形、箕形纹、螺形纹、曲形或混合形（杂形）等，据此可将指纹分成弓形纹、箕形纹和斗形纹三种基本类型。在此三种基本类型之下，又有多种不同类型，如平弓、帐弓、真斗、双箕斗、复合斗等。

（1）弓形纹，由平行的弓形嵴纹组成，纹线由指头一侧开始做弓形隆起走向他侧，无三叉点（由皮肤纹理行走方向不同而形成的小三角形区）。由于弓形纹线弯曲的程度不同又分为：①弧形纹，其特点是弓形线中部轻微隆起，②帐形纹，中部突起特高，如尖山状，中央有尖角或垂直线。

（2）箕形纹，又称蹄形纹，嵴纹从一侧发出后向上弯曲，又转回到原来一侧，形似簸箕，有一个三叉点。根据箕口的方向又可分为两种：箕口对着小指者为正箕，箕口对着拇指称反箕。

（3）斗形纹，又称蜗形纹。中心区纹线由 1 条以上的环形线或螺形线、曲形线所组成，可分为：①环形纹，嵴纹走向呈同心圆环状。②螺形纹，嵴纹走向呈螺旋形状。③束形纹，中心有环或螺形结构，纹线呈椭圆形，向外延伸似束状。④绞形纹，由两组箕形纹组成，两箕头互相绞着，箕口方向相反，各有一个三叉点。⑤偏形纹，两个箕形纹的箕头重叠倒装，两箕纹线向同一方向延伸，亦有两个三叉点。⑥变形纹，由箕形纹和斗形纹混合组成，结构奇特，具有两三个或三个以上三叉点。其中④⑤又称双箕斗。

3. 指节纹： 除末节指节外，其他各指节的掌面嵴线均为指节纹。指节纹基本形态有 4 种，即直线形、钩形、波形和弓形。由这 4 种基本形态构成了几种复合类型，如角形、弓角形、双角形、双弓角形、双弓形、罩形、羽毛形和偶然形等。

4. **掌纹**：掌纹是手掌面的嵴纹。

5. **趾纹和蹠纹**：趾纹是表现于脚趾末节蹠面的嵴纹。趾纹通常分成 4 种类型，即弓形纹、腓侧箕形纹、胫侧箕形纹和斗形纹。弓形纹包括平弓和帐弓。斗形纹可分成真斗、双箕斗和复合斗。这种分类方法是与指纹相对应的，其基本结构与分析方法也与指纹相同。蹠纹是脚掌蹠面的嵴纹，由于脚掌蹠面上有较多的三叉，所以花纹更加复杂。

第十三节　皮肤的生理功能

皮肤的生理功能主要包括屏障作用、调节作用、自稳作用及免疫功能。人体皮肤处于开放的环境中，外界环境的许多物质都能直接与人体皮肤接触，所以皮肤正常生理功能的发挥对健康非常重要。

一、屏障作用

广义的皮肤屏障功能不仅仅指其物理性屏障作用，还应包括皮肤的色素屏障作用、神经屏障作用、免疫屏障作用及其他与皮肤功能相关的诸多方面。从细胞分化和组织形成的角度来看，皮肤的物理性屏障功能不仅仅依赖于表皮角质层，而且依赖于表皮全层结构，从生化组成和功能作用方面来讲，表皮的物理性屏障作用不仅和表皮的脂类有关，也和表皮的各种蛋白质、水、无机盐以及其他代谢产物密切相关，这些成分的任何异常都会影响皮肤的屏障功能。狭义的皮肤屏障功能常指表皮尤其是角质层的物理性或机械性结构，此处仅对此进行重点讨论。

（一）对机械性损伤的防护

表皮有一层致密的组织细胞形成角质层，角质层细胞致密连接，对外来刺激有防护作用。真皮主要由胶原纤维和弹性纤维等构成，真皮下方是富有弹性的皮下组织，这样的结构使得整个皮肤组织既坚韧又柔软，具备一定的抗拉性和弹性，在短期外力如压力、摩擦、牵拉等刺激后仍能保持完整，在外力解除后又能较迅速地恢复原状。真皮的坚韧纤维组织能抵抗牵拉作用。皮下组织中有柔软的脂肪，可缓冲外界给予的冲击力。而长期机械性刺激又可使皮肤产生保护性增生，如见于足跖部的胼胝质形成等。

（二）对物理性损伤的防护

皮肤角质层对光线有吸收和反射作用，使人体免受外界光线的损伤。角质层不仅能反射光线而且能吸收短波紫外线，棘细胞和基底细胞能吸收长波紫外线，但主要是其所含的黑素颗粒发挥作用。表皮的角质层可将大部分日光反射回去，也可滤去大部分透入表皮的紫外线。日晒后角质层增厚，就是皮肤对紫外线照射的自然反应。角质层较薄的部位，或新近愈合的创伤经日晒后容易发生红肿及刺痒。正常表皮细胞各层交错排列，可使透入表皮的紫外线发生散射，减轻直接照射造成的损害。表皮中的黑色素对紫外线有较好的吸收和遮断作用，故颜色较深的皮肤比较白的皮肤对紫外线和日光有较好的耐受性。作为人体对紫外线的防御机制，黑素细胞在受到紫外线照射后会产生更多黑素，亦是人体对外环境适应性生理反应的一个表现。

皮肤角质层含水分较少，电阻较大，对低压电流有一定的抵抗力，故皮肤干燥时不易受电击。皮肤在吸水后导电性能明显上升，电阻减小，易遭受电击。皮肤也能在一定程度上防御热损伤。角质细胞不易传热，受热以后，皮肤血管扩张，血流增加，可加大散热能力。如果外界温度过高，达45℃~55℃时，皮肤就可受伤，随温度升高受伤程度亦加重。此外，在气温约20℃时角质层含水量为10%~20%，寒冷季节因角质层含水量下降故而易发生皲裂。

（三）对化学性损伤的防护

人体皮肤角质层呈酸性，棘层呈弱碱性，故而对酸性和碱性物质均有一定的缓冲作用，再加上角质形成细胞的胞膜、胞质及紧密的桥粒连接及细胞内的角蛋白都对化学物质构成了一定的屏障作用，当然这种屏障作用是相对的，任何原因引起的表皮细胞损伤或细胞间连接被破坏都将大大削弱它对化学性物质的屏障作用。皮肤表面的角质层可防止水分及化学物质的侵入，皮肤分泌的皮脂能防止化学物质的侵蚀。通过放射性核素示踪观察化学物质对真皮的渗透作用，结果表明：越在角质层的浅部，渗透量越多；越到深部，渗透量越少，故整个角质层对防御化学物质的渗透均起很重要的作用。掌部的角质层可厚达 0.5mm 以上，与眼睑部相比（仅 75～150μm）明显增厚，因此抵御化学物质侵蚀的能力也显著增高。

（四）对生物性损伤的防护

首先是致密的角质层及角质形成细胞间借助桥粒连接，可机械性地阻挡部分微生物的入侵。其次是因为角质细胞处在一个不断更新脱落过程中，可排除某些微生物，皮肤表面弱酸性环境及干燥不利于微生物的生长及繁殖，正常皮肤表面一些常驻真菌和细菌互相拮抗，甚至它们还能产生一些抗菌物质来抑制致病微生物的繁殖。研究发现，皮肤表面的一些常驻菌，如痤疮短棒菌苗、糠秕孢子菌具有产生酯酶的特性，能将皮脂中的三酰甘油分解，产生非酯化脂肪酸，而这些非酯化脂肪酸不仅可以润泽皮肤，而且对某些致病性真菌和细菌还能发挥一定程度的抑制作用。

（五）防止体内营养物质的散失

前面已经提到角质形成细胞的致密结构及紧密连接等对外界化学物质的入侵具有一定的屏障作用，同样也可以更好地避免和防止体内营养物质的丧失，这对人体器官正常功能的发挥无疑具有更重大的意义。

（六）限制体外物质的透入

体外有害物质、药物等经皮肤吸收均通过以下途径，即通过角质层细胞、角质形成细胞间隙、毛囊、皮脂腺及汗腺4个部位。但通过角质层细胞吸收是最主要的途径。角质层越厚，吸收作用越差，所以阴囊皮肤通透性最强，而手掌则除水分外大多数物质均不能透过。研究显示，因细胞中含有的蛋白质可吸收水分，故水溶性物质可通过蛋白质吸收，而脂溶性物质主要通过细胞膜脂质进入人体，因而只是吸收方式不同而不能单独理解为对脂溶性物质不通透。另外，因为角质层细胞处于一个不断更新的动态过程中，加之外界条件如湿度、温度等不断发生着变化，故在不同的时间环境条件下，这种限制外界物质透入的功能大小是不同的。另外，值得提及的是，过去认为的新生儿及婴儿比成年人皮肤通透作用强已被否定。实际上是物质的浓度愈大，接触时间愈长，透皮吸收的量将愈大，但亦应具体情况具体对待。

二、调节作用

（一）体温调节

人体的体温是相对恒定的，只有相对恒定的体温才能保证人体各脏器功能的发挥。而人体又处于一个不断变化的外界环境中，故而体温的调节显得尤为重要。这种调节是通过很多脏器功能协调来完成的，而皮肤的作用仅仅是一个方面。人体的散热作用主要有以下几种方式：辐射、蒸发、对流及传导。在正常室温下（15℃～20℃），当机体静坐裸露时，其热量散失的大致比例如下：辐射约占60%，蒸发25%，对流12%，传导至其他物件仅有3%。

皮肤血管的解剖结构显示皮肤的动脉在乳头下层形成了丰富的动脉网，还有它的毛细血管异常弯曲，以及丰富的静脉丛形成，再则在耳、鼻、手、足、唇等末梢部位存在的丰富的血管球等结构特点，决定了皮肤的血流量可以起很大的变动。当外界温度或由于疾病导致体温升高时，皮肤及内脏的感觉神经末梢产生的神经冲动和血液温度作用于下丘脑的体温调节中枢，使交感神经紧张性下降，皮肤血管扩张，血管球体关闭，流经皮肤的血流量大大增加，通过增加热辐射、传导、对流以及汗液蒸发而带走大量热量，从而不致使体温升高过快。相反，当外界温度降低时同样通过上述途径使交感神经紧张性增加，皮肤血管收缩，血管球体开放，流经皮肤血流量大大减少，从而使皮肤热辐射、对流、传导减少，汗液蒸发下降，达到了保温的目的。夏季出汗多、冬季出汗少就是这个道理。当然，这种调节是有限度的，过高的外界温度或某些先天性汗腺发育不良的疾病都可因体温调节障碍而出现体温异常升高，夏季易中暑就是一个例子。

（二）感觉作用

皮肤中感觉神经及皮肤黏膜中的神经末梢感受器可将外来刺激传至大脑皮质中央后回而产生痛觉、触觉、压觉、热觉、冷觉等感觉，并通过神经反射，保护机体免受外界的不良刺激。感觉神经的神经末梢和特殊感受器广泛分布于皮肤中，可以感受体内外各种刺激，引起相应的神经反射，维持各种内外环境的相对稳定，以维持身体的健康，通过皮肤温度感受器调节体温就是一个例子。感觉的定位因不同个体而有差异，一般而言，触觉的定位较其他类型感觉更准确。另外，值得指出的是，感觉也有适应性和后感觉现象的存在，前者指的是刺激未消退时感觉可消退，最常见的是对冷热的适应，而后者指的是刺激停止后感觉仍持续一段时间的现象。

痒觉是皮肤的一种特殊感觉，一般认为皮肤浅部的神经末梢受到刺激时可产生痒感，腋窝、足底等部位对痒觉较为敏感。很多皮肤病的自觉症状表现为瘙痒，瘙痒是皮肤或黏膜的一种引起搔抓欲望的不愉快的感觉。其产生的机制仍不清楚，有人认为痒和痛由同一种神经传导，或痛的阈下刺激产生瘙痒。皮肤的某些变态反应产生的痒感可能为体内外各种刺激引起组胺和激肽等化学介质增多的缘故，但也有人认为激肽或某种溶蛋白酶可使表皮细胞或神经末梢释放某种致痒物。另有人认为表皮细胞、毛细血管内皮细胞、细菌或真菌等微生物可以释放出内肽酶而引起皮肤发痒。此外，内脏有疾病时，也可引起体表某个部位的疼痛，称为牵涉痛。总之，皮肤的感觉作用对人体适应外界环境的各种变化具有重要的意义，丧失这些能力则人体很难回避外界不良刺激和伤害。

（三）吸收作用

皮肤表面有一层由氨基酸、尿酸、尿素、乳酸、氨、脂肪酸、固醇类、磷脂类、多肽类等物质构成的薄膜。可以妨碍对外界物质的吸收，但皮肤并不是绝对严密而无通透性的组织，某些物质可以选择性地通过皮肤，而被真皮吸收，一般有3条途径：①透过角质层细胞膜进入角质层细胞，然后通过其他各层吸收。②大分子及不易渗透的水溶性物质只有少量可以通过毛囊、皮脂腺和汗腺导管而被吸收。③少量物质可通过角质层细胞间隙渗透进入人体。皮肤虽然具有防护功能，但还是可以通透一些物质。这也是外用药物治疗皮肤病的基础所在，吸收方式前已述及，这里主要是指影响皮肤吸收作用的因素。

1. 不同部位角质层厚薄不一，故不同部位吸收能力差异也很大，一般按吸收能力大小次序排列为：阴囊吸收能力最大，其次为前额、大腿内侧和屈侧、上臂屈侧、前臂等，掌跖吸收能力最小。黏膜无角质层，吸收能力强。皮肤受损伤时，屏障作用减弱，吸收能力加强，外用药物治疗时，应多加注意。此外，外界物质通过充血、发红及血管扩张的皮肤可能比通过正常皮肤较容易。

2. 浸渍发生时皮肤吸收功能增强，这也是封包治疗的理论基础。患者处于脱水状态时，皮肤角质层水合程度降低，外用药物吸收减少。环境温度越高，湿度越大，皮肤越易吸收。皮肤在完整状态下只能吸收很少的水分和微量气体，电解质吸收量则更少，水溶性物质，如B族维生素、维生素C、葡萄糖等不易被吸收，而脂溶性物质如维生素 A、维生素 D、维生素 K、糖皮质激素等可经毛囊、皮脂腺而被吸收。油脂类物质吸收较好，其中羊毛脂吸收最强，其次分别为凡士林、植物油及液状石蜡。某些物质如汞、铅、砷等的化合物可能与皮脂中的脂肪酸结合成脂溶性物质而易被皮肤吸收，这一点应引起注意。皮肤科外用疗法中常使用一些增加皮肤渗透性的物质来增加对药物的吸收作用，如二甲基亚砜、丙二醇、氮酮、氯仿等。外用药物中有时也添加表面活性剂，其主要作用是湿润、乳化和增湿，湿性药物与皮肤接触更紧密，从而可以增加吸收率。另外值得一提的是，药物剂型同样影响其吸收，一般的硬膏和软膏吸收最强，其次为霜剂，水剂和水粉剂则很少被吸收。

（四）分泌及排泄作用

皮肤的分泌主要通过汗腺，而排泄主要通过皮脂腺来完成。

1. 小汗腺的分泌作用：汗腺的分泌活动主要受交感神经调节，同时又受体液调节，在正常室温条件下仅部分小汗腺有分泌功能，大部分处于休眠状态，此时没有出汗的感觉，称为不显性出汗。当外界温度处于 30℃ 以上，分泌性小汗腺明显增多，人体亦具有出汗的感觉，称为显性出汗。

人体的自主神经系统和视丘下部温度调节中枢支配着汗液的分泌。感觉神经及血液温度升高将热信息传至中枢神经，引起中枢神经兴奋，传出的神经冲动由脊髓灰质侧角中的神经细胞接受后，经节前纤维传至交感神经节，然后由节后纤维传至汗腺，神经末梢释放出化学介质刺激汗液的分泌。汗液排出后可与皮脂结合而形成乳状脂膜，起到保护皮肤的作用。因汗液呈酸性，故而可抑制某些细菌生长，更为重要的是前面述及的通过汗腺分泌来调节体温，即汗液分泌主要受体内外温度变化的影响。当然，在大脑皮质活动性增加，如兴奋、恐惧时也可出现发汗增多，称为精神性发汗，食用辛辣刺激性食物时出汗亦可增加，称味觉性发汗。

2. 大汗腺的分泌作用：大汗腺常见于腋窝、腹股沟、阴部等处，分泌物中除水分外可有脂肪酸、中性脂肪、胆固醇和类脂质。大汗腺（顶泌汗腺）的分泌晨间较高，而夜间较低，有少数人大汗腺可分泌一些有色物质，呈黄、绿、红、黑等颜色，临床称为色汗症。腋窝的大汗腺分泌物经细菌分解后产生特殊的臭味，叫狐臭。虽然大汗腺分泌在情绪激动时有所增加，但其与神经纤维是否直接联系尚未确定，在调节体温中作用不大，对人类的真正意义尚不十分清楚。

3. 皮脂腺的排泄作用：皮脂腺分泌直接受到内分泌的调节，与神经并无联系。雄激素和肾上腺皮质激素可促进皮脂腺增生，分泌增加，而雌激素则作用相反。皮脂腺的排泄物皮脂是多种脂类的混合物，包括三酰甘油、蜡酯、鲨烯、胆固醇脂、胆固醇和非酯化脂肪酸等。皮脂初次分泌后，其中并不含有非酯化脂肪酸，主要是由三酰甘油经皮肤表面痤疮短棒菌苗及糠秕孢子菌产生的酚酶分解形成。皮脂具有三方面的作用，一方面，它可以抑制皮肤表面某些细菌的繁殖，另一方面，润泽皮肤防止干裂，再者其所含的非酯化脂肪酸参与了痤疮的发生。

皮脂腺分泌皮脂，受年龄和性别的影响。新生儿因受体内雄激素的影响，皮脂分泌较多，随着体内此种激素的减少，皮脂分泌也逐渐减少。青春期后，性腺及肾上腺产生的雄激素增多，皮脂腺增大，皮脂分泌增多。妇女停经后皮脂分泌减少。皮脂腺分泌的皮脂中含有油脂、软脂、脂肪酸及蛋白质，也含有少量的 7- 脱氢胆固醇，其通过紫外线的照射转变成维生素 D 而吸收入体内。

皮脂的排出受两种因素影响，首先皮脂在皮脂腺内积聚，使导管内压力增加，从毛囊口排出。但皮脂排到皮肤上与汗液和皮肤表面的水分形成一层乳化膜，乳化膜的厚度和皮脂的黏稠度，可以产生抗皮脂排出的反压力，这两种压力的相互作用，影响皮脂排出。若去除皮肤表面的皮脂，数小时后，又可见新的皮脂排出。皮脂黏稠度与皮肤和外界温度有关，温度越高，皮脂黏稠度越低，也越容易排出。皮脂腺越丰富的部位，如面部、头皮、胸背部，皮脂的分泌量就越大。

（五）反馈作用

主要表现在 2 个方面。

1. 对外界环境改变的信息反馈：如前面已述及的外界各种理化因素、生物学因素的不良刺激，都可以通过皮肤提供反馈信息，使人体免受再伤害。

2. 对内环境变化提供反馈信息：有许多内脏系统疾病都可能出现皮肤改变，如白血病时可出现皮下出血，恶性肿瘤患者出现黑棘皮病等，有时往往成为首发表现，常常能给临床诊断提供很重要的信息。

三、自稳作用

皮肤的自稳作用是指皮肤保持自身正常生理稳定状态的能力。

（一）细胞分裂增殖

各种细胞固有的分裂速度是维持自稳状态的前提，正常情况下，表皮基底细胞约 50% 进入分裂象，表皮更新时间为41～75 天，当异常情况出现时，根据作用的时间强度，皮肤做出相应的调节，一方面有可能恢复到原来状态，另一方面重新产生新条件下的平衡或者出现皮肤疾病的发生。短时间小量紫外线照射（如从温带地区移至亚热带或热带地区短期滞留）后皮肤黑素细胞产生黑素增加，皮肤色泽加深以抵御紫外线对人体可能造成的伤害，而重新回到原来的生存环境后皮肤又会慢慢恢复到以前状态。但如果紫外线辐射过于强大，往往又易诱发皮肤癌变。

（二）修复创伤

人体处于复杂的外界环境中，难免受到各种物理、化学和微生物学的损伤，一旦创伤发生，则细胞外液渗出或血液渗出于创面，后者亦可启动外源性凝血机制使局部血液凝固，加之流动空气的干燥作用或外用药物等使创面有痂皮形成，一方面可暂时替代缺损组织，另一方面亦可发挥有限的屏障作用，一旦新生组织形成，则痂皮会自行脱落。是否有瘢痕的形成完全依赖于损害的深度，如果创伤造成基底细胞全部破坏，则修复主要由真皮结缔组织增生完成，同时亦会有瘢痕产生。瘢痕组织虽然不如正常皮肤结构致密，但毕竟维护了皮肤的完整性，同时亦可发挥有限的保护作用。

（三）皮脂在自稳中的作用

前面已经提到，皮脂可与表皮表面的水分结合形成乳状脂膜，具有润泽皮肤毛发的作用，另外还可防止水分的蒸发。皮肤中的非酯化脂肪酸可发挥抑制微生物生长的作用。过频的洗涤或接触碱性物质可使皮肤表面皮脂减少，水分丧失，而易使皮肤干燥甚至皲裂。

四、免疫功能

皮肤是机体免疫系统的重要组成部分之一。许多皮肤病的发生和发展都有免疫学的参与。随着对皮肤免疫功能的研究深入，人们逐渐认识了各种与免疫相关的细胞与分子。

（一）与皮肤免疫系统有关的细胞

1.角质形成细胞在表皮中占主导地位，能表达 MH-Ⅱ类抗原，并能产生多种细胞因子，其中主要有 IL-1、IL-6、IL-8、IL-10、IL-12、TNF-α 等，在皮肤局部免疫中发挥重要作用。此外，角质形成细胞尚具有类似于巨噬细胞的吞噬功能，能粗加工抗原物质以利于朗格汉斯细胞的摄取。

2.皮肤淋巴细胞主要为 CD4+，其次为 CD8+ 淋巴细胞，主要分布于真皮乳头毛细血管后小静脉丛周围，通过白细胞介素的作用分化成熟参与免疫反应。

3. 朗格汉斯细胞主要起摄取处理和呈递抗原的作用，也能分泌细胞因子，能调节淋巴细胞的迁移，同时参与多种免疫过程，如免疫监视、免疫耐受、移植排斥等。

4. 血管内皮细胞参与血管内外物质交换及合成、分泌、炎症、损伤修复等过程，在皮肤病发病和恢复中占有重要地位。

5. 肥大细胞位于真皮乳头血管周围，表面有 IgE 的 Fc 受体，能与 IgE 结合参与 I 型及 IV 型变态反应的发生。

6. 巨噬细胞主要位于真皮浅层，参与处理、调节和呈递抗原，在炎症修复中具重要作用。

7. 真皮成纤维细胞可产生大量次级细胞因子以维持皮肤免疫系统的自稳状态。

（二）与皮肤免疫系统有关的分子物质

1. **细胞因子**：包括由角质形成细胞、朗格汉斯细胞、淋巴细胞、血管内皮细胞、巨噬细胞及成纤维细胞等产生的多种细胞因子，在细胞分化、成熟等方面发挥巨大作用。

2. **免疫球蛋白**：皮肤表面分泌型 IgA 在局部免疫中通过阻抑黏附、溶解、调理、中和等参与抗过敏及抗感染过程。

3. **补体**：通过溶解细胞、吸附、杀菌、释放过敏毒素等发挥免疫作用。

4. **神经肽**：皮肤神经末梢受外界刺激后可释放神经肽参与局部免疫细胞趋化及炎症反应。

第八章
各年龄段及男女皮肤性质与特点

第一节 各年龄段皮肤特征与内分泌的关系

1. **儿童期（0～10岁）**：男、女无明显差别（血中雄激素水平很低），可使用任何皮肤的保养品，特别是含动物油脂较多的，因儿童内分泌系统尚未完全成熟及发育，皮肤吸收能力差，保养品只是在皮肤表面起保护的功能。

2. **青春期（10～20岁）**：男、女性激素大量分泌，第二性征发育。男性喉结突出，声音变粗、肌肉发达，由于雄激素的关系，皮脂腺增大到成人大小，分泌旺盛，若保养清洁不当，容易发生青春期痤疮，发生率为女性的4～5倍。一些容易患痤疮的女性雄性激素也略有增高。此期间，应首先注意清洁保养，避免紧张，保证睡眠。

3. **成人期（20～30岁）**：各器官发育成熟，内分泌达到高峰，是皮肤最成熟、光滑、滋润的时期，此时应注意清洁、滋润及保养。

4. **壮年期（30～45岁）**：这期间皮肤水分逐渐流失，胶原、弹性纤维逐渐减退。女性尤其要注意，因为这时女性结婚、生育，体内内分泌变化较大，激素分泌容易紊乱，皮肤易出现黑斑、老化现象。

5. **更年期（45～55岁）～老年期（55岁以上）**：此期尤以女性变化为大，大多数妇女45～50岁之间绝经，绝经过程需要2～3年，就身体而言是开始衰老的时期，雀斑和皱纹开始增加，白发开始增多，皮肤敏感，透明感消失，呈现干燥状态，脂肪开始蓄积，有些人出现双下巴或产生较深的皱纹，因此这时应特别注意按摩、滋润，同时注意清洁、保养，以延缓皮肤的老化速度。

第二节　婴幼儿（新生儿）时期皮肤的特点

婴幼儿皮肤呈粉红色，因其真皮层血管丰富，毛细血管充血所致。初生婴儿皮脂腺功能旺盛，皮脂覆盖在全身皮肤的表面，尤其面部、前胸、头皮最多，起着保护、乳化、抗菌和生物调节的功能。婴儿皮肤含水量比成年人高，吸收外界水分的能力强，但是由于屏障功能的不完善，水分挥发也快，更容易干燥。婴幼儿皮肤角质层尚未发育成熟，容易摩擦受损，这一方面主要是因为表皮和真皮的结合区发育不完全，层与层之间黏合力弱，表皮容易剥脱，在外力作用下容易出现缺损。另一方面婴儿的皮肤薄，仅有成人皮肤 1/10 的厚度，表皮是单层细胞，真皮中的胶原纤维少，缺乏弹性，易被外物渗透，也容易因摩擦导致皮肤受损。

婴儿皮肤发育不完全，仅靠皮肤表面一层天然酸性保护膜来保护皮肤，防止细菌感染。新生儿的皮肤 pH 接近中性，即为 7。出生后 1 周内，由于角质层细胞生成的磷脂酶 A_2 使皮肤逐渐酸化，皮肤的 pH 降低至成人水平的 5.5～5.9，甚至更低。然而，皮肤表面的正常酸化有赖于角质层的完整和皮脂的保留，因此，婴儿皮肤不像成年人那样可以中和外界的碱性物质，而是更加脆弱，对于同样量的洗护用品中的化学物质，婴儿皮肤的吸收量要比成年人多，同时，对过敏物质或毒性物质的反应也强烈得多。婴幼儿皮肤感觉能力不平衡，新生儿的痛觉已经存在，但相对于触觉、温度觉来说就不太敏感，尤其在躯干、腋下等部位。由于神经传导不够准确，痛刺激后会出现泛化现象，也就是说不能够准确感觉到疼痛的部位，表现为反应迟钝。

婴儿皮肤的汗腺及血液循环系统还处于发育阶段，体温调节能力远远不及成年人，新生儿的温度觉比较敏锐，他能区别出牛奶的温度，温度太高太低他都会做出不愉快的反应，而母乳的温度是最适宜的，所以新生儿吃母乳时总会流露出愉快、满足的表情。新生儿对冷的刺激要比热的刺激反应明显，受环境的温度影响很大，需要给予适当的保暖。新生儿的触觉有高度的敏感性，尤其在眼、前额、口周、手掌、足底等部位，而大腿、前臂、躯干处就相对比较迟钝。婴幼儿皮肤的色素层单薄，皮肤黑色素生成很少，很容易被阳光中的紫外线灼伤。婴幼儿皮肤抵抗力差，自身的免疫系统尚未完善，抵抗力较弱，因此较容易出现皮肤过敏如红斑、红疹、丘疹、水疱甚至脱皮等。

新生儿皮肤被覆细长的毳毛，早产儿尤为明显。不久，毳毛脱落，代之以终毛。在胚胎期，人体毛周期和大鼠、小鼠一样，虽部位不同，但其活动状态为同步，出生后也一样，同步进入休止期而脱落。脱落后，头部则成为具有毛髓质和毛皮质的终毛，发际逐渐明显。身体其他部位以软毛作为终毛，其性状类似胎毛，受性激素调控的部位进入青春期后形成终毛。新生儿骶部、臀部皮肤通常会出现黑青色、青灰色、灰蓝色为主的色素斑，称骶部色素斑，也称蒙古斑。蒙古斑在出生后1～2年逐渐消失，但也有到成年时期还存在。蒙古斑发生原因为皮肤深层堆积了许多纺锤状或星状色素细胞所致。

第三节　儿童及青春期皮肤特点与男女皮肤的区别

儿童期皮肤在总体形态结构和外观状态上明显异于婴幼儿，随其年龄增长，黑素细胞活化，黑素增加而皮肤略呈棕色。由于纤维成分增多，皮肤更为坚实。但于儿童期内，皮脂腺的功能活动暂时减弱，大汗腺尚不显示功能活动。

青年期的少男少女正处于生长发育的迅猛阶段，皮肤也开始发生变化，进入青春期后，皮脂腺分泌旺盛，角质形成细胞增生活跃，真皮胶原纤维也开始增多，并由细弱变为致密，因此，这个时期的皮肤状况最好，皮肤显得坚固、柔韧、柔滑和红润，特别是少女，由于卵巢分泌的雌激素增加，使得皮肤格外柔嫩、光滑、富有弹性。但是，由于青春期性激素分泌增加，皮脂腺分泌旺盛，且阻塞毛孔，开始出现痤疮、粉刺、湿疹、毛囊炎等皮肤病，影响皮肤健美。

男女的皮肤在解剖结构和生理功能上是有差别的。男性皮肤与女性皮肤的最大不同在于男性的毛囊和皮脂腺发达，面部生有胡须，皮脂分泌旺盛，因此大多数男性的皮肤偏油性、毛多、毛孔大，毛孔易受污物污染，尤其是脂溶性的有害物质堵塞和多种微生物积蓄，形成粉刺或暗疮，若护理不慎，脸部常会留下凹洞瘢痕。男性的皮肤纤维彼此连接很紧密，因此较女性的皮肤粗厚、结实、更富有弹性，加上男性体内的雄激素含量高于女性，致使男性的痤疮发病率明显高于女性。此外，头皮的皮脂过多还会引起头屑增多，影响头发的健康甚至脱发。男性皮肤还有一个特点就是敏感，容易发红、脱皮、发痒等，主要在于和女性相比较，男人的皮肤呈酸性。

1. 青春期少女皮肤的特点： 女性皮肤最美的时期为15～25岁，20岁为最佳期，这是激素分泌所致。激素分泌的多少，对于皮肤有很大的影响。激素虽有许多，但直接影响肌肤的是男性激素和女性激素。女孩子在十几岁的时候，卵巢所分泌的女性激素及黄体素增加，促进女性生殖器的生长、乳房的发育，使女孩子的身体变得柔软，出现曲线美，随着年龄的增长，到了20岁左右的时候，已大致能保持体内激素的均衡，所以皮肤的光泽、颜色、弹性和健康情形都会达到高峰，这时的女性，皮脂分泌增多，皮下脂肪发达，肌肤变得润滑、光泽、有弹性，所以逐渐显出婀娜多姿的女性韵味了，皮肤肌纹细嫩，但是要注意青春期的皮肤容易引起痤疮，易形成黑色素，易吸收紫外线。

2.**青春期男子皮肤的特点**：一般来讲，男子进入青春期后，激素分泌旺盛，肌肉发达，刺激皮脂分泌，皮肤油脂过多，容易形成毛孔阻塞而出现痤疮（又称粉刺）。皮肤胶原纤维增加，皮肤肌纹粗糙，皮下脂肪层变薄，体表汗毛变得粗短浓黑，胸部体毛也较长，发型在额部呈现特定的两鬓角凹入发际，第二性征处的毳毛转变为长毛。青春期时的男性由于雄性激素分泌旺盛，新陈代谢较快，雄性激素有促进蛋白质合成的作用，加快角质层细胞的更新换代，另外，黑色素细胞此时合成黑色素旺盛，可使男性皮肤呈现出亮丽光泽而又有混黑之美，骨骼粗壮，身体刚健，不乏阳刚之气的男性美。但由于过多吸烟、饮酒也会造成皮肤粗糙、粉刺、暗疮、酒渣鼻等现象，加之男性通常工作压力大，精神紧张、睡眠不足、皮肤缺乏营养，诸多因素加上年龄的增长，皮肤容易变得松弛、多皱、晦暗无光，过早失去了青春风采。

第四节　女性生理周期与皮肤的关系

女性特有的"性周期"与皮肤有密切的关系。但因每个人的皮肤状况不同，故影响力也有差异，经过分析调查，发现皮肤分泌旺盛且容易发生各种问题的时期是分泌期及月经期（生理期），相反皮肤状态保持最佳的时期是生理期后开始算起，至排卵日左右为止。

雌激素是影响女性皮肤的重要因素，由生理期后开始至排卵日逐渐旺盛起来，此时以基础体温来说是属于低温期，至排卵日基础体温最低。低温期的激素分泌抑制皮脂的产生，保持细胞里的水分，是皮肤保持最佳状态的时期。分泌期黄体酮大量分泌，基础体温升高，渐渐进入高温期。皮脂分泌旺盛，易引起粉刺、面疱，且易形成黑色素，是特别要注意的时期，具体分析如下：

　　　1.**分泌期**：此期要注意清洁、防晒，防止斑点的增加。

月经前与月经中，排卵日前后是皮肤最敏感的时期，这个时期应尽量避免刺激性的化妆品，可以考虑使用敏感皮肤用的化妆品。

2. 月经期前： 月经前1周许，颜面有潮红倾向，眼窝就会出现阴影，此时情绪低下或不稳定，容易引起便秘，皮肤粗糙而又特别敏感。黄体酮支配着身体的分泌，容易分泌油脂，皮肤的透明感消失，此时注意皮肤的清洁，使用柔细的化妆品，让皮肤恢复光滑与滋润。

3. 月经期： 行经期脸色因贫血而稍苍白，皮肤充实性降低。原有黄褐斑显得更为明显，下眼睑可出现淡暗影，皮肤分泌功能降低，皮肤缺乏光泽而变干燥，化妆效果不佳。皮肤感受性增高，易发生过敏，对光线或化学性物质包括化妆品易发生反应，脸色深沉或有浮肿现象，再加上生理前所产生的分泌物残留在皮肤中，处在这种不良皮肤状况下，应让皮肤充分休息，在这期间要注意使用乳液或保养品量要少。

4. 月经过后： 月经一过，肤色或黄褐斑可变淡，这时皮肤逐渐进入安定状态，仔细观察自己的皮肤若已进入最佳状态，应大胆使用高营养单位的营养品，增加皮肤的滋润与光滑。这段时期也是进行脸部特殊护理的最佳时期。

第五节　妊娠期皮肤的变化

怀孕期间由于激素分泌的改变，皮肤会发生各种各样的变化，常见的有以下几种：

1. 色素沉淀： 原有的色素会加深增大，特别是乳晕、腋窝、外阴、肛周、口周及腹部中央区，并可产生新痣，腹白线呈"黑线"状态。约有70%的妇女两颊会出现不同程度的肝斑（妊娠斑），多数生产后会消退，也有部分人持续不退。

2. 皮脂腺： 皮脂腺分泌增加，脸上有光泽，但是阻塞毛孔，皮肤会变得粗糙。小汗腺分泌增加，大汗腺功能减退。妊娠和哺乳期，腋窝副乳变得明显。

3. 毛发改变：颜面、下腹部，尤其是阴阜中线处可见一过性多毛，头发增多等多毛症，分娩后或妊娠后期，可出现脱发。

4. 妊娠纹：多数妇女会出现腹部、大腿外侧的皮肤萎缩纹，这是由于真皮层内的胶原纤维及弹性纤维变质变小，甚至断裂所造成。

5. 血管变化：可有蜘蛛痣、肝掌、血管瘤、静脉曲张、毛细血管扩张性肉芽肿。

6. 出现妊娠皮肤病

（1）妊娠皮肤瘙痒症：不明原因的皮肤瘙痒，通常在怀孕后期出现，约 1/5 的孕妇患有。

（2）妊娠性痒疹：较少见，在腹部及四肢伸侧出现许多丘疹并伴有瘙痒，可持续到产后。

（3）妊娠性疱疹：不同时期均可出现，初期病灶为红斑、丘疹，逐渐发展至小水疱，多从腹部开始，逐渐蔓延到大腿和四肢。

（4）皮肤纤维瘤：发生于颈侧、上胸部及乳房下。

总之，此期间不宜采用粗糙的美容方法和护理方法，尽量避免使用不必要的化妆品，不宜染发、卷发等。

第六节　中老年皮肤的特点

女性从 25 岁就开始孕育着皱纹的微观变化、皮肤弹性纤维的断裂和变性。30 岁以后的妇女，皮肤保持水分的能力和弹性都逐渐降低，加之皮脂腺分泌能力下降和皮下脂肪的减少，皮肤与其下层组织间的联系松弛，血液循环不佳，新陈代谢亦开始衰退。脸部血色滋润程度衰退，容易出现褐斑、皱纹，这种肌肤称为"中年肌肤"。

随着时光的流逝，人们不知不觉地将步入老年时期，各个器官的老化现象接踵而来，然而最为明显的则是皮肤的老化。这表现为皮肤松弛，弹性降低，出现皱纹，同时，老年人由于汗腺、皮脂腺分泌减少，皮肤显得干燥、粗糙（这一点在冬季最为明显），血液循环减慢，面部会出现老年斑。再加上老年人患有各种各样的慢性病，所以，患皮肤病的概率大大高于其他人群。这些都会给老年人带来一定的烦恼和麻烦。老年皮肤有3个突出的特征：萎缩、敏感、增生。

1. 萎缩： 人过中年，皮肤开始萎缩，进入老年期即60岁后更是每况愈下，皮肤萎缩波及表皮、真皮和皮下组织。萎缩的表现是多方面的，皮肤变软、变薄，光泽减退，弹性降低，干燥，皱褶增多、加深，色素斑频繁出现，有的人甚至还会出现皮薄如纸的现象。由于真皮是皮肤的主要支架，真皮纤维萎缩使真皮里的许多组织失去依托，这对真皮血管的影响最大，血管缺少支撑，容易破损出血，而血管的收缩舒张功能也受干扰。这就可以解释为什么老年人的皮肤易出现紫癜（出血斑点）和老年人的皮肤容易发凉。当然，皮肤发凉还有体温紊乱和动脉硬化等其他因素。

2. 敏感： 指的是皮肤受内外因素作用后反应强烈。老年人皮肤特别容易发痒，除因皮肤干燥外，也是皮肤敏感的结果。许多老年人的背部皮肤并不干燥，却不时瘙痒。除此，别的感觉也很敏感。老年带状疱疹的疼痛程度比中青年患者重得多，时间长得多，带状疱疹后，神经痛的发生率也高得多。

3. 增生： 是指某些部位的某些组织增生。例如，老年时表皮萎缩的同时，颜面部皮肤却会有以表皮增生为主征的老年疣。皮脂腺萎缩，皮脂分泌减少的同时，颧、额、鼻部反见到老年皮脂腺增生，而老年人额头部出油出汗甚至比年轻人多。许多部位血管硬化，管腔缩小、数量减少的同时，老年血管瘤到处显现。老年人易长癌长瘤，也都是增生性病变的结果。

第九章
面部皮肤组织学特点

第一节　概述

皮肤是人体最大的器官，覆盖于人体体表，在口、鼻、肛门、尿道口及阴道口等处则移行于体内管腔黏膜。皮肤的面积在成年人为 1.5～2.0m²，新生儿约为 0.21m²，其重量约占体重的 16%。身体各部皮肤的厚度为 0.5～4mm，易受摩擦以及负重持重部位的皮肤较厚，感觉敏锐或不易受到摩擦部位的皮肤较薄。中国人男性皮肤的平均厚度为 1.15mm，眼睑、耳郭、乳房和四肢屈侧的皮肤较薄，背部、臀部、手掌和足底的皮肤较厚（眼睑和上臂内侧皮肤厚约 0.5mm，背部、臀部皮肤厚约 2.23mm，手掌皮肤厚为 1～4mm），四肢外侧皮肤较厚，内侧皮肤较薄，例如大腿外侧皮肤厚约 1.13mm，内侧厚约 0.95mm。

皮肤具有一定的移动性和延展性，皮肤的移动性与皮下组织固定的程度密切相关，固定程度大，移动范围就小，反之就大。同时皮肤在一定的拉力下可以延展，这为皮肤的部分切除拉拢缝合提供了良好的理论基础。

第二节　颅顶部

一、额顶枕区皮肤的组织学特点

额顶枕区位于头顶部的正中，包括前部的额区、后部的枕区和位于前二者之间的顶区，其前界为眶上缘，后界为枕外隆凸和上项线，两侧是上颞线。此区软组织由浅入深分为五层：皮肤、浅筋膜、枕额肌和帽状腱膜、腱膜下疏松结缔组织和颅骨外膜。

1. 皮肤：厚而致密，具有两个显著特点。①含有大量毛囊、皮脂腺和汗腺，腺体分泌旺盛，易有灰尘附着，引起腺管阻塞和细菌感染，进而出现疖肿和皮脂腺囊肿。毛发呈斜行生长，发根斜穿真皮达浅筋膜而插入毛囊，故手术时切口应与发根方向平行，以免伤及毛囊。毛囊深达皮下组织，故行头皮移植做断层切取后，创面易于愈合，且可反复切取 6 ~ 8 次，这样不易伤及毛囊，故对头发生长无明显影响，也无明显瘢痕。②富有血管，因血管多，故易出血，也因此伤口愈合也快。

2. 浅筋膜：是由含有较多脂肪组织的致密坚韧的结缔组织构成，分布于此层的颅顶血管和神经走行于各层软组织，此层被许多垂直连于皮肤与帽状腱膜的结缔组织小梁（结缔组织小束）分隔成许多小隔，故有感染时，炎性渗出物不易扩散，致使张力较大而压迫神经末梢引起局部剧痛；其血管与周围的结缔组织纤维粘连，外伤破裂的血管不易收缩，因而出血较多，必须采取加压包扎或缝扎止血，但伤口愈合较快；也因有结缔组织小梁存在，故出血不易扩散。

3. 枕额肌和帽状腱膜：前者是由前部的额腹即额肌和后部的枕腹组成，即枕肌借中间的帽状腱膜连成的菲薄扁肌，肌纤维呈矢状走向，左右成对。额腹位于冠状缝的前下方，后上连于帽状腱膜，前下方大部分纤维止于眉区皮肤，小部分纤维交错连于眼轮匝肌，内侧的一部分纤维与降眉间肌纤维相续；枕腹位于上项线上方，后下起自上项线的外侧半和乳突上部，前上续于帽状腱膜；帽状腱膜实为枕额肌的中间腱，坚韧而宽扁，纤维亦呈矢状方向，前、后部分形成额肌和枕肌的肌鞘，两侧续于颞浅筋膜。枕额肌的枕腹和额腹分别受面神经的耳后支和颞支的支配，枕腹收缩时牵引头皮向后，额腹收缩时引起横向额纹，并有提眉和提上睑的作用。

由于帽状腱膜借浅筋膜的垂直结缔组织小梁与皮肤紧密相连，三层不易各自分离，临床上常将三者视为一层，称头皮，其外表范围为生有头发的区域，正常成年人头皮面积平均为 526cm^2，厚度平均为 0.6cm，但在额部皮肤与肌纤维之间结合较疏松。

4. 腱膜下疏松结缔组织：是位于枕额肌和帽状腱膜下潜在的薄层疏松结缔组织间隙，又称腱膜下隙。此隙向前达鼻根和眶上缘，向后达上项线，两侧达颧弓。其中央部（帽状腱膜下部）更为疏松，故头皮移动性较大。当头皮损伤深达此间隙时或炎症波及此层时，出血或炎性液易于沿此层蔓延扩散；此层内有连通头皮静脉与颅内静脉窦的导静脉，感染时炎症可经导静脉传入颅内；头皮撕脱也常发生于此层。因此，临床上将此层视为颅顶部的"危险区"。

由于此层疏松、易于分离，延伸范围亦宽广，其间又无重要血管和神经，故为临床行面部除皱术或颅顶部瘢痕切除术提供了有利条件。

5. 颅骨外膜：为附于颅骨外面的致密结缔组织薄膜，与骨面结合疏松而易于剥离，但在骨缝处则伸入骨缝并与颅内骨膜（即硬脑膜的外层——骨膜层）相连续，故骨膜下血肿常只限于该颅骨范围内，这与腱膜下血肿广泛蔓延或浅筋膜内血肿不易扩散的特点均不相同。

颅骨外膜还有两个特点：①不具有生骨能力，故缺损时不影响颅骨的生长，也不会导致颅骨的坏死；②骨膜的血管多不伸入颅骨，对颅骨无明显营养作用，剥离后不会导致颅骨的坏死。由于颅骨外膜的上述特点，为除皱手术提供了又一便利条件。

二、颞区皮肤的组织学特点

颞区的上界为上颞线，下界为颧弓上缘，前界为颧骨的额突和额骨的颧突，后界为上颞线的后下段和乳突根。此区软组织由浅而深分为六层：皮肤、浅筋膜、颞筋膜、颞脂肪垫、颞肌和颅骨外膜。

1. 皮肤前部较薄，后部较厚而致密，亦有较多皮脂腺和汗腺。皮肤移动性大，手术切口易缝合，瘢痕不明显。

2. 浅筋膜较薄，结构与额顶枕区相似，但脂肪组织较少，前下部较疏松，故皮肤移动性亦较大。

3. 颞筋膜及颞脂肪垫位于颞浅筋膜深面，较厚，上方附于颞线，向下遮盖颞肌表面；下方近颧弓处又分为深、浅两层，分别附着在颧弓的内、外面。两层内含有血管及脂肪。颞深筋膜的深面与颞肌之间还有大量脂肪，向下经过颧弓深面与颊脂体相续。

4. 颞肌较强大，呈扇形覆盖颞鳞表面。在剖颅时，虽切除部分颞鳞，但坚厚的颞深筋膜和颞肌仍具有对颅脑的保护作用，因此某些开颅术，常选颞区作为手术入路。颞肌深层含有大量脂肪组织，并有颞深血管和神经，称为颞间隙，向下可通入位于下颌支深面的面侧深部。此处骨膜很薄，紧贴颞骨表面，所以很少发生骨膜下血肿。

三、头皮的血管、神经、淋巴

1. **血管**：头皮的血液供应丰富，动、静脉伴行，动脉之间、静脉之间都有多个吻合支。若头皮创伤破裂，则出血凶猛。供应头皮的血管来自颈内、外动脉系统，有额动脉、眶上动脉、颞浅动脉、耳后动脉以及枕动脉。与动脉伴行的静脉血液都回流至颅内静脉窦，但枕部和颞部的静脉血部分回流至颈外静脉，头皮的静脉借导血管与板障静脉、静脉窦相交通。正常情况下，板障静脉和导静脉血管内的血流很不活跃，当颅压增高时，颅内静脉血可经导静脉血管流向颅外，因而长期颅压增高的病人可出现板障静脉和导静脉血管扩张现象。

2. **神经**：除面神经分布于额肌、枕肌和耳周围肌外，颅顶部头皮的神经都是感觉神经。额部皮肤主要是由三叉神经第一支眼神经的眶上神经和滑车上神经分布。颞部皮肤主要由三叉神经第三支下颌神经的耳颞神经分布。耳部后面的皮肤由颈丛的分支耳大神经分布。枕部皮肤由第二颈神经的枕大神经和颈丛的枕小神经分布。

3. 淋巴：颅顶没有淋巴结，因此头部浅淋巴管均注入头颈交界处的淋巴结。额、颞、顶部的淋巴注入颌下和耳前的淋巴结，颅顶后半部的淋巴注入耳后淋巴结，枕部的淋巴注入枕淋巴结，经上述各淋巴结最后注入颈浅、颈深淋巴结。

第三节　面部

面浅部软组织结构由浅入深为皮肤、浅筋膜、表情肌肉腱膜系统以及位于该系统深面的血管和神经。

一、面部皮肤与组织的解剖学特点

面部皮肤与组织的解剖学特点如下。

①面部皮肤薄而柔嫩，平均厚度为 0.5mm。真皮内含有大量胶原纤维和弹性纤维，故皮肤富于弹性和韧性，这是保持面部皮肤的紧张度、维持美容的重要因素，如果这些纤维有萎缩、断裂、数量减少、质量的弹性和韧性下降，那么皮肤会松弛，皱纹增多并加深，从而表现出老化现象。

②面部皮肤血管密集、血供丰富，因而其组织再生和抗感染能力很强，有利于伤口愈合且瘢痕较小，这为美容整形手术提供了便利条件，但创伤时出血亦较多。

③面部皮肤血管的运动神经极为丰富，反应灵敏，面部皮肤颜色可随情绪的变化而变化。

④面部皮肤含有丰富的汗腺和皮脂腺，有利于排出新陈代谢产物。脂质和水分经乳化作用在皮表形成的一层脂类薄膜使皮肤润滑、饱满，并可防止皮肤干燥和皲裂，保持皮肤健美。

但若不注意皮肤的清洁卫生，容易导致腺管阻塞、细菌繁殖，从而引起皮脂腺囊肿和疖肿的发生。

⑤面部皮肤是表情肌的止点，表情肌收缩时牵动皮肤，使面部形态出现丰富多彩的变化，以此表达出每个人内心深处的各种情感和信息，这是人类区别于其他动物的重要标志之一，同时，也为美容整形手术者提出了一个难以解决但又必须解决而且还要以最佳方案解决的问题，这就是在术中处理每一块表情肌与皮肤之间的这种特殊关系时，必须相当周密、谨慎和细致地考虑如何进行设计最为恰当，以便取得最满意的效果。

二、浅筋膜

浅筋膜即皮下组织：由疏松结缔组织构成，内含丰富血管、神经、大量的表情肌。

1. 疏松结缔组织：内含不等量脂肪，并可随个体及机体状况差异而变化。在颊部脂肪含量较多并形成团状的颊脂体，充填颊间隙内及腮腺管周围，有利于咀嚼运动；在睑部的结缔组织极为疏松且脂肪含量最少，适于眼睑轻微的活动，且对体液的变化极为敏感。

2. 表情肌：围绕面部裂孔环绕或放射状分布，大体可分为三群，即眼周围肌、鼻周围肌和口周围肌，完成面部裂孔的开大和关闭。口周围肌的运动幅度较大，肌间有丰富的疏松结缔组织并形成面部间隙即眶下间隙和颊间隙。颊间隙位于颊肌的浅面，有腮腺导管、面动脉和面静脉及面神经的颊支通过，其间充满颊脂体。由颊间隙向内上即进入眶下间隙，位于上唇方肌深面，面动脉和面前静脉由颊间隙过渡到眶下间隙，由眶下孔出入的血管神经进入此间隙；眶下间隙深面即上颌骨，此处骨壁较薄，是处理上颌窦的良好进路。

三、面部的血管与神经

1. 血管：面部血管有面动脉及其分支和面静脉及其分支，

二者于口角外侧进入颊间隙，并迂曲向内上走行。在鼻的外侧，又通过眶下间隙达内眦，移行为内眦动静脉。面动脉位置较深，居面静脉内侧，沿途发出较大的上、下唇动脉，并与对侧相互吻合形成口周围血管环。面前静脉较表浅，定位于内眦至下颌角之间，该血管一般无瓣膜，通过内眦静脉和翼丛与颅内海绵窦相通，故两侧面静脉间区域称为面部的"危险三角"区。

2. 面部神经： 面部是人类对外交流感情的窗口，神经系统的配布也适于该功能的需要，该局部有感觉、运动和自主性三条神经专线，即三叉神经、面神经和交感神经。

三叉神经分布于面部浅层属感觉性神经纤维，有三条终末支于面部同一垂线的三个骨孔穿出后，分布于眼裂、口裂划分的三个区域内，即眼裂以上、眼裂与口裂之间、口裂以下。

面神经属运动性神经纤维，由茎乳孔出颅，穿腮腺，以五组终支形式分布于面部表情肌。五组终支为颞支、颧支、颊支、下颌缘支和颈支。其中颞支支配额肌和眼轮匝肌；颧支支配眼轮匝肌和颧肌；颊支支配颊肌、口轮匝肌及口周围肌；下颌缘支分布于下唇诸肌；颈支支配颈阔肌，各支的运动不是孤立的，而是互相协调的，以确保完成面部极微小的表情变化。

四、面部皮肤支持韧带的特点与意义

面部的皮肤及软组织是通过肌肉附着牵拉、皮肤支持韧带固定等将其固定于颅骨表面的。其中起支持作用的韧带包括：①颧弓韧带；②下颌骨韧带；③颈阔肌－耳韧带；④咬肌前缘皮肤韧带；⑤颈阔肌－皮肤前韧带。其中颧弓韧带和下颌骨韧带的作用尤为重要。面部皮肤支持韧带的主要意义：可使面部皮肤的固定获得支持，从而拮抗重力的作用；维持面部轮廓的基本形态；对伴行与经过的神经、血管有固定作用；除皱时剪断相应部位的韧带，可使分离出的皮瓣得以充分提升。

第四节　眼部皮肤、组织结构特点

眼睑是具有保护作用的皱襞，其皮肤与邻近皮肤相延续，但随年龄的增长和一系列沟纹的出现而变得界线分明，沟纹状的皮肤疏松地连于深面的深筋膜或骨膜上。眼睑位于眼球前方，可通过眨眼实现其保护作用，避免异物、强光、烟尘等对眼球的损害，还可清除眼球表面的灰尘和细菌，并有助于泪液的分泌和排出。在眼睑紧闭时，由于眼轮匝肌的收缩和睑板腺分泌物的黏合作用，可使睑裂呈密封状态，从而有效地防止外界物质和其他有害物质的侵入。除此之外还可帮助瞳孔调节进入眼球的光线，并避免强光对眼球的刺激。

1. 皮肤极薄，富有弹性，易于移动和伸展，表层有数层角化细胞，真皮乳头低而少，其弹性可随年龄变老而逐渐下降，尤其外眦部有形成皱纹的倾向，在内外眦以及眶缘处，皮肤附着于深筋膜上，而在睑板近侧则附着比较疏松。虽然眼睑内亦存在皮脂腺和汗腺，但均较其他部位细小。

2. 皮下组织仅含极少量脂肪组织，且以疏松结缔组织与肌层相连，因皮下疏松结缔组织不含脂肪且疏松，所以很容易水肿或血肿。当局部炎症和静脉回流障碍以及某些全身性疾病时，由于渗出液的积聚可引起眼睑水肿。每根睫毛通常有两个腺，其腺管开口于睫毛毛囊中，此腺发炎肿胀即形成外麦粒肿。睫毛周围还有特殊汗腺，称睫毛腺（Moll 腺），腺体末端部多直行或仅具少许弯曲，腔壁外层为肌上皮细胞，内层为顶浆分泌锥体形腺上皮细胞，排泄管上皮由双层细胞构成，开口于毛囊内。

3. 眉区皮肤的组织结构可分皮肤、脂肪、腱膜、肌肉、肌层下疏松组织及骨膜六层。皮肤和皮下脂肪组织结合紧密，可在骨膜上推动。腱膜被覆整个头皮且构成眉部最厚一层，它与额骨骨膜之间隔有疏松结缔组织，两者之间可因此而自由活动。腱膜在额部分为浅深两层包裹额肌，浅层与眉部皮肤连接，深层附于眶缘，从而可防止腱膜下的渗出物向下进入眶内，眉部的致密组织可防止渗出物由上睑向上蔓延至额部。肌层包括眼轮匝肌、额肌和皱眉肌，其肌纤维彼此交织。

4.眼周有丰富的交通支，包括来自颈内动脉分支的滑车上动脉、眶上动脉，来自颈外动脉分支的内眦动脉、面动脉颧支和颞支，以及与鼻背动脉相互吻合形成的血管网。滑车上动脉是眼动脉的终末支，从骨性眶的内上角与滑车上神经一同穿出眶隔，分布于额部浅层组织内，营养皮肤、肌肉和骨膜，并与眶上动脉和对侧滑车上动脉有较多的交通支。

第五节　鼻的组织结构特点

外鼻呈锥形，分为鼻根、鼻梁和鼻尖三部分。

鼻根部是由两块鼻骨和上颌骨鼻突所构成；鼻梁部分位于鼻根部和鼻尖部中间，由左右两块鼻侧软骨构成；鼻尖部为鼻的末端部分，主要由两块鼻翼软骨构成。每个鼻翼软骨各有一个内侧脚和外侧脚。两个内侧脚在鼻尖的下方连成鼻小柱及鼻尖部分支架，两个外侧脚在鼻尖左右分开，构成两个鼻翼。鼻子的皮肤在鼻部的各部分均不尽相同。在鼻上部和中部的皮肤较薄，富有弹性，皮下组织和脂肪较少，与其下面的鼻侧软骨和鼻骨连接疏松，有活动性。鼻下部的皮肤较厚，皮下组织发达且富含皮脂腺，与鼻翼软骨的连接紧密，不易分离。前庭内的皮肤长有鼻毛，是呼吸道的重要屏障。鼻部的血管走行于皮下组织内。

鼻子的形态因种族不同而有显著的差异。欧美人以高鼻梁为美，高鼻梁看起来挺拔健美。而中国人颜面较纤巧，额骨鼻突处一般低平，鼻梁以小巧细窄为美，额骨鼻突至鼻尖，男性近似直线，女性微具凹弧，鼻端微翘，曲线较柔和。

外鼻的血供存在两个吻合特点，同侧的滑车上动脉、鼻背动脉和内眦动脉存在吻合，两侧的动脉跨中线形成横行吻合。鼻血管在行走的层次上也有特点，起始段在鼻部表面，中间多行走于肌肉间，也就是说，鼻部和鼻临近区域的肌肉内有丰富的纵行和横行的血管分布。

第六节　口唇与口腔黏膜

一、口唇的解剖

口唇分为皮肤、肌肉和黏膜三层，故外伤或手术时应分层缝合，恢复其正常解剖结构。唇部的皮肤有丰富的汗腺、皮脂腺和毛囊，为疖的好发部位。唇内面为黏膜，在黏膜下有许多黏液腺，当其导管受到外伤而引起阻塞时，易形成黏液腺囊肿。唇部的皮肤与黏膜之间为口轮匝肌等组织。唇部的皮肤向黏膜的移行部称为红唇缘，外伤缝合时应注意恢复其外形，以免影响美容效果。唇红部黏膜上皮细胞中角母蛋白多，透明度较大，结缔组织乳头中毛细血管丰富，所以血色可透过薄而透明的上皮露出红色，贫血时可见口唇苍白。又因唇红部的黏膜下层中无腺体，所以在发热、气候干燥等情况下，易于干裂脱屑。

二、口腔黏膜

口腔黏膜衬于口腔内表面，前方与唇的皮肤相连续，后方直抵咽部黏膜，口腔黏膜由上皮及固有层组成，两者间有基底膜相隔，黏膜层借疏松的黏膜下层与其深部的组织相连接；上皮由内向外依次为基底层、棘层、粒层和角化层；因上皮全层为复层扁平上皮，故病原微生物不易透过而有保护的作用；固有层中的结缔组织为纤维结缔组织，在固有层中，突向上皮部位的结缔组织称为结缔组织乳头，而上皮伸向结缔组织的部分则称为上皮钉突；血管不分布到上皮层，神经纤维可伸入到上皮层内，且有丰富的神经感受器，故浅层溃疡或糜烂时非常疼痛；基底膜有连接和固着上皮和结缔组织的作用；黏膜下层是疏松的结缔组织，有丰富的血管神经、淋巴管、腺体和脂肪组织等；上皮的营养通过基底膜扩散而来，也可由固有层的代谢提供。

第七节　耳郭的皮肤、组织结构特点

耳郭皮肤较薄，前外侧皮肤更薄，且缺乏皮下组织，皮肤与软骨膜紧密相连，故当有炎性渗出物时（如耳疖）不易扩散而压迫神经末梢引起剧痛；当耳郭有外伤发生血肿时既不易扩散也不易吸收，久之则发生机化，导致耳郭变形；其后内侧面皮肤较厚，且有薄层疏松结缔组织，故可稍有移动，是临床上常做切取耳郭皮肤软骨复合移植组织的供区；耳郭软骨薄而富有弹性，皮下均有皮脂腺，以耳甲和三角窝处发育较良好；皮下尚有少量散在分布的汗腺；耳垂部无软骨，仅有脂肪组织和结缔组织。

第八节　颈部

颈部形态因性别和年龄不同而不同，女性和小儿颈部皮下脂肪较多，轮廓圆润；体型瘦长的人其颈部也多细长，体型肥胖的人其颈部也多粗短。颈部活动范围较广泛，可做前、后、左、右方向的活动。颈部的长度和各器官的位置，因颈的活动而有所改变：头后仰时，颈前部变长，颈段气管与皮肤接近；头旋转时，喉、气管和血管移向旋转侧，而食管移向对侧，这在进行颈部各器官手术时有重要意义。

一、颈部分区

以颈部斜方肌前缘为界，分为前后两部，在两斜方肌前缘之间的部分为颈前外侧部，又称为固有颈部；两斜方肌以后的部分为颈后部，又称项部。

颈前外侧部以胸锁乳突肌前、后缘为界，分为颈前区、胸锁乳突肌区和颈外侧区。颈前区以舌骨和二腹肌后腹为界，又将颈前区分为舌骨上区和舌骨下区，舌骨上区以二腹肌前腹为界，分为内侧的颏下三角和外侧的下颌下三角；舌骨下区又以肩胛舌骨肌上腹为界分为外上方的颈动脉三角和内下方的肌三角。颈外侧区位于胸锁乳突肌的后缘，斜方肌前缘和锁骨中1/3上缘之间，又称颈后三角。该三角又被肩胛舌骨肌下腹分为后上方较大的枕三角和前下方较小的锁骨上大窝。

胸锁乳突肌区为胸锁乳突肌所在的区域。

项部上界是枕外隆凸和上项线，下界是第七颈椎棘突至肩峰连线。颈背部的皮肤一般较厚，浅筋膜较致密，颈部的浅筋膜向上与颅骨顶部的皮下浅筋膜相移行，并有纤维束与深筋膜相连；颈部的深筋膜包绕颈部浅层肌和深层肌，与颈部的深筋膜相续。

二、颈部皮肤、组织结构特点

1. **皮肤**：颈前外侧部皮肤细薄、移动性较大，色泽接近面部，美容整形外科常取此处皮肤修复面部缺陷。颈前外侧部的皮纹呈横行，因此颈部手术多用横行切口。颈后部皮肤甚厚，移动性较小。

2. **浅筋膜**：颈浅筋膜即皮下组织，含有不定量的脂肪，颈前外侧部较为疏松，而颈后部则坚实。在颈前外侧部浅筋膜的皮下脂肪下为薄层的颈阔肌，在该肌深面的浅筋膜内有颈前静脉、颈外静脉、颈外侧浅淋巴结、颈丛的皮支和面神经的颈支等，故颈阔肌在颈部手术中是浅筋膜内诸结构的分层标志。

第十章
美容医学与面部浅表解剖学

第一节　面部分区

面部是最能体现人体容貌和个体形态特征最集中最独特的部位，因此，其解剖结构极为复杂、精细，大体上分为上面部、中面部和下面部。

一、按解剖部位分区

按解剖部位不同，美容解剖学可将面部分为如下 3 区。

1. **上面部**：发际线至上眶缘约齐眉水平线。

2. **中面部**：上眶缘水平线至鼻小柱基底水平线。

3. **下面部**：鼻小柱基底水平线至颏尖水平线（口裂水平线约在下面部的上 1/3 处）。

二、按解剖特点和功能分区

依其解剖特点和功能性质的不同，美容解剖学将面部又分为如下 12 区。

1. **眶区**：四周以眶缘为界，为视器所在。

2. **鼻区**：上达鼻根点，下至鼻翼下缘与唇分界，两侧为内眦点与鼻翼点的连线，该区内为鼻所在。

3. **唇区**：上达鼻翼下缘，两侧借唇面沟与颊分界，下借颏唇沟与颏区分界。唇区为口所在。

4. **颏区**：上为颏唇沟，两侧为口角的垂线，下至下颌底。

5. **耳区**：为耳郭根附着部，前至耳屏前缘，后达乳突的前半部，上、下为耳根附着点。

6. **颞区**：上界为颧弓上缘，下为颧骨下缘，前界为上颌骨颧突根部，后界是颧弓后端。

7. **眶下区**：上为眶下缘，内邻鼻区，外侧界为上颌骨颧突根部的垂线，下界为唇面沟中点至上颌骨颧突根下缘的连线。

8. **颊区**：前接唇区和颏区，后为咬肌前缘，上邻眶下区和颧区，下为下颌下缘。

9. **腮腺咬肌区**：上为颧弓下缘，前为咬肌前缘，后为乳突前缘，下为下颌下缘的后半和下颌角。

10. **面侧深区**：位于颅底和颧弓与下颌支的深面，主要有翼内、外肌和上颌血管、下颌神经、颈动脉鞘及其内容物和腮腺深部等重要结构。

11. **额区**：上界为发缘，下界为眶上缘，两侧为颞线。

12. **颞区**：后界为发缘，下界为颧弓上缘，前上界为上颞线。

第二节　表浅肌肉腱膜系统（SMAS）

表浅肌肉腱膜系统（Superficial Musculoaponeurotic System，SMAS），与文献中浅表肌腱膜系统、表浅肌肉筋膜系统、表浅肌筋膜系统、皮下组织筋膜层等属同一概念。SMAS层是指分布于颅面颈部皮下组织深面的一层由中央部肌纤维成分的腱膜连接周围部的表情肌在同一结构层次构成的连续完整的系统。

SMAS层的理论对于提升除皱和注射填充术有着重要的指导意义，如手术中只分离至皮下层而不越过SMAS层，理论上不可能伤及面神经的运动支，但分离层次较深（SMAS层以下）的术式时，损伤面神经的概率将明显增大。肉毒素的除皱注射也多针对SMAS层中的表情肌而发挥作用。对于填充注射来讲，因SMAS层有大量的神经、血管以及肌纤维走行其中，所以 SMAS 层是一个禁区，面部皮下组织的填充，均应注射在 SMAS 层之上。

根据 SMAS 层所含肌肉和腱膜的多少可分为肌性区、腱膜性区和混合性区。

1. 肌性区：由浅层的表情肌构成，包括枕额肌、眼轮匝肌、耳周肌、颧大肌、颧小肌、提上唇肌、降上唇肌、笑肌、口轮匝肌和颈阔肌等。

2. 腱膜性区：即中央部，主要由致密结缔组织膜构成，其间含有少量连续或不连续的肌纤维，坚韧结实耐牵拉，为面部皮肤提紧除皱术的实施提供了有利条件。根据所在部位，由上而下又可分为颅顶区的帽状腱膜、颞区的颞浅筋膜、耳区的耳前腱膜和胸锁乳突肌区的颈浅筋膜。

3. 混合性区：仅位于颧大肌外侧缘的下半与耳前腱膜之间，为宽约 1.6cm 的纵行带状区，由细薄且相互分离的纵横肌束和其间的菲薄结缔组织纤维膜交织构成，此区恰位于颊脂肪垫的浅面，实为肌性区与腱膜性区的过渡区。由于此区纤维膜和肌束均薄弱，故不耐牵拉，为 SMAS 层的薄弱区。在行面部皮肤提紧除皱术牵拉 SMAS 层时，手法应轻柔、用力应均衡，在行全方位的细致剥离 SMAS 层后，应以牵拉肌性区、腱膜性区为主，顺带牵拉此薄弱区。

第三节　面部外形解剖的三个基本规律

熟悉和掌握重要的面部外形解剖结构与深在支持韧带、脂肪及脂肪垫、SMAS 层（见第二节）和神经定位与分布走行（见第三节）等，对于美容外科医生来讲是重要的，而面部外形解剖结构特点与其深在的各种组织的分布特征涉及众多的内容，本节仅就面部外形解剖的三个基本规律简介如下。

一、第一个规律

面部各区之间和脂肪室之间的边界处都有界纹分布，其深面一般有深部血管走行，界纹是面部血管的定位标志，如颧颊区——唇的边界是鼻唇沟，其深面是面动脉；鼻——颧颊之间的边界是鼻颧沟，其深面是角动脉；前额中央区——内部的皱眉纹，其深面是滑车上动脉等。

二、第二个规律

面部的表情肌深面一般都有脂肪垫提供润滑和支撑作用，如影响眶上容量和眉尾高度的是眼轮匝肌后脂肪，其位于眼轮匝肌的深面。中面部的表情肌和 SMAS 层的深面和浅面都有脂肪室，对中面部塑形和抗衰老有极其重要的指导意义。

主要浅层脂肪室包括眶上脂肪室、眶下脂肪室、眶外侧脂肪室、颧内侧脂肪室、颧中面脂肪室、鼻唇脂肪室、颞颧外侧脂肪室、颊浅脂肪室等。

中面部肌肉深面的深层脂肪室主要包括：①眼轮匝肌下脂肪室——外侧叶；②眼轮匝肌下脂肪室——内侧叶；③颧内深脂肪室——内侧叶；④颧内深脂肪室——外侧叶；⑤颊脂垫延伸部；⑥ Ristow 间隙；等等。

三、第三个规律

肌肉跨过骨性游离缘时必发出支持韧带以悬吊和稳定肌肉，最典型的例子是眼轮匝肌的支持韧带，下眼睑的眼轮匝肌支持韧带正是形成泪沟的基础，口轮匝肌也有支持韧带。

第四节　眶上孔（切迹）、眶下孔、颏孔体表定位及临床意义

了解和掌握眶上孔（切迹）、眶下孔、颏孔的体表解剖学

位置以及神经、血管穿行分布，是颜面部美容手术经常遇到和不可忽视的问题。掌握其相关知识，可有效减少盲目性，避免手术并发症，提高封闭穿刺、阻滞麻醉的准确性、有效性。

一、眶上孔（切迹）

眶上孔（切迹）位于眶上缘内侧 1/3 与外侧 2/3 交界处，距正中线约 2.5cm（眶上缘近眉处可以触及额切迹，有滑车上神经和滑车上动脉通过）。眶上孔以椭圆形最常见，其纵径平均 2.9mm、横径平均 1.8mm。眶上孔（切迹）的出现形式并非单一的孔或切迹，而可能是多种多样的，可为切迹、单孔、双孔或切迹和孔同时存在，甚至还可能有多孔出现。据统计两侧为切迹者占 59.2%，两侧为孔者占 36.1%，一侧孔一侧切迹者占 4.7%。眶上孔（切迹）为同名神经、血管所通过。眶上神经为三叉神经第一分支眼神经的分支，为感觉性神经，先走行在皱眉肌深面（滑车上神经穿行在皱眉肌中）随后穿过肌肉而走行在皮下组织中。眶上神经发出的睑支分布到上眼睑和结膜，其终支分布到额区及顶部区域的皮肤，故眶区、额区、顶区的手术如除皱术、重睑成形术等，均可选择眶上神经阻滞麻醉。由于睑上神经的分布区较大，所以做前额皮瓣或弧形切口时应注意保存此神经。损伤眶上神经（含滑车上神经）会导致头皮、前额、上睑及鼻背的感觉麻木，当损伤造成神经瘤时会导致上述部位疼痛性感觉异常。眶上动脉供应上睑、额部和头皮区域的血液供应。眶上孔位置压迫可产生明显痛感，临床上也常用按压该位置来判断昏迷程度。

二、眶下孔

眶下孔位于眶下缘中点下方约 0.8～1cm 处，距面前正中线约 2.8cm，恰对鼻尖至外眼角连线的中点处，孔口朝向前下内方，呈卵圆形，纵径平均 5mm，横径平均 3mm，按压有凹陷感和酸胀感，眶下孔为同名神经、血管所通过。眶下神经为三叉神经第二分支上颌神经的主要分支，为感觉性神经，眶下神经出眶下孔后，再分为下睑支、鼻支及上唇支，主要支配下睑、鼻外侧部及上唇和颊黏膜的感觉。临床上在对颧部、鼻唇沟、上唇等部位进行填充注射等手术时，进行眶下神经阻滞麻醉有良好的镇痛效果。眶下神经损伤可造成鼻外侧（上颌部）、颊部、下睑和上唇麻木，甚至可能会形成神经瘤，引起类似三叉神经抽搐样痛的症状。眶下动脉是上颌动脉主干的连续段，出眶下孔至面部的颧小肌、提上唇肌和提上唇鼻翼肌深面，供应颊前部、上唇根部、唇侧牙龈的血运，与上唇动脉和内眦动脉相吻合。

三、颏孔

颏孔通常位于下颌第 2 前磨牙下方、下颌体上、下缘连线的中点处，距正中线约 2.5cm 处。颏孔通常与眶下孔位于同一垂直线上，该垂线向下延伸至口角联合下方 2cm 处即为颏孔处，颏孔多呈卵圆形，开口多向后外上方，平均直经为 5mm，孔内有同名神经和血管通过。颏孔的位置变异较大，临床上偶而会遇到两个颏孔其或三个颏孔的情况。颏神经为三叉神经第三分支的感觉支，分布于下唇、颊部及下颌骨体外皮肤。颏动脉供应下颏、下唇和下颌切牙牙龈的血运。在涉及下颌、唇部手术时，可进行颏神经阻滞麻醉。假体隆颏及涉及下颌骨的手术如外板切除、颏前移手术时，要避免损伤颏神经。神经损伤会导致下唇和下颌的黏膜和皮肤表面的半侧麻木，较严重时可导致进食困难，病人无法留存食物于口中，且极易在咀嚼时无意中咬伤下唇。

四、眶上孔（切迹）、眶下孔、颏孔麻醉方法与技巧

眶上孔（切迹）、眶下孔、颏孔左右对称，三孔基本上处于同一直线上，手术行阻滞麻醉时，一般多选用含 1/1000 肾上腺素的 2% 利多卡因注射液，每点注射剂量为 1～2mL。眶

上神经阻滞麻醉可在体表位置上垂直进针，操作时不需将针头刺入孔（切迹）内，也不需寻找异常感觉。眶下神经阻滞麻醉时，可在体表位置上注入少量麻醉药物后，探寻眶下孔，一般应在进入眶下孔后注入麻醉药物。颏神经阻滞麻醉时，可以通过口外入路或口内入路两种方式进行，入路目标均是垂直口角下方 2cm 处的颏孔，口外入路时，注射器针头应斜向后或从内上方指向颏孔缓慢进针；口内入路可以在下颌第 2 前磨牙区进针，向后下方缓慢进针，到达颏孔区域后注射麻药。由于眶下神经和颏神经都处于肌肉下方，位置较深，阻滞麻醉时要贴骨膜上方注射。

检查麻醉是否成功，可用针扎方式在两侧对应部位对比检查其感觉过敏、减退、迟钝或消失来进行判定，也可比较同侧面部皮肤的中心部与外围部的感觉。

第十一章
皮肤的性质与类型

第一节　概述

皮肤是人体最大的器官，也是人体的天然屏障，是人与外界接触的第一道防线，不仅具有保护、感觉、调节体温、吸收、分泌、排泄、参与代谢及免疫等生理功能，而且由于表皮的坚韧性、真皮的弹性及皮下组织的软垫样作用，形成和维持着人体健美的外形。形体美主要是指骨骼和肌肉发育分布匀称、曲线优美。体表美则取决于容貌和皮肤美。在不同的国度、不同的种族和民族之间，由于传统观念、文化背景和审美修养的差异，对健美皮肤的看法也不一致。如东方女性羡慕白里透红的皮肤，而白人青年则喜欢进行日光浴、海水浴，以获得黝黑的肤色为荣，然而具有光滑细腻、柔软而丰满并富有弹性的肌肤总是人们共同追求的目标。

一般认为皮肤健康美丽的标志，润泽、充实、肤色适宜。皮肤润泽是保持皮肤"青春永驻"的关键。皮肤润泽在很大程度上取决于皮脂膜和角质层的水分。所以，保持皮脂膜的完整性和角质层的水分适宜在皮肤润泽上具有重要意义。年龄增长、季节变换、不科学的洗脸、沐浴、化妆等均可影响皮脂膜的形成或破坏皮脂膜的完整性，在这种情况下，恰当地选用具有修复作用的化妆品、护肤品，修复和保护皮脂膜的完整性至关重要。皮肤充实、紧张而具有弹性是皮肤青春的又一表现，皮肤的充实性充分表现了表皮细胞健康有活性，真皮纤维成分、皮下组织和组织内水分充盈、营养均衡，毛细血管分布均匀而通畅。皮肤角质层含水分充足，皮肤就显润泽，如皮肤表皮、真皮保湿因子减少，皮脂膜破坏，导致皮肤含水量不足时，皮肤就会出现干燥、皱纹增多等。真皮中的胶原纤维维持皮肤的张力，其韧性大，抗拉力强，弹力纤维对皮肤的弹性和顺应性起着重要的作用，使皮肤光滑，减少皱纹的产生，当胶原纤维和弹力纤维受到损伤、破坏时，如疤痕组织，皮肤就缺乏韧性，皮纹消失。紫外线会使真皮纤维发生变性、断裂，引起皱纹加深。皮肤含有一定量的皮下脂肪，就可以衬托皮肤的丰满，如身患重病、消瘦的患者，皮肤就容易出现松弛，影响美观。美容的目的就是使皮肤所含脂肪和水分比例适中，胶原纤维和弹力纤维的损伤减少到最低程度，保持皮肤良好的弹性，使其显得光滑平整。皮肤肤色均匀也属皮肤健康标志之一，表明皮肤色素细胞分布均匀、代谢有序。

皮肤的酸碱度与皮肤的类型有关，pH 是对酸碱度的量化，在皮肤美容领域，它反映了皮肤是属于干性或油性。正常皮肤表面偏酸性，其 pH 值为 5.5 ~ 7.0，最低时可到 4.0，最高可达 9.0。一般上肢及手背皮肤的中和能力很强，属偏酸性，而头部、前额及腹股沟偏碱性。当皮肤接触碱性物质后，起初 5 分钟皮肤的中和能力很强。pH 不平衡时容易造成皱纹、黑斑、粉刺、面疱等各种皮肤病症。健康的皮肤角质层的 pH 值为 5.0 ~ 5.6，为酸性的环境，在对抗外来环境生存的微生物（呈碱性）时可起到保护作用。

第二节 皮肤的分类

正常人的皮肤因其特性不同，就表现出不同的类型。皮肤的类型是皮肤保健的基础，护肤品及美容保健的方式应该根据皮肤类型选择。根据皮肤角质层的含水量、皮脂腺分泌状况及对外界刺激的反应性等，将面部皮肤主要分为五类：中性皮肤、干性皮肤、油性皮肤、混合性皮肤和敏感性皮肤。

一、中性皮肤

中性皮肤亦称正常皮肤、普通皮肤，是多数人追求的理想皮肤类型。中性皮肤的皮脂分泌及水分含量基本保持均衡，角质层皮脂与含水量适宜，角质层含水量达 20% 以上，pH 为 5～6.5，皮脂腺、汗腺的分泌量适中，皮肤既不干燥也不油腻，红润细腻而富有弹性，皮肤表面滋润光滑、质地细腻；皮肤纹理不粗不细，毛孔较小，皮肤厚度中等、富有弹性，皮脂腺、汗腺分泌通畅，能适应季节的变化。夏季皮脂和汗液分泌较多，皮肤稍感湿润，倾向油性，冬季分泌减少，皮肤稍感干燥，趋向干性。面部皮肤洁白红润，较耐晒，不易出现皱纹，对外界刺激不太敏感，没有皮肤瑕疵。中性皮肤多见于青春期前的少女。

二、干性皮肤

干性皮肤又称干燥型皮肤，主要是角质形成细胞中天然保湿因子及皮脂分泌减少，皮肤角质水分含量低于 10%，pH 值 4.5～5，皮脂腺分泌量少，皮肤表现为缺少油脂、易干燥，起细小皱纹，甚至手感粗糙，皮肤菲薄，无光泽，弹性较差，易产生皱纹，但皮肤毛孔细小而不明显，质地细腻，肤色洁白、干燥、脱屑，无光泽，耐晒性差，对外界刺激较敏感，易老化，出现皱纹及色素沉着。日晒后皮肤易出现红斑，风吹后易皲裂、脱屑，皮肤毛细血管较明显，易破裂，洗脸后皮肤有紧绷感。

干性皮肤的形成有内源性因素和外源性因素两个方面，内因方面包括先天性皮脂腺分泌力弱，后天性皮脂腺和汗腺分泌能力衰退、维生素 A 缺乏、偏食少脂肪饮食、肾上腺皮质分泌减少、皮肤血循环差、营养不良及过度疲劳等因素。外因方面有烈日暴晒、寒风吹袭、错用或滥用化妆品以及洗浴过度等。干性皮肤又可分为干性缺水皮肤和干性缺油皮肤。

1. **缺油性干性皮肤（缺少天然油质）**：皮肤油脂、汗腺分泌少，皮肤洁白、细嫩、毛孔细而不明显，皮质薄而透明，不易出暗疮，因常年缺少自然油脂滋润，脸部皮肤显得干涩无光，皮肤易老化，产生碎皱纹。从外观看皮肤紧凑，犹如纸张出现条纹，一些弯曲部位与重复活动地方尤甚。放大镜下毛孔细小，有些部位较敏感，毛细血管明显，如果缺少滋润会出现皮肤脱屑现象。在接触时感到表面组织粗糙，眼部、颈部出现松弛。

2. **缺水性干性皮肤（缺少滋润，脱水性皮肤）**：缺少组织的紧凑与充实，没有水分或水分剧烈减少。通常深度的脱水皮肤具有一层厚的表皮，可防止水分蒸发。表面脱水是由于无法保持皮肤的湿润性，从而使皮脂分泌降低，皮肤丧失保护能力。皮肤脱水有两种类型，一是非常细致的组织性皮肤（干性），在颏部可以明显地看到毛细血管纹，皮肤属敏感型，对机体的物理、化学变化能迅速做出反应，水分丢失严重。二是极厚组织皮肤（苍黄皮肤），毛孔粗大而缺少补充性，表面组织粗糙，在颏部下面有脂肪聚积，显得很难看。

三、油性皮肤

油性皮肤也称多脂型皮肤或脂质性皮肤，多见于青春期至 25 岁青年人、中年人及肥胖者。此种类型皮肤角质层皮脂与含水量不平衡，使角质层含水量低于 20%，pH 在 5.6～6.6，皮脂腺分泌旺盛，皮脂分泌量较多，皮肤表面尤其是面部皮肤油腻发亮，毛囊皮脂腺开口即毛孔粗大，易黏附灰尘，潴留污垢，毛孔粗大，易出现粉刺，易发生痤疮、脂溢性皮炎及脂溢性脱发等皮肤疾患。对日光、风等外界刺激具有较强的耐受性，肤色往往较深，皮肤弹性较好，不易产生皱纹，耐衰老，但容易发生痤疮和脂溢性皮肤病。油性皮肤形成的原因可能为先天性皮脂腺分泌活跃、雄性激素分泌旺盛、偏食含脂量较高的食物及香浓调味品摄入过多等。油性皮肤又分为普通油性皮肤和超油性皮肤两种。

1.普通油性皮肤：普通油性皮肤的皮脂腺分泌旺盛，皮肤油腻光亮，肤色较深，毛孔较大，皮肤纹理较粗，对外界刺激不敏感，易生粉刺、痤疮。这种皮肤多见于青春期至25岁年轻人，pH值在5.6～6.6。

2.超油性皮肤：超油性皮肤又称暗疮皮肤。其具有普通油性皮肤的特征，又因皮脂分泌过多，淤于毛囊内不能顺利排出，而使皮肤油腻，并出现黑头粉刺、白头粉刺、痤疮。

四、混合性皮肤

混合性皮肤即油性与干性或中性皮肤混合存在的一种皮肤类型，其兼有油性皮肤和干性皮肤两种特点，一般在面部"T"形带（前额、鼻翼、鼻唇沟、口及下颏）部位表现为油脂分泌较多的油性皮肤，在两颊等面部其他区域表现为干燥脱屑等干性皮肤特征或者为中性皮肤特征。混合性皮肤多见于25～35岁。

五、敏感性皮肤

敏感性皮肤又称过敏性皮肤，多见于过敏性体质。遇外界多种刺激如日光、冷、热及使用化妆品后局部皮肤出现瘙痒、刺痛、红斑、丘疹水疱及渗出，外用化妆品做斑贴试验反应阳性。此类皮肤在面部常表现为皮肤较薄，可透见微细血管，皮肤分泌不足，光泽差。皮肤正常的女性，在月经来潮前1周左右，有时皮肤状态可发生变化而成为敏感性皮肤。也有既往皮肤正常，由于较长时间不恰当外用皮质类固醇激素、滥用化妆品或"换肤"后成为敏感性皮肤者。

敏感性皮肤是一种特殊的皮肤类型，主要是指健康人皮肤因某种外界因素作用，导致皮肤对外界环境适应能力降低而使皮肤易出现红斑、丘疹、毛细血管扩张等客观症状，或瘙痒、刺痛、灼热、紧绷感等主观症状。外界因素指使用刺激性、

"疗效性"的化妆品或操作手法选择（或使用）不当。各国的敏感性皮肤发病率研究表明，敏感性皮肤有较高的发生率。因此，对其病理、产生机制、护理的研究对于美容学来言就显得重要而急迫。病因学研究表明，敏感性皮肤的发生不是独立简单的，而是一个内因和外因共同作用的复杂的综合结果。影响皮肤敏感的内在因素众多，包括了种族、现有疾病、年龄等。有研究结果显示白种人和亚洲人的皮肤比较敏感，而在亚洲人中，又以日本人皮肤敏感者最多。这可能是因为皮肤敏感程度的不同与肤色有关，肤色较浅者血管反应性更强，较易发生皮肤敏感。疾病亦能影响皮肤的敏感性，某些自身的皮肤疾病例如异位性皮炎、酒渣鼻、接触性皮炎、湿疹等能增高皮肤敏感性。

敏感性皮肤与遗传有关，大部分人都有敏感性皮肤家族史。此外，食物、化妆品、季节变化及其他外界环境都可引起皮肤敏感。这可能是因为敏感性皮肤者大都存在感觉神经信号输入增加和免疫反应性增强，从而对外界刺激异常敏感。大部分皮肤敏感的人容易在天气变冷、变热、刮风、日晒或环境污染等外在因素影响下出现皮肤不适。长期或过度使用某些皮肤护理产品，每日局部使用皮质激素外用药物，都可以促使皮肤变得敏感。在冬天皮肤的敏感性强于夏天，因为冬天气温较低而且空气湿度较低，使角质层含水量降低。此外一些蛋白质食物如牛肉、羊肉、虾、牛奶、螃蟹、海鱼等及外界环境中的屋尘、枕料、羽毛、早春花粉等都可诱发皮肤敏感。

敏感性皮肤发生的机制极为复杂，可能是内在因素与外界因素等分别或共同作用的结果。其机制主要是皮肤屏障功能降低，感觉神经信号输入增加和免疫反应性增强。皮肤屏障有防止外界有害因素的入侵和防止体内营养物质及水分的流失两方面的功能，是维持皮肤正常生理的重要结构。角质层是维持皮肤屏障功能的主要结构，角质层受损则屏障功能不完整，则导致外用化学物质渗透增加。当屏障功能受损，神经末梢的保护作用不完整时，则导致感觉神经的信号输入明显增加。免疫反应增强时，少量抗原即会使皮肤产生较强的变态反应。因此，敏感性皮肤者生活在同样的环境中，在同样的刺激因素作用下，比正常皮肤更易出现敏感症状。

就个体而言，皮肤的类型并非一成不变，青春期前皮肤一般为中性，青春期皮肤可能转为油性，而到了老年，由于皮脂腺功能减退，可能变成干性皮肤，而某一身体不同部位的皮肤性质也会有差异，例如面颊部是干性，而前额和鼻侧可能是油性，身体的其他部位也可能是中性。皮肤的性质与季节也有一定的关系，夏季皮脂腺分泌旺盛，冬季则减少，皮脂腺的分泌量也随年龄、性别差异而有差异，如青春期男性皮脂分泌增加，年轻时是油性皮肤的人，随着年龄的增长，皮肤也会朝着干性发展。

第三节　皮肤类型的次分类

在主分类的基础上，随年龄的增长，皮肤还会出现其他衰老或亚临床的问题。由此需要对常见皮肤的皱纹、色素沉着、敏感性及光敏反应进一步次分类。

（一）皮肤皱纹

皮肤皱纹（wrinkles，W）分为 4 类，无明显皱纹（W_0）、轻度皱纹（W_1）、中度皱纹（W_2）、明显皱纹（W_3）。无明显皱纹（W_0）指没有皱纹，轻度皱纹（W_1）指静止无皱纹，面部运动时有少许线条皱纹，中度皱纹（W_2）指静止有浅细皱纹，面部运动有明显线条皱纹，明显皱纹（W_3）指静止和面部运动都可见深的明显皱纹。

（二）皮肤色素

皮肤色素（pigmentation，P）沉着分为 4 类，无明显色素沉着（P_0）、少量色素沉着（P_1）、中等色素沉着（P_2）、明显色素沉着（P_3）。无明显色素沉着（P_0）指面部肤色均匀，无明显色素沉着斑；少量色素沉着（P_1）指面部可见色素沉着斑，呈浅褐色，分布少于面部 1/4，炎症、外伤后不易留色素沉着；中等色素沉着（P_2）指面部见中等量色素沉着斑，呈浅褐色到深褐色，分布大于面部 1/4 小于 1/3，炎症、外伤后可留色素沉着，消失时间较慢；明显色素沉着（P_3）指面部可见大量明显色素沉着，呈深褐色，分布大于面部 1/3，炎症、外伤后易留色素沉着，且不易消失。

（三）皮肤敏感性

皮肤敏感性（sensitive，S） 皮肤敏感性分为 4 类：不敏感（S_0）、轻度敏感（S_1）、中度敏感（S_2）、高度敏感（S_3）。

1. 不敏感（S_0）指皮肤对各类刺激反应不明显，乳酸刺激试验 0 分。

2. 轻度敏感（S_1）指皮肤在外界刺激或机体处于病理状态时可出现敏感表现，但可耐受，短期可自愈，乳酸刺激试验 3 分。

3. 中度敏感（S_2）指皮肤对外界刺激不易耐受，易出现敏感表现，且短时间不可自愈，但很少发生皮炎湿疹等变态反应性疾病，乳酸刺激试验 4 ~ 5 分。

4. 高度敏感（S_3）指皮肤对化妆品、外界环境、酒精、辛辣或高蛋白食物、运动、高温反应明显，容易发生接触性皮炎、湿疹等变态反应性疾病，乳酸刺激试验 6 分。

（四）皮肤光敏

结合中国人皮肤特点，将皮肤的光敏（photosensitization，PS）反应分为 4 类：无光敏反应（PS_0）、易晒红（PS_1）、易晒黑和晒红（PS_2）、易晒黑（PS_3）。

1. 无光敏反应（PS_0）指皮肤接受正常日晒后无明显反应，无晒红、晒黑。

2. 易晒红（PS_1）指皮肤接受日晒后容易出现红斑，不易晒黑，基础肤色偏浅。

3.易晒红和晒黑（PS₂）指皮肤接受日晒后既出现红斑又会晒黑，基础肤色偏浅褐色。

4.易晒黑（PS₃）指皮肤接受日晒后容易晒黑，不易出现红斑，基础肤色偏深。

根据主分类和次分类对皮肤进行分型，可更全面地评估皮肤，从而正确指导患者选择合适的护肤品，正规地进行美容保健。分类举例：$OW_0P_0S_1PS_3$ 表示油性皮肤，无明显皱纹、明显色素沉着、轻度敏感、易晒黑。

第四节　皮肤类型的测定

判定皮肤的性质与类型，可以采用肉眼观察法、纸巾拭擦法、美容灯透视观察法、无创性皮肤生理功能测试法、洗脸测试法等。皮肤的性状就某一个体而言并不是恒定不变的，青春期皮脂分泌较为旺盛，皮肤可能为油性，而到了老年期皮脂腺功能减退，皮肤可能较为干燥。不同的季节皮脂的分泌亦不同，一般夏季皮脂腺分泌活跃，冬季则相反。因此判断皮肤的类型亦应考虑到年龄、季节、皮肤的遗传性状等因素。

一、肉眼观察法

肉眼观察法是根据肉眼观察到的皮肤性状，结合体型来推断皮肤的类型。它是指用洗面奶彻底清洁皮肤后，擦干水分，皮肤会出现紧绷感，然后在不用任何护肤品的条件下观察皮肤情况，计算皮肤紧绷感消失的时间。一般中性皮肤的紧绷感约在洗脸后 30 分钟左右消失，皮肤既不干也不油，面色红润，皮肤光滑细嫩，富有弹性。油性皮肤紧绷感消失较快，约在洗脸后 20 分钟左右，皮脂分泌量多而使皮肤呈现出油腻光亮感。干性缺水皮肤的紧绷感则在洗脸后约 40 分钟消失，皮肤干燥而不润泽，可见细小皮屑，皱纹较明显，皮肤松弛，缺乏弹性。干性缺油皮肤的皮肤紧绷感于洗脸后 40 分钟左右消失，皮脂分泌量少，皮肤较干，缺乏光泽。

二、纸巾拭擦法

纸巾拭擦法即在洗脸后 30 分钟，用干纸巾或吸墨纸轻压鼻翼两侧、额区及颊区之后观察纸巾上油点的多少、颜色及状态来推断皮肤的类型。取一柔软面纸巾，剪成 1cm×5cm 大小的 5 片，于晨起后分别贴于鼻翼两旁、额部、颊部，1～2 分钟后取下纸巾，观察其上的油渍点。干性缺油皮肤纸巾上基本不沾油迹，油渍点每平方厘米在 2 处以下，且不发生融合。干性缺水皮肤类似中性皮肤。中性皮肤的纸巾上沾油污面积不大，呈微透明状，油渍点在 2 处以上 5 处以下。油性皮肤的纸巾上见大片油迹，油渍点多于 5 处，呈透明状，可发生融合。

三、美容灯透视观察法

美容透视灯亦称伍氏灯。美容灯透视观察法是指通过美容透视灯内的紫外线灯管，帮助了解皮肤表面和深层的组织情况，观察不同类型的皮肤在透视灯下呈现的颜色来推断皮肤的类型。中性皮肤大部分为淡灰色，小面积橙黄色荧光块。油性皮肤可见大片橙黄色荧光块。而干性皮肤有少许或没有橙黄色荧光块，大部分呈淡紫蓝色。干性缺水皮肤有少许橙黄色荧光块，白色小块，大部分呈淡紫蓝色。干性缺油皮肤有少许或没有橙黄色荧光块。

四、皮肤测试仪

使用皮肤测试仪观察皮肤的颜色来判断皮肤类型：青白色——健康的中性皮肤；青黄色——油性皮肤；青紫色——干性皮肤；深紫色——超干性皮肤；橙黄色——粉刺皮脂部位；淡黄色——粉刺化脓部位；褐色、暗褐色——色素沉着部位；紫色——敏感皮肤；浮悬的白色——表面角质老化。面部反映出的亮点，一般是化妆品的痕迹或灰尘。

第五节　皮肤肤色分类法

皮肤肤色分类法是根据皮肤的颜色将皮肤进行粗略的分类。其分类方法主要有三类，形容词比较分类法、肤色标准 / 肤色模型比较分类法和 Fitzpatrick 等级分类法。

（一）形容词比较分类法

形容词比较分类法将皮肤颜色由浅到深分为 3 大类，11 小类。三大类即白色皮肤、黄色皮肤和红色皮肤。其中：

1. 白色皮肤：再分成①玫瑰色，②暗白色，③橄榄色，④古铜色。

2. 黄色皮肤：再分为①黄白色，②苍黄色，③姜黄色，④棕色。

3. 红色皮肤：再分为①红白色，②咖啡色，③乌黑色。

（二）肤色标准 / 肤色模型比较分类法

根据肤色标准 / 肤色模型比较分类法将皮肤颜色分为 5 级：

0 级：极浅，No.1—9。

1 级：浅，No.10—14。

2 级：中等，No.15—18。

3 级：深，No.19—23。

4 级：极深，No.24—35。

（三）Fitzpatrick 等级分类法

肤色不仅是人种的标志，肤色的深浅与皮肤对日光中紫外线的抵御能力相关联。Fitzpatrick 根据肤色及皮肤日晒后是否出现红斑及晒黑反应将皮肤分为 6 型：

Ⅰ型：白色皮肤，日晒后即出现晒伤反应，不会晒黑。

Ⅱ型：白色皮肤，常出现晒伤反应，不易晒黑。

Ⅲ型：白色皮肤，有时出现轻度晒伤，可以晒黑。

Ⅳ型：褐色皮肤，很少出现晒伤反应，容易晒黑。

Ⅴ型：褐色皮肤，不易晒伤，极易晒黑。

Ⅵ型：黑色皮肤，不出现晒伤反应，极易晒黑。

第十二章

面部皱纹与衰老

衰老是生物随着时间的推移必然的复杂过程和自然现象，其主要表现为结构和功能衰退、适应性和抵抗力减退等。老化过程发生于身体的各个部位，每个部位其结构和功能都有其独特的表现，但最为引人注目的是面容的变化，皱纹则是衰老发生发展过程中最明显的变化和外观表现。

第一节　面部皮肤老化临床表现

随着岁月的流失，人到 40 岁以后，皮肤的老化过程会逐渐显现并较快发展，老化进展的快慢和轻重程度，常因种族、遗传基因、生活工作环境、疾病、运动、药物以及养护情况等多种原因的不同，个体间可有较大差异。目前认为，皱纹形成主要与自然老化、光老化导致的表皮老化、真皮组织胶原蛋白的流失、皮下脂肪组织的萎缩松弛、支持韧带失去弹性、肌肉组织老化与其动态的反复收缩折叠、重力的持续影响，以及纤维结缔组织和骨的进行性老化等因素有关，这种皮肤、脂肪、肌肉、纤维结缔组织以及骨相互关联依存的组织复合体的共同老化过程，最终构成了面部的整体严重下垂，临床上表现为静止时呈现的眉间纹、眉下垂，眼周皮肤松弛，颞部组织萎缩，颧骨下脂肪萎缩，面颊皮肤老化区域，唇周的皱纹，嘴唇的退化萎缩，口角下垂，下颌角、下颏及下颌缘的松弛，颈侧区、颈前区皮肤的松弛和皱纹，以及组织解剖学上纹、沟的显现、加重、加深等老化面容。一般来讲，当皱纹随着年龄的增加而渐进性出现和发展的顺序依次为：前额→上下眼睑→眼外眦→

耳前→颊部→颈部→下颌→口周。

第二节 面部皱纹分类

一、概述

皱纹可发生在面部的各个部位，皱纹的不同的临床表现和成因是多种因素共同作用的结果，不同的皱纹受不同的局部因素、外界因素和组织解剖学等因素的影响，而有不同的临床表现。大多数情况下，纹和沟有时并无截然区分，有些生理性的纹、沟并称，但随着面部皮肤老化程度的发展，可出现老化性的纹、沟，或纹演变发展为沟。当皮肤结构的完整性发生变化而形成或浅或深的折痕，浅的常称为皱线或线，深的被称为切迹或沟壑，切迹或沟（壑）可由皱纹、褶皱发展而来。依据皱纹的外观和皱纹产生原因的皱纹分类方法简介如下。

二、依据皱纹的外观分类

依据皱纹的外观可分为轻度皱纹、中度皱纹、重度皱纹。

1.轻度皱纹：在静态时可显现一些细纹，动态时加重。

2.中度皱纹：在静态时即较为明显，动态时更为明显加重。

3.重度皱纹：无论是静态时或动态时都有明显可见的深深的褶皱凹陷，因而又可称为深度皱纹。

三、依据皱纹产生的原因分类

依据皱纹产生的原因可以分为体位性皱纹、动力性皱纹、重力性皱纹。

1.体位性皱纹：主要出现在颈部，多为颈阔肌长期伸缩的结果。体位性皱纹的出现并非全是皮肤老化原因，随着年龄增长，横纹会变得越来越深，就演变为老化性皱纹。

2. **动力性皱纹**：主要由于表情肌长期收缩的结果而造成的，最初仅在肌肉运动时才出现，随着皱纹加深变粗，逐步在肌肉静止时也持久存在，如额肌的抬眉纹，皱眉肌的眉间纹，眼轮匝肌的鱼尾纹，口轮匝肌的口角纹，颧大肌和上唇方肌的颊部斜纹等。

3. **重力性皱纹**：主要是由于皮下脂肪组织、肌肉和骨骼萎缩，皮肤老化后，加上地球引力的作用而逐渐产生的，较为典型的如双下颌等。

四、其他分类方法

1. 细纹、表情纹（动态皱纹）、深层皱纹（静态皱纹）之分。

2. 萎缩型皱纹、肥大型皱纹之分。

3. 光化性皱纹、老化性皱纹之分。

4. 生理性皱纹、病理性皱纹之分。

通过对皱纹的观察，可推断出肌肉的运动走向，肌肉收缩明显的部位均会产生 2 ~ 3 条与收缩方向垂直的皱纹，但有时因肌肉解剖结构的不同，有些皱纹中间可能会有断裂或纹理交错，也有一些病人，特别是男性病人，在上面部的一侧或两侧有上斜式垂直方向的小皱纹，出理这种情况与长期睡眠习惯相关，故可称"睡眠皱纹"。

第三节　面部皱纹（沟）介绍

关于泪沟、鼻唇沟（法令纹）、下唇沟（木偶纹）（参见第本章第四节），以下将面部主要皱纹分布、产生原因和临床表现介绍如下。

1. **额纹**：俗称抬头纹，是横跨额部的额肌分布区的水平皱纹，竖纹较少见，额纹的产生与肌肉运动和光老化有关，也受遗传因素的影响。

2.**眉间纹**：又称川字纹，是位于两眉间鼻根部垂直走行的较深的竖纹，可有单一垂直眉间纹或多道平行的垂直眉间纹，但多呈"川"字形。眉间纹主要是由皱眉肌与降眉肌收缩而形成的一种常见的表情纹。有些人因肌肉走向不同，也会同时在其周围形成一些水平的横纹，眉间横纹多位于鼻根部、左右内眦连线上方，称鼻根横纹，主要由降眉肌、降眉间肌的收缩而形成。

3.**眼周纹**：包括眼角纹（鱼尾纹）和下睑纹。眼角纹是在眼角（外眦区域）和鬓角之间出现的皱纹，由于其纹路与鱼尾上纹路相似，故被形象地称为（鱼尾纹），眼角纹是面部皮肤老化中最为常见的皱纹之一，随着年龄的增长，眼角纹会越来越明显，临床上可见从外眦向外呈爪形的 3～4 条放射状皱纹，有时甚至会延伸至太阳穴及颧弓部，眼角纹的形成主要与眼轮匝肌的收缩相关。下睑纹通常是眼轮匝肌睑部运动过度所致，早期以表浅的细纹为主，随着年龄增大逐渐加深，下睑纹变粗变深后也更引人注目。眉下垂和颞部组织萎缩、皮肤松弛也会加重眼周纹的外观。

4.**眼苔**：俗称卧蚕，是由于下睑睑缘眼轮匝肌局部肥厚所形成的条状凸起，微笑时会更加明显。

5.**鼻背纹**：由于形似兔耳故又称小兔纹，是由提上唇鼻翼肌和眼轮匝肌内侧带收缩时出现在鼻梁两侧斜向走行的皱纹，主要限于鼻背上 2/3 位置其外侧，有时也会延伸至下睑甚至鼻翼部位，常在人们微笑、大笑、皱眉或者说话时出现或更为明显。

6.**颧弓部皱纹**：与局部过度的肌肉活动、皮下筋膜、脂肪组织的萎缩以及皮肤的弹性降低明显有关，睡眠时侧脸受压也会导致颧弓部皱纹明显。

7.**中面部沟**：文献中又称中颊沟和印第安纹，是一条从鼻侧的鼻颧沟下缘延伸到颊上方或面颊下部的皱纹，多数人双侧同时出现，只有少数人单侧出现。中面部沟的形成与颧皮肤韧带密切相关，随着年龄的增长，颧皮肤韧带上方的组织进一步松弛下垂，沟壑外观可不断加重。

8. 鼻颧沟： 是沿内眦斜向下走行、与眼轮匝肌下边界一致的皱纹，在眼轮匝肌内侧韧带处变得明显。鼻颧沟是下睑与面颊之间的边界，严重的鼻颧沟可向下延伸并与中面部沟相连。鼻颧沟与遗传有一定的关系，可出现在任何年龄，鼻颧沟的存在，可使眼眶下方出现明显的凹陷，不仅会导致明显的黑眼圈，还会给人以疲惫、衰老的视觉感观。

9. 颊纹： 其产生与局部肌肉运动活跃、皮肤老化变薄、脂肪组织减少以及光老化都有着紧密联系。颊部区域主要受颧大肌、笑肌的直接控制，其上部受口轮匝肌的间接控制，下部受降口角肌和颈阔肌的间接控制。通常皮肤干燥时容易产生细小皱纹，油性皮肤者皱纹较粗大，过快减肥者脂肪突然丢失也会迅速产生颊纹。

10. 法兰克福线（ Frankfort Line ）： 是位于眶下缘与耳屏上缘的连线，颧骨的突起在这条线的下缘并与之基本平行，过凸的颧骨则会与此线形成一定的夹角，通常情况下，男性的颧部凹陷会更明显一些。

11. 耳前纹： 是靠近耳屏、耳垂、耳前区的几乎垂直走行的皱纹，耳前纹的形成随着年龄增长、皮肤老化逐渐形成并增多加深，平时即很明显。

12. 口周纹： 与唇部皮肤的老化，真皮、皮下胶原蛋白的丢失，上、下唇黏膜及皮肤的萎缩有关，并随着年龄的增长而变得明显。口周围由于血液供应相对独立，上皮组织几乎没有皮脂腺的分布，因而相较其他部位更易出现皱纹，一般在 40～50 岁可出现唇形轮廓模糊，口角处皱纹明显，并向下延伸，口唇外侧的皱纹常被称为"十字线"，多产生于垂直方向，与皮肤和皮下组织萎缩有关，有些还可呈辐射状，年纪较大或较严重时，可产生较深的瘢痕样线性皱纹。

13. 唇纹： 唇部皮肤薄且缺少皮下脂肪，唇部的肌肉主要为环形分布的口轮匝肌纤维。唇纹与唇部真皮、皮下胶原蛋白的丢失，上、下唇黏膜肌肉及皮肤萎缩有关。由于缺少支撑结构，上、下唇容易形成明显的皱纹，老年人的唇纹常伴有上唇变长和组织萎缩变薄。

14. 上唇横纹：是位于上唇皮肤与人中处之间的 1～2 条或多条横向皱纹，一般随着年龄的增长而逐渐加深增多，静态时即明显，动态时更加明显。

15. 唇下颌沟：源于口角下方、下颌边缘的皱褶，随着年龄的增长而越加明显。降口角肌限定了唇下颌沟的内、外侧边界，下颌支持韧带附着于此，使唇下颌沟更靠前部和内侧。

16. 颏唇纹（沟）：是位于下唇和下颏之间的一条或多条水平皱纹，位于口轮匝肌和颏肌之间，较深时形成沟壑，亦被称为颏唇沟。

17. 颏横纹：位于皮肤与肌肉包裹着的下颌骨前端形成颏尖的区域，亚洲人的颏横纹较少见，而更为常见影响外观的表现是"砾石状"下颏或称为"橘皮样"下颏，这是由于颏部肌肉过度收缩以及真皮胶原蛋白和脂肪层变薄所引起的。从组织解剖学上看，颏肌是二条矩形的呈对角线走向的肌肉，也有很多细小的肌纤维连着骨膜与皮肤，这些肌纤维的收缩即形成了表面"砾石状"外观。随着年龄的增长，皮下组织萎缩，"砾石状"外观会变得更为明显，但仅在动态情况下出现。

18. 下颌缘与下颏：是下面部轮廓最为重要的部位，下颌缘和下颏区域还包括了下颌与颈区的连接处，随着年龄的增长，这些部位会发生很大的变化。下颌下垂又称双下巴、下颌脂肪袋，是由于颌正中脂肪组织堆积过多、颈部皮肤老化松弛和重力作用而出现下垂的现象。临床上可见颈部臃肿、变短粗，同时伴下颏皱纹加重，下颏角小者以及肥胖者此纹更易出现和明显。

19. 颈纹：是颈部皮肤老化的标志，由于颈部皮肤较薄，皮脂腺相对较少，经常暴露在外，加上扭转、弯曲等动作，随着年龄增长、自然老化、光老化以及重力影响，会使颈部皮肤逐步失去弹性，产生皱纹。颈部皱纹可分为横向皱纹（颈横纹）又称项链纹，垂直皱纹（颈竖纹）。颈横纹随着年龄的增长而逐渐加深加重，一般在 30 岁时就可能比较明显，40 岁以后就会明显影响外观。颈竖纹是颈部两侧的皮肤变薄、颈阔肌的收缩而形成的垂直的棱纹，可延伸至锁骨，俗称"火鸡颈"。

第四节　泪沟、鼻唇沟、下唇沟体表定位与衰老

面部皮肤衰老最突出、最典型的表现之一就是形成了严重影响面容的泪沟、鼻唇沟和下唇沟，俗称"三八线"。其形成的规律依次为泪沟、鼻唇沟、下唇沟，而当下唇沟出现时，整个面容形象已呈严重的老化状态。深深的泪沟、鼻唇沟、下唇沟有着与皱纹相似的外观，却有着不同的成因与解剖结构。

一、泪沟

根据泪沟的位置、严重程度、临床表现和皮肤组织解剖学特征等，文献对于泪沟的描述有：①泪沟是指由内眼角开始出现在下眼睑靠鼻侧的一条凹沟。②泪沟是眶下缘由内眦行向外下、在下眼睑靠鼻侧的一条凹沟。③泪沟是指位于眼球下方眼眶内侧 1/3 的凹陷区域。④泪沟是眶下缘由内眦行向下的浅沟（沟壑）。⑤泪沟位于下睑较薄皮肤与较厚的中面部皮肤与眶缘交界处。泪沟的解剖学名称并不统一，由于其为鼻区与眶区的分界线，亦有将其称为眶鼻沟或鼻睑沟。有些人由于遗传因素所致，内眦区的眶下皮下组织不足和（或）眶下脂肪团较厚向前膨出，泪沟处在较年轻时就会产生较明显的凹陷和（或）阴影外观，给人以疲惫无神的外观感觉。泪沟在各个年龄段的人都可能存在。临床上由于随着年龄的增大，内眦区的眶下皮下组织逐渐减少、皮肤老化、弹性变差、软组织萎缩、下垂而出

现阴影和凹陷，有的人甚至可以延伸到面颊部。综上所述，可以认为眼眶周围组织容量的减少是泪沟形成和发展的最主要原因。下睑皮肤与眼轮匝肌的松弛、眶下脂肪团疝出和颧颊脂肪垫萎缩等均可使泪沟加重，泪沟在眼部皮肤较薄的人常常会比一般人更明显。由于眼轮匝肌支持韧带内侧部和眼轮匝肌内侧带纤维附着于皮肤的方式不同，泪沟可呈现多种外观形态。泪沟变深可使下睑组织看起来有些臃肿、凸出，极易给人是"眼袋"的错觉。

二、鼻唇沟

通常被称为"法令纹"，从鼻翼基底处开始，向外下方延伸至口角外侧约1cm处，其外形、深度、宽度个体差异性很大，新生儿几乎看不到鼻唇沟，年龄越大越明显。鼻唇沟是将面颊部及下颌分开的体表标志，可以看作是面部的正常组成部分，而并非完全是由于衰老而形成的皱纹（沟）。儿童和年轻人的鼻唇沟只有发笑时才明显，一般达不到颊区的外侧。鼻唇沟是沟内、外侧各层结构的过渡区，鼻唇沟部皮肤是口周肌肉的止点，皮下有排列较紧密的纤维与肌纤维相交织，故鼻唇沟的深浅、长短和位置随肌肉的收缩而变化。

鼻唇沟的形成因素有很多，不仅仅是典型的皮肤老化造成表面凹陷的现象，也是面颊部动力软组织与非动力软组织之间相互作用的结果，颧大肌、颧小肌、提上唇肌、提上唇鼻翼肌、提口角肌、笑肌等肌肉的收缩都参与了口周的表情运动，这些肌肉的运动、老化、松弛以及重力的因素促进了鼻唇沟的形成，肌肉与真皮间脂肪组织的缺乏也是促成鼻唇沟的一个重要因素。鼻唇沟随着年龄的增长而逐渐加深加长。皮肤和颧脂肪垫下垂、颊内侧深部脂肪萎缩以及脂肪成分的变化可使鼻唇沟变得更长、更深。上颌骨的凹陷以及周围颧骨和颧弓的突出等，也可使鼻唇沟在外形上显得更加明显。老年人的鼻唇沟可延伸到颊区与腮腺咬肌区之间，平时即很明显，笑时则显著加深。年老体瘦者常在主沟的内侧或外侧出现较短而浅的副沟，鼻唇沟是面中部 1/3 衰老最为明显的表现之一。Zufferey 依据鼻唇沟的外部形态，将鼻唇沟分为①凸出型、②直线型、③凹陷型。临床上依据鼻唇沟各段在面部的位置不同可分为 4 区。依据其临床表现，主要有轻、中、重度分类法和 5 级分类法。

1. 位置分区法

①鼻外侧区位于鼻区与眶下区之间。

②上唇外侧区位于上唇与颊区之间。

③下唇外侧区位于下唇与颊区之间。

④颏外侧区位于颏部的外侧，但一般情况下不明显。

2. 轻、中、重度分类法

①轻度无明显皱纹或小面积下垂。

②中度中等程度的皱纹及下垂。

③重度严重的皱纹及下垂。

虽然这种仅凭医生主观判断，不够科学严谨的轻、中、重度分类法，但对注射填充后的动态表情、外观变化、疗效持续时间的自身对照评估，有着较大的实用价值。

3.5 级分类法

1 级未观察到鼻唇沟皱纹，皮肤连续。

2 级较轻度的鼻唇沟，可见浅痕，动态下明显。

3 级中度的鼻唇沟，正常表情时即清晰可见，动态下更加明显。

4 级较严重的鼻唇沟，正常表情时即非常明显，皮肤高低落差小于 2mm。

5 级极度严重深长的鼻唇沟，正常表情时即非常明显，皮肤伴有 2 ~ 4mm 的高低落差，常呈 V 形凹陷。

三、下唇沟

下唇沟又称木偶纹、口角纹、流涎纹、括号纹等。下唇纹是唇联合向下到下颏的皱纹，严重时可在外观上表现出口角外侧或下方的深深的弧形凹陷，即形成明显的下唇沟，下唇沟并非单纯的表面凹陷性皱纹，而是由于软组织萎缩、丧失支撑、真皮弹性下降等多种因素造成的褶皱。

随着年龄的增长，皮肤逐渐松弛，浅层颊脂肪和颊脂肪垫可因重力的作用而下垂，而下颌韧带仍保持在原位，便形成了下颌软组织松垂的外观。下颌软组织松垂的结果使软组织从口角联合开始向下颏的走行逐渐明显，便显现出颏突出的整体效果。下颌软组织前面的褶皱叫颌前沟。由于颊脂肪垫随着年龄的进一步增长造成笑肌和降口角肌的后方逐渐下垂，加之皮肤软组织的进一步老化，造成降口角肌的侧面或后缘会变得更加明显，从而进一步导致口角联合明显下垂，造成口角纹和下颌软组织松垂更加突出。

下唇沟与鼻唇沟并非是单纯的皱纹，其形成与年龄、皮肤老化松弛形成的折叠、肌肉的运动、重力影响和遗传基因均有密切联系，下唇沟与鼻唇沟（纹）同时出现并形成两个"八字"，临床上脂肪组织较少的人比脂肪组织多的人更明显。

第十三章
皮肤正常微生物群与微生态平衡

第一节　微生物生态学的概念

　　微生物生态学是 20 世纪 60 年代才开始形成的一门独立学科，并逐渐受到重视，按照所研究环境的特点可将其分为土壤微生物生态学、空气微生物生态学、水微生物生态学、食品微生物生态学、特殊环境微生物生态学等。微生物生态学是在微生物学和生态学发展过程中形成的交叉学科，是研究微生物与其生存环境、微生物群体之间相互关系的科学，即微生物群体与周围环境的生物和非生物因素的相互关系的科学。微生物生态学属生态学和卫生微生物学的研究范畴，是进行卫生微生物研究的理论基础，各种微生物与其生存环境之间的作用关系及变化规律，均遵循不同微生物的生态特征。

　　在微生物研究中常涉及个体、种群和群落的概念。个体是指具有一定功能的生物体，如一个细菌、一个病毒，它们从生长到分裂或复制合成即完成一个周期。种群是由相同的许多个体所组成，种群内的个体之间是一个有机的统一体。各种生物种群聚集在一起，形成一个群落。生境是指微生物生存的外环境。局部的小空间称为微小生境。在实际工作中，我们可以在实验室中模仿外界条件，设置一个微小的生态环境进行模拟试验，以取得实验数据并进一步扩大实验直至现场的环境条件。生态龛包含有比生境更为广泛的含义，它不但包含了生物生存的空间概念，还蕴含着功能作用以及在不同温度、湿度等环境变化中的位置，也称为生态位。从某种意义上，可将生境理解为微生物的"住址"，而生态龛则为微生物的"职业"。进行微生物的生态研究，首先应了解微生物的生境特征，然后进一步了解其营养和能量来源、pH、温度、湿度、氧需等情况。

生产者和消耗者是构成自然界生态系物质能量循环的重要元素。生物中绿色植物的光合作用摄取太阳能，转化为化学能，将无机物转化为有机物，是重要的生产者。动物消耗有机物，使能量与物质重新分配，是消耗者。微生物既可分解有机物，将其还原为无机物，使之重新被植物利用，是分解者、消耗者，又可将无机物合成为有机物（光合菌、化能自养菌），所以微生物同时也是生产者。因此，微生物生态构成了自然界生态系能量物质流循环中不可分割的一部分。

1966年Brock从生态系角度阐述了微生物生态，即从群体观点与环境间的动力学关系阐述了微生物生态问题。微生物与环境间有着极为密切的关系，微生物的生命活动依赖于环境，同时也影响着环境，研究微生物与环境之间的关系，了解它们在自然界的分布，可为人类开发微生物资源提供理论依据，以使人类利用微生物在自然界中的作用来改造自然、保护自然。微生物之间、微生物与其他微生物之间，也存在着相互依存、相互制约的关系，研究他们之间的关系，可以使人类更好地利用微生物来防治人和动物疾病等。

第二节　微生态与环境相互作用基本规律

（一）限制因子定律

此定律即最小因子定律，此定律由利比希（Justus Lisbig）提出，故又称利比希定律。这一定律适用于"稳定状态"的环境，即物质的进入与流出处于平衡状态。其基本核心是任何生物的生物量决定于所存在环境中该生物生长所需的最低浓度营养。微生物需要各种生态因子（营养物质），但这些生态因子并非同等重要，其中有的因子对微生物生态起决定性作用，当其中某物质可利用的量最接近于所需的临界最小量时，这种物质就成为限制因子。例如，氧在空气中含量较多且恒定时，很少对需氧性细菌起限制作用，但在水底溶解氧含量少而且容易发生变化时，氧则成为需氧菌的一个限制因子。在考虑限制因子时，不仅要注意其在微生物生存环境中的浓度，还应关注这种因子是否能被微生物获得。如氮气在所有生态系统中都存在，但大多数微生物不能利用这种形式的氮，水变成结合水后微生物也难以吸收。有毒物质如已吸附在黏土颗粒上，对微生物作用就减少。

（二）耐受性定律

该定律因谢氏创立，又称为谢氏耐受性定律，是指生物对环境中生态因子能耐受的范围。微生物在一个环境中存活与生长不但取决于营养，而且与各种物理、化学因素如温度、pH等有关。每种生物存活和繁殖只能对环境中生态因子耐受一定的范围，生态因子在数量和质量上的不足或过多均会影响生物的存亡。生物对这些生态因子所能耐受的最大值和最小值之间的范围叫耐受限度，在耐受限度内有一个最适范围，在此范围内生物生长最好。微生物的耐受性决定了其生存的可能性和分布的广泛性。对许多生态因子均耐受或对某种生态因子的耐受性较宽的微生物常常分布甚广，如真菌。

（三）综合作用定律

该定律是奥德姆将谢氏耐受定律与利比希的限制因子定律结合起来的产物，该定律的含义是一个生物或一群生物的生存和繁殖取决于综合环境。环境中各种生态因子并非孤立存在，它们之间相互密切有机地联系着，某种生态因子对生物的作用是在多因子配合中发挥出来的。在生态因子综合作用中，两个或两个以上因子同时作用时可有增效、减效、补偿结果发生。若一个因子能增加另外一个因子对生物的生态效果，叫增效，如果降低或减弱了另外一个因子的作用效果叫减效，某一生态因子的减弱对生物生长不利，但可由另一生态因子的增加而得到补偿的生态效果叫补偿作用。补偿是通过生物体内自我补偿来实现的，因此这种补偿是有限的。

微生物具有高速度增加的倾向，但微生物在所生存的环境中，营养和空间都是有限的，环境本身也会因某种外来因素或微生物代谢产物积聚使其发生改变。环境的生态因子改变会影响微生物个体的生存和盛衰，也就必然引起微生物生存斗争，包括生物间斗争和与环境斗争，其中生物间斗争包括种内斗争和种间斗争。斗争的结果，可以使微生物生态平衡发生失调，再经微生物与环境以及微生物与微生物之间的生态调整，达到新的生态平衡。

第三节　生态平衡与人体正常菌群

生态平衡又称"自然平衡"，是指生态系统各组成部分的内部或相互之间，在长期的发展演化过程中，通过相互制约、转化、补偿、交换及适应而建立起来的一种相互协调的动态平衡关系。达到生态平衡的生态系统相应地也就达到了相对稳定的阶段，这种生态系统的生物量相对最大，生产力也最高，因而自我调节能力也就更强一些。通常生态系统内部结构愈复杂，其自我调节能力或生存能力愈强。

正常人体及动物体中都存在着许多微生物，生活在健康人体及动物体各部位，数量大，种类较稳定，且一般是有益无害的微生物种群，称为正常菌群。在人体的皮肤和与外界相通的胃肠道、呼吸道及泌尿生殖道黏膜上，都有微生物的生长繁殖。正常菌群与机体的生命活动和免疫功能密切相关。人与哺乳类动物出生时是无菌的，出生后很快有微生物定植，通过演替过程，在体表和与外界相通的腔道形成一个大的微生物群落，这一庞大的微生物群以一定的种类和数量比例存在于机体的特定部位，参与机体的生命活动，与宿主细胞进行物质、能量和基因的交流，在宿主的生长发育、消化吸收、生物拮抗及免疫等方面发挥着不可替代的生理功能，共同维持着生命过程。

一般情况下，正常菌群与人体保持平衡状态，且菌群之间互相制约，维持相对的平衡。它们与人体的关系一般表现为互生关系。人体内的微生物菌群不仅不会致病，而且对维护人体健康起到有益的作用，具有抵抗外源性病原体的防御能力。主要表现为：①生物拮抗，致病菌侵犯宿主，首先需穿破皮肤和黏膜的生物屏障作用。寄居的正常菌群通过受体和营养竞争，以及产生有害代谢产物等方式抵抗致病菌，使之不能定植或被杀死。②营养作用，正常菌群与宿主的物质代谢、营养分解和合成有密切的关系。如肠道中的大肠寄生菌能合成维生素K等，除细菌自需外，尚有多余为宿主吸收利用。③免疫作用，正常菌群作为抗原物质能促进宿主免疫器官的发育，也可刺激其免疫系统发生免疫应答，产生的免疫物质，对具有交叉抗原组分的致病菌有一定程度的抑制或分解作用。④抗衰老作用，肠道正常菌群中的双歧杆菌有抗衰老作用。健康的乳儿肠道中，双歧杆菌约占肠道菌群的98%。成年后，这类菌数量大减，代之以其他菌群。进入老年后，产生 H_2S 和吲哚的芽孢杆菌类增多。这类有害物质吸收后，可加速机体的衰老程度。此外，正常菌群可能有一定的抑瘤作用，其机制是转化某些致癌物质成非致癌性以及激活巨噬细胞等免疫功能。但是，所谓正常菌群，也是相对的、可变的和有条件的。当机体防御功能减弱时，如皮肤大面积烧伤、黏膜受损、机体受凉或过度疲劳，一部分正常菌群会成为条件致病微生物。部分正常菌群由于其生长部位发生改变也可导致疾病的发生，如因外伤或手术等原因，大肠埃希菌进入腹腔或泌尿生殖系统，可引起腹膜炎、肾炎或膀胱炎等炎症。由于某种原因破坏了正常菌群内各种微生物之间的相互制约关系时，也能引起疾病，如长期服用广谱抗生素，肠道内对药物敏感的细菌被抑制，而不敏感的白假丝酵母菌或耐药性葡萄球菌则大量繁殖，从而引起病变，即通常所说的菌群失调症。这种现象的存在与发生，反映出微生物生态失调对于疾病的发展和转变起着重要的作用和影响。

第四节　皮肤正常微生物防线的功能

正常菌群的生物拮抗作用形成了人体的第一道防线。从生理学观点出发，可将人或动物抵抗外来感染的防线分为三道：皮肤黏膜屏障、吞噬细胞屏障和血清屏障。而从微生态学观点出发，可将其防线分为四道，微生物防线及前述的其他三道防线。换言之，一切外来病原体的侵入，都必须突破位于皮肤、黏膜表面上的第一道微生物防线，进而突破皮肤、黏膜本身，吞噬细胞，血清屏障等防线，进一步在宿主体内生长和繁殖。

（一）占位性保护作用

人或动物体的皮肤与黏膜表面普遍存在着一层正常微生物群，不仅皮肤与黏膜，而且毛发与指（趾）甲也存在着正常微生物群，甚至像牙齿珐琅质那样光滑的表面，在扫描电镜的照片上也显示有细菌的存在。这一层微生物特别是其中的固有菌群紧密地与黏膜上皮细胞相黏附。这种黏附在黏膜上皮细胞上的细菌层或微生物膜起到了对宿主占位性保护作用。如果微生物防线被某些因素如辐射、抗生素等因素破坏，出现了溃散或败化，就难免被外袭菌定植或占领，打破宿主的第一道防线，给后来的外袭微生物长驱直入创造了条件。

（二）微生物防线与免疫的配合

微生物防线的牢固性与宿主的生理状态有直接关系，例如免疫、营养、患病及各种刺激等都能影响微生物防线的牢固性。在这些因素中，免疫作用尤为重要。正常菌群对上皮细胞有黏附作用，而不同菌种对不同部位细胞的黏附有其特异性，这就说明了为什么大肠埃希菌经常在肠道定植而不在皮肤定植，某些链球菌仅在口腔及呼吸道定植而不在其他部位定植。出现这一特异性的机制，主要与定位的pH、局部与血清抗体、黏液、唾液及其他分泌物的性质有关系。研究证实，不能在肠道定植的种群，如果用粪便成分混合培养一段时间，就可获得在肠道定植的可能性。由此可见，微生物防线的结构相当复杂，一方面与宿主的各种因素密切相关，另一方面又与正常菌群的种属特异性有联系。保护这道防线的完整性或维持人体微生态平衡性都是非常重要的。在抗生素、激素、免疫抑制药及细胞毒类药物大量应用的今天，尤其不能忽视这个客观现实。

（三）有机酸的作用

固有菌的生活代谢产物之一就是有机酸、挥发性脂肪酸及乳酸等，特别是双歧杆菌能产生乳酸与醋酸，可降低其生境内的氧化还原电位和pH，抑制外袭菌（或外籍菌，游动菌及过路菌）的定植。除了抑制外袭菌外，酸性肠内容物还可促进肠蠕动，在外袭菌尚未大量繁殖时，就推向下一肠段，从而间接地保护宿主不受损害。

（四）过氧化氢的作用

在皮肤及鼻咽腔黏膜表面有一微球菌层，它们主要通过产生过氧化氢来对其他菌发挥拮抗作用。如果用混入微球菌的牛奶喂小鼠，然后再用鼠伤寒沙门菌攻击小鼠，则只有极少数动物死亡，但喂单纯牛奶的对照小鼠，则大部分死亡。检查两组实验动物的大便发现，实验组大便内有大量微球菌、极少量的沙门菌，而对照组则相反，有少量微球菌和大量的沙门菌。这一实验证明，过氧化氢是微生物防线中某些固有菌拮抗外袭菌的一种手段。此外，口腔中的链球菌对白喉杆菌与脑膜炎双球菌的抑制，也是通过过氧化氢的作用。

（五）争夺营养

在正常微生物群中，争夺营养是微生物与微生物之间相互控制的一个重要措施。通过连续流动培养法证实，某些细菌和真菌在生境内之所以能保持一定的种群水平，既不增加、也不减少，其主要原因之一就是争夺营养。营养争夺中一个重要因素是繁殖速度，繁殖速度快的菌，常常占优势，例如在肠道内，大肠埃希菌的速度，虽然在厌氧条件下比拟杆菌等厌氧菌慢，但在需氧条件下却比葡萄球菌和痢疾杆菌繁殖快。因此，大肠埃希菌通过营养争夺的方式，可以对葡萄球菌与痢疾杆菌发挥拮抗作用。

（六）细菌素的作用

细菌素在种群间、种群内都具有拮抗作用。产细菌素的大肠埃希菌或链球菌，如果与同种或近缘种的细菌混合培养，就会发现前者对后者有明显的拮抗作用，抑制其生长。例如产细菌素的大肠埃希菌对不产细菌素的大肠埃希菌或痢疾杆菌、产细菌素的链球菌对不产细菌素的链球菌等都具有强烈的拮抗作用。因此，细菌素具有保护微生物防线组成成员种群的纯洁性作用。这种作用在临床实践中也得到了证实。在痢疾病人中，随着其粪便内产细菌素的大肠埃希菌的增加，痢疾的临床症状（包括痢疾菌培养）也随之减轻和消失。此外，构成微生物防线的其他因素如氧的利用、宿主的影响、环境的影响等，都是很重要的。

第五节　皮肤生态系的正常微生物群组成与定植

皮肤是一个生态系，是由不同生态层次构成的。皮肤正常微生物群就如地球表面的许多国家和无数个民族一样，寄居在人体不同部位。每个部位就是一个生境，生境内也有更复杂的生物社会栖居者。再低一个层次，在生活小区或微小生境内还有生物群落栖居者。因此，皮肤表面的正常微生物群与宿主具有密切的相互关系，当然对宿主的健康也负有责任。皮肤生态系的正常微生物群组成与其他生态系一样，包括细菌、真菌、病毒和原虫各种成员。

（一）细菌

每一个皮肤定位上的种群规模因受外界因素的影响波动较大，个体间差别显著。生活在宿主不同生境内的生物社会的组成一般是恒定的，并具有特征性。1969年，玛普与维廉（Marples与Williamson）发现，根据腋窝生物社会的结构，可将检查对象分为两个类型，球菌型与类白喉杆菌型。在该生境分离出来的全部细菌中，革兰阳性球菌与类白喉杆菌约占87%。在这些菌群中，若凝固酶阴性葡萄球菌超过50%就属于球菌型，若低于50%而类白喉杆菌超过50%则属于类白喉杆菌型。这两种类型与宿主的体质有关，皮肤干燥的人，多为球菌型；皮肤湿润的人多为类白喉杆菌型。

不同细菌在皮肤不同位置上的分布并不相同。例如S Ⅱ型葡萄球菌主要分布在头部，M8型细球菌主要分布在前额，而M2型细球菌则偏爱腋窝。如果不考虑量上的差异，从定性出发，则几乎整个皮肤生态系都可有金黄色葡萄球菌目的踪迹，但只有在鼻腔、腋窝或会阴部才是常驻菌，而在别处则多为来自其他生物社会的过路成员。

（二）真菌

大多数成年人携带的脂嗜性酵母菌有两种，即卵形糠疹癣菌与环状糠疹癣菌。这两种真菌在许多皮肤区域里都可发现。卵形糠疹癣菌在头皮上占优势，而环状糠疹癣菌则经常在背部出现。这两种酵母菌是潜在的病原体，可能与表浅感染的花斑癣有关。非脂嗜性酵母菌如光滑球拟酵母菌和非致病性的念珠菌，经常构成足趾间的稀有种群。在热带可成为人体全身皮肤的栖居者。与足癣有关的丝状真菌可认为是人足趾间隙的常驻菌，因为它可经常由无病变的皮肤分离出来。

（三）原生动物

毛囊脂虫是真正的皮肤常驻者，这是一个非常小的生存在面部的毛囊和皮脂腺中的菌，如对这种菌进行认真查找，则可在大多数成年人皮肤上发现，并且在某些个体可以发展成密集的种群。

（四）病毒

人的疱疹病毒可以长期甚至终身存在于某些皮肤如口唇周围部位，只在宿主抵抗力下降时才能引起发病。这类病毒似乎应看作是皮肤正常微生物群的成员之一。现已知道，许多皮肤上的细菌是溶原性，体内携带着病毒（噬菌体），这些细菌显然与其所携带的病毒一起参与了生物社会的有关活动。

人体的不同部位微生物种类的分布不同。不同区域的皮肤生境支持着不同的生物社会、生物群落及种群。决定某种微生物的定位因素很多，其中一个比较明显的因素是湿度。腹股沟与腋窝湿度高，其生物种群与其他部位也不同。有人将干燥的前臂皮肤局部封闭起来，在封闭的第 4 天，菌群开始出现变化，总菌数由原来的 3×10^7 个 /cm^2 增加至 3.8×10^8 个 /cm^2。湿度和腋窝类白喉杆菌的密集菌群的存在有密切的关系。正常菌群不仅与人体保持相对平衡关系，而且在一定器官组织中寄居的菌群之间也相互依存，相互制约，菌种类和数量也处于不断变化的动态平衡中。在这种状态下，大部分微生物是生活在角质层的最表层和毛囊的上部，据电镜照片显示，皮肤的细菌大部分聚集在毛囊管内，因此至少有 20% 的微生物是消毒措施所无法达到的。由于有这个储存库的存在，当皮肤表面的细菌因人工措施被消除掉以后，很快又会重新建立起来。有人报道，在洗手 10 分钟后，细菌明显减少，但继续洗至 15 分钟以上时，细菌反而又多了起来，原来埋藏在深部的细菌被暴露出来了。

皮肤上常见的是革兰阳性球菌，例如表皮葡萄球菌、金黄色葡萄球菌等，有时也可分离出铜绿假单胞菌。在腋窝、腹股沟等处比较潮湿的皮肤上，除球菌外，常有革兰阴性杆菌和类白喉杆菌。在外阴、肛门等处可分离出非致病性抗酸菌。在上呼吸道、鼻腔和鼻咽部的黏膜上，常有葡萄球菌、类白喉杆菌，有时也可分离出甲型链球菌、革兰阴性球菌。在咽喉及扁桃体黏膜上，除有上述细菌外，尚有潜在性致病微生物，例如肺炎双球菌、脑膜炎双球菌、溶血性链球菌、流感嗜血杆菌、腺病毒、流感病毒等。在口腔、消化道中的微生物种类很多，且数量变化也较大，常见有革兰阳性球菌、奈瑟球菌、梭状杆菌、乳酸杆菌、螺旋体、白色念珠菌、类白喉杆菌等。在泌尿生殖系统，微生物一般仅分布于外口处。男性尿道口有葡萄球菌、革兰阴性球菌及杆菌。女性外阴有葡萄球菌、类白喉杆菌、肠球菌、大肠埃希菌、乳酸杆菌、白色念珠菌等。

第六节　皮肤污染与传播特点

皮肤黏膜是人体重要的防卫器官，为人体抵抗外界生物和理化因子侵犯的最重要的屏障。皮肤黏膜直接与外界接触，会受到各种有害因子的侵犯，特别是微生物会在无形中污染人体。大部分微生物为临时沾染，还有部分微生物可长期生活在人体皮肤上，被称为长居菌。这些污染在皮肤黏膜上的微生物是人体感染因素之一。在医院这种特殊环境中，由医务人员手上携带致病菌引起医院内感染传播和流行的事例不胜枚举。因此，采取行之有效的皮肤、黏膜消毒措施，对于预防疾病流行和控制医院感染的传播，保持自身和他人的健康非常重要。

（一）解剖特点

皮肤为覆盖全身的保护性器官和感觉器官，皮肤表层多为扁平上皮，延伸到腋下和会阴部的皮肤变薄且细嫩，延伸到体腔和内脏即变成黏膜。皮肤表层下有生发层，最表层为角质层，此层易被磨损脱落排出细菌，手掌和脚掌的角质层变硬变厚。皮肤的附属结构有毛囊毛发，皮下层有汗腺、皮脂腺，腋下和会阴部有大汗腺。这些部位适合于细菌寄生和生长繁殖，特别是腋下和会阴部汗液分泌旺盛且不易散发，更加适合微生物生长繁殖，如不保持清洁干燥就容易发生感染和散发出不良气味。手及前臂皮肤由于皱褶和指缝以及手的特殊功能，使得手容易受到污染，是卫生消毒关注的重点部位。皮肤分布着丰富的感觉神经，比较敏感，对理化因子的刺激性反应较快，并且也容易受到生物因子的侵害，因此，皮肤不仅是医院消毒的重点，同时对消毒剂的选择也比较严格。

（二）污染特点

皮肤携带微生物的多少首先与皮肤结构有关，人体不同部位携带细菌量不同，皮肤皱褶处、毛囊及汗腺皮脂腺处容易存留细菌。其次手上皮肤带菌与工作性质有关，在医院内带菌严重程度依次为清洁卫生人员＞炊事人员＞护理人员＞护士＞医师＞公务人员。另外，手上带菌量还与思想重视程度有密切关系，在医疗行业，普通综合性医院的医务人员手上带菌比传染病医院严重，在医院内内科比外科严重，医师比护士严重。这些都反映了对手的卫生消毒重视的问题。

（三）菌群特点

人体带菌分为暂居菌群和长居菌群，它们的种群和清除的难易均有不同。

1. 暂居菌群： 为皮肤特别是手的皮肤在与外界接触时被临时污染的微生物。暂居菌群会随环境不同而改变，种类复杂多变，污染量多少不定，致病菌污染机会多，存留时间短，容易清除和杀灭。

2. 长居菌群： 是寄生在人体皮肤深层，长期在人体生长繁殖，有的甚至与人体终身共生，种类变化少，条件致病菌多、耐药菌株多，不易清除和杀灭。皮肤长居菌群中主要致病菌和条件致病菌有金黄色葡萄球菌、表皮葡萄球菌、皮肤真菌、大肠埃希菌群和铜绿假单胞菌群等数十种。

（四）消毒目标

皮肤消毒有两个主要目的，一是预防外科切口和注射穿刺部位浸润微生物及切口感染，二是预防和控制皮肤携带病原微生物传播流行。因此，皮肤消毒是针对皮肤上存在的微生物，主要是细菌繁殖体，如金黄色葡萄球菌、表皮葡萄球菌、化脓性链球菌、大肠埃希菌群、铜绿假单胞菌群、沙门菌群及其他革兰阴性菌群、皮肤真菌、分枝杆菌等以及部分病毒，一般情况下不考虑细菌芽孢。

（五）传播特点

皮肤上沾染的致病菌和条件致病菌不仅可引起带菌者自体感染，也可造成疾病的传播和流行。皮肤作为传播媒介主要是手的接触传播，多数为临时沾染菌。当然长居菌丛也可在某种条件下如通过密切接触传播他人。自体感染也称内源性感染的病原菌主要来自自体长居菌丛。国外曾有医院报道，因医务人员手的接触传播造成医院内沙门菌感染暴发流行。我国亦有类似的报道，某医院因医务人员手上带菌与所在科室新生儿皮肤化脓性医院内感染菌相同，致使流行不断，亦有沙门菌暴发流行的报道。

过去皮肤感染疾病主要有两种类型：①表面感染如毛囊炎、脓疱性炎症、疏松结缔组织炎、丹毒等炎症反应，由此也可造成全身性感染如败血症。②传播消化道传染病。目前，由于诊断技术的发展，采用先进的调查手段，已经发现通过皮肤可以传播血液传播性疾病，如 HBV、HCV、HIV、HGV、TTV等，传播途径主要是黏膜或损伤的皮肤黏膜直接暴露于患者的血液、体液和分泌物等受到感染。另外，被带病毒的医疗性锐利器械损伤是造成血液传播性疾病感染的重要途径，医务人员在进行外科手术、注射、穿刺、扎针、采血和清洗处理污染器械时，都有被带 HBV、HCV、HIV 等病毒的锐器损伤的可能，直接将病毒带入体内导致感染。据医院调查统计，在一线工作的医务人员年发生锐器损伤平均 23%～47%。国外根据调查资料经过数学推算，被医疗锐器损伤可能获得感染的机会，感染 HBV、HCV 的概率为 1%～5%，感染 HIV 的概率为 0.3%～0.5%。

第十四章
医学摄影技术与要求

第一节　概述

　　医学摄影资料是医疗行为的重要组成部分。医学摄影作为原始资料用以补充文字和图示的不足，可以表达文字所不能充分表达的情况，其看图说话的效果可谓一目了然、真实清晰。广义的医学摄影是针对患者、治疗与手术过程、病理标本、解剖标本和其他相关医学摄影资料的记实性摄影，与日常生活摄影有着较大的差别和要求。医学摄影不允许采用艺术夸张手法摄影（如不允许对照片美化、不可化妆、不能戴手饰、发型不应该干扰主题等）及弄虚作假。

　　临床上医学摄影既能形象地反映出术前的皮肤损害特征如畸形与缺欠、异常的部位与形态、范围与程度等，又可客观地记录整个医疗活动前后外形、外貌和功能的变化。而对于罕见的病例，一旦失去了收集资料的机会，往往造成医生无法挽回的遗憾。医学摄影对于有严重缺陷、畸形以及不能完全有效恢复的难治性患者更有助于了解手术所获得的改善与进步，这种直观、动态的记录真实地反映了患者疾病状况和医生治疗技术水平，并对加强医患沟通也有着重要的作用。

　　医学摄影的数字图像就像其他任何形式的数码资料一样可以被复制、存储、显示和访问，可以用于会诊、拟定手术计划、设计和判断手术效果。同时，其又为总结临床成功的经验、分析失败的原因、学术交流、教学、撰写论文、出版著作等提供直观和令人信服的资料。医学摄影还可作为具有法律效应的医疗文件，当发生医患纠纷时，相片可作为法律判别依据。

第二节　临床摄影基本原则与要求

拍摄的照片达不到医学的要求，不能真实、直观地反映出病情和治疗效果，在一定程度上会影响到对治疗效果的评价、医患和医生间的学术交流质量。对经验不多的医生来讲，由于摄影本身受到环境、光线、器材条件、摄影水平、技能和知识等因素的影响，通过摄影来捕捉关键的医学信息并不是一件容易的事。

一、合理构图

合理构图是临床摄影最基本的要求和环节，要把握突出病变的拍摄范围、主题和明显的病变特征，并要求从几个角度或体位进行拍摄，特殊需要时还应有特写拍照作为补充。如在做面部拍摄时，一般情况下，均为面部静止表情加睁眼的自然位照片，而有时需要拍摄有表情的照片才更有说服力。肉毒素的注射大多和肌肉收缩有关，所以拍摄时除了需要不同角度的静止面部照片外，还需要有不同表情的动态照片（如笑容、抬眉、皱眉、鱼尾纹展露、颏肌收缩、下拉口角等常用的表情）。合格的医学照片还必须明确显示缺欠和畸形所在的解剖位置与其四周互相关联的影响，如在面部以外的部位拍摄时，需要避免画面中只有皮肤，要不然难以判断具体部位；拍摄腹部病变的照片时需把脐部包括在画面中；拍摄四肢时应带入1～2个关节，以便确认具体部位。

二、对比法

对比法是医学拍摄最常用的方法，由于治疗前后形态及功能的照片能够形成鲜明对比，因此可以如实显示和评价治疗效果。对比法包括自身对比和修复再造手术前后的对比。自身对比包括左、右两侧对比，上、下两部对比等。如位于一侧的缺欠、畸形需要与另一侧相对应的部位一起拍摄，这样术前畸形或缺欠形态以及功能障碍的轻重程度显而易见，为术后疗效的评定也提供了客观的依据。而手术前后对比则必须在拍摄部位、范围、角度、投光度及背景等各项条件一致的情况下进行，不可过度曝光来掩饰术后的瘢痕或术后用美化的方式对照片进行修饰等。

第三节　颜面部拍摄标准

颜面部拍摄的相关标准见表 14–1。

表 14–1　颜面部拍摄标准

部位	摄影范围	摄影体位
头皮	全头部，包括五官	病变垂直位、头顶正位，酌情拍相应侧位、45° 侧位、45° 斜位
面部	完整头面部，下至胸锁关节	正位、侧位、45° 侧位
眼部	上至前额发际，下至鼻尖，左右两侧颞区	正位、侧位、睁闭眼、微笑像
鼻部	上至眉毛，下至下唇	正位、侧位、45° 后仰位
耳部	上至头顶，下至胸锁关节	正位、侧位、45° 侧位、耳后位、耳局部像
唇部	上至眼部，下至下颏	正位、侧位、鼻底位、张闭口位

第四节 常用部位、不同区域拍摄标准

常用部位、不同区域拍摄标准见表 14-2。

表 14-2 常用部位、不同区域拍摄标准

部位	摄影范围	摄影体位
面部	完整头面部、下至胸锁关节。斜位：鼻尖轮廓与面颊部轮廓刚好重叠。（注：侧方摄影时，前侧留有一定距离，否则有压迫感，不舒服）	正位、侧位、45°斜位
眼部	上至前额发际，下至鼻尖，左右两侧颞区	正位、侧位、睁闭眼、微笑像
鼻部	上至眉毛，下至下唇	正位、侧位、后仰位
耳部	上至头顶，下至胸锁关节	正位、侧位、45°斜位、耳后位
唇部	上至眼部，下至下颏	正位、侧位、长闭口位
胸部	上至锁骨、下至脐部、双臂自然下垂	正位、侧位、45°斜位
乳房	正位：范围同胸部，双手背后；侧位：旋转90°，仅单侧乳房显露	正位、侧位、45°斜位
腹部	上至乳头水平，下至大腿中段	正位、侧位、45°斜位
臀部	上至髂腰区，下至大腿中段	正位、侧位、45°斜位
会阴	两侧到大腿中段	截石位，必要时拨开外生殖器
下肢	大腿：上至腰部，下至膝下；小腿：上至膝上，下至全足	正、后、双侧、四斜位（8张）
手部	以病变部位为中心垂直位	掌位、背位、功能位
足部	上至小腿中段	正位、侧位、45°斜位

第五节　不同部位手术前后拍摄要求

不同部位手术前后拍摄要求见表 14-3。

表 14-3　不同部位手术前后拍摄要求

部位	手术名称	摄影要求
眼部	重睑成形	正位睁眼闭眼，侧位睁眼平视
	眼袋整形	正位睁眼睁眼，侧位睁眼平视
鼻部	隆鼻术	面部正位、侧位、45°斜位、鼻底位（头后仰45°）
	驼峰鼻矫治术	面部正位、侧位、45°斜位、鼻底位（头后仰45°）
	鼻骨整形术	面部正位、侧位、鼻底位（头后仰45°）
耳部	招风耳	头部正位、单耳正位、侧位、双耳后侧位、顶位
	隐耳	头部正位、单耳正位、后位
	小耳畸形	头面正侧位、双耳后侧位、顶位
唇部	唇裂修复	面部正位、眼至颏部正位、侧位
	术后继发畸形	面部正位、唇鼻位、正位、45°斜位、侧位、鼻底位
颏部	隆颏术	面部正位、侧位
	下颌骨截骨前移	面部正位、侧位
颈部	下颌角肥大手术	颈部正位、侧位、头后仰45°颈部侧位
胸部	隆乳术	胸骨上凹到脐部正位、侧位、45°斜位
腋部	腋部疤痕松解	上臂上举、外展位

部位	手术名称	摄影要求
肘部		伸肘、屈肘位
手部		伸指、握拳、分指、对掌位
手指	拇内收	外展、持物、执笔等功能位
面部	除皱术等	面部正位、侧位、显露耳前耳后切口位、显示颌颈角位
腹部	去脂术	胸腹及股中部以上正位、侧位片，全身正位、侧位、后位（吸脂范围标记前后摄片）

手术摄影注意事项：术前、术中、术后及随访照片应当在拍摄距离、体位、照明度、角度和背景等方面完全一致，照相机与被拍摄部位保持同一水平。有时为了全面清楚显示，需从正位、侧位、前位、后位、俯位及仰位等角度拍照，从中选出最能客观准确反映病情的可比性照片。术前、术中、术后及随访拍照，为显示手术部位范围，应使用亚光钢尺或其他能显示物体来标示其范围、面积和长度。避免把写有患者姓名、病案号甚至临床诊断的纸片贴在拍照部位进行拍照，也不应用记号笔直接涂写在患者身上，这样既破坏资料的价值又失严肃性。

第六节　医学摄影纠纷的防范

临床照片资料虽然被认为是医疗记录的一部分，但也代表了一种对患者隐私独特的侵犯。因此，尊重患者的自主权和保护患者的隐私权是不容忽视的原则问题。大多数情况下，只要明确告知其意义和必要性，多数患者均可接受。因此，任何具有个人识别标志的临床照片必须取得患者的知情同意，否则不能用于学术交流、教学或出版等公共论坛，防止因肖像权问题引发法律纠纷。

　　知情同意的方式包括口头明确表达和书面格式，由于医患之间的对话特性，在书面同意前，口头协商同意是必要的，但口头同意甚或记录在案很难在纠纷时作为证据，因此，书面格式能够确保责任的明确性而最常被使用。书面同意并没有标准的书面格式，一般应包括用于学术交流、发表在期刊、教材或网站上展示等方面的内容。但在照片使用、交流或宣传时，尤其是显示颜面部特征时，应给予相关部位遮盖或虚化处理。

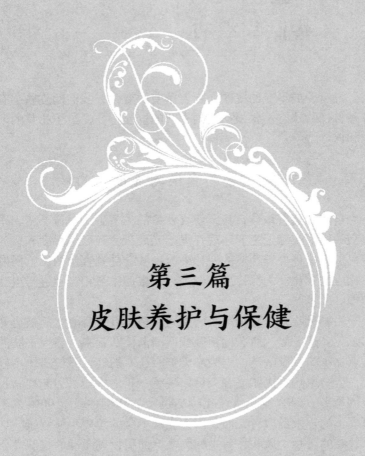

第三篇
皮肤养护与保健

第十五章
皮肤与季节

没有一成不变的皮肤，随着季节的变化，我们的皮肤会有各种各样的状态。要根据不同季节的皮肤特征，给予相宜的呵护和保养。

第一节　季节变换对皮肤的影响

自然界随着地球自转，春夏秋冬的季节更迭亘古不变。季节交替中，实际上主要体现在太阳光线量、气温、湿度和风的变化。在这种外界环境的变化中，皮肤会受到直接的影响而发生相应的变化。为保持皮肤健美，应根据季节相应地进行皮肤护理。

当春风吹来，春雨滴落的瞬间，你会有种身心之门被启开的感觉。这时候，肌肤的新陈代谢渐渐活跃起来。春天护肤的重点在于防敏及清洁。因为春天午暖还寒的气候，使身体不稳定，也会影响到皮肤。春天可以说是一年之中最易引起皮肤过敏的季节。研究发现，在化妆品过敏的病例中，有90%都不是真正的过敏反应者，而是因为皮肤本身的角质不够健康，加上外在的日晒、风吹、灰尘的刺激，而引发刺激性的皮肤炎。

夏季是肌肤受到严重考验的季节。太阳的强烈照射令气温变得很高，肌肤需要通过排泄来调节体温。大量的排泄令肌肤失去应有的水分；同时，在夏季我们洗澡的次数也会增多，过多的冲洗，也会令肌肤本身的水分流失。此时，肌肤的 pH 值较易失去平衡，肤色变黑，色斑加深，皮肤变得粗糙。夏季护肤的重点在于防晒和补充水分。在夏季，紫外线放射量达到最强，对肌肤的伤害更强烈和明显。在阳光下曝晒几分钟，紫外线对肌肤的伤害已远远超过其他季节，因此夏季的防晒对于皮肤的美容与保养都是重中之重。

秋季的气候比较稳定，肌肤较易适应，最重要的是恢复夏季所造成的肌肤疲态。因此，秋季护肤的重点在于皮肤的滋润。因为秋季的空气逐渐变干燥，皮肤的汗腺和皮脂的功能较夏天弱，自然容易干燥。夏天时适合使用酸性护肤品，因为大量出汗使皮肤倾向于碱性。可到了秋季，应使用中性、滋润较强的护肤品，并常作肌肤的按摩。尤其是干性肌肤，更应该在严冬来临之前补充油分。

冬季来临时，冷风狂啸，空气干燥。全身的新陈代谢开始衰退，皮脂和汗分泌减少，肌肤干燥。因此，冬季是皮肤容易粗糙皲裂和产生细小皱纹的季节。冬季护肤的重点是深层滋润。冬季的皮肤受到刺激特别多。如果身处暖气、空调的环境下，皮肤干燥的情形会更加严重。在严酷的环境下，肌肤急需滋养。所以护肤品应选用含油分多的深度滋养品。 适当的运动可以促进全身的新陈代谢。可吃些有营养又可暖身的食物，促进全身血液循环，多摄取维生素 A、E 等来避免引起皮肤皲裂。

第二节　气温变化对皮肤的影响

季节更替过程中引发的气温变化对皮肤也具有敏感的影响。早春到初夏的过渡阶段是一年中皮肤最好的时期。此时，皮肤的血液循环随着气温上升会得到良好的调节，从而促进皮肤的分泌功能和新陈代谢，并赋予皮肤以适量水分和脂质，以保持润泽、鲜艳、娇嫩，显得年轻。夏秋交替过程中，皮肤油脂收敛的同时水分慢慢流失，需要进行针对性的护肤。

从晚秋到初冬，气温逐渐下降，皮肤功能活动也减弱，分泌减少，加之外界空气干燥，皮肤失去润泽而变干燥、粗糙。

在此季节，宜人工补充皮脂膜，以保持皮肤润泽和弹性。冬季，皮肤腺体分泌功能更减弱，皮肤尤易变干燥。室内温度与室外温度温差大。从温暖的室内立即到寒冷的室外进行长时间活动时，宜使用油性乳剂。

但是，到了冬春交替的季节，气温变化反复无常，会对皮肤造成非常大的危害。到了春季，皮肤毛孔开始舒展，代谢逐渐旺盛，此时是抵抗力薄弱的时期，加之气温变化大，很容易出现皮肤干燥、红肿等症状。

第三节　不同季节的食物对皮肤的影响

现今，食物的季节感越来越弱，就是说无论是蔬菜还是水果，已经不像以往一样，只会在特定的季节出现特定的产品。这样，就使得人们在即使不同的季节也可以随时从蔬菜水果中为皮肤进行相应的补充。但是，冬季食物，尤其我国北方，多用贮藏食品而且多经处理，因而易导致维生素缺乏。此外，冬季食物中酸性食品多，易致皮肤过敏。这种倾向从冬末到早春尤为高峰。所以，可以认为早春伊始皮肤病增多的原因可能缘于此。由于春天天气渐渐变暖，人们的汗腺和皮脂腺的分泌也随之增加，排泄出大量的汗液和废物，用来帮助人体散发过多的热量。如果我们不注意清洁皮肤，会使遗留在皮肤上的废物堆积，造成毛孔堵塞，引起毛囊发炎，容易导致暗疮和粉刺的形成。所以，春天应注意皮肤的清洁工作，还应增加皮肤补水护理。同时应大量饮水，保持体内正常的代谢，使内外平衡，才会达到良好的效果。应多食用富含维生素的水果和蔬菜，如柠檬、芦柑、西瓜、草莓、胡萝卜、西红柿等等，帮助皮肤恢复代谢平衡。

第十六章
紫外线与皮肤

第一节　紫外线及其分类

紫外线（UV）是电磁波谱中波长从 10～400nm 辐射的总称，不能引起人们的视觉，自然界的主要 UV 光源是太阳。人工的 UV 光源有多种气体的电弧，如低压汞弧、高压汞弧。UV 有化学作用，能使照相底片感光，荧光作用强，日光灯、各种荧光灯和农业上用来诱杀害虫，黑光灯都是用 UV 激发荧光物质发光的。UV 还可以防伪，UV 还有生理作用，能杀菌、消毒、治疗皮肤病和软骨病等。UV 的粒子性较强，能使各种金属产生光电效应。UV 对人体皮肤的渗透程度是不同的，UV 的波长越短，对人类皮肤危害越大，短波 UV 可穿过真皮，中波则可进入真皮。由此，人类为防止太阳光线对肌肤造成伤害所进行的研究也成为永恒课题。根据波长可分为：近紫外长波线（UVA），远紫外中波线（UVB）和超短紫外短波线（UVC）。UV 透入皮肤的深度与其波长有关，波长越短，被皮肤角质层吸收和反射的比例越大，随波长的增加，透入皮肤的量增加，深度也增加。

1. UVA：UVA 是波长在 320～400nm 的 UV。其对衣物和人体皮肤的穿透性远比中波 UV 要强，可达到真皮深处，并可对表皮部位的黑色素起作用，从而引起皮肤黑色素沉着，使肤变黑，起到了防御 UV、保护皮肤的作用。因而 UVA 也被称作"晒黑段"。UVA 虽不会引起皮肤急性炎症，但对皮肤的作用缓慢，可长期积累，是导致皮肤老化和严重损害的原因之一。

2. UVB：UVB 是波长在 275～320nm 的 UV。UVB 对人体皮肤有一定的生理作用。此类 UV 的极大部分被皮肤表皮所吸收，不能再渗入皮肤内部。但由于其阶能较高，对皮肤可产生强烈的光损伤，被照射部位真皮血管扩张，可出现红肿、水疱等症状。长久照射皮肤会出现红斑、炎症、皮肤老化，严重者可引起皮肤癌。UVB 又被称作 UV 的"晒伤（红）段"，是应重点预防的 UV 波段。

3. UVC：UVC 是波长在 100～275nm 的 UV。UVC 在经过地球表面同温层时被臭氧层吸收。达不到地面，对人体基本无害。

由此可见，防止 UV 照射给人体造成的皮肤伤害，主要是防止 UVB 的照射；而防止 UVA，则是为了避免皮肤晒黑。在欧美，人们认为皮肤黝黑是健美的象征，所以反而在化妆品中要添加晒黑剂，而不考虑对 UVA 的防护。近年来这种观点已有所改变，由于认识到 UVA 对人体可能产生的长期的严重损害，所以人们开始加强对 UVA 的防护。

第二节　紫外线的生物学作用

皮肤老化是由于内源性和外源性的多种因素引起的复杂的衰老过程。内源性因素引起的皮肤老化是不可避免的自然过程，称自然老化。而在外源性因素中，UV 的作用是最主要的，称为光老化，但其导致的皮肤老化作用可以人为地避免或削弱。

日光中的 UVA 和 UVB 可通过下列机制使皮肤产生光老化性损伤。①损伤 DNA 并使蛋白质产生进行性交叉连接。日光照射生成的自由基可使 DNA 产生氧化性损伤，进而影响蛋白质的合成。日光照射还可引起蛋白质如胶原蛋白产生进行性交叉连接。在光化学发生过程中，自由基作用的靶细胞是已分化的分裂后的细胞，其最早损伤部位是线粒体的 DNA。②损伤多种细胞内部结构。高度反应的自由基与多种细胞内部结构相互作用，从而造成后者的损伤，进而影响细胞的生长、分裂，也可引起细胞的凋亡、突变或恶性转化。

1. **UV 对皮肤的影响**：可引起晒斑性炎症、皮肤及系统性免疫抑制，促使表皮角质层及真皮增厚以及促进维生素 D 合成。若长期暴晒可导致皮肤老化及癌变。皮肤光生物学反应的启动是由于皮肤上特殊的分子或色素基团吸收能量后引起的。表皮中含有多种能吸收 UVB 的色素基团如核酸、尿酸、芳香氨基酸及蛋白质及黑素前体，吸收后的能量或直接或间接地造成 DNA 及蛋白质等重要分子损伤。有资料提示，当皮肤受到 UV 暴晒后，DNA 损伤及修复在促进皮肤中细胞因子及炎症介质又进一步调节表皮角质形成细胞、朗格汉斯细胞、血管内皮细胞、成纤维细胞及淋巴细胞，并由此引起生理上及临床上的改变。

2. **UV 对维生素 D 的光合成作用**：UV 对皮肤唯一有益的作用是维生素 D_3 的合成。合成过程分两步进行，首先，表皮中 7- 脱氧胆固醇吸收小于 320nm 的光波后转变为维生素 D_3 前体，此物在表皮基底及棘细胞层含量最高，其次，维生素 D_3 前体在热作用下形成维生素 D_3 同分异构体，与毛细血管中维生素 D_3 结合蛋白结合。另外，维生素 D_3 前体通过旁路生成的速甾醇能有效防止过度暴露于 UVB 所引起的维生素 D 毒性。

3. **UVB 的生物学作用**：UVB 对人体具有红斑作用，能促进体内矿物质代谢和维生素 D 的形成，但长期或过量照射会令皮肤晒黑，并引起红肿脱皮。紫外线保健灯、植物生长灯就是使用特殊透紫玻璃（不透过 254nm 以下的光）和峰值在 300nm 附近的荧光粉制成。由于日光照射引起的皮肤老化性损伤的演变过程是长期的，因而不易在人类中进行研究，光生物学家采用白色无毛小鼠模型进行研究，此种小鼠经光照射后的皮肤改变与人相似。实验证明，白色无毛小鼠经用小剂量的

UVB 长期照射后，可产生广泛的结缔组织光损伤。其表现为严重的弹性纤维增生，也可有严重的弹性组织变性。成熟的 I 型胶原受损，伴有未成熟的 I 型胶原或 III 型胶原的过度增生。在真皮上部，结缔组织基质的氨基多糖增加，也可产生严重的炎症细胞浸润，该类细胞可释放某些酶，如蛋白溶解酶可溶解胶原，使结缔组织破坏。

对人类皮肤影响研究的结果表明，在过去的几十年中，因为臭氧层破坏，来自太阳的有害辐射不断增加。已证实 UVB 照射的累积量是非黑素瘤皮肤癌发病的重要因素，二者的相关性可用增长因子（AF）表示，AF 表示臭氧减少 1% 时非黑素瘤皮肤癌增加的百分数，基底细胞癌和鳞癌的 AF 值分别为 1.7% 和 3.0%。UVB 的强烈照射也可产生急性日晒伤，表现为局部急性红斑、水疱性皮肤炎症。

4. UVA 的生物学作用： UVA 有很强的穿透力，与 UVB 一样，也产生红斑和水疱性皮肤炎症。UVA 可以直达肌肤的真皮层，破坏弹性纤维和胶原蛋白纤维，将皮肤晒黑，其对皮肤的损伤作用是不容忽视的。实验证明，动物经总量 $3000J/cm^2$ 的 UVA 长期照射后，产生明显的弹性纤维增生，且波及真皮深层。另有实验证明诱发光损伤的 UVA 的波长主要是 315 ~ 340nm。与 UVB 不同，UVA 对胶原无明显影响，皮肤也缺乏明显的炎症反应。但是，UVA 可诱导氨基多糖产生，且见于整个真皮层。UVA 也可诱发皮肤肿瘤，因此，UVA 比 UVB 更有害。

第三节　紫外线对皮肤的穿透性

当光线"冲击"人体皮肤时，一部分光线从皮肤表层反射回去，仅剩余部分进入皮肤深层。反射光线的多少，取决于投射角度、皮肤的状态以及波长等因素。皮肤各层对 UV 的真吸收量（true absorption）是不同的，人们虽采用了许多方法，但仅能测量出透过皮肤全层或皮肤一定层数的 UV 的量，而不能测出皮肤全层或各层的真吸收量。因为穿透性的降低，除真吸收外，更多则是由于皮肤不同组织层中反射和散射的结果。

Everett 等在 1966 年经实验指出，投射到皮肤的 UVA 辐射线约有 50% 能穿过白种人的角质层，而到达表皮层的活细胞投射的 UVA 的 35%～50% 能透过白种人的表皮标本。因此，有理由认为，暴露于 UVA 的表皮组织（角质细胞、黑色素细胞、基底细胞）及真皮组织（毛细血管内的血液、淋巴细胞、神经、成纤维细胞）能直接产生光生物学作用。UVA 的透过性及反射性随黑色素含量的增加而降低，所以白种人对投射的 UVA 射线约有 50% 可到达基底细胞层，而黑种人皮肤一般仅有 5%～15% 的 UVA 可达基底细胞层。有关真皮的 UV 光学特性的研究资料非常少，UVC 不能穿透 1～4nm 的人体真皮，然而却有少量 UVA 能穿透至皮下组织。

第四节　皮肤对紫外线的异常反应

通过光辐射以激励相应的化学物质而导致一切类型的光过敏，称为化学性光过敏。许多治疗用、工业用、农业用或其他用的光敏化学物质，可以直接或经过血液循环作用于皮肤。而这些物质各有其吸收、代谢及与皮肤组成成分相结合的独有模式。总的来说，这些化合物均具有高度的共振结构，其分子量 <500，并吸收 UV 及可见光。常见的化学性光敏化合物如抗微生物制剂、四环素（特别是地美环素）、磺胺（特别是磺胺噻唑）、灰黄霉素、卤化柳酸苯胺。其他药物如吩噻嗪（特别是氯丙嗪）、噻嗪化物、补骨脂素、维生素 B_2、氨蝶令钠、奎宁、保泰松、巴比妥类。其他重金属类如金、汞、铁、铋。太阳屏蔽物、煤焦油、某些化妆品（由于存在伊红、补骨脂素及抗微生物制剂）。此外尚有疾病方面的光致敏因素。当光辐射线及化学物质单独使用时，也可有直接的致敏作用，诸如此

类的许多因素组成皮肤异常反应的变异因素。化学性光敏感按传统方法可分为两个临床病理型，即光毒性反应及光变态性反应。

一、光毒性反应

光毒性反应是一种非免疫性反应，也是最常见的一型反应，与原发刺激反应相似。如果皮肤内有相当数量的光感物，再用该光感物能吸收的光波照射，则任何人在照射区 24 小时内即可发生红斑。光毒性反应第 1 次照射即可发生反应。其反应机制是光感物吸收 UV 能量，传递到细胞膜、细胞核或细胞质中，使其受到损伤而发病。

1. **光毒性反应的一般情况**：光诱发的损伤，如果其机制不属于光变态性反应，就应考虑是光毒性反应。从理论上讲，一定波长的光对皮肤辐射能量足够并有足够量的光敏感分子存在时，光毒性反应就有可能在每一个人身上出现。

光毒性反应一般具有日晒伤的临床表现。根据反应的严重程度不同，在暴露区可见到红斑、水肿、水疱、脱屑及色素沉着。这种反应是在同时暴露于光毒性化学物质及波长与其相应的辐射线时出现。光毒性反应的潜伏期较短（数小时），而光毒性红斑，则在暴露后 2 ~ 3 天还不能达到高峰。从理论上讲，当暴露恰当组合的化学制剂和辐射线时任何人均能引起反应。其组织学反应主要出现在表皮，表现出细胞间水肿及角质细胞的凋亡，与光变态性反应的组织变化相比，其真皮较少受损。在一定组织层中的光毒效应的强弱，取决于这层组织内辐射线的穿入量及吸收量，以及特殊的光毒性生化物质的分布。差不多所有的光毒性反应都是由 UVA 诱发的，长春碱例外，它是由 UVB 所诱发的光毒性反应。

2. **光毒性反应的机制**：辐射线可以由光毒性分子、光毒分子的某些代谢物或与细胞分子或细胞器形成的复合物所吸收，然后，电子激励的单重态或三重态分子或复合物与 DNA、

RNA、蛋白质或细胞膜发生光化反应，形成一种能与其他分子起化学反应的自由基，导致对溶酶体膜或细胞膜和核以及线粒体的损伤，形成过氧化物而氧化基质。经研究，还有其他的可能性，从激发的化学物质转移能量至生物基质，基质再变为氧化物，或者激活化学物质使其有能力接受电子，而导致基质直接被氧化。而光敏分子可以在结构上毫无变化地返回基态，并且只要它与基质再联合，便可诱发光反应。但另一方面，由此光敏分子或复合物可以与基质相结合或发生光化学变化，结果光敏物不复存在。不同光毒制剂的临床反应类型不同，这是原发损伤的部位不同以及病理机制的不同的表现。

3. **光毒性反应的定量：**在一定条件下诱发光毒性红斑反应所需的最小暴露剂量称为最小光毒量（简称 MPD），此可作为衡量和比较光毒性化合物的作用强度，定量判断光毒性反应中的有关变量的一个观察指标。光化疗法中常涉及下列变量，光毒性化合物的浓度，服药方法，服药与接受辐射暴露的间隔时间、暴露的方法（波长、暴露区的大小、UV 辐射度以及暴露的剂量）、色素沉着以及其他的变量而带来的个体间的差异等。

了解这些变量，是光化疗法中利用光毒性反应以及在有光毒性化合物存在时保证 UVA 进行安全暴露的关键。MPD 仅在提供充分的数据时才有意义，并在上面列出的变量为常数时，MPD 才能表示特定光谱的暴露剂量。采用红斑作为临床观察指标，是因为它具有非侵入性及易于观察反应的优点，但不具有特异性，并可以由许多的介质或刺激物所引起。在光毒性反应中产生红斑的程度常常与组织学损伤是相关的，但未呈现绝对的相关性，所以最好是结合临床、组织学变化、代谢变化以及其他方法来估计光毒性反应。

二、光变应性反应

光变应性反应是一种由淋巴细胞介导的迟发型超敏反应。诱导和激发各种光变应性反应的光谱主要是 UVA，而 UVB 的作用是增加光敏物的透皮性，也有人认为 UVB 在诱导全身性光变态反应中是不可缺少的条件。变应原可以是药物或其代谢产物，也可能是光作用后在皮肤内形成的化合物，所以可单独或在有光感物参与下发生反应。首次反应必须经过数天的潜伏期，而后发生风团、丘疹及湿疹样损害，消退后无色素沉着。重复照射，反应时间缩短，除光照局部发生反应外，可波及遮盖部位。光变应性反应仅发生于少数易感者。在光变应发生机制方面，首先要明确光能不是抗原，光能照射皮肤后，使正常存在于皮肤的前抗原变为光抗原。此外，进入机体内的某些物质如药物经光能照射后，使其形成与皮肤蛋白结合的自由基，这种与蛋白结合的半抗原即可作为光抗原，然后与相应抗体结合或通过细胞介导而发生免疫反应。

　　光变应性反应的临床表现很像过敏性接触性皮炎，可呈荨麻疹、丘疹或湿疹样形态。虽然它主要分布在光暴露区，但可扩散至衣物覆盖区，是在接触某种化学物质、随后重复暴露于紫外线或可见光下而发生的反应。出现反应之前有一个潜伏期，其反应程度与剂量并不呈线性关系。其组织学类型也不具特殊性，但与光毒性反应中所见到的不同，其表现是表皮海绵状化及空泡形成，并可伴发湿疹性反应，在真皮层血管周围有稠密的圆形细胞浸润。引起光变态反应的制剂如磺胺、磺胺尿素、噻嗪 –242– 化物以及酚噻嗪、卤化柳酸苯胺、抗真菌制剂、仙客来酸以及代用的苯甲酸等。光变态反应制剂正如光毒性制剂一样，也同样是共振分子。如果服用的剂量足够，所有的光变态反应原均可产生光毒性反应。

第五节　其他

（一）紫外线照射后皮肤的保护性反应

1. 色素沉着： 首先是即刻颜色变黑（IPD），在晒后数秒钟达高峰，此与皮肤原已存在的黑素氧化及重分配有关，黑素小体从近核处向周围树突转移。色泽较延迟性晒黑显得更灰一些，这在黑肤色人中更明显。IPD 经数分钟即可消退，若持久大量暴晒，色素沉着可持续数天，往往和后来的延迟性晒黑相混。延迟性晒黑在 UVB 照射后 72 小时即可出现，但消退快，这与表皮黑素合成增加有关。产生红斑和产生着色的作用光谱大致相似。对肤色浅的人来说，UVB 产生红斑的效应较产生着色强，而对肤色黑的人来说 UVA 产生色素沉着更明显。由此可知，UVA 和 UVB 晒后黑色素形成机制不同。UVB 所致的迟发性着色与黑素细胞的数量及活性有关。一般来说正常日晒只增加黑素细胞的活性，而暴晒则增加黑素细胞的数量。

黑素细胞内的酪氨酸酶活性也增加，使黑素细胞内新的黑素形成并经树突转运到周围角质细胞。另外黑素细胞的树突延长、增宽，同时使静止的黑素细胞活化并通过细胞分裂产生新的黑素细胞。黑素小体数目及大小均增加，增加的黑素通过树突转移到表皮角质层，使表皮黑素颗粒大量增加。UVA 所致的着色与波长有关，UVAI（$340 \sim 400nm$）的作用仅局限于基底细胞层，使黑素密度增加，而 UVA II（$320 \sim 340nm$）使黑素化的黑素小体在表皮合成及转运增加，此与 UVB 作用相似。UV 引起的 DNA 损伤及修复可使酪氨酸酶活性增加，它在黑素形成中起重要作用。此外，黑素形成与位于黑素小体内的穿膜糖蛋白酶亦有关系。其他一些酶类，如酪氨酸相关蛋白及黑素生成抑制剂亦与黑素形成有一定关系，已证实单纯酪氨酸酶基因变异与白化病的皮肤色素脱失有关。UVB 照射不但使暴露处黑素细胞增加，在非暴露部也有黑素细胞增加，由此黑素形成循环因子可能增加。黑素细胞刺激素（MSH）也起一定作用，因为 UV 照射后可使黑素细胞中的 MSH 受体活性增加。另外，一氧化氮通过 cGMP 依赖性激酶的激活也起一定作用。

2. 增生： UV 照射后除引起着色外，也可引起表皮角质层及真皮增生，同时 DNA、RNA 及蛋白质合成也增加，确切机制不明，但与 UV 引起的炎症介质如转化生长因子及鸟氨酸脱羧酶相关。增生主要是由 UVB 引起。

（二）UV 对皮肤免疫系统的抑制作用

UV 可直接造成角质形成细胞 DNA 损伤，具有诱发皮肤老化和皮肤癌的危险。UV 照射可使皮肤产生大量的生物学效应，最主要的是对皮肤免疫系统的抑制作用，而遮光剂可以保护皮肤免疫系统免受 UV 的损害。

1. **细胞水平的抑制作用**：表皮朗格汉斯细胞（LC）是皮肤主要的抗原递呈细胞，其一方面控制角质形成细胞的角化过程，另一方面参与皮肤免疫反应，尤其在表皮中它能摄取、处理和递呈抗原、控制 T 细胞迁移。朗格汉斯细胞还能分泌 T 细胞反应过程中所需的重要细胞因子，并参与免疫调节、免疫监视、免疫耐受、皮肤移植物排斥反应等。

UV 照射可引起 LC 的形态结构、数量及功能发生一定程度的改变，这是皮肤免疫系统产生抑制的先决条件。UV 通过使 LC 对 Thl 细胞的抗原呈递功能下调，最终抑制了 Thl 介导的迟发型超敏反应及接触性超敏反应等细胞免疫应答的发生。UV 照射后，在 LC 数量降低的同时，一系列炎症细胞开始移入表皮，常见的为巨噬细胞，这可能与 UV 引起角质形成细胞表面 ICAM-1 和 E- 选择素表达上调，吸引炎症细胞聚集有关。另外，UV 照射可干扰肥大细胞膜对脱颗粒介质的正常反应性；使各种生物活性物质如组胺等释放减少。较大剂量 UV 照射后，可直接损伤肥大细胞的细胞膜，使大量生物活性物质释放，引起局部血管扩张。

2. **分子水平的抑制作用**：UV 照射皮肤后将引起表皮微环境的改变，主要表现为众多细胞因子的释放。大量研究证实，表皮内具有细胞因子释放功能的主要是角质形成细胞和 LC。这些细胞因子在皮肤内形成一个复杂的相互作用的网络，共同完成对皮肤免疫系统的影响。UV 照射后，IL-1 出现在表皮基底层且数量增多。同时，IL-1 家族中 IL-1 受体拮抗剂（1L-1ra）与 IL-1 的比率 >100，远远超过非 UV 照射部的比值，因而显著抑制了 IL-1 的生物学效应。可见，尽管 UV 可刺激 IL-1 家族整体水平上升，但 IL-1ra 上升幅度更大，由 IL-1e 介导的皮肤免疫反应最终还是受到了抑制。

UV 照射后 IL-1 产生增多，其主要来自角质形成细胞、黑素细胞和浸润表皮的巨噬细胞。IL-12 可由树突状细胞（包括 LC）、角质形成细胞、单核细胞和巨噬细胞等分泌，是诱导 Thl 型特异性免疫反应的重要细胞因子，也是 UV 引起免疫抑制的主要调节因子之一。UV 对接触性变态反应的抑制反应主要由 TNF-a 介导，TNF 受体缺失使得 UV 对接触性变态反应的抑制作用下调。

（三）UV 对黑素细胞的影响

UV 照射皮肤引起皮肤变黑是通过快速色素沉着和延迟色素沉着两个过程共同来完成的。研究显示，UV 照射的主要效应是由延迟色素沉着体现的，延迟色素沉着过程通过上调黑素合成，增加黑素小体向角质形成细胞内的转运数量和体积来完成。相反，相对的快速色素沉着过程则主要与黑素小体的转运和再分布有关。因此，UV 诱导皮肤变黑的其中一种主要机制就是增加和延迟黑素小体的转运。已经证实 UV 诱导黑素细胞的树突延长和增多主要是由辐射的角质形成细胞分泌内皮素-1、干细胞生长因子、粒细胞、巨噬细胞集落刺激因子介导的。UV 同时也影响了黑素细胞内黑素小体向角质形成细胞内的转运。UV 辐射可诱导黑素瘤细胞外源性凝集素结合受体表达增加和蛋白酶激活受体-2（PAR-2）的活性增加，抑制 PAR-2 的活性可阻断 UV 诱导的皮肤黑化。

（四）UV 对皮肤创伤瘢痕的物理治疗

利用自然的和人工的各种物理因子作用于机体以达到预防和治疗疾病的方法，称为物理治疗，简称理疗。瘢痕康复治疗包括外表形态康复、精神心理康复和功能康复三方面内容。外表形态和功能康复主要包括物理治疗、运动疗法及综合疗法。在物理疗法中，UV 照射治疗为其中一种可行有效的方式，但要注意适时和适量运用，若运用不当有适得其反的作用。

（五）UV 诱发的皮肤病的处理

对 UV 诱发的皮肤病诊断应包括鉴别作用光谱以及可能的光敏性化学物质，并确定是内源性（卟啉）还是外源性。

众所周知，当皮肤反复暴露于 UV 时，可使皮肤产生 UV 红斑的敏感度降低。利用这一规律，可以处理 UV 诱发的皮肤病。以往认为色素沉着的增加，是抵御 UV 侵袭的最重要的自然保护剂，但现在这种观点已被抛弃，因为产生红斑的原发部位比色素沉着的部位浅表得多，并进而证明，对没有色素沉着的白斑部位或白化病，进行反复的 UV 暴露，也能降低对 UV 的敏感性。采用人工的防护以抵御 UV，应从两方面进行努力：局部采用如氧化锌、二氧化钛等油膏，它们能吸收产生红斑及色素沉着的 UV 波段；或者使用药物以干扰 UV 皮肤反应所涉及的生化过程，对这些药物常常采用局部药物离子导入法给药，以避免不希望出现的全身性反应。被导入的这些药物，其保护作用一部分是由于它们吸收了起反应的光谱，一部分则是它们干扰生化过程。某些物质（例如胱氨酸，其他含硫的氨基酸）的减少，也可以降低 UV 红斑的发生，但有些物质则增加色素沉着。

局部使用氢化可的松，它能很快地穿入表皮，2 小时后在基底细胞层聚集。在红斑出现前的潜伏期以及红斑的早期，氢化可的松穿入皮肤仍然是很快的，但其穿入性受过度角化的表皮所限制。氢化可的松可能通过抑制血管反应起 UV 屏幕作用。体外实验证明，高浓度的抗坏血酸可以降低黑色素的发黑程度，使其成为无色的物质。在机体的实验证明，抗坏血酸能减少或消退某些激素性色素沉着。众所周知，在维生素 C 缺乏时（阿狄森病、坏血病）能加深色素沉着，口服或静脉注射维生素 C 对 UV 红斑及色素沉着有减轻作用。

（六）UV 暴露的安全标准

近三十年来，日常使用的 UV 光源不断地增加，其应用范围也日益广泛，涉及医药、工业、农业及军事，这就需要制定一个 UV 暴露的安全标准。但无论是天然的或人工的 UV 辐射，要制定一个暴露标准的上限和下限是很困难的。因为不同波长 UV 辐射的急性及慢性作用有差异；不同光源，特别是不同纬度的太阳光谱的组成差异也很大；由于每一个人的遗传、生活环境以及适应力不同，皮肤对 UV 辐射的敏感性差异很大；即使同一个人，在不同的时间，敏感性差异也很大；为维持生命所必需的 UV 辐射量与造成严重伤害作用的最低剂量之间的界限是很难分辨的。

到达地球表面的太阳 UVB 辐射线，每天 10～14 时大约占全天剂量的 2/3。所以在这个时间，暴露应减少到最小，经过一段时间的适应，许多人能于上午或下午在户外暴露达数小时而不致造成损伤，但在靠近中午的时间仍应加以遮蔽。一般说来，在进行适应性暴露的这个重要时期，在没有防护（如衣服、阳光屏障）的条件下，每天暴露剂量不能超过 4 个最小红斑量，这个数值相当于在回归线上暴露 1 小时。研究表明，人类每天仅需接受 1/8 个最小红斑量，就足以预防 UV 的缺乏。因此，急需制定一个 UV 辐射的职业性安全暴露极限。这个极限既应考虑到 UV 近期的急性反应，又应考虑到远期的影响。

第十七章
皮肤的健康与养护

第一节　影响皮肤性状的因素

　　皮肤类型并不是一成不变的，可随年龄、性别、环境因素、疾病而变化，不同年龄的人，其皮肤性状亦不同。刚出生的婴儿，皮肤油脂的分泌相当于成年人的1/3，青春期皮脂分泌量最旺盛，25岁以后，皮脂的分泌逐渐减少，因此，老年人由于皮肤油脂分泌过少，易引起干燥性湿疹。朱学骏等对年龄与经皮水分丢失（TEWL）的相关性进行研究表明，新生儿的TEWL明显高于其他年龄段的人群，老年的TEWL明显低于30岁以下的人群，而与35～55岁人群无差异，提示婴幼儿更要注重皮肤保湿。对于皮肤弹性而言，随着年龄的增长，皮肤内的弹性纤维、胶原纤维的再生能力减弱，出现皮肤老化。性别在皮肤TEWL上无差异，由于男性雄性激素水平高于女性，因此，男性皮肤油脂分泌比女性旺盛，特别是青春期的男性，更易发生痤疮。女性随着年龄增长，特别是40多岁接近停经期时，由于激素水平的改变，皮脂腺萎缩，分泌皮脂的能力降低，细胞新陈代谢退化更趋严重，细胞活动减弱，容易造成皮肤老化。

　　环境因素对皮肤性状的影响是很大的，皮肤随着季节变化而改变，春秋季皮肤容易干燥、敏感，夏季由于温度升高，皮脂腺分泌旺盛，皮肤偏油性，冬季由于气温下降，天气干燥，皮肤又会偏干性，甚至发生皲裂。日晒也会影响皮肤，最明显的是引起皮肤光老化及其他一些皮肤病。疾病亦影响皮肤性状。大多数皮肤病可破坏皮肤屏障功能如异位性皮炎、银屑病、干燥性湿疹等皮肤病患者的 TEWL 高于正常人群。

第二节　皮肤的基本保健方法

1. 运动与情绪：适宜的体育运动能促进全身血液循环及新陈代谢，增强机体清除氧自由基的能力，加快对二氧化碳等废物的排泄，使皮肤血液携氧量增加，血流量增加，皮肤红润、健康。每个人可根据自己的情况和不同季节选择适合的锻炼项目，如跑步、游泳、球类和冷水浴等，延缓皮肤衰老。保持稳定、良好的情绪有利于皮肤的健美。皮肤受神经系统的调控，一个人心情舒畅，开朗乐观，交感神经处于兴奋状态，皮肤血流量增加，皮肤显得红润，容光焕发。如终日忧思，焦虑，副交感神经处于兴奋状态，能促进促黑素细胞生成素（MSH）作用，使黑素增加，并影响胃肠功能，抑制营养摄取，便面容憔悴。因此，在日常生活及工作中应保持良好情绪，减轻思想负担。

2. 饮食与睡眠：饮食对皮肤健美作用是不可忽视的。蛋白质、脂肪和糖类都是皮肤所必需的营养成分，维生素和微量元素能影响皮肤正常代谢及生理功能，如 B 族维生素、叶酸可使色素增加，维生素 C、维生素 A 可使色素减退；某些微量元素铜、锌离子可促使黑素生成。因此，色素增多的人应避免进食含铜、B 族维生素的食物，而色素减退的人应多进食含铜、B 族维生素的食物。不同的食物中所含的营养成分亦各不相同，有的含蛋白质多，有的含脂肪多，有的含糖类或维生素多，因此，日常饮食应摄入多样、均衡和适量的营养成分，避免偏食。多饮水，多吃水果、蔬菜及含铁、锌等微量元素较多的食品如瘦肉、鱼、豆类、大白菜、萝卜等，以增进皮肤的光泽和弹性，有助于延缓皮肤衰老，而油性皮肤者应少吃糖、脂肪和辛辣食物。

充足的睡眠对皮肤细胞的正常更新、行使正常功能、维护皮肤健美至关重要。睡眠时大脑皮质处于抑制状态，有助于消除疲劳、恢复精力，使皮肤光泽、红润。成年人应至少保持每天 6 ~ 8 小时的睡眠时间，过度劳累或失眠者皮肤色泽暗淡正是由于皮肤不能得到正常修复和养护所致。

3. 清洁：皮肤清洁一般应选用软水（因硬水含钙盐和镁盐较多，容易对皮肤产生刺激），水温以 35℃ ~ 38℃ 为宜，过热或过冷均会对皮肤产生不良刺激。选择洁肤用品应注意酸碱性及皮肤性状，碱性过高，容易刺激皮肤，患有皮炎湿疹时尤其如此，油性皮肤选用弱碱性的硬皂、洁肤液，干性皮肤选用多脂皂（如婴儿皂）、洁肤液，中性皮肤选用含碱量小于 0.2% 的软皂（如香皂）、洁肤液，敏感性皮肤最好不用肥皂，需使用洁肤品时，应做斑贴试验。面部皮肤一般应早晚各清洁 1 次。双手应在饭前便后清洁，沾染灰尘、污物后随时洗净。夏天可每天洗澡 1 次，而冬天以 3 ~ 6 天洗澡 1 次为宜，因清洁次数过多会使皮脂含量减少，破坏皮脂膜，丧失对皮肤的保护和滋润作用，反而促进皮肤老化。

4. 按摩与针灸：适当采取按摩、针灸，可延缓皮肤衰老。按摩、针灸能使皮肤被动运动，促进新生的细胞从皮肤的基底层不断更新、补充，帮助去除皮肤表面的老化角质。还可刺激神经，消除疲劳，改善皮肤血液循环和淋巴循环，加速皮脂分泌，促进代谢，防止真皮乳头层萎缩，增进弹性纤维的活力，使皮肤红润有光泽，丰满有弹性，减少皮下脂肪的堆积，使面部肌肤匀称，光洁细腻。面部皮肤可每星期按摩 1 次，最好在晚上进行，方法是面部清洁后，用适量的按摩膏（乳）由下而上，由内向外，依据皮肤纹理、肌肉走行方向进行，可选取与美容有关的穴位如印堂、睛明、攒竹、鱼腰、丝竹空、太阳、迎香、人中、地仓、承泣、四白、颊车等按摩，时间 15 ~ 20 分钟，若能配合热喷雾蒸面和面膜剂敷面，更有利于面部充分吸收养分。

5. 护肤： 每天使用适当的护肤品能增加皮肤所需的水分、营养，增加角质形成细胞活力，延缓皮肤衰老，但如果使用不当则会适得其反。首先应根据皮肤的类型选择相应的剂型和成分，中、干性皮肤应选择油包水型的霜剂及软膏剂型，油性皮肤可选择水包油型的乳剂、凝胶剂和溶液，混合型皮肤应根据不同部位的皮肤分别进行选择和使用，面中部同油性皮肤，而面颊、颞部同干性皮肤、敏感性皮肤最好选择医学护肤品，不要随便更换化妆品种类，如需换用，可先用少量样品做斑贴试验，阴性者方可使用。儿童期，皮脂腺尚未发育，皮脂分泌少，容易受外界因素刺激，应选用油量较多、香精少、低刺激而性能温和的护肤品。25 岁以下的年轻人，皮脂腺和汗腺分泌比较旺盛，胆固醇含量高，一般选择以水包油型的护肤品为主。25 ~ 40 岁，皮肤保湿因子和胆固醇逐渐减少，皮脂分泌减少，应选择包括保湿、营养、美白、防晒成分的护肤品。40 岁以上，新陈代谢衰退，宜选用抗衰老、保湿的护肤品。

6. 防晒： 紫外线照射会激活酶氨酸激酶，使黑色素生成增加，皮肤变黑，暴露部位皮肤老化与光损伤密切相关。波长为 275 ~ 320nm 的中波紫外线易损伤表皮细胞，不仅使皮肤产生红斑、水疱甚至大疱，带来疼痛或灼痛，而且损伤细胞的 DNA，激活原癌基因，使抑癌基因失活，引起皮肤癌。波长为 320 ~ 400nm 的长波紫外线是导致皮肤光老化的主要原因，80% 的长波紫外线可穿透真皮上部，使机体产生过量的氧自由基，使细胞损伤、变性、恶变。因此，防晒对防止皮肤光老化、色素沉着及预防皮肤病的发生具有重要意义。尽量避免每日上午 10 时至下午 2 时外出，外出时应打伞、戴帽、穿浅色棉布衣服以减少紫外线吸收。使用防晒指数（SPP）大于 15 及 PA++ 的防晒霜。SPF 是防晒系数的英文缩写，指防晒用品对中波紫外线的防护值，表明防晒用品所能发挥的防晒效能的高低，根据皮肤的最低红斑剂量来确定。PA 是指对紫外线长波紫外线的防御能力，一般 PA+ 表示轻度遮断、PA++ 表示中度遮断，PA+++ 表示高度遮断。但是目前我国尚未出台国家级的统一 PA 值检测标准。

7. 皮脂膜的维护： 皮脂膜为覆盖于皮肤表面的一层透明薄膜，又称为水脂膜。主要由汗腺分泌的汗液作为水相与皮脂腺分泌的皮脂作为油相乳化，构成皮脂膜。其主要成分为具有保湿作用的神经酰胺、防晒作用的角鲨烯及抗炎作用的亚油酸、亚麻酸及脂质成分。维护好皮肤屏障功能，才能保持皮肤的健康美丽。因此，在治疗皮肤疾病的同时，应该积极配合使用含有神经酰胺、角鲨烯、亚油酸、亚麻酸等可修复皮肤屏障功能成分的医学护肤品，面部禁止长期使用激素，避免使用刺激性强的药物及清洁剂。

8. 去角质： 随着皮肤的新陈代谢，最外层的角质形成细胞会不断脱落，由新生细胞代替。在某些因素的影响下，死细胞的脱落过程过缓，当其在皮肤表面堆积过厚时，皮肤会显得粗糙、发黄、无光泽，并影响皮肤正常生理功能的发挥，此时可借助人工的方法，去除堆积在皮肤表层的死细胞。

去角质的方式分为自然脱屑、物理性脱屑和化学性脱屑。物理性脱屑是指通过使用物理的方法使表皮的角质层脱落的方法。通常情况下指利用磨砂膏中细小的砂粒的脱屑，使用清水和一般洁面乳的清洗也有物理性脱屑作用。将含有化学成分的去死皮膏、去死皮水涂于皮肤表面，使附着于皮肤表层的角质细胞软化而挪去的方法，称为化学性脱屑。此脱屑方法适于干性、衰老性皮肤和较敏感的皮肤。去角质时首先用洗面奶彻底清洁面部，并用蒸汽蒸面后，取适量磨砂膏，分别于前额、两颊、鼻部、下颌处均匀抹开。接着并拢双手中指、环指，蘸水以指腹按额部、双颊、鼻部、嘴周围、下颌的顺序，打小圈，拉抹揉擦。干性、衰老皮肤脱屑时间短，油性皮肤脱屑时间稍长，T 形带脱屑时间稍长。眼周围皮肤不做磨砂，整个脱屑过程以 3 分钟左右为宜，最后将磨砂膏彻底清洗干净。去角质时要注意不能过于频繁，这是因为皮肤的表皮通过时间约为 28

天，因此，去角质每月最多一两次，以免损伤皮肤，破坏皮肤的屏障功能。当患有一些皮肤发炎、外伤、严重痤疮等皮肤病时禁止做去角质。

第三节　正确使用化妆品

化妆品是保持皮肤健康、增进美容的日常用品。化妆品使用得当，能增加皮肤所需要的营养成分，使皮肤健美，延缓皮肤的衰老，如果使用不当则适得其反。化妆品的选择应根据皮肤的类型、剂型、年龄、性别、生理条件、不同的季节、不同的用途来进行选择。

一、化妆品的选择

1.**按皮肤性状选用化妆品**：油性皮肤选用祛脂、清凉成分的粉型、溶液、凝胶。干性皮肤选用含营养、保湿、抗皱、抗衰老、防晒成分的乳剂（油包水）或软膏。中性皮肤，夏季选择同油性皮肤，冬季选择同干性皮肤。混合性皮肤，进行化妆品选择时应按不同部位分别对待，中央部位选择同油性皮肤，边缘部位选择同干性皮肤。敏感性皮肤，用化妆品时须谨慎，不要随便更换化妆品种类，在使用一种新的化妆品时，可用少量样品做斑贴试验，阴性者方可使用。

2.**按季节选用化妆品**：一年四季气候条件不同，人的皮肤状态也随之发生变化。夏天气温较高，皮肤的汗腺、皮脂腺功能旺盛，常分泌较多的汗液和皮脂，此时宜使用含油量较少的化妆品，同时为防止阳光中紫外线对皮肤的损伤，可选用防晒油等护肤用品。另外，爽身粉、花露水也是夏季常用的化妆品。冬季气候寒冷干燥，汗液和皮脂分泌减少，皮肤往往会变得干燥，有时会产生皲裂，此时应使用油脂含量高，并且内含保湿成分的雪花膏、润肤霜等用品。春秋季节风沙较大，则可选用含油量中等的奶液类护肤用品。

3. **按性别年龄选用化妆品**：人的皮脂和性别也有关系。对于男性特别是年轻男子，皮脂分泌量较多，皮肤偏于油性。男用化妆品的主要作用就是可以吸取分泌旺盛的油分，保持皮脂的平衡。在女用化妆品中，也有分别适用于少女、孕妇及中老年妇女的各类化妆品。老年人用的某些营养润肤化妆品中为防止皮肤的进一步老化，常加入激素类药品，这些药品的添加，有防止皮肤萎缩的作用，但对于激素分泌正常的年轻人来说，使用这类化妆品会刺激皮肤，甚至罹患某些皮肤病。婴幼儿皮肤细嫩，皮脂分泌较少，可选用专供婴幼儿使用的各种化妆品。老年人皮肤较为干燥，应选用油脂含量较高及含有维生素等营养成分的化妆品。

二、化妆品选择的注意事项

禁用含铬、铜、铅、汞的化妆品，防止造成面部色素沉着。禁用含有糖皮质激素的化妆品，以防皮肤出现激素依赖性皮炎。禁用过期、有异味、色泽污暗的劣质化妆品，防止过敏反应。使用化妆品不宜直接取用，以防人的手和脸上的细菌带进化妆品中，因此在化妆时可用洗干净的竹签或棉球挑出一部分化妆品来用。化妆品一旦从瓶中取出就切忌再放回瓶中。使用护肤品护肤宜用当年或保质期内的产品，因为护肤品放置久了就易变质，对人体皮肤产生一定的危害。各种护肤品中大都掺入了各类氨基酸、类脂化合物、蛋白质、蜂王浆、维生素、香料、染料等有机物，这些有机物大都是滋生细菌的良好基质。除了化妆品自身的因素外，使用过程中不断开启等原因也会加速化妆品的变质，所以在选购化妆品时应选用小包装的。

三、化妆品经皮吸收的特点

化妆品功效成分的透皮吸收是指化妆品中的有效成分通过皮肤并到达不同皮肤层发挥各种作用的过程。化妆品与药物透皮吸收的主要区别在于化妆品功能性成分是以经皮渗透后积聚在作用皮肤层为最终目的。大多数化妆品功能性成分需要进入皮肤，按产品的有效性作用于皮肤表面或进入表皮或真皮，并在该部位积聚和发挥作用，不需要透过皮肤进入体循环。例如，防晒产品中的紫外线吸收剂应滞留在皮肤表面，起吸收和反射紫外线的作用，美白产品中的美白剂常作用于表皮中的基底层，阻断黑色素的产生，而抗衰老产品的功效成分则常作用于真皮层的成纤维细胞，使皮肤富有弹性。

经皮吸收非常重要，因为护肤品中添加的大量营养成分，只要皮肤不能吸收，都是一种负担。皮肤表面化妆品营养成分过剩，非但不能起到延缓衰老的作用，反而会加速皮肤的衰老。同时，皮肤表面的细菌在生长繁殖过程中需要大量维生素、蛋白质和生物细胞营养物，而这些也正是营养化妆品的主要成分。如果化妆品的营养成分不能被皮肤完全吸收，那么它就会成为寄生细菌生长繁殖的温床，而大量的细菌还会导致皮肤感染。

化妆品经皮途径主要包括有角质层、毛囊和汗管。其中，后两条通路经常被称为旁路，因为皮肤附属器与整个皮肤表面积相比，仅占 1% 以下，故在大多数情况下不成为主要吸收途径，但大分子物质及离子型物质难以通过富含类脂的角质层，可能经由旁路途径进入皮肤。另外，这些通道在物质渗透开始阶段具有缩短时滞的作用，当物质经由皮肤扩散达到平衡后，这些通道的作用即可忽略。经皮渗透的主要屏障来自角质层。有研究表明，在离体经皮实验中，将皮肤角质层剥除后，物质的渗透性可增加数十倍甚至数百倍。一般认为，脂溶性、非极性物质易通过细胞间隙的脂质双分子层扩散，而水溶性、极性物质易通过角质细胞扩散。其中，细胞间隙虽然仅占角质层总容积的 30% 左右，但因其脂质的阻力较角质细胞小，所以在经皮渗透过程中起主要作用。药物中的经皮吸收技术主要分为化学技术及物理技术两大类。在化妆品中得到广泛的借鉴及应用的是化学技术。以下具体介绍几种用于化妆品中的经皮吸收技术。

1. 乳液技术：微乳液是指粒径在 10~100nm 的两种不混溶液的透明分散体系，是热力学稳定的透明溶液。由于微乳液的粒子细小，容易渗入皮肤，与普通乳状液相比，其界面张力小，通常可达到 $(10^2 ~ 10^6)$ mN/m，具有非常强的乳化和增溶能力，可以通过微乳液的增溶性提高功效成分的稳定性和效力。微乳液在化妆品中的应用较重要的一个方面是香精和精油的加溶。此外，多重乳液（W/O/W 和 O/W/O）也被认为是一种理想的化妆品体系，其可同时包含多种有效成分，对皮肤作用温和，是功能性和美容性兼具的分散体系。但是由于多乳状液固有的复杂性，并未得到广泛应用。

2. 渗透促进剂：添加渗透促进剂是至今应用最普遍的促渗方法。经皮吸收促渗剂有助于功效成分克服皮肤角质层的障碍，可逆地改变皮肤角质层的屏障作用，且不损伤任何活性细胞，增加药物在皮肤的溶解度，使药物经皮吸收率增加。促渗剂又分为化学渗透促进剂、中药渗透促进剂和复合渗透促进剂。其中化学渗透促进剂（如氮酮、有机酸、表面活性剂类等）应用范围较广，但是用量较大或长时间使用会引起刺激。中药经皮促渗剂（如杜香萜烯、桉叶油、薄荷、丁香等）近年来因具有副作用小等优点而日益受到关注，但促透效果往往不如化学促透剂。复合促透剂是当前研究的热点，既有不同化学促透剂之间的复配、不同中药促透剂之间的复配，也有化学促透剂与中药促透剂的合用，从而取得采用单一促渗剂时无法达到的效果。

3. 水合技术：皮肤的水合作用通常有利于经皮吸收，这是因为当提高角质层细胞的角蛋白中含氮物质的水合力后，细胞自身发生膨胀，结构的致密程度降低，物质的渗透性增加，这时水溶性和极性物质更容易从角质层细胞透过。所以，在化妆品中经常加入保湿剂（如丙二醇、甘油）来提高有效成分的吸收，或常采用贴式的面膜使局部皮肤封闭起来，成为隔绝湿气的屏障（汗水不能通过），使皮肤水合化程度增加。

4. 软化角质： 当角质层厚度变薄或被软化后，经皮速率都会增大。所以，一些化妆品中加入表面活性剂、水杨酸、果酸等成分能使角质层厚度变薄，从而促进其他功效成分的吸收。还有报道称某些表皮酶能作用于皮肤，使角质层发生改变，从而增强经皮吸收率，但这部分研究还主要停留在实验室阶段。

5. 脂质体： 是由类脂组成的双分子层的空心小球，类脂是一种天然表面活性剂，具有独特的亲水亲油结构。例如卵磷脂，分散在水中时会自发地形成空心的双层球，两亲分子的亲水基定向地指向空心小球的内部和其外表层，亲油基则指向双层结构的中间部分，在球的内部密封亲水的活性成分，而在双层膜的中间则可加载油溶成分。脂质体可以软化角质，使包封物到达作用的部位，并能在皮肤表面形成保护膜，保湿润肤。正是由于这些优异性能，脂质体在化妆品中的应用已引起人们极大关注，至今欧美已有 100 多个新型含脂质体的化妆品上市。目前，采用脂质体包埋活性物的产品主要有：包埋 β- 胡萝卜素、黄酮类、超氧化物歧化酶（SOD）、辅酶 Q10 和维生素 E 及其衍生物等。但是脂质体由于其不稳定性、包封率低、与配方复配难等原因，国内能将此技术应用于生产的企业并不多见。

6. 微胶囊： 是用天然或合成的高分子材料将固体或液体的成分包裹在直径为 1 ~ 5000μm 的小胶囊。最初的微胶囊技术是在制药工业中作为一种新剂型来使用的。目前，世界著名化妆品产品中，许多化妆品的添加剂用微胶囊包覆，使产品性能更加优越。如 Avon 的唇膏、眼影和香水、Chates of Ritz 的保湿霜、Estee Lander 的摩擦去垢清洁膏等。

7. 环糊精： 功效成分制成 β- 环糊精包含物，可增加其溶解性能，从而使渗透系数增大，改变其在皮肤内的分配。对于水溶性物质来说，角质层是经皮吸收的一大障碍，利用具有表面活性的烷基化环糊精，可使能量降低，经皮吸收增加。茶树油的 β– 环糊精复合物适合于清洁皮肤与处理痤疮，表现出很好的稳定性。复合物防止茶树油中活性物的挥发。这种易挥发的活性成分，因为体温和皮肤湿度的触发释放而渗入皮肤。此外，用 γ 或 β– 环糊精与维生素 E 以 1∶2 的摩尔比通过物理混合成复合物后，与没有复合的维生素 E 相比较，复合物的稳定性增加，并增强了对紫外线和温度的抵抗能力。

8. 纳能托：纳能托是汽巴精化公司 1998 年发明的一种新型、稳定的化妆品活性物超微载体，是一种由卵磷脂和辅助表面活性剂以一定比例组成的单层膜状结构的纳米胶体，平均粒径 25nm。纳能托透过角质层的概率和速率都远远高于普通的脂质体，从而能够使被包覆运载的活性成分到达表皮深层直至在真皮组织中发挥作用。纳能托是现在性能非常好的超微载体，其有可能引发一场外用药物和化妆品的革新。

9. 多孔聚合物微球：是一种有特殊表面结构的功能高分子材料，作为化妆品活性物载体时，可使吸附在其中的活性物在相当长时间内缓慢释放，从而避免在使用初期皮肤表面活性物浓度不适当地过高，然后很快下降的缺点，对于刺激性活性物还可通过低浓度持续释放来降低对皮肤的刺激性，延长作用时间。例如，联合利华公司发明了两个化妆品配方，含有有机防晒剂和多孔聚合物微球粉末以及 pH 为 7 的水相体系，其中的多孔颗粒可以除去有机防晒剂通常带来的黏腻感，同时 pH 为 7 的体系也为使用者提供良好的使用感觉。

10. 纳米技术：研究表明，分子量在 100 ~ 800、熔点低于 85℃的物质，都有较大的经皮速率。所以纳米微粒凭借其粒径小、表面积大，表现出独特的性能。采用纳米技术（如纳米微球、纳米钛白粉、纳米乳液、固体脂质纳米粒等）对化妆品进行处理，可使活性物质功效得到充分发挥，大大提高化妆品的性能。目前，部分纳米技术在化妆品行业中已得到了广泛应用。

11. 球形液晶： 液晶是处于固、气、液三态之间的第四态新型物质，随着温度的变化可显示出变色效应，液晶技术在美容化妆品中的应用是一种不可逆转的趋势。液晶技术是微囊式包覆技术及微毫瞬间吸收技术的结合体。可以明显改善化妆品的保湿、滋润等基本性能，将活性物质如维生素、抗氧化剂、植物提取酶与液晶复合后加入化妆品中，使用时可使复合物中的活性成分缓慢释放出来，充分被皮肤吸收，从而提高添加剂的功效。

12. 尼龙颗粒： 作为化妆品中的活性物质运载助剂，尼龙颗粒具有高体表面积、低结晶性和低吸湿性等优点，能够均匀可控地吸收化妆品有效活性成分和各种添加剂成分。这种新型颗粒专用于需要保持最佳吸水性的化妆品。

化妆品经皮吸收与以下因素有关：①取决于化妆品的理化性质，尤其是分子量与分子结构，分子量最好在 1000 以下，能电解，饱和水溶液中 pH 为 5 ~ 9 者于吸收。②年龄、性别、部位、吸收能力：婴儿＞成年人，女性＞男性（皮肤薄、屏障差），躯干、四肢＞掌跖、屈侧＞伸侧、阴囊黏膜＞其他部位。③皮肤温度：皮肤表面温度下降，立毛肌收缩，毛囊口、汗腺口闭合，故经皮吸收减少，因此，外涂化妆品时，应按摩皮肤让局部皮温升高，使吸收增加。④周围血液循环状态：周围血管扩张，血液循环加快，药物吸收增加，可在化妆品中加入樟脑、薄荷、水杨酸甲酯等扩张皮肤血管。⑤皮肤的状态：当角质层水合程度增强时，药物吸收增加，临床采用蒸汽、外用药包封、硬膏剂、涂膜剂等促进吸收，当皮肤炎症或破损时吸收增加。⑥经皮促进剂：在化妆品中加入一定量的经皮促进剂，使吸收增加，如二甲基亚砜、果酸等。

第四节　婴儿皮肤护理

新生儿额、鼻部皮表脂质量多。据报告，在生后 1 个月 **251**

内婴儿皮肤病中脂溢性湿疹占 25%，新生儿痤疮占 10.2%，因之，在新生儿期应注意清除额、鼻部过多的皮表脂质，可先用橄榄油（婴儿油，对皮肤刺激性比较弱）擦拭，然后用微温水或刺激性弱的皂类清洗，颊部皮表脂质量比较少，可只用微温水清洗。头皮乳痂多，应每日洗发，注意勿使香波流入眼内，勿使用刺激性强的香波。由于 3 个月以内的婴儿皮脂分泌多，故应每日入浴，以洗除皮脂、污尘。现已有各种婴儿皂、香波和浴剂等供应。婴幼儿皮肤对外源性刺激抵抗力弱，入浴时不使用沐浴用海绵，而以母亲的手或柔软的纱布轻轻擦洗。

新生儿的表皮和皮肤附属器的发育与成人无明显差别，唯真皮比成人薄，胶原纤维和弹力纤维不发达。早产儿的表皮和角质层极薄，透皮吸收性强。新生儿于生后 3 日汗腺有功能，但不完全。从新生儿向婴幼儿、儿童发育中最大的变化是皮表脂质的变化。早川对新生儿（日龄 1～13 日）、婴儿（生后 1 个月）和幼儿（3 个月至 2 岁 8 个月）皮表脂质量和角质水分量做了检测，结果：新生儿、婴幼儿皮表脂质量低于成人，但新生儿和 1 个月婴儿额部脂质则接近于成人检测值。1 个月男婴儿脂质量有高于女婴儿的倾向。已有报告，生后 5 日内血液中睾酮水平下降，男孩于 1～3 个月时再度上升，而女孩仍保持低值，故脂质量有所差异。另外，新生儿额、颊部，托儿所小儿颊部的水分量低于成人，而鼻和颚部角质水分量则几与成人相等。月龄一过 3 个月，皮脂分泌急剧下降，约为成人皮脂量的 1/4，至小学高年级，皮脂分泌逐渐恢复，至青春期达到成人量。

第五节　幼儿与儿童皮肤护理

儿童皮肤护理应针对皮肤的结构和功能特点，根据月龄、年龄和皮肤状态采取相应的护理方法和选择洁肤品、护肤品。

儿童皮肤护理的关键在于清洁和保护。清除污尘并保持适度润泽对维持皮肤健康颇为重要。2~10岁内小儿皮表脂质量最低，颊部角质层水分量也明显降低，皮肤干燥，毛孔角化现象明显，皮肤瘙痒，易患干燥型湿疹。特应性皮炎是小儿的代表性皮肤病，皮肤每见有脱屑、毛囊角化性丘疹、皮肤干燥症等。在组织学上，显示表皮肥厚、色素失禁和血管周围少量细胞浸润。剥离的角质细胞不是单个细胞而呈集块，细胞内水溶性氨基酸少，单个角质细胞小，角质层薄。因而导致表皮保水能力不佳，经表皮失水量增大，角质层水分量减少。

此外，上述角质层异常还导致皮肤屏障能力降低，因而对各种外源性刺激物的耐受性极弱，抗原物质易经皮吸收。此时期应以润泽和保护皮肤为主，可使用润肤霜、乳液。冬季气温低，湿度低，皮肤尤易干燥，宜使用含油脂多的膏霜或含维生素A、D、E等膏霜。入浴时不使用成人体用香波或香皂，不用海绵揉搓，最好使用有保湿效果的活性剂。

第六节 少年皮肤护理

小学生颜面易发生白色糠疹（颜面单纯糠疹），可涂擦保湿霜（润肤霜）。小学高年级学生皮表脂质量逐渐增多，至青春期则急剧增多，所以，小学五六年级学生便有粉刺和痤疮发生，中学二三年级学生约50%曾患痤疮。此时期皮肤护理的重点在于清除过多的皮表脂质，可用具有脱脂力的皂类或洁面品和温水洗脸，每日2次（早、晚）或3次（晨起、放学回家、睡前），以去除皮蜡、灰尘和毛囊角质。洗后涂擦具有收敛作用的化妆液，以保护皮肤。后者由水、甘油、乙醇和油脂成分组成，可使皮肤柔软、强健，其中尚可配伍药品，如维生素，以润泽皮肤。粉刺和痤疮损害多发时，可使用痤疮用制品，以防痤疮恶化。倘市售成品无明显效果，则应就诊医院皮肤科，取得专科医师的诊治和指导。睡眠不足、便秘、食物对痤疮也有很大影响，所以，应保证睡眠充分，调整胃肠功能，饮食组成均衡、规则。一般都认为巧克力可使痤疮加重，在医学上虽未得到证实，但也应引起注意。

第七节　成年人皮肤护理

人在迈入中年和老年期后，皮肤腺体的功能活动逐渐降低，加之皮肤保水能力降低，皮肤易变干燥；结缔组织退化而出现皱纹。另因重力而易产生眼袋、颏下垂和双颏，这些都是衰老的外部表现。倘注意皮肤的养护，则能延缓其出现，减少年龄的征象。

1.**成年人皮肤的营养**：成年人皮肤营养应注意以下几点：保持饮食组成成分的平衡；充分摄取天然蛋白食品、蔬菜和水量；补充复合维生素 B 和（或）酿造酵母。动物实验证明，任何一种复合维生素缺乏都能导致小动物产生皱纹；补充维生素 C 有助于改善胶原纤维和弹力纤维的状态，以延缓线纹、皱纹和眼袋的出现。

2.**皮肤活力的恢复**：一般而言，大多数女性年越 30 岁，皮肤弹性开始降低，皮肤易变干燥。倘受紫外线照射或吸烟（使血管收缩，干扰血液循环），则更能加速皮肤衰老过程。为预防皮肤干燥、胶原纤维退化和皱纹过早出现，应注意保持室内湿度适宜，夏季和室内温度升高时，应增加湿度。保持饮食组成平衡，蛋白量充足，补充适量不饱和植物油（约 2 汤匙 / 日）。每日饮适量水，或吃汁液丰富的水果。每日补充多种维生素和无机物，尤应补充复合维生素 B 和维生素 C（至少 1000mg/ 日；吸烟者，补充量应更多）。使用洁肤和润肤品。做养肤面膜。用药草油处理皮肤，取春黄菊约 1 茶匙，盛于瓶内，加芝麻油 1/4 杯，麦芽油 2 汤匙，振荡，混合。放置 24 小时，再振荡，过滤，取油，冷藏。每日晨洁面后，涂抹，保留 5 分钟，温水漂洗。夜晚，睡前再涂抹，用面巾纸拭除过多的油，残余的油保留过夜。

3. 皮肤干燥、衰退和松软的处理

（1）皮肤干燥：洗脸前，稍涂植物油或柔软霜；洗脸后，面颈皮肤涂擦润肤品，15～20分钟后，用纸巾吸干，可扑撒少许香粉（或不扑撒）。夜晚使用润肤品时，宜保留20～30分钟，用纸巾拭除，不保留过夜，否则，易致颜面和眼周水肿。使用含有生物活性物质的膏霜时，应交互使用，因生物活性物质各有其特殊的用途。一般早晨用一种，晚间用一种，或早晚用同一种，2～3周后改用另一种，2～3周后改用第3种。酸乳酪和维生素E有益于改善皮肤状态，延缓皮肤衰老。取酸乳酪2茶匙、蜂蜜和柠檬汁各1/2茶匙、维生素E400IU，混匀。涂于颜面，保留15分钟，漂洗。

（2）皮肤衰退：每日早和晚使用润肤、养肤品。对颜面施热湿敷，尤适用于面色苍白、干燥和松软者。湿敷前，用凉水洗脸（不加香皂），拭干，薄涂柔润霜。软毛巾用热水润湿，敷于颜面，保留1～1.5分钟，更换4～6次。用凉水冲洗颜面2～3遍，拭干。涂营养霜，保留5～10分钟，用纸巾拭除。每周做2～3次。油性皮肤，可加柠檬汁（1L水中加1汤匙）。热湿敷禁用于玫瑰色痤疮、毛细血管扩张症、高血压者。

（3）皮肤松软：可用冷、热交替湿敷。备小毛巾2块、小碗2个，分别盛热水和冷水。先行冷湿敷，后做热湿敷。热敷保持2分钟，冷敷保持2～3秒钟。冷、热敷交替更换6～7次，共需10～15分钟。交替湿敷后，涂柔润霜，保留5～10分钟。热湿敷或冷热交替湿敷后宜做相应的面膜。

第八节　皱纹的处理

皱纹是衰老的早期表现，女性比男性更易出现。年及30～35岁，面、颈皮肤便可显现衰老，至40～45岁则更为明显。皮肤失去青年所特有的红润，变得干燥并常有脱屑。随着年龄的增长，皮肤日渐变薄，纹理显明，弹性、紧张性和充实

性日趋降低而出现皱纹。皱纹最先出现于面、颈和手，除生理因素外，也与外环境因素有关，如气候、阳光、职业和生活条件等。此外，各种疾病、体重急减、操劳、酗酒和嗜烟等也均能促进皱纹过早出现。青年期，面部表情强烈，过分地"挤眉弄眼"，也常出现皱纹。皱纹处皮肤明显变薄，缺乏颗粒细胞层，真皮乳头展平。

皱纹的发生机理复杂而且不一。按其发生性质，可分为两类：动力性皱纹和静力性皱纹。动力性者系颜面表情肌经常重复收缩而导致的沟纹。年龄增长，皮肤失去弹性，因而也逐渐失去恢复原状（肌肉收缩前的状态）的能力。动力性皱纹常与表情肌长度呈横向分布。静力性皱纹系皮肤松弛而导致的凹纹和皱褶。面、颈部皮肤松弛除形成皱纹外，尚出现苍老的征象。细胞内和细胞外脱水，表皮、真皮内弹力成分、血管、腺体以及肌肉和骨等萎缩，结缔组织纤维化等均与静力性皱纹的发生有关。这些变化可使皮肤松弛，且易成褶和沟纹，如眼睑下垂皱、眼袋、飞眉下垂、重颏、颈前皱褶等。对皱纹的处理，可根据类型和个人的需求，或采取外科疗法，或应用保守方法。

一、细皱纹的消减

在医学上，以往常用雌激素外用制剂，以消减皱纹，但其缺乏长效性。另也倡用含有超氧化物歧化酶的所谓"抗皱食"，但是，此酶在胃内易被胃液破坏而不能到达皮肤。维A酸也用于减皱，其实用价值尚需进一步探讨。α-羟基酸能改善皮肤结构，也用于消减皱纹。另日常尚宜配合应用以下方法：

蓖麻油、椰子油或可可脂，被认为是最佳"消皱"品，可经常涂抹。

每日做蛋清面膜（可加柠檬汁数滴），最好于晨起刷牙前做面膜，洗脸或沐浴时洗除。蛋清是很好的天然减皱品，能暂时（数小时）舒展皱纹。方法是取蛋清一个，搅拌，用细软毛刷仔细地涂抹于每条皱纹。眼周线纹尽量薄涂，保留至干。

蛋黄和蛋黄酱，用软毛刷将鲜蛋黄厚涂于颜面，尤其线纹和皱纹区，保留至干。或取蛋黄酱 2 汤匙、漂土和海草粉各 1/2 茶匙，混合，调成糊，涂于蛋黄面膜之上，保留 10 分钟，洗除。也可取蛋黄 1 个，加蛋黄酱 1/4 杯，混匀，涂抹。

卵磷脂（颗粒）加水溶化，加植物油少量，混匀，涂抹（昼间保留全日，夜间保留过夜），坚持数月，能减少皱纹。

橄榄油、柠檬汁和盐，先洁面，然后涂抹橄榄油。继之，轻拍打柠檬汁至潮湿，再轻擦精盐，用温水洗除，吸干。

燕麦粉做面膜有柔软皮肤、减少皱纹的效果。取燕麦粉 1 汤匙，加奶油和植物油各 1/2 茶匙，混匀。每晚用以轻按摩颜面和颈前。保留 20 分钟，漂洗。

参加交际活动或赴宴前，可用热熨法。先洁面，涂凡士林或植物油。将金属匙于热水杯内加热，取出，以匙背"熨"线纹或皱纹。匙冷却后，再加热，重复热敷。用面巾纸拭除过多的油，并用海绵涂擦淡爽肤水。

二、表情纹的消减

颜面肌肉不同于身体其他部位的肌肉，不与骨相接（眼和口周除外），以纤维组织束附着于皮肤。当其逐渐丧失弹性时，便导致皮肤状态的改变。在精神集中或不愉快时，绷脸、眯眼、皱眉都能牵拉皮肤，使之产生沟纹，久之，则成为永久性表情纹，表情纹的处理可采用以下方法。

颜面按摩。

轻柔皮肤。

使用润肤养肤品润泽皮肤。

经常静力锻炼，以改善颜面肌肉状态。实验证明，每日拉紧肌肉 6～10 秒钟，有助于延缓表情纹的出现，并能抵消重力效应。

使用贴带，有助于展平皱纹。先洁面，拭干。轻按摩线纹，使皮肤展平，放置贴带，按压。一般保留 30 分钟；每周 3 次。为起到快速效果，贴带可保留过夜；每周一两次。揭剥贴带应轻柔。温水漂洗后，使用护肤品和润肤品。

三、额和眉皱纹的平整

布带包扎：能改善血液循环，并能克制无意皱眉的习惯。取盐 1/4 茶匙，加热水 1 汤匙，溶解。再搅入甘油 2 茶匙和 10% 薄荷水 1 茶匙，用棉球涂于前额，扎弹性布带（宽 8.25 ~ 10cm），保留一小时，取下。每日一次。

额部上提术：又称眉上提术，可以矫正眉毛下垂和眼睑松垂，舒平额部皱纹和眉间皱纹，从而使眼睛以上的部位重新变得年轻优雅。目前有两种手术方式，一种为"经典手术方法"，另一种为"内窥镜法"。手术要将引起组织松垂和皱纹的肌肉等组织切除或舒平，抬高眉毛和上睑，并使眉间皱纹减轻。使用经典手术方法时，手术切口很长，但隐藏于发际线上方；使用内窥镜施行手术则只需很小的切口。两种方法都能取得相似的效果——使额部皮肤平整，使表情更加生动。

额头和眉间皱纹按摩法：额头皱纹有额头纹和长在眉宇间的川字纹，这是面部表情肌与皮肤相附着，表情肌收缩，皮肤在与表情垂直的方向上形成的动力性皱纹，早期只有表情肌收缩时皱纹才会出现，当表情肌收缩动力不足时就形成了皱纹。将双手食指、无名指、中指放在额头中央，用手指的第一关节和第二关节向两侧太阳穴的方向轻轻推动，达到消除浮肿和川字纹的效果。将中指和无名指的第一关节放在额头中部，在额头区域上下慢慢移动手指，边移边施压，从右到左一次再从左到右一次。二指滑到太阳穴，经耳门、听宫、听会、颈部再到锁骨，该指法对于消除眉间横纹效果较好。

第九节　皮肤的季节性养护

在现代化的文明生活中，由于人们对生活的质量、生命的质量、生存的质量的追求以及审美意识的觉醒，深深地认识到人体审美的第一观照对象是皮肤。在一年四季中，春夏秋冬的气温、湿度等气象条件变化很大，皮肤的色泽、滋润性、弹性、细腻性、体味等会有各种各样的变化。因此任何一个季节，都不能对皮肤护理掉以轻心。春温，夏热，秋凉，冬寒，应根据这些特点对皮肤采取不同的保护调理措施。

一、春季皮肤的特点与养护

春天气候温暖，大地复苏，皮肤的新陈代谢变得十分活跃，皮脂腺和汗腺的分泌也日渐增多。由于温度和湿度都很适宜，这个季节的皮肤显得更加白皙滋润和有光泽。然而，春天的皮肤抵抗力却是最差的，很容易受到外界有害因素的侵袭。如空气中的花粉、灰尘和细菌等都会给皮肤带来不利的影响，容易引起粉刺、过敏性皮炎和斑疹等皮肤疾病。同时，干燥的春风减少了空气中的湿度，肌肤容易因干燥而粗糙且暗淡无光。春天紫外线的照射仍可以造成皮肤光敏反应与光毒反应性损害，还可使皮肤变黑或诱发、加重色素斑。为了保持皮肤的健美，必须注意皮肤防护。

1.预防过敏发生：春天是最易引起皮肤过敏的季节。春季气温忽高忽低，皮脂的分泌时多时少，而且由于气候干燥，加快了皮肤水分的蒸发，又由于风沙、尘埃、花粉等的刺激，极易发生过敏反应。对敏感性皮肤者，春季应尽量避免外出春游，必要时，外出可用面纱或口罩，避免接触花粉。化妆品中某些颜料、基质、杂质和中间体含量过高、放置过久，易发生酸败或变质；强烈灯光照明（含有紫外线和较强红外线）、卸妆不当（如碱性肥皂刺激，粗糙的揩擦法等）均可引起化妆品皮炎。某些化妆品如眉笔、唇膏、各种粉、香精等亦可引起过敏性皮炎。所以，在使用一种新的化妆品前，应用该化妆品做斑贴试验或在颈部、耳后、前臂内侧直接做涂擦试验，连续观察1周无反应后方宜应用。在购买化妆品时应了解化妆品标签上标明的成分、注意生产日期和有效日期及质检合格证等。

2. 注意皮肤的清洁：在春季，保持皮肤的清洁是十分重要的。每天洗脸2次为宜，选用刺激性较小及香料含量少的香皂，用水彻底清洗。此外，常沐浴对皮肤的保养也十分有效。浴后按摩脸及四肢，可令皮肤饱满，关节灵活。在温热的洗澡水中加上少许醋，会增加洗浴舒适感。

根据自身皮肤的特点，选择适合自己的洗面奶、清洁霜、按摩霜、磨面清洁膏等均具有较好的洁肤和护肤作用。购买前应充分了解各个品种的特点，根据自身皮肤类型和实际需要选用。正确地使用洗面奶，才能取得好的洁面效果。在应用洗面奶时，应取适量的洗面奶置于左掌心，用右手的中指、食指将左掌心上的洗面奶分别点于额、鼻、两颊及额部，然后用双手中指、食指的指腹部分别在面部的各点打圈，将洗面奶均匀地涂抹于面部各处，打圈的过程就是按摩的过程。打圈时额部和两颊向上向外打圈，眼部则从内沿上睑向外眦再沿下睑向内眦方向打圈，鼻部沿鼻梁方向上下抹擦，口周沿上下唇呈半弧形来回涂擦，以上各个动作各做10～15次，约2～3min。在使用洁面奶后一定要洗净，不可将洗面奶残留在皮肤上，以免堵塞毛孔。

在清洁皮肤时，水是最好的天然皮肤清洁剂，宜选用含矿物质少的"软水"，如日常使用的自来水、湖水、河水等均属于软水。这种水性质温和，对皮肤无刺激性。水温以34℃～37℃为宜。过热的水会导致血管扩张，毛孔增大，肌肉松弛，皮肤细胞脱水，使皮肤变得粗糙，容易老化而出现皱纹。水温过低，会影响皮脂的排泄和汗液的分泌，使皮肤干燥，也不利于污垢的清洁。

3. **注意防晒**：初春皮肤娇嫩，耐受性差，即使是比较弱的阳光，往往也会使皮肤出现晒斑，尤其是面部有雀斑、黄褐斑的皮肤，更要注意防止阳光过度的照射。紫外线可使酪氨酸酶活性增加，黑素细胞合成色素增加，也可使氧自由基系统功能紊乱而引起细胞炎症和损伤等。因此防晒是十分必要的。外出时，可戴遮阳帽、墨镜和使用防晒伞、涂防晒霜等，用以吸收、阻挡和折射阳光中的部分紫外线，而达到一定的防晒效果。

4. **增加锻炼**：在春季，应该坚持锻炼，增强体质。皮肤与肌体是一整体，皮肤与内脏各器官有着密切的联系。不少内脏疾病都可在皮肤上得到反应，并常影响皮肤的美感，要有强壮的身躯和愉快的心境，才能有健康的皮肤。青壮年可参加各种球类运动、爬山等；老年人可做户外活动，如散步、打门球及太极拳等。

5. **注意调节饮食**：春季气候干燥，因此要注意多饮水。在饮食上，应清温平淡，适当选用一些扶助正气、升发补益元气的食物，主食可多选用大米、面粉、小米、红小豆等，肉食可多进食瘦猪肉、鸡肉。而羊、牛肉等温热食物不宜多食。应少吃高脂的食物及刺激性强的辛辣食物，更不要喝浓度高的烈性酒。平时应多吃新鲜蔬菜、水果，尤其绿叶蔬菜。

6. **皮肤控油和正确使用护肤品**：多风干燥的春季，很多人的皮肤都会紧绷绷的，之所以感觉发干是因为皮肤缺水，因此，应选用有保湿功效的护肤品而非油性的面霜。干性皮肤的人，可根据情况改用油性轻、水分多的奶液类化妆品。因为奶液透气性好，使人感觉舒适。春夏之交，油性皮肤会更油腻，气温越高，皮脂腺分泌越旺盛，容易诱发痤疮。尤其在晚春时节，要注意及时清除皮肤表面的汗液、皮脂及污垢。不要扑粉，避免使用粉底霜。每天可用温水洗脸，每周敷面膜一次，以疏通毛孔。

7. **规律的起居和愉快的心情**：在保养皮肤的同时，注意生活要有规律，应保证充足的睡眠，避免过度紧张，不要时常熬夜，保持轻松愉快的心境，这样才能使皮肤显得更加红润而富有弹性。只要重视对皮肤的保养，即使在最易出现问题的春季，也能使皮肤与春天一样健康美丽。

二、夏季皮肤的特点与养护

夏季阳光强烈，皮肤接受紫外线的机会最多。紫外线可穿透皮肤，可使皮肤的胶原纤维链断裂，降低皮肤的弹性而使皮肤出现早衰；同时还可刺激表皮基底层的黑素细胞加速黑素的分泌，使原有的色素斑加重或新的色素斑形成；而黑素的合成，也可增加人在炎热气候下的热负荷，并能妨碍皮肤中维生素 D 的合成；阳光能激活潜在的病毒，暂时降低机体的抵抗力；阳光还能导致光感性皮肤病的发生和诱发结缔组织病变，使皮肤癌的发病率也增高。日光对人体的损害与人们所处的海拔、纬度、季节及一天中不同的时间和人所在的周围环境密切相关。海拔越高，纬度越低，光线损害越大，一年中又以夏季上午 10 时到下午 2 时的影响最大。人们所在的环境明显地影响人体接受的日光照射剂量，如在白色沙滩、大海、雪地、玻璃幕墙、水泥地等均可增加照射剂量。夏季潮湿多雨，往往使股癣、手足癣、花斑癣等加重。

在夏季，防晒、防潮显得尤为重要，特别是长期在阳光下或潮湿环境中的工作者。夏季，人体汗液分泌多，汗中的盐分、排出的皮脂、脱落的衰老细胞和体内排出的各种代谢产物，如不及时消除，会积聚于皮肤表面形成污垢，堵塞毛孔、汗孔，影响皮肤正常生理功能。同时在夏季，人们冲凉的次数也会增多，过多的冲洗也会令肌肤本身的水分丧失，此时肌肤的 pH 值较易失去平衡，易使皮肤干燥，产生皱纹并易患感染性皮肤病，肤色变黑，色素斑加深。

情绪变化也可以通过神经内分泌的途径影响皮肤的营养和新陈代谢功能。人体皮肤血管是受交感神经和副交感神经支配，前者使血管收缩，后者使血管扩张。在炎热的夏季由于气温较高，人的情绪往往处于较烦躁的状态，使交感神经的兴奋性增高，皮肤血管收缩，血液供应减少，且交感神经兴奋，可动员大量血液到达骨髓等周围组织，而胃肠道的血液则相应的大为减少，在这种情况下，唾液分泌一般减缓，口干舌燥，消化系统腺体的分泌受到抑制，胃肠道的收缩、整个消化道的蠕动也受到抑制，结果降低了消化吸收能力。使机体摄入营养量减少，常会使人容颜枯槁、晦暗。所以保持乐观愉快的心境及合理的营养结构是十分重要的。在夏季，皮肤的防护重点是：

1. 防晒：在夏季防晒是护肤最重要的一环。夏天的阳光因其所含的紫外线较多，对皮肤会产生许多不良影响，除了会诱发日光性皮炎、雀斑、黄褐斑外，过度的暴晒还会引发皮肤癌前病变及皮肤恶性肿瘤，所以防晒是夏季护肤的重中之重。对日光耐受性较差的人，可采取逐渐暴露于日光下，一般不宜在上午 10 时到下午 2 时光照强烈时刻外出。在出门前半小时涂上防晒霜，对皮肤的纤弱部位，如眼睛四周、喉部、面部及手背等处要多涂一些防晒霜。如果整天在户外活动，应在衣服遮盖下的皮肤上也擦上防晒霜，因为阳光具有穿透力，特别是穿泳装及棉质的 T 恤。出汗会使所涂的防晒霜消失，应不断地补擦防晒霜。含有乙醇成分的防晒霜会刺激皮肤，应避免使用。外出时带上防紫外线的防护伞、帽子、墨镜等。

2. 睡眠：充足的睡眠是美肤的基础。夏季昼长夜短，不规则的生活是影响肌肤健康的大敌，特别是 22 点至凌晨 2 点，是皮肤细胞代谢峰值时段，也是激素代谢最旺盛的时段，只有注意必要的休息和睡眠才能保持皮肤的良好状态。一般而言，睡眠时间以 8 小时为理想。

3. 补充水分：在夏季，由于新陈代谢旺盛、出汗等原因，使机体丧失大量的水分，维持人体正常生理需要的水量每日约为 1 500 ~ 2 000mL，这些水分主要从饮用水和各种饮料及蔬菜水果中摄取，当体内水分不足或者是由于某种原因失水过多时，会出现口干舌燥，皮肤则干燥枯槁。因此，除进餐时适量喝些菜汤外，每人每天仍需主动多喝一些水和饮料，以早晨起床后饮水较合适，饭后睡前不宜多饮。为补充水分和防止水分散失，可结合皮肤外部给水法，如：蒸汽浴面，外涂增水剂、保湿剂等。

4. 饮食： 夏季气候炎热多雨，暑热受湿使人脾胃受困，胃纳功能差，加之出汗较多，食欲不振。人们喜食生冷辛辣之物，往往食之过多，易伤脾胃。因而在夏季，切勿食入过多生冷食物，更不可多吃油腻或不洁食物，以防泄泻之患。饮食应以清淡可口、利湿消暑、少油少肥腻为宜，并注意补充液体。应多吃一些优质蛋白质食物和新鲜蔬菜、水果。在夏季可多吃些莲子粥、藕粥、海带绿豆粥等。总之，饮食应以健脾、消暑、化湿为原则，宜清补，忌食补品及温补之食物。

皮肤护理以增白祛斑为主：对于原来已有斑的人，要在六七月份特别注意控制斑量的增加和斑色的加重。除继续坚持使用指定的祛斑膏外，尤其要做足防晒工作，建议使用高防晒指数的防晒乳。可选用 20% 壬二酸霜、1%～2% 曲酸霜、SOD 霜等。容易在夏季生斑的人，要极力避免在户外活动时间过长，每周用两次美白精华素，防止新斑的生成。夏天应将基础护肤品换成具有美白功效的护肤品，如美白乳液、美白日霜、美白晚霜等。

5. 预防痤疮： 对丘疹型痤疮可选用痤疮霜涂擦，对脓疱、囊肿、结节型痤疮应在皮肤美容医师的指导下进行治疗。夏天要随身携带化妆纸巾，经常用干纸巾擦拭皮肤，保持肌肤表面的洁净，防止油分阻塞毛孔。油性皮肤的人，可在上彩妆时使用控油乳液或肌肤平衡调理液，以保持肌肤干爽，要避免使用油性化妆品。另外，夏季水果蔬菜丰富，不但给人们提供了丰富的营养，也给美容护肤带来了便利的天然原料。可用黄瓜片或西瓜皮直接涂擦面部，也可用一些蔬菜如西红柿、丝瓜等捣烂取汁涂于面部，这样不但能起到清洁皮肤、美化容颜的作用，还有防治夏季皮肤异常之功效。

三、秋季皮肤的特点与养护

秋季，空气澄澈，秋高气爽，天气干燥，紫外线的透过度较高，对皮肤的伤害仍然存在。皮肤的汗腺和皮脂腺的分泌功能较夏天减弱，易引起瘙痒、红斑、丘疹或鳞屑性皮肤病，使皮肤易变得干燥、粗糙和易过敏。在秋季，皮肤的防护重点在于：

1.防晒：应避免长时间在日光下工作，外出时仍需涂上防晒霜或防晒露，戴遮阳帽或撑遮阳伞。

2.润肤：秋季皮肤干燥，宜选用含脂较高的护肤品，如枸橼酸霜、保湿霜等。选择适合自己皮肤的洁面霜清洁皮肤并配以适度的按摩，较彻底地清除皮肤污物，使皮肤柔嫩，促进皮肤的新陈代谢。徒手穴位按摩可促进皮肤的血液循环和新陈代谢、增强细胞活力，使皮肤柔软而有弹性，长期坚持正确的按摩手法，可减少皮肤松弛和皱纹，延缓皮肤的衰老。按摩的手法有打法、叩击、拍打、揉捏、指压穴位等。按摩一般应顺面部肌肉和皮纹走向，与肌纤维方向一致，与皮纹方向垂直，按一定方位进行，手法应均匀柔和，力度适当，不要推动肌纤维，以免皮肤发生松弛和产生皱纹。

3.预防过敏：秋季也是季节性皮炎、痤疮、湿疹等皮肤病好发的时节，应注意骤然气温变化及秋燥，避免因皮肤代谢功能未调节好而使皮肤抵抗力低下，发生皮肤病。

4.饮食：秋季气候环境由热转凉，凉风初长，燥气袭人，霜露下降。在秋季，宜食甘润、平和、生津的食品，忌辛辣煎烤等燥热食物。膳食应有足够热能和营养素，各种食物搭配比例要适当合理，食量要平衡，可常食萝卜、枇杷、苹果、杏仁、银耳、核桃等食物。

四、冬季皮肤的特点与养护

冬季，由于寒风凛冽、空气干燥、气温低，皮肤遭受较强的冷刺激，血管收缩，皮肤干燥，角质变厚易脱皮，极度的寒冷还可引起冻伤。皮脂腺的分泌降低，使皮脂膜的形成能力减弱，易使皮肤变得粗糙，容易皲裂和产生小皱纹。在冬季，皮肤的防护重点有：

1. 保温保暖及深层滋润： 冬季空气湿度低，气候干燥，保湿就显得十分重要。宜选择性质温和兼具保湿成分、油脂较多的油包水型护肤品，如冷霜、香脂及膏剂等。应防止冻伤，外出时宜戴帽子、口罩及手套。用温热水洗脸或蒸气喷雾，可促进血液循环，增强皮肤的代谢。

2. 饮食： 冬季外界气温低，人体需要较多的热能以维持体温，此季节人体最易感受寒邪，所以应选择温热性益气补阳食物及能量较多的食品，增强人体抗御风寒和外邪的能力。可多吃些热性食物，如牛肉、羊肉、狗肉，以及枣、桂圆、板栗、木耳、蜂蜜等。多吃绿叶蔬菜、豆芽、萝卜，以补充维生素不足。

第十节　特殊部位皮肤的养护

一、手的保养与美化

手是生产和生活的工具，也是肢体美学的重要标志，手的形象可以反映一个人的整体风采。因此不能忽视手的美化与修饰。衡量手是否美与评价人的相貌一样，难以用一个绝对的标准，只能根据大多数人的审美观及传统习惯而论，基本上美手应具有以下特征：手掌及手指胖瘦适度，不干瘪也不肥厚，手形修长，包括手掌及十指整体修长，手指的外形线条流畅圆润，手部皮肤白嫩并光滑。手指甲平滑而光洁，手部皮色红润，有弹性，双手十指活动自如而灵巧。

（一）手的清洁措施

首先养成勤洗手讲卫生的良好习惯，注意保持手部皮肤清洁。洗手水温过热，引起血管过度扩张，使皮肤松弛萎缩，失掉油分，久之易造成皮肤脱屑老化。过冷，使毛孔收缩，污垢不易洗净，还容易使皮肤干燥以致脱皮，久之则使皮肤变粗变黑。洗手时先把手放在温水里浸泡 1～2 分钟，再搓香皂，用手刷或毛巾温和地刷洗。要注意清洗手指间和指甲里藏垢的地方。香皂游离子减少，脂肪酸含量高，因而对皮肤刺激小于肥皂。高档香皂的皂基碾磨次数较多，质地细腻紧密，使用时泡沫丰富，香味浓郁，留香持久，用后使人清心爽神。洗手后立即用干净毛巾擦干，擦干后要及时抹上手霜保护双手。要经常修剪指甲除垢。洗完热水澡后，指甲变得柔软，这时可用多用剪或指甲刀，小心修整，指甲过长易折断，藏垢而不卫生。过短，甲床暴露而受损。

（二）手的保养措施

1. 手的防护、修饰与美化

（1）凡接触油污、化学品等易损伤皮肤的工作时，最好戴上防护手套，或在手上涂些防护性油膏，操作结束后立即冲洗干净，再涂 30% 甘油等护肤品。

（2）清扫房屋或从事某些劳动时可戴上橡皮手套，不可用指甲代替镊子、钳子等操作。

（3）长期在室外工作的人，应注意防晒。在暴露部位涂上防晒油，既防日晒又滋润皮肤。

（4）注意手部皮肤的防寒保暖，特别在秋末及冬季，经常冻伤或皲裂的皮肤易衰老，外出要戴手套保护，发现手部皮肤出现疼痛、灼热或干裂等情况可及时到医院检查治疗。

（5）如果手粗糙，晚上睡前用温水浸泡 2～3 分钟，洗干净后可涂上营养霜、甘油等。为避免碰脏被褥，可戴手套过夜。

（6）不经常参加劳动的手易缺乏弹性，应经常坚持手部活动，并适当涂一些含维生素的护肤品。

2. 手部按摩

手部按摩有促进局部血液循环、增加局部健美的作用，更重要的是能调节内脏功能，达到增加皮肤弹性的作用。手指按摩的方法包括：①螺旋按摩法：拇指在上，食指在下，捏住手指指尖，以螺旋方式在手指背上滑动按摩。依次进行五个手指为一遍。②捏压按摩法：用拇指和食指在手指两侧以加压的方式，由指根向指尖捏压，然后拇指在上，食指在下，上下揉按，依次进行五个手指为一遍。一般先行螺旋法，再做捏压法。③手背按摩：一只手推住另一只手背指根处，拇指腹按于手背上，按顺时针方向，呈半圆滑动按摩。④手掌按摩：用一只手拇指腹从另一只手掌心的拇指根部开始，向下呈半圆状，用力滑动。

3. 指甲的修饰与装饰

（1）指甲构成：①甲尖：伸展到指尖的指甲边沿称为甲尖。②甲面：指甲表面为甲面。③甲床：甲面下的皮层为甲床。④半月体：在指甲根部呈半月状的部分。⑤基质：是指甲的生长点。⑥甲皮：是指甲周围不透明边沿，甲皮应保持柔韧。

（2）指甲的修饰：指甲具有保护手指的生理功能，还可以美化手指和手型。将手指甲剪成完美形状，可以弥补手指的缺陷。椭圆形：在与十指协调的基础上，会加长手指的长度，改善粗短手的形象，受多数人的喜欢。自然形：手的形态及手指很美，但因职业关系不适于留长指甲者可将指甲修成自然形，指甲长度略超过指尖，顶端成圆弧形。方形指甲：方形指甲容易显宽，适合手指偏窄者。尖形：将指甲修剪成尖形，适合手指细小的人，可使手显得修长而秀美。

（3）修甲程序：用棉花蘸上指甲油去除剂以去除旧的指甲油，从指甲底部向尖部擦抹数次或轻按在甲面片刻，可将旧指甲油抹掉。确定所需要的指甲形态之后，用修甲锉由指甲两旁开始锉至中央，力度要轻而均匀，以修锉出指甲的形状。指甲修锉完后，可将手指浸泡入肥皂水中约 2~3 分钟，使指端外皮松软。用毛巾擦干手指及指缝，同时按摩手指 1~2 分钟，使皮肤紧贴指甲。将棉签蘸肥皂水清洁指甲尖内侧。用小剪将指甲根部的死皮去掉。用油脂或霜剂涂在指甲周围及根部，然后用拇指轻柔地按摩。

（4）指甲色彩的选择：自然肉色分为浅红色、中性浅红色、透明无色。涂上比较真实自然，富有光泽，能增加指甲的光洁度和色泽感。暖色系适应晚宴、婚宴、舞会及特定的社交场合。包括朱红、大红、橘红、棕红指甲油，使指甲的色彩与特定环境气氛下的化妆风格协调。冷色系适应白皮肤与化妆服装的色彩协调，玫瑰红、紫红及偏紫、偏玫瑰红色的指甲油均为冷色系。珠光色指甲油内加入金、银、彩色亮珠，涂在手指甲上后，在光线照射反射下，可使亮珠闪光，具有装饰性。

（5）涂指甲油的方法及程序：指甲打底，自小指开始在指甲上涂保护层，逐一涂至拇指。涂指甲油，用小刷蘸取并在瓶口调整油量，从指甲根部中间前涂，然后再沿着指甲的两侧各涂一笔。甲上留有纵纹，必须在指甲油未干时用刷子轻轻抹干，干时再涂刷会形成指甲油斑驳。要保持指甲油稀稠度，便于涂抹，必要时加入指甲油溶剂并摇晃使之浓度均匀。除去多余的指甲油时，蘸指甲油去除剂，在外表皮肤及指甲边缘仔细抹擦即可以除去多余的指甲油。

4.人造指甲的使用

人造指甲可隐藏破裂的受伤指甲，改善过短的形状或指甲的外观。并且可以防止指甲断裂分叉。

（1）使用人造指甲的方法及步骤：选择合适的人造指甲。在本身的指甲边缘均匀抹上少量黏着剂，在人造指甲内侧涂上黏着剂，尖部不要涂抹。待黏着剂干透（约 2 分钟），可将人造指甲轻轻压贴在原来的指甲上，紧按固定约 1 分钟，指甲未干透，不要动指甲。小心清除指尖及指甲周围的黏着剂。将指甲修剪至合适的长度，锉平边缘。涂指甲油及亮光剂。

（2）人造指甲去除时，在指甲周围滴数滴油质去除剂，然后用小木棒自周围轻轻翘起，切勿揭拉或扭去假指甲，以免损伤自然指甲，人造指甲取下后，仔细清除上面的黏着剂，然后擦干净，存放在干燥的盒内，可以再次使用。

（3）使用人造指甲的注意事项：手指有感染及疼痛者禁用。使用人造指甲时勿在水中浸泡过久，以防松脱。一次使用人造指甲不可超过 48 小时。黏着剂不可被油类、膏剂或粉等污染。大部分黏着剂均为易燃物品，使用火柴、打火机、吸烟时均需特别小心。

5. 手的装饰

（1）手镯的品种：金银手镯、嵌宝手镯、珐琅手镯、链条手镯等。

（2）戒指的品种：线戒、嵌宝戒、钻戒、方板戒、玉戒等。

（3）手饰的选择

①质地：对于黄金，适合于年龄稍大的，含金量以"K"表示。24K 的含金量为 99%，同时要注意手饰上的印记（含金量与产地）。白银：适合于肤色深的人。戴上会显得和谐、稳重。此外还有银镶金、白银珐琅、K 白金等。

②做工：做工要精巧，外观要好看。挑选可以从以下几点考虑：嵌花上的花棒要清楚、精细，图案要清晰，这常反映在嵌宝的戒脚两边；焊接上的焊点要光滑，无假焊，项链上的焊接处活络；镀金层均匀、无脱落；抛光上要求饰品的表面平整度好，无刀凿痕迹；嵌宝上要求宝石嵌得牢，无松动，镶脚短小、薄、圆润；嵌宝戒指还要求齿口与宝石比例、高低、对称上取得和谐。

③个性匹配：选购手饰要考虑年龄、性别、性格、肤色等因素。十八岁以前少女不宜戴戒指，青年女性适于闪光戒，新

娘或少妇可选红宝石戒，中年以上女性可戴变色戒、天元戒。如手指短小，节骨突出可选花线戒。手指修长而纤细，属纤秀型，可选择粗线条的款式，如方戒、榄尖形戒及钻戒，这样会使手显得秀气。手形丰满、指甲修长的可选圆形、梨形、心形戒指。

④尖角要小：戒指要选尖角小的，可防止损伤自身或他人，尺寸要适合自己手指的粗度，过大易脱落，过小会影响手指关节活动，产生不适感。

⑤服饰搭配：选择手饰要与服装式样、色彩相协调。肤色较深的人，配上白银制品，会显得和谐、稳重。短而粗胖的体型不宜戴宽手镯，否则与手腕粗细不相符。

6. 手饰佩戴注意事项

（1）戒指与手镯一般均戴在左手，手镯与手表不可同时戴。戒指戴在食指上，表示求婚。戴在中指上，表示已在恋爱中。戴在小指上，则表示独身。戴在无名指上，表示已订婚或结婚。大拇指一般不戴戒指。

（2）金首饰除含金外，均含有一定量的银。银是一种活泼的金属元素，易与空气中的硫起化学反应，使饰品表面产生黑色的硫化银膜，故不可接触臭气、香气及化学气体。同时要避免同酸、盐、硫等有害物质接触。

（3）玉器或宝石首饰在使用中避免接触硬物，同时不可在阳光下暴晒。珍珠的硬度低，不耐磨，不能与酸接触。遇有汗水，要及时用软布擦干，以免变黄。

（4）洗脸、洗澡时最好摘下，注意勿接触硫黄皂或含硫的温泉水。洗衣烧菜时勿佩戴手饰，以免使手饰的光泽迅速变暗。

（5）冬季要注意化妆品对手饰的腐蚀，夏季要防止汗水影响手饰的光泽，汗水中的氯化物可使银发生变化，饰品遇到汗水，可在清水中洗干净，然后用软布揩干。手饰如稍有发黑，可用质量好的牙膏或牙粉蘸水轻擦。

（6）手饰应保持清洁，定期擦洗、晾晒。有了污渍或油腻应立即用软布擦净，或用含弱碱性洗衣粉的水浸泡一下，再用软牙刷刷。光泽感差时可用红油或绿油蘸在布上，稍用力摩擦，可增加光泽。镀金手饰可用柠檬汁加盐洗，可置于热水中刷洗，然后用软布沾些牙粉擦亮。银手饰可用醋和盐混合液刷洗。铜手饰用软布蘸黑炭和植物油混合液擦洗。

二、足的养护

（一）足的清洁

要养成洗脚的习惯，每晚用温水洗脚，每次 5～10 分钟，可解除疲劳及足的臭味，预防冻伤及脚病。此外，可用冷水温水交替泡脚，准备洗脚盆 2 个。一盆盛热水（水量至踝部，40℃～45℃水温），加精盐 1/2 杯，浸泡 3 分钟。另一盆盛凉水（15℃～20℃），浸泡 1 分钟。交替进行 5～10 次，最后在温水中结束。该方法有安抚和平滑效果，并且对治疗头痛、失眠、支气管炎、心绞痛及足扭伤疗效较好。此法适于身体素质好者。每次洗脚后即擦干，保持足及趾间皮肤干燥。定期修剪趾甲，避免趾甲过长而存污纳垢不利卫生。修趾甲时注意剪的长短适宜，勿损伤甲床及周围皮肤，不要用剪刀或锋利的工具挖趾甲槽，以免使趾甲往下长，既痛又不美观，严重时还须做手术治疗。天冷时可选择保暖性好的鞋袜。冬季避免久坐，应经常跺脚活动，使足部血液循环通畅。如室内无保暖设备，久坐工作者或学生，可每隔 1～2 小时起来做十分钟足部运动。

（二）选购合适的鞋袜

袜子的质料以棉线品为佳，吸水性强，选购尺寸合脚为好。鞋子的制作材料很重要，特别是鞋帮部分，一般皮革制作的鞋比人工合成的材料舒适，而且通风良好。鞋的尺寸跟高要适合个人情况，长期从事站立工作者不宜穿高跟鞋，可穿中或低跟鞋。身体过胖、体重过大的人不要穿细跟或高跟鞋，以免加重脚负担。身长太高的妇女，鞋跟太高易造成重心不稳，不协调。选鞋子尺寸以合脚为好，最好亲自试穿，感觉舒适为好。穿高跟鞋可使人挺胸、收腹，有益于预防或矫正驼背，促进体型及体态健美。但正处在生长发育阶段的少女及年龄太大的妇女不宜穿高跟鞋。选择高跟鞋高度要适宜，鞋跟太高易使小趾、前足趾部发生鸡眼，并由于小腿腓肠肌久处于高度紧张状态，易产生疲劳感，稍不慎还可使足扭伤或骨折，一般最适宜的高度以不超过 3cm 为好。

（三）足部锻炼

①坚持每天散步半小时。②足跟站立，将身体重心逐渐移至足尖，重复 3~5 次。再以足尖站立，然后把重心移至足跟，最后两脚掌着地，足尖先向外运动，再使足尖向内运动，重复 3~5 次。③赤足来回走几趟，先用足底外缘，后用内侧缘走。提左足划圈，先逆时针再顺时针方向，各划 10 个圈，然后再换右足做同样动作。④左足在树干或地面猛踏 20 下，然后换右足做同样动作。⑤练习用脚趾去捡铅笔或玩具弹珠等。⑥坐下看书或看电视时，同时由足踝处旋转脚，当足朝下时，趾尖用力，朝上时就弯曲，重复 5 次。可根据具体情况选择以上活动方式进行。

（四）足部按摩

按摩能改善血液循环，可赋予人活力，恢复元气，消除疲劳。可用市售手用乳液或自制润滑按摩油做按摩。润滑按摩油的制法：取羊毛脂 1 汤匙，水浴溶化，加花生油 3/4 杯，橄榄油 1/4 杯，搅拌混合，加玫瑰水 1/4 杯，于搅拌器内搅拌，使之乳化，装瓶，备用。

方法步骤：

1. 揉足趾： 用拇指与食指捏住每个趾头的两侧，从小趾开始，由跟部揉到趾尖，捏住趾尖，垂直轻轻向外提住，还原后弯曲所有趾头，做 5~10 遍。

2. 按摩足踝： 用指腹按摩脚部，自下而上，按摩踝部 2

分钟，逐渐加快速度，然后再按摩跟腱部位，从跟腱逐渐按摩至腿肚。

3. 转动足：一只手按住跟腱上部，另一只手按住脚尖，尽量转脚。每个方向转数次。

4. 按摩足底：一只手握脚在足跟下，另一只手拇指指腹从趾尖朝足跟按摩脚弯曲处，每只脚按摩 2～3 分钟。

5. 摩擦趾间：一只手的 4 个指头分别插于足趾间，摩擦趾间部分，每只脚做 5 分钟。

6. 足底运动：地上放一只软橡皮球，用脚踩上来回转动 5 分钟。

7. 摆动足趾：拇指在上，食指在下，捏住足趾指尖上下摆动，依次进行 5 个趾头为一遍，做 5 遍。

8. 擦足掌：一只手抓住跟腿上部，另一只手大鱼际来回擦动足掌 2～3 分钟。

（五）足部皮肤干燥、脱屑和粗糙的处理

睡前，用温泡沫（香皂或香波）水加小苏打或燕麦粉，泡足 15 分钟，漂洗，拭干。用蓖麻油、花生油或凡士林做按摩，穿旧袜过夜。足粗糙且有污秽的脱屑时，可于睡前先做足浴，用软刷摩擦，拭干，涂擦维生素 E 并穿睡袜。好转后，每周用维生素 E 处理一次。如有足底粗糙、脱屑，可于浅盆内撒一层精盐，稍润湿，足放于其上前后滑动，漂洗，拭干，涂抹润肤乳液或润肤油。足和小腿均干燥、脱屑时，做局部温水浴，涂擦蜂蜜，保留 30 分钟，漂洗，拭干，然后涂擦羊毛脂橄榄油（各等量），或涂擦润肤油或润肤乳液。

三、眼的养护

眼能给人塑造更完美的形象。诗人把眼睛描写为人的心灵之窗，医师则将其视为身体健康状况之镜。身体健康是保持眼完美的基础。在日常生活和劳动中应从各方面注意眼的养护，包括营养和防护，如遮光镜（太阳镜）有助于防止紫外线

对眼的伤害；护目镜则能防止碎屑对眼的损伤；衣领应稍宽松（衣领与颈部之间应有两指的空隙），以利于血液流通，为眼提供充足的营养。据国外报告，67%受测试的白领男人由于衣领过紧，约束血液循环而使眼遭受损伤。

（一）眼的营养

维生素被发现以前，医师便成功地用牛肝治疗夜盲症和弱视。第二次世界大战开始时，人们开始承认维生素A为眼维生素。在当时，还特意嘱飞行员吃胡萝卜（每杯相当于维生素A260001U），以恢复夜间视力。尽管肝脏内贮存过多的维生素A可能有害，但食物中维生素A前体β–胡萝卜素则很少有毒性，身体根据需要将其转化为维生素A。良好的视力也取决于饮食的平衡和维生素B、C、D、E、钙和锌的不断补充。每日需要量大致为：维生素A1000~3000IU，复合维生素B每种25mg，维生素C1000~4000mg（分次），维生素D400~1000IU，维生素E100~400IU，锌15~50mg，钙1200~2000mg。吸烟能降低视力的敏锐性、色觉和夜间视力，因为吸烟能减少眼的血液供应。增加维生素C（每吸一支烟需25mg）和B_2（30~50mg）以及复合维生素B，有助于抵消尼古丁和一氧化碳的有害影响。

现已发现，某些眼病的发生与过量摄取一些特定的饮食有关。如乙醇能扰乱视神经，使视觉迟钝；动物脂肪、精制的碳水化合物和糖、过量的盐能改变眼内液体的黏度和眼折射焦点的长度，有损于视力。过量的精制糖也消耗钙和铬，可致眼形状延展并丧失其正常调节能力。为保持视力良好，每餐宜饮用加有酸苹果汁和蜂蜜（各2茶匙）的水1杯。鲜水果和蔬菜能为维生素和无机物的吸收提供所需的酶，故宜适量摄取。

（二）眼的保健

1. 眼健美操：调节眼球运动的肌肉与所有肌肉一样，通过锻炼能更加强壮。倘眼球长时间保持固定位置，则容易疲劳。眼健美操能分散视觉集中周期，减少眼疲劳，增强眼肌的肌力。

（1）在眼正前方约 25cm 处伸直食指，眼注视指尖，并观察距离，重复 10 次。

（2）注视墙壁上一个物体，同时头部做环形慢转动。闭眼，眼顺时针方向做环形慢转动，然后逆时针方向转动，重复 5 次。

（3）头不动，眼尽量向上下、左右观看。向房间角落迅速一瞥。闭眼 5 秒钟，然后重复 1 次。

（4）双眼快速眨眼 15 次。眨眼运动能锻炼眼括约肌（闭眼时，其收缩）和提睑肌（睁眼时，其收缩）。单眼眨眼：一眼做眨眼运动，另一眼睁眼不动，每眼做 10 次。做单眼眨眼时，同侧颜面尽量绷紧，有助于防止眼袋或眼周黑环的出现。

（5）眼尽量睁大。眼先向左、后向右做环形慢转动，重复 5 次，每次之间闭眼 5 秒钟。

2. 瑜伽法：该疗法能增进视力，消除眼疲劳。

（1）坐直，头向胸前、左肩、后背、后肩摆动，3 次。

（2）头做顺时针方向慢转动，继之，做逆时针方向转动。

（3）眼紧闭，吸气；睁眼，呼气，并快速眨眼 10 次。

（4）头不动，眼先向左、后向右做环形慢移动。眼斜看房间角落，然后，上下观看。

（5）双手用力相互摩擦。闭眼，用手掌捂住双眼，并做深而慢呼吸 5 次。

3. 手掌按摩法：手掌按摩是眼休息的最好方法，能消除眼疲劳，使眼得以轻松。

（1）舒适地坐在扶手椅上或肘部支撑在桌上。闭眼，两手掌呈皿状罩于双眼，不接触眼睑。

（2）放松做慢深呼吸，直至得以充分休息，闭着的眼睛"看见"由灰变黑。

（3）睁眼，快速眨眼数次。

4.**清晨按摩法**：在清晨常例梳洗、化妆时，做简短的眼按摩，能改善血液循环，增加营养物的供应，也有助于消除肿胀，使双眸更富有青春活力。眼睑皮肤轻涂少许油或雪花膏，左手1～2指放于左外眼角1.2cm处，向左轻拉紧皮肤，用右手食指由左内眼角下开始以轻柔划圆动作移动，做按摩，换手以同样动作做另眼按摩。食指放于下眼窝外眼角1.2cm处，按压和按摩10秒钟。两手食指分别按压两眉中心，闭眼，两手食指搭于眼睑，抗御轻压，努力睁眼，放松，反复5次。眼睁大。用指腹于眉上向上推前额，5秒钟，放松，重复5次。

四、眉毛的养护

眉毛烘托双眸，点缀颜面。为有助于眉毛生长和浓密，每晚睡前宜涂擦羊毛脂或其他睫毛刺激剂。两眼眼距过小时，可拔掉几根内侧的眉毛，加宽眉距，能显得双眸更大。倘眉型不整或眉毛散乱，应根据脸型加以修整，如脸型为圆形，宜将眉毛修整为弓形；心形者修成半圆形；方形或长方形者修成细长弓形；脸型细长或椭圆者修成直线等。在修整眉毛时，可采用无痛拔眉法：取方形冰块压于眉区数秒钟，用吸纸吸干，然后沿眉毛生长方向一根一根拔除。拔后，涂擦乙醇或收敛剂，再涂抹润肤品或蜂蜜。后者不仅能柔软皮肤，还具有天然杀菌剂的作用。倘眉毛过于浓密（男性或女性），可修剪或用镊子拔稀，以调整眉毛密度。另外，为保持眉毛整齐，可将眉毛由上梳直，再精心地梳理成型，用凡士林或发用定型胶定型。为消除因拔掉多余的眉毛而带来的不适并使空缺区皮肤平滑，可用棉球浸乙醇或收敛剂（收缩水）涂擦眉毛，消除油痕，用眉刷或儿童牙刷刷眉毛，清除残留的化妆品和皮屑，然后抚摩，使之复位。

五、口、唇部的养护

（一）口腔的保养

口腔的保护主要在于牙齿、牙龈的保护与清洁以及异常牙色的处理和口腔异味的清除等方面。

1. 牙齿的保护：在牙齿的保护上应注意以下几点。

（1）适当地吃硬食品对牙齿有益。硬食品如坚果、种子、脆凉拌菜以及全麦面包等不仅提供充分的营养，也能激励牙齿和牙龈血液循环，减少牙周病的发生。但是，用力嚼硬糖果、冰块、爆谷粒，啃玉米棒子等有使牙齿破裂的危险。

（2）淀粉和脂肪与甜食一样，对牙齿也有害。唾液中的酶使淀粉转化为糖；脂肪可使食物黏附于牙齿。睡前吃葡萄干、花生酱，喝葡萄酒等也有害牙齿。巧克力、坚果（如胡桃、栗子等）和某些乳酪能中和口腔内残留的酸类。

（3）每餐结束时吃少量纤维性食品（如苹果、柑橘、鲜胡萝卜、芹菜等）并用白水漱口，其效果不亚于餐后刷牙。有称，餐后吃鲜苹果 1/4 个，能清除牙齿上食物碎渣的 30% 以上（与餐后刷牙比较）。

（4）每餐后饮用酸苹果汁（水 1 杯加苹果汁 1 茶匙），能减少牙斑，强化牙龈。

（5）咀嚼橡皮糖或姜根，或转动舌，可起到擦刷效果，刺激唾液腺活动，保护牙齿，防止口腔干燥。

（6）饮茶水（含氟化物），与氟化水一样，能防牙齿腐蚀。

2. 牙的清洁：宜选用软圆毛牙刷。刷牙时，牙刷与牙跟线保持 45°，做圆形慢移动，一圈约覆盖 3 个牙齿。刷牙齿内侧时，将牙刷垂直上下移动，动作应轻柔。继之，刷牙齿咬合面（牙刷前后移动）。晨起刷牙已是人们的习惯，每餐后刷牙对保护牙齿也很重要。晚间刷牙是最重要的，以防睡眠时糖分子或食物残渣的危害。口腔内菌群的再栖息繁殖需 24 小时，但是，为了防止牙斑，仍以每 12 小时刷牙一次为宜。

3. 牙龈按摩： 按摩有助于强化牙龈和牙龈缘，防止牙龈病的发生。

（1）用软毛刷轻刷牙龈或牙刷柄套上弹性橡皮套轻摩擦牙龈。

（2）用小苏打糊（用3%过氧化氢将小苏打调成糊）以指腹摩擦牙龈。继之，用盐水（水 1/4 杯加精盐 1/4 茶匙）漱口。

（3）用精盐按摩牙龈，白水漱口。

（4）口唇做压力按摩（稍用力旋转移动），每日数次。

（二）口唇的护理

口唇经常延伸和起皱，并暴露于外，易受各种因素如光线、温度、湿度的影响。为保护口唇，防止干燥、皱裂，宜使用养护和安抚品（唇膏）。

六、毛发、甲的养护与美容保健

（一）毛发的健美与维护

在讲究健康和美的现代生活中，一头浓密乌黑而润泽的秀发，能给人以朝气蓬勃、奋发向上的感觉，可使人容光焕发而倍增风采。如果不注重毛发护养，使其过早脱落，外观稀疏干燥而枯黄，即使赋予时髦发式，也难使您容颜生辉，由此可见头发在容貌美方面占有多么重要的地位。归纳起来应具备几个条件：整齐清洁皮屑少，外观乌黑有光泽，不粗不细不分叉，数量适中分布匀。为了保持头发质地优良，首要条件是保持身体健康，加强饮食中的营养，其次是经常进行合理的护养，注意防治头皮和毛发疾病。头发的类型由身体产生的皮脂量决定，不同的发质有不同的特性。

油性发质发丝油腻，洗发后翌日发根则出现油垢，容易头痒。这种发质大多与荷尔蒙分泌紊乱、遗传、精神压力大、过度梳理以及经常进食高脂食物有关，而使油脂分泌增加。发质细者，油性头发的可能性较大，这是因为每一根细发的圆周较小，单位面积上的毛囊较多，皮脂腺同样增多，故分泌皮脂也多。

干性发质油脂少，头发干枯无光泽，松散，头皮干燥，易有头皮屑。特别在浸湿的情况下难于梳理，通常头发根部颇稠密，但至发梢则变得稀薄，有时发梢还开叉。头发僵硬，弹性较低，其弹性伸展长度往往小于25%。干性发质是由于皮脂分泌不足或头发角蛋白缺乏水分，经常漂染或烫发、用过热的水洗发或过度洗发及天气干燥等因素引起。

中性发质不油腻，不干燥，柔软顺滑，有光泽，油脂分泌正常，只有少量头皮屑。如果没有经过烫发或染发，保持原来的发型，则头发柔顺飘逸。

混合性发质头皮油但头发干，呈靠近头皮的发很多油，而越往发梢越干燥甚至开叉的混合状态。处于行经期的妇女和青春期的少年多为混合型头发。此外，过度进行烫发或染发，又护理不当，也会造成发丝干燥但头皮仍油腻的发质。

（二）毛发的养护要点

1. 毛发的生长发育和代谢过程，是受人体内分泌影响和调节的，无疑人体心身健康状况将直接或间接影响毛发的生长周期。长期失眠、过度紧张、思虑和悲伤，可引起大量脱发或出现斑秃。临床上常见久病体质衰弱的病人头发脱落，经过调养周身状况逐步改善时又见头发复生。以上事例说明保持良好的心态和健康的身体是维护毛发健与美的基础。

2. 头发和身体其他组织一样，都是由细胞组成的，为维持其正常代谢，需要不断提供营养物质。毛球下层与毛乳头相对应的部分为毛基质，是毛发及毛囊的生长区，相当于表皮基底层和棘细胞层。通过毛乳头的微小血管将毛发生长需要的营养物质输送到毛根部，使毛发能不断生长，向上向外延伸，待长出头皮后形成毛干。毛干主要由角蛋白构成，毛干内的细胞已失去生命能力，本身不可能使毛发继续延伸。据资料介绍，头皮中含有 20 多种氨基酸和多种元素，如脱氨酸、蛋氨酸、钙、硫、铁、铜、硒、钴及氟等成分。饮食要合理，不偏食，肉类、鱼、蛋、水果和各种蔬菜应搭配得当，含碘丰富的紫菜、海带等也要经常食用。发干部，特别是长头发，可根据头皮和发质状况，涂擦护发用品，以补充适度的油分和水分，使头发滋润光泽。护发用品以纯植物油为好，尤以橄榄油为佳。

3. 想保持头发的健美，定期进行清理是十分必要的。由于头皮表皮细胞的脱落可产生头屑，加之头皮皮脂的排泄、汗液的分泌和灰尘积聚，可形成污垢，在微生物的作用下，使游离脂肪酸增加，刺激头皮发痒，因此要经常清理头发。洗头次数应根据头发的脏净状况而定。一般而言，中性头皮每周洗一次；油性头皮每 3 ~ 4 天洗一次；干性头皮 7 ~ 10 天洗一次。洗发宜用软水，因硬水会影响洗发剂的效果。水温不宜太高，以 38℃ ~ 40℃ 为宜。头发的 pH 在 4 ~ 5 之间，过度的酸性和碱性对头皮和毛发都会造成损伤，因此使用洗发剂时应结合每个人的头皮和发质进行选择。通常使用 pH 在 5 左右的洗发波较好，这种香波中常加入抗硬水剂，可去除硬水中的钙、镁离子，洗头后头发柔而松软；有的加入表面活性剂，能使头发亮而润泽，易于梳理；有的则加入水解蛋白、人参皂素、当归和田七等天然营养物，可增强头发的营养效果。对于头皮屑较多、头皮痛痒明显的人，需要时可用硫黄洗发膏洗头，硫黄有溶解角质和杀菌作用。

头发洗干净后，可再用少量护发素搓揉头发 2 ~ 3 分钟，随即用清水漂洗。护发素是一种清洁和保护头发的高级护发用品，使用后能使头发柔软、顺滑，光亮而富有弹性。护发养发剂对头发既有保护作用又有滋养功能，常用于洗发、染发和烫发之后，是目前使用较多、颇受欢迎的护发养发品。护发素的主要成分是阳离子季铵盐。一般认为，头发带有负电荷，用香波或香皂（主要是阴离子洗涤剂，肥皂也属于此类）洗发后，会使头发带有更多的负电荷，从而使头发产生静电，致使梳理不便。在使用护发素过程中，其中的主要成分阳离子季铵盐能中和残留在头发表面的阴离子，并留下一层均匀的单分子膜，故使用护发素能使头发柔软、易梳、抗静电，并使头发的机械损伤和化学烫、电烫、染发剂所带来的损伤受到一定程度的修复。护发用品按修复功能分为 pH 修护型、修复型和纯蛋白再生生化剂。如果头发缺水，发质干燥，应该选用 pH 修护型。pH 修护型又称为深层护发素，pH 值呈中性，比较适合中干性发质和受损不太严重的头发（如紫外线照射或日常梳理不当所引起的损伤），使用后能在头发的鳞片表层形成保护膜，平衡 pH 值，有效防止水分流失，用后头发顺滑易梳理，可做日常护理之用，一般一周做一次比较好。如果头发经过多次电发、染发，头发中的蛋白质、水分等会流失更多，造成头发重度损伤，应选用修复型发膜。修复型发膜能够修复多孔的角质层，补充流失的角蛋白、维生素，使角质层中的氢链键重新恢复弹性。若头发已完全失去韧性（极度受损，一拉就断），应选择纯蛋白（PPT）再生生化倒膜，它的主要成分是提取接近头发蛋白组成结构的动、植物纯蛋白，用后能迅速弥补头发表面出现的空洞，如同用水泥补墙缝的道理，并且配有专业的头皮按摩治疗乳液，能固定发根，促进表皮血液循环，起到再现头发生命力、生化发根的双重功效。

护发素按功能分类：有适合烫后的、染后的，还有适合天然发质不健康、干燥易折的。其中又分为免洗护发素及水洗护发素。免洗护发素可以防止秀发的毛鳞片表面受到损害，产生静电。它里面的某些成分只可以被头发表面所吸收，所以免洗护发素不能够起到根治受损发质的作用。免洗护发素还包括发尾防护素，它可起到防止发尾的爆裂、分叉的作用，因为发尾护发素的油性比较大，所以可使发尖看起来更润泽光亮，不易打结。在使用发胶、摩丝、发蜡等饰发品之前，使用免洗护发素，可以避免给发质带来损害。刚染过头发后用一般洗发水洗发，会使颜色褪却很快。因一般洗发水打开的毛鳞片的程度很大，清洗力很强，所以每次洗发会带走许多色素，一般护发素也只能维护其表面，而不会保护其色素，专业的针对染发的洗发水与护发素能够稳定色素粒子，使之不易很快流失。此外吹风机的热也会加快色素脱落，所以，一定要在吹风前涂抹一些含护发素的饰发品来维护发芯中的色素，使其稳定。使用烫后专用的洗发水后，配合其固定卷度护发素使卷度维持得更久、发丝更亮泽，并且在擦拭头发后、吹风造型前涂抹免冲洗的曲发护发素，使头发保持天然均衡湿润，补充水分，用于头发开叉、干燥或不易梳理时，有助于保持头发水分，减少静电并增加光泽。在头发做热造型时还能产生保护膜，特别适用于细柔的长发。

4.正确地梳理头发既可保持头发梳通、平整，达到美的效果，又可起到护发的作用。梳头能刺激头皮，促进局部血液循环，有助于毛发的生长，若能坚持早晨和晚睡前梳头，每次梳理 2~3 分钟，约 60 次，必将收到良好效果。正确的操作方法是：手持梳柄，沿发际将头顶及枕后的头发从发根到发梢向上梳理，左右两侧头发分别向各自相反的方向梳理，要求动作和用力一致。梳理时头发与头皮应梳成直角，把发干拉直，刺激发根，使头皮与头发的新陈代谢更加活跃。头发干燥，会造成头发分叉或折断，应涂擦少量发油后再梳理。头发浓密的人，不宜用密齿梳梳理，以免头发断裂。头梳以牛角和木质的较好，尼龙梳容易产生损伤毛发的静电。

（三）积极防治头皮和毛发疾病

头皮和毛发是紧密联系、相互依托和彼此影响的，当头皮外伤（如烧伤、烫伤等）或有缺损时，毛发的根基受到破坏，营养得不到补充，易发生松动或脱落；又如不恰当地洗染和吹烫头发，既可使发质受损，变脆、干燥、失去光泽和滋润，又常常诱发头皮产生急性或亚急性皮炎，给人带来痛苦。头皮和毛发常见的疾病有湿疹、接触性皮炎、银屑病、脂溢性皮炎、斑秃、头癣、疖、毛囊炎以及外伤性损害等，还有一些内科系统性疾病亦可引起头皮或毛发疾病。防治这些疾病应有整体观念，既注意局部用药，也应重视全身的调理，才能收到良好的效果，使毛发保持健康和美丽。

（四）甲的健美与维护

甲是皮肤的附属器，由多层致密的角化细胞构成。甲外露于四肢末端，具有装饰和保护手指与足趾的作用。甲还是观察人体健康状况的一面镜子。一双修长和灵巧的手，并有整齐、清洁、红润而光滑的指甲，可增加手的美感，给人体美增姿添色。正常的甲具有光泽，呈淡红色，疾病、营养状况、环境、生活习惯和年龄的变化，可影响甲的颜色、形态及生长的速度。

指（趾）甲处于外露部位，极易因突然的碰撞、锐器或重物的打击而损伤或造成残缺。因职业关系而经常接触有腐蚀作用的化学制剂或涂料的人员，甲板也易损伤，常失去光泽、变薄或软化。不少疾病会在甲上有所表现，如贫血病人指甲苍白，心肺功能不全、瘀血病人甲呈紫色。B族维生素或某些微量元素（如锌、铜）缺乏时甲可软化变形。银屑病患者甲板常增厚变黄，并出现点状凹陷。严重甲真菌病人，双手、足多个甲可同时受累变形等。甲病妨碍健康、影响工作，给正常的社会交往带来诸多不便，并使人产生沉重的心理压力。因此，积极治疗甲病，维护甲的健康也是不容忽视的。

1. 注意卫生，定期修剪：甲沟及甲游离缘下，易于藏污纳垢，是细菌和其他致病微生物较多的部位，应经常洗手并用肥皂水和软毛刷刷洗。指（趾）甲需 1 ~ 2 周修剪一次，但不宜剪得太短，剪后将甲缘磨钝，保持光滑。这样可保护指（趾）端软组织，避免外伤造成甲板与甲床剥离或外翻。若留指甲，应将指甲边缘摩擦修饰光滑，并修剪成椭圆形，过尖的指甲形状会削弱指甲的韧力而使其变得易折断。要在洗浴后指甲变软时修剪，再用锉刀轻轻地从两侧向中间磨圆，拔去肉刺，最后在指甲根部抹上营养油。

2.加强防护，避免外伤：因职业关系长期与有机溶剂（如汽油、二甲苯等）、酸、碱等腐蚀性物质接触的人员，指甲表面容易发生剥蚀、粗糙和变形；从事开凿、搬运和建筑业的工人，甲板受伤或造成缺损的机会较多，更应注意防护措施。在实际生活中，有加仿真指甲的做法。由于仿真指甲整个制作过程较为复杂，若制作中器械消毒不彻底，便可能引致指甲感染。另外，有些人工指甲的材料也有可能使自然指甲产生过敏反应。不仅如此，长期粘贴仿真指甲还会影响自然指甲正常的水气交换及生长，使指甲变薄、强度减弱。因此，从护手健手的角度考虑，仿真指甲还是少做为好。

3.治疗疾病，增进健康：健康是人体美的载体，是美的基础。要保持和维护甲的健美，首先应积极地有针对性地治疗各种疾病，特别是发生在手足部和甲本身的疾病，需坚持较长时间耐心的治疗才能取得效果。同时注意补充必要的维生素、微量元素和其他营养食品。例如甲真菌病人，往往同时患有久治不愈的手足癣，可口服伊曲康唑或特比萘芬等抗真菌药物，并配合外用杀真菌制剂。一般通过 2～3 个疗程的治疗，大部分病人可以完全治愈，指（趾）甲亦可恢复健康形态和色泽。

4.生活常识及注意事项：若指甲小皮已经萎缩或消失，可每天以温水浸泡 10～15 分钟后，用热毛巾轻轻擦干，再由近端向远端按摩，让指甲小皮重新生长。另外可使用保养乳霜涂擦指甲小皮，减少裂开脱皮的情况。

第十一节　亚健康状态皮肤保湿美白修复

一、皮肤健康美容的标准

从人体皮肤健康和人体皮肤美容需求的角度讲，健康美容应该包括以下三方面内容：

1.皮肤的解剖、组织结构完整：即表皮、真皮、皮下组织结构不能破坏，表皮中的基底层、棘细胞层、颗粒层、透明层、角质层结构完整。这是皮肤维系正常生理代谢，确保机体内水分及电解质不被丢失，防止外界有害物质侵害机体的基本条件。

2. **皮肤的生理、生化代谢正常**：包括水及电解质代谢、皮脂代谢、糖代谢、蛋白质代谢正常。这是皮肤营养、润泽、有弹性的基础。

3. **皮肤色素分布均匀，无异常色素增加或色素脱失**：人体皮肤有色素细胞约 20 亿个，颜面部每平方毫米约 2 000 个，躯干部每平方毫米约 1 000 个。所以作为个体而言，躯干部皮肤最白，而颜面部皮肤颜色相对较深。

二、美白产品的介绍

目前影响人体皮肤健康、色泽、润泽、弹性的因素主要包括机体内疾病、长期日光辐射积累、空气污染、外用不适宜的美白祛斑类化妆品等。前几种皆可预防，但最后一种是专业美容市场最棘手的问题。当今专业美容市场上，疗效性美白、祛斑类化妆品主要有 4 类：

1. **重金属类**：这类化妆品主要含有铅和汞，铅、汞在进入人体皮肤组织初期与酪氨酸酶结合，相对减少酪氨酸酶的活性，从而达到美白皮肤的目的。但是，由于铅、汞是重金属分子，在皮肤组织中不能代谢出体外而沉积于皮下，日久则出现重金属中毒反应，皮肤出现灰暗、无光泽等症状。此外，重金属与酪氨酸酶结合达到饱和后，酪氨酸酶重新活跃，色斑就会反弹，加上重金属中毒症状，皮肤色泽甚至还不如治疗前的肤色。

2. **化学制剂调配成的化妆品**：这类化妆品主要含有乙酸（醋酸）、水杨酸、果酸、熊果苷、过氧乙酸、维 A 酸等。这些物质在医院皮肤科相关皮肤病治疗、美容院相关问题性皮肤的美容等方面应用比较广泛。但是在应用上必须把握好剂型、剂量，因为超出其适用范围，这些物质将会造成皮肤表皮、皮脂膜损伤，破坏皮肤的完整性，影响整体皮肤健康。国家有关部门根据其各自性质的不同以及皮损症状的差异对此有着严格的规定。如果按照国家的有关规定进行调配应用，治疗（美容）效果十分显著，又不损害皮肤。但是，现在美容市场上，上述产品调配剂型比较混乱，添加剂量严重超标，更有甚者，很多化妆品中添加有国家禁止在化妆品中应用的氢醌类物质，甚至超过医用剂量标准的数倍，严重损害了人体皮肤的健康，也给这类产品的声誉造成了一定影响。

3. 植物类化妆品：这类化妆品主要以植物的提取液作为添加剂，市场上反映的问题不太多，但美白祛斑的疗效值得商榷。

4. 生物类化妆品：这类化妆品有两种，一种是以动物的某些脏器的提取液作为添加剂的一类化妆品，另一种是以生物细胞因子作为添加剂的一类化妆品。细胞生长因子因其具有调控皮肤细胞分裂、生长、代谢全过程，平衡皮肤各类细胞代谢，修复破损的细胞，恢复皮肤组织结构完整性的功效，被专业美容市场广泛应用于平衡色素代谢（美白）及化妆品之中，它也将成为未来健康美容的方向。

三、亚健康状态皮肤保湿美白修复方法

针对肌肤的缺水、干燥、泛黄、缺乏光泽及抵抗力欠佳等问题，通过执行下表的保湿美白程序，能够起到有效促进肌肤血液循环、提高细胞新陈代谢，改善疲惫的亚健康状态。并且能够补充营养和水分，迅速舒展皱纹，有效增强皮肤弹性。每周进行 1 次，12 次为一个疗程。保湿美白的治疗程序见表17-1，家居治疗程序见表 17-2。

表 17-1　保湿美白治疗程序

操作步骤	治疗程序	治疗处方	使用方法
①	清洁	肽能柔和洁面乳	清洁面部
②	爽肤调理	肽能保湿润肤喷雾	均匀喷于全脸
③	保湿特效修复	肽能保湿润肤露、肽能太空面膜加肽能黄金水疗精华素（注：太空面膜取下后勿洗脸，保湿润肤露的用量可适当增加，要保证太空面膜的湿度）	均匀涂于全脸，覆盖全脸停留 10 分钟
④	按摩	肽能养分按摩啫喱	按摩全脸 10~15 分钟，清洗干净
⑤	爽肤调理	肽能保湿润肤喷雾	均匀喷于全脸
⑥	美白特效修复	肽能冰晶美白乳液 肽能太空面膜 肽能黄金水疗精华素 肽能美白保湿面膜 （注：严重缺水，干燥肌肤可在使用冰晶美白乳液之前涂少量保湿润肤霜后轻拍冰晶美白乳液；要保证太空面膜的湿度；冰晶美白乳液用量可适当增加）	均匀涂于全脸敷于全脸停留 10 分钟覆盖于湿的太空面膜上
⑦	软膜修复	肽能养分保湿软膜加纯净水调成糊状	均匀涂于全脸停留 20 分钟后起膜
⑧	特效修复	肽能冻干粉与溶媒混合，用针管抽取 1/4 量加生理盐水 1:1 稀释，加浓缩平皱精华露混合导入，导入剂可分 2~4 次使用	超声波全脸导入 5~8 分钟
⑨	眼部滋润修复	肽能修复眼霜（依皮肤性质选择）	均匀涂于双眼周

操作步骤	治疗程序	治疗处方	使用方法
⑩	面部滋润修复	肽能保湿润肤霜	全脸轻柔按摩至吸收
⑪	防晒隔离修复	肽能隔离美白精华露或肽能美白修复露或肽能美白靓肤霜	轻拍于全脸

表 17-2　家居治疗程序

操作步骤	治疗程序	治疗处方	使用方法
①	清洁	肽能柔和洁面乳	清洁面部
②	爽肤调理	肽能保湿润肤喷雾	均匀喷于全脸
③	眼部滋润修复	肽能修复眼霜（依顾客皮肤性质选择）	均匀涂于双眼周
④	保湿特效修复（日）美白特效修复（晚）	肽能保湿润肤霜肽能草莓睡眠面膜	均匀涂于全脸均匀涂于全脸
⑤	防晒隔离修复	肽能美白靓肤霜	轻拍于全脸

注意事项：

①可根据肌肤状况选择相应的洁面乳和按摩乳。

②夏季可将按摩乳和按摩啫喱各取 50% 混合后配合冷喷按摩 10~15 分钟。

③夜间结合肽能草莓睡眠面膜或肽能蜂胶睡眠面膜。

④内服肽能玫瑰养颜茶及肽能营养片。

第十二节　几种常见面部皮肤疾病的治疗护理要点

一、黄褐斑

黄褐斑又称肝斑或蝴蝶斑，是一种色素沉着的疾病，多发于面部，以鼻背部及两面颊部为主。

1.病因：①内分泌系统疾病，如孕妇的内分泌紊乱。②慢性消耗性疾病，如慢性肝脏疾病、结核、肿瘤等。③化学因素，长期服用安眠药、避孕药及化妆品使用不当所致等。

2.临床表现：好发于中青年已婚妇女。表现的形状不一，面积不等，不突出皮肤表面，呈片状黄褐色。分布于鼻背、双侧面颊、前额、口周边缘，类似蝴蝶，无自觉症状。

3.治疗与护理

（1）根据病因对症处理：①避免强烈紫外线照射，防止面部色素扩散与色素加深。②药物治疗包括六味地黄丸与加味逍遥丸合用，疏肝活血、化瘀消斑的药物如桃红四物汤加减、维生素 C、维生素 E 及消斑汤等。③外用药物治疗有 3% 羟醌霜、3% 过氧化氢、消斑霜等。④可用高频电刀气化去斑。

（2）面部护理：①定期做面部皮肤护理。②维生素 C 液或去斑液做超声波电离子导入。③中草药面膜皮肤护理，也可用白醋两勺＋白水一斤清洗面部。④家用小型喷雾器每晚睡前喷雾一次。

（3）食疗：生地黄、熟地黄、雪耳、水鸭、生蚝等煲汤食用。

（4）可采用高频电刀气化去斑。

二、雀斑

雀斑是一种常见的皮肤疾病，常见于面部，为多发性散在的斑点状，也可扩散至颈部及手背等。

1.病因：雀斑的病因尚未完全清楚，一般认为常染色体显性遗传，具有家族史，如果父母一方有雀斑，子女发生雀斑的机会约为二分之一，白种人的遗传概率比黄种人高，黑种人几乎无发病。

2.临床表现：初发年龄为 5～7 岁，青年女性多于男性，随年龄增长而加重，至青春期最明显，年老后逐渐减轻。皮疹呈散在的针头至米粒大小，圆形、卵圆形疏密不等，对称分布，呈淡褐色、浅棕褐色或淡黑色。以鼻部为中心分布于全面部，春夏加重，冬秋减轻，病人无自觉症状。

3.治疗与护理：①避免强光暴晒，外出时可涂擦防晒霜或使用遮光具。②冷冻治疗（以液氮疗效较好）或高频电刀治疗。③2%～3%氢醌霜外用，可减轻雀斑的颜色，其他脱色剂如3%过氧化氢溶液等也可应用。④雀斑的皮肤护理可参照黄褐斑的皮肤护理。⑤磨削法：近期效果比较理想，但有复发病例发生。

三、痤疮

痤疮俗称"暗疮""粉刺""青春美丽痘"等。痤疮是一种青春期常见的毛囊皮脂腺的慢性炎症。

1. 病因：①多因素疾病，发病机理未完全清楚，目前认为本病肾上腺皮质和性腺活动增加，使雄性激素分泌量增多，毛囊皮脂腺导管角化栓塞，致大量皮脂瘀积于毛囊内，堵塞管道而形成脂栓。代谢产物刺激毛囊及毛囊壁致毛囊皮脂腺炎症反应后形成痤疮。②遗传、饮食等也与痤疮的发生、发展有一定的关系。③化妆品使用不当，口服及外用皮质类固醇激素及含溴碘制剂等。

2. 临床表现：①皮损形态多样，毛囊口充塞着小的黑栓。挤压后有色脂栓排出。②重者可有结节、囊肿、疤痕，致皮肤凸凹不平，皮肤颜色深浅不一。③此病多见于15～30岁的青年，病程长，症状轻重不一，青春期过后，大都自然痊愈或减轻。

3. 治疗与护理：①保持皮肤的清洁，经常用温水或含硫的香皂洗面。②定期行面部护理，同时行紫外线照射面部，每次3分钟。③可视病情口服抗生素、甲硝唑、维生素、硫黄锌片等药物，还可服用中药和使用外用药物面膜等。④对较重的痤疮或已形成面部皮肤凸凹不平瘢痕者可采用摩擦手术。

四、色素痣

色素痣即斑痣或黑痣，因细胞内含色素颗粒故又称细胞痣，是一种良性皮肤肿瘤。色素痣分为先天性和后天性，可以发生在不同年龄组，多发生于儿童期或青少年期。

1. 病因：痣细胞黑色素细胞起源于神经嵴，在迁移到表皮的过程中聚集于真皮的某处而形成良性肿瘤。

2. 临床表现：色素痣可以通过镜检分为下列几种。

（1）皮内痣：痣细胞和痣细胞巢都聚集在真皮内，较稳定，不易恶变，是最常见的一种。形态也很多，有扁平浅色的，有表面光滑长毛的，有表面粗糙突出皮肤表面，有球形，半球形，丘疹或结节，有呈乳头瘤状或带蒂，有沿神经分布呈线状，称线状痣，还有的不突出皮肤表面，似雀斑，称雀斑样痣。

（2）交界痣：痣细胞位于表皮下部与真皮交界处，常聚集成痣细胞巢。可发生于身体任何部位。表面光滑，无毛，淡黑褐色或黑色，扁平或略高，可为单个或多个。交界痣在生长过程中可保留原样或退行性变而消失。有的经常受到刺激摩擦而发展，并有恶变的可能。

（3）混合痣：痣细胞同时存在于交界处与真皮内。表面光滑或呈疣状，常突出皮肤表面，痣发生于面部，常有棕褐色或黑褐色的粗毛。

（4）晕痣：也称离心性后天性白斑，多见于儿童及青年，面部躯干部多见，单发或多发。特点是在一个小色素痣的周围有一圈境界清楚的色素脱失晕，有的可自行消失。

（5）色素性毛痣：又称色素性多毛表皮痣。多见于青少年，皮肤呈褐色、咖啡色或黑褐色斑。手掌大或更大，边界清楚而不整，周围常有卫星状小斑，表面光滑有毛，色素斑经1~2年可停止发展，多数维持终生，少数色可变淡或消失。

（6）巨大色素痣：简称巨痣，也称巨大无毛痣或兽皮样痣，胚胎时形成，随年龄而增长，好发于躯干及头面部，皮肤呈暗黑色斑状或疣状，直径常 >5cm，柔软，肥厚，粗毛多，表面可有结节，周围可有小黑斑，大者如兽皮，少数伴有神经系统症状，然而某些器官上的色素痣虽面积并不太大（直径 <5cm）但占据器官一部分如一侧鼻翼等也可算巨痣。

3. 治疗与护理：①较小的痣可用高频电刀或冷冻、激光治疗。②较大的可行手术切除。③巨大的可行手术切除后自体皮移植。

五、化妆品过敏性皮炎

化妆品过敏性皮炎约占化妆品皮肤病的 20% ~ 30%，首先部位一般是接触部位，也可扩至周围及远隔部位。

1. 病因：①化妆品过敏，少数人由于接触某种化妆品后，皮肤黏膜发生变态性炎症，如香脂、雪花膏、染发水、唇膏、油彩等。②化妆品的刺激，由于某些化妆品内加有一些治疗药物，对皮肤有着直接的刺激，也可导致过敏反应。③使用过期、变性、氧化、酸败、污染的化妆品。④劣质的化妆品内含有的油彩、颜料、香料对皮肤的刺激及含有重金属的化妆品对皮肤黏膜的伤害。⑤有的唇膏中含有光敏物质，用后可造成皮肤黏膜对紫外线的敏感性，易发生日光性皮炎。

2. 临床表现：由于接触化妆品的性质、浓度、时间、方式及个体反应性的不同，皮炎的形态、范围及严重程度也有差异。

轻度：可出现局部红斑、肿胀、瘙痒及红色丘疹水疱等。

中度：由于局部的搔抓、摩擦或处理不当，可发生糜烂、溃疡及继发感染。

重度：若治疗不及时或反复用致敏性化妆品者，急性皮炎可转为慢性，局部出现浸润，皮肤粗糙且发黑，并有色素沉着，影响面容。

3. 预防治疗与护理：①应用某种化妆品前，最好做化妆品试验。简便的方法是在手臂内侧涂少量化妆品，观察 24 小时后，无不良反应可用于脸部。②有过敏反应者，立即停用致敏化妆品，并注意保护皮肤。③选用药物治疗，局部红肿、红斑、丘疹，可外涂炉甘石洗剂，局部有水疱、渗出及明显糜烂，可用 3% 硼酸液持续冷湿敷，皮肤炎症减轻后，渗液减少时，可改用氧化锌油或各种馏油糊剂。可口服一些抗组胺类的药物如氯苯那敏、赛庚啶等。

第十八章
自然美容保健及相关美容技术

第一节　森林疗法

森林疗法也称为"森林浴"，就是在森林中，利用树木本身释放的含有芳香气味的萜化合物质，有效地杀灭病菌，达到保健、治疗疾病的一种天然疗法。例如，森林中枞树释放出来的物质对金黄色葡萄球菌、百日咳杆菌有较好的抑制作用；槲树释放出来的物质对结核杆菌、肠伤寒菌有较强的杀灭作用等等。因此，用森林疗法治疗疾病的森林医院也应运而生。在这种森林医院内，医生按照不同的人患的不同疾病，分别安置在森林中不同的树丛中进行治疗。如枞树、槲树疗法、桉树疗法等等。森林疗法有三大优点：一是绿色的作用，当人们在林间散步时，满目皆绿，对人体的神经系统及大脑皮质层、视网膜组织具有调节作用。二是植物会散发出一种芳香的萜烯类气态物质，这类物质被吸入人的肺部后，可刺激人的某些器官，起消炎、利尿、加快呼吸器官纤毛运动的作用。科学家们分析，这种气态物质的散发以杉树、枞树、松树、桉树为最多。三是森林、田野里存在着一种对人们健康极为有益的物质——负氧离子，空气中的负氧离子能促进人体新陈代谢，使呼吸变得均匀，血压下降，精神旺盛，还可以提高人体免疫能力，故又被称为"空气维生素"。

国外一些康复医院，开辟了"森林医院"，用"绿色的森林浴"来治疗肺病、神经症等疾病。前苏联建有"植物气体治病诊疗所"，根据病情，组织病人到特定的植物园里去进行气味治疗。在日本医疗机构中还流行一种"模拟森林疗法"，他们设计了人造风景屋，将大自然的山水、风光、蓝天、白云及鸟声、风声、雨声、水声等模拟森林搬进室内，让病人有如身临大自然美景之中，收到较好的治疗效果。中医治疗的药物几乎全部取之于大自然。中医的一些理论如阴阳、时序、五行、六色、声味等，本身也是自然现象、自然规律的体现，所以，森林疗法是有科学依据的。

第二节　草原疗法

草原疗法是利用大草原清新的空气，辽阔的空间，牧人的歌声，新鲜的马奶及牧人的赛马比赛进行身心治疗。著名作家托尔斯泰，在 36 岁时患了肺病。那时对肺病无特效药治疗，他就在医生劝导下到草原上去进行草原治疗。他到大草原后，住在牧民的家里，喝着新鲜的马奶，呼吸着新鲜的空气，听着牧人的欢声笑语和歌声，观赏着大草原的美景，并参加牧民的赛马比赛，结果他的肺病奇迹般好了。这就是草原疗法能改善人的心理环境、改善神经系统对机体的调节功能的结果。

第三节　花香疗法

花香疗法是利用医院环境和病房中的花香、森林、盆景、风景挂图等对病人进行美学治疗。人们很早就发现，鲜花的气味能对人产生影响。在石器时代，我们的祖先已开始把芳香的物质拥进火堆以利用他们的香味。三国时期的神医华佗，曾经用花绸布制成小巧玲珑的香囊，里面装着香草、丁香、檀香等，悬挂于室内，可以治疗吐泻等疾病，这是最早的花香疗法。到了现代，花香疗法更有了较大的发展。科学研究证实，芳香的气息能够改变肌肉的力量和呼吸、脉搏的频率、血压和颅压的高低，甚至影响视力。一些实验也发现有 15 种鲜花的气味对心血管疾病、高血压、失眠等有一定疗效。例如天竺花的香味可以使人镇静，消除疲劳，促进睡眠，丁香花的香味可使牙痛病人镇痛安静，熏衣草的香味对神经性心跳过速有一定的疗效，迷迭香有治疗支气管哮喘的作用，茉莉花香味有抑制白喉菌的作用，柠檬的香气有使人愉悦、兴奋的作用。

目前，欧美一些国家正在使用以植物香精油为主的芳香疗法来进行美容。经研究，人的皮肤及嗅觉器官吸收香气后，香味信息立即传递到脑部中枢神经系统，然后经血液循环输送到身体各器官，以促进新陈代谢，达到美容健康的目的。甚至有医学专家提出，人体内分泌有一种味觉密码，可以使香味起到调节精神和治疗疾病的作用。在花香四溢的园林中，薄荷是一种香味浓烈的植物。在欧洲国家，薄荷用神话中草原、森林和河流庇护者的名字门特女神来命名，以表示对它的赞美。许多世纪以来，薄荷在不同国家不同民族享有盛誉。罗马人在会见尊贵客人之前用薄荷把桌子擦干净，并在客厅里喷洒薄荷水，这种植物的绝妙气味与其复杂的化学成分醚脂有关，其基本成分薄荷醇对于干枯、衰老的皮肤具有良好的作用。丁香不仅是十分惹人喜爱的观赏植物，而且由于丁香花的醚脂所产生的迷人的芳香一直深受世界各国化妆品商人的关注。丁香的花、叶和芽均可用于美容。它含有植物激素、有机酸、微量元素、维生素，鞣酸物质和糖苷，对皮肤具有清洁、抗炎和增白的作用。

有几种花还可以瘦身。例如紫罗兰的香气悠远而令人舒畅，可以平复紊乱的分泌系统，使其"安静"工作，抑制脂肪滞留体内，加速不发胖体质的形成，百合香能令人产生兴奋感，促进肌体血液循环，令体内毒素顺畅排出体外，给脂肪燃烧创造良好的健康环境，玫瑰花香可以让胃肠感觉到非常舒适，不会剧烈蠕动，降低对食物的需求，又不会出现厌食的感觉。

第四节　海滨浴场疗法

海滨浴场疗法也称为海水疗法。海水疗法是利用海水锻炼身体和防治疾病的方法，是海滨疗养院疗养康复的常用方法之一，其利用海水的温度、机械、化学等效应作用于人体，具有综合的医疗保健作用。每当夏季来临，每个人都想在这最为美好而迷人的季节里尽情享受大自然的恩赐，从阳光、空气和水中汲取营养和快乐。浴场正是得到这一切的最好去处。大海广阔，海水碧蓝，海天一色的壮观景色对人的心理能产生积极的心理活动与状态，称为海水的心理效应。游泳、驾驶水上自行车能增强体质，提高机体的免疫能力。大海不仅使人心旷神怡，而且能提高人的健康水平并防病治病。

神奇的海水浴疗法对下述疾病的治疗大有裨益：①失眠、疲倦和抑郁症：阳光和海水能活跃神经系统，促进新陈代谢，疗养1周后可改善睡眠，消除疲倦和紧张情绪。②银屑病：病人的皮肤可从高盐海水中获得"新生"，含盐多的海水能让炎性细胞从皮肤中渗透出来，鳞屑自行分解、脱落；紫外线照射能合成维生素D，使皮肤光滑。③神经性皮炎：这是一种既常见又难治愈的疾病，最新研究认为，发病的原因主要是由空气污染引起。海水能帮助机体把白细胞介素－1和白细胞介素－2等排出皮肤，并提供给皮肤丰富的矿物质，如碘、锌、溴和硒等。

第五节　日光浴疗法

日光浴疗法是一种利用日光进行锻炼、保健或防治慢性病的方法，主要是让日光照射到人体皮肤上，引起一系列理化反应，以达到保健、治病的目的。人们很早就认为日光浴对人体具有保健的作用。古埃及人在室内使用不同颜色的玻璃，让太阳光透过不同色泽的玻璃照射人们的身体，认为可以帮助治疗疾病。古希腊人则认为晒太阳是保持健康的好方法，他们在高山上建造日光浴城，利用紫外线治疗肺结核。

日光按其波长不同，有三种射线可用来保健：波长在 760 纳米以上的红外线、波长在 400～760 纳米的可见光、波长在 180～400 纳米的紫外线，上述三种射线，对人体的作用各有不同。适量的紫外线照射能将皮肤中的 7- 脱氢固醇变成维生素 D，可改善钙、磷代谢，防治佝偻病和骨软化症，促进各种结核灶钙化、骨折复位后的愈合及防止牙松动等。红外线能透过表皮达到深层组织，使照射部位温度升高，血管扩张，血流加速，血液循环改善。日光中的可见光线，主要通过视觉和皮肤对人起到振奋情绪的作用，能使人心情舒畅。

进行日光浴时，地点最好选江湖海滨、专门的日光浴场所或自家凉台。这些地方空旷，有较多的紫外线。照射时间应根据海拔高度、季节和照射后个体反应来掌握。例如，高原比平地日光强，含紫外线多，夏天中午的日光最强，照射时间应短。日光浴时应尽量裸体，但头部需用毛巾、草帽等遮盖，最好戴上墨镜。要经常改变体位，使身体各部位照射的时间大致相等。进行日光浴，身体通过紫外线产生的维生素 D_3，可增强人体的免疫力，防止骨质疏松，减少动脉硬化的发病率。夏天，日光浴最好在上午 7～10 时、下午 4～7 时进行，此时日光以有益的紫外线 A 为主；而上午 10 时～下午 2 时，日光中有害的紫外线 B 与 C 最强烈，此时容易灼烧皮肤，甚至诱发皮肤癌。天气较冷时进行日光浴，气温不应低于 18℃，较适宜的时间是上午 11 时和下午 2 时。冬天日光中紫外线量约为夏季的 1/6，照射时间可适当延长。

第六节　空气浴疗法

空气浴疗法是主要利用空气的湿度、温度、气流、气压、散射的阳光、阴离子等因素直接刺激人的皮肤，来提高人体对外界环境的适应能力和防治慢性病的一种方法。

进行空气浴时，一般应选择空气新鲜、空气中负离子较多的地方，如海滨、瀑布、喷泉、公园等处进行。可结合散步、做操、打拳等进行。空气浴应从热空气浴（31℃以上）或温空气浴（30℃～20℃）开始，逐步过渡到凉空气浴（19℃～14℃）和冷空气浴（13℃～7℃）。每天上午10时至下午4时较好。温度过低、雾天或大风天时不宜进行。每次进行空气浴前应先做些体力活动，使身体发热，但不要出汗，然后再脱衣进行空气浴。空气浴的生理和保健效应在于不同湿度、温度和流速的清新空气对人体的接触，以及深呼吸时肺活量增加，肺泡的通气性得到改善，从而提高了肺泡中氧气的扩散力，当血液到达身体各部时，使身体组织的氧化过程活跃，提高人体对周围环境的适应能力，达到抵抗和预防疾病的目的。

第七节　温泉浴疗法

温泉浴不仅可以使肌肉、关节松弛，消除疲劳，还可促进血液循环，降低肌肉张力，消除疲劳，增加抵抗力，加速人体新陈代谢。天然温泉水中含有丰富的矿物质，这些矿物质对人体有一定的帮助。比如温泉中的碳酸钙对改善体质、恢复体力有相当的作用，而温泉中所含的钙、钾、氡等成分对调理心脑血管疾病，治疗糖尿病、痛风、神经痛、关节炎等均有一定的效果。

不同的温泉水质具有镇痛、镇静、减肥、降压、杀菌、洁肤、营养等功效，常洗之可治疗关节炎、高血压、皮肤病、糖尿病、多发性神经炎等，能达到美容养颜、强身健体、祛病延年的目的。温泉水在37℃～40℃时，对人体有镇静作用，对神经衰弱、失眠、精神病及高血压、心脏病、脑出血后遗症的患者有很好的疗效。温泉水在 40℃～43℃时，对人体具有兴奋刺激的作用，对心脏、血管有较好的作用，对减轻疼痛、风湿病、胃肠病均有疗效。

第八节　冷水浴疗法

20℃以下的冷水浴，能够提高机体对寒冷刺激的适应能力，提高神经系统的兴奋性，加快新陈代谢过程，加强各系统和器官功能，引起心率、呼吸、血液循环加快加深，肌肤变得光滑细腻，减少皱纹的发生。当人体一接触冷水刺激时，皮肤血管急剧收缩，使大量血液流向人体深部组织和器官，继而皮肤血管又扩张，大量血液复又流向体表。这样，全身血管都参加了舒缩运动。这样血管一舒一缩的锻炼，可以增加血管的弹性，有利于防治动脉硬化、高血压和冠心病。冷水浴还通过加深呼吸、增加膈肌活动度、加大肺通气量而增加肺功能。通过促进胃肠蠕动，能有效地改善消化功能，而通过增加热量释放、减少脂肪在皮下堆积，能起到减肥作用。

冷水浴的方式有洗脸、洗脚、擦身、冲洗、淋浴、浸浴以及冷热交替浴等。冷水浴的锻炼应从夏季开始，一直坚持到秋冬季，逐步适应，不要中断。一般从温水开始，隔 3～5 天降 1℃。冷水浴宜在早晨进行，可使人神清气爽，并较快消除睡眠后的抑制状态。浴前应先进行适当的准备活动，使身体发热。

第九节　泥疗法

用各种泥类作为介质，涂抹在人体表面的一定部位，起到保健、治疗、美容目的的方法称为泥疗。常用的泥疗介质有淤泥、泥煤、黏土、人工泥、矿物泥等。泥疗的主要作用有三个，第一是温热作用，泥介质具有一定的可塑性和黏滞性，其导热性能差，保温能力强，与皮肤接触后可使热能向机体内传导，使局部组织的温度升高，血流速度加快，肌肉放松，达到镇痛的目的。第二是机械压迫作用，泥介质与皮肤接触密切，对皮肤有一定的机械压迫作用。泥介质分子的运动与皮肤之间存在摩擦效应，对皮肤及组织有刺激作用，同时也可产生局部微电流，该电流能影响神经末梢的兴奋性和皮肤对某些化学物质的通透性，从而起到镇痛作用。第三是化学作用，泥介质中含有多种有益于人体健康的化学物质，泥疗时，这些化学物质通过皮肤进入体内，达到强身健身的效果。

泥土中含有大量维生素及矿物质，将经过处理的泥浆做成面膜，敷上后具有较强清洁功能，可把皮肤老化细胞、油脂、污垢等带走。泥浆面膜因其化学成分少，符合目前化妆品市场崇尚自然、环保的趋势，因而广受欢迎。泥浆面膜中添加海藻成分，利于减肥；加入温泉矿石粉（含硫成分），可治疗青春期常见的暗疮和粉刺。

第十节　韵律健身操疗法

"韵律健身操"在有的国家也称为"新型氧耗健身操"。是融节奏感强的音乐和全身运动为一体的运动形式。这种锻炼方式来源于前苏联，它的一个最重要的因素是由音乐伴奏而使呼吸和心跳产生一定的节奏，并具有大量氧耗的综合性锻炼，最终达到增强机体的摄氧能力。在进行韵律健身操时，运动中交感神经兴奋，可引起人体中儿茶酚胺和肾上腺激素分泌增加及胰岛素分泌减少等反应。有氧运动可明显增加脂蛋白酯酶的活性。脂蛋白酯酶活性的增加可促使运动中和运动后体内的脂肪分解，增加脂肪作为能量的利用。因此，经过长期的韵律健身操运动，体脂肪百分比下降，对动脉粥样硬化所致的冠心病具有预防意义。此外，长期的韵律健身操运动通常会产生体重减轻或体脂百分比减少等运动适应性变化。

这种健身操最初是由美国一位著名女演员尤恩·芬特创建的。她的著作《我的一部体操书》出版发行后，在欧洲开始出现了成千上万个尤恩·芬特俱乐部，韵律健身操广泛流行起来。芬特的非凡才能与众不同，她在教学中将迪斯科音乐与体操及民间舞蹈、古典芭蕾舞乃至瑜伽有机地结合起来，明快的节奏使人随之手舞足蹈，好像在做游戏，却给人以超乎寻常的活动量，并在此种过程中，产生极度的情感高潮。这种健身操适合于从学龄前到退休之后所有的人。

第十一节　音乐疗法

音乐具有轻快、愉悦、抒情、形象鲜明、陶冶性情的特点，同精神医学有着十分密切的关系。音乐疗法是以音乐活动作为治疗的媒介，通过调整人的心理和生理功能，从而达到健美身体、美化容颜的目的，这种美容方法是医学心理学与音乐相互结合交叉渗透的产物。

（一）起源和发展

音乐对人类生活的影响历史悠久，自古以来，在人类生活中一直扮演着极为重要的角色。早在四千年以前，埃及古书籍中就指出音乐是治疗灵魂的仙丹，当时的医师（巫师）已知借用音乐增进妇女的受孕能力。中国春秋时期秦国的名医医和也曾论述过音乐与人身心的关系，他认为选择有节奏地听赏音乐，有利于身心健康。元代名医朱震亨明确指出"乐者，亦为药也"。1890 年奥地利医生厉希腾发表了"音乐医生"的观点，音乐的治疗作用正式得到了人们的关注。

古希腊哲学家、美学家毕达哥拉斯和亚里士多德对音乐疗法做出了突出的贡献。毕达哥拉斯首次提出了"音乐疗法"的概念；亚里士多德高度评价了音乐疗法有唤醒审美情感与治疗疾病的作用，他说，情绪失去控制的病人，听了美的旋律后就会心醉神迷，于是恢复到原来正常状态，仿佛他们受了医术或洗肠治疗似的。音乐心理治疗瑞典学派的创始人 Pontwick 仔细研究了心理共鸣理论，认为音乐通过音响和声系统反映了某些原始形式的精神生活，和缓而平稳的音乐使人安慰，而洪亮、明快的音乐则使人激动、振奋。另有人研究音乐与情绪的关系证明，徐缓的大调忧郁、悲切、苦闷、伤感、凄凉，使人感到忧伤，快速的小调内含激情、焦虑不安、惊慌、凶狠、危险，易使人愤怒，快速的大调则欢腾、愉快、喜悦、富有朝气，能使人感到愉快。

（二）音乐疗法的作用

音乐疗法是通过精心选择的音乐使患者从不舒服、不健康的心理、生理状态转变为较为合意状态的一种治疗方法。音乐对人体的作用主要表现在以下几个方面：①神经生理学家证明，音乐对神经结构，特别是大脑皮质，有直接影响。音乐主要影响人的高级神经活动，对人的大脑边缘系统和脑干网状系统有直接影响，能使大脑皮质出现新的兴奋灶。②音乐能调动人们思维的记忆、联想、想象等各种因素，唤起同感，引起人们的共鸣。因此，长期有效地欣赏音乐，可以解除人们不良的身心反应，改变性格和情趣。③乐曲的旋律、速度、音调等不同，能够使人产生镇静安定、轻松愉快、活跃兴奋等不同作用，从而能调节情绪，达到镇痛、降压、催眠等效果。④变化无穷的优美旋律和动人心弦的乐曲可以给人生理上的共振、感情上的激发、情操上的陶冶和哲理上的启迪，还能激发潜能，以达到心理学中的移情、暗示、幻想、诱导等治疗作用。

一些研究发现，单簧管的声音能影响血液的循环，小提琴声和钢琴声能起镇静作用，高血压的病人听后，血压能下降 $10 \sim 20mmHg$ 左右，长笛声对人体具有放松作用。人体内有一百多种生理活动具有类似音乐的旋律和节奏感，当音乐的旋律、节奏作用于人体时，人体会产生有益的共振，从而影响脑干网状结构，使大脑皮层出现新的兴奋灶，人会忘记病痛。音乐的节拍还能引起面部肌肉兴奋、调节神经系统功能、增强食欲、促进消化的作用。因此，音乐疗法从古到今都受到人们的重视。科学家们用先进的实验方法测出，人体皮肤表面的细胞都在做微小的运动，这种微小的运动简称"微震"。实际上全身所有的细胞都在做这样的微震，心脏、大脑、胃肠等处细胞的这种微震更为突出。在大脑皮层的统一指挥下，周身所有细胞都在按一定节奏做微振运动，合成一个非常协调的全身细胞"大合唱"。当一定节奏的音乐作用于人体时，如这种音乐的节奏和人体生理上的"微震"节拍合拍时，两者便发生了共振，使人体的微震加强，导致人体产生快感，音乐则是带来这种快感的媒介。人们可以科学地选择某一种音乐，有意识地借助音乐的力量，调整体内微震活动，使其恢复到正常状态，以治疗疾病、健体美容。

（三）音乐疗法的常用形式

一般认为，音乐疗法有 5 种形式：①背景音乐疗法，在医疗环境播放适当的乐曲。②聆听音乐治疗，根据病情和个体特点安排适当的乐曲。③联合音乐治疗，即与其他疗法配伍。④表演性音乐治疗，即通过学习演奏、演唱达到治疗目的。⑤创造性音乐治疗，即训练某些病人通过作曲达到治疗作用。采用音乐疗法时，要根据病人的病情及音乐爱好特点，选择其中一种或几种方法，以达到理想效果。

第十二节　色彩疗法

色彩疗法，也称为颜色疗法，简称色疗。它是基于并不是所有人都适合所有颜色而出现的。但色彩所带给人的视觉心理功能却会受到思维者的年龄、性格、经历、民族、地区、环境、文化、修养等诸多因素的影响。一个人所处的色彩环境不同，所表现出来的心理和身体的感受也会不同。色彩疗法是一个整体医学的概念，而不是一个完全孤立的医学疗法，所以，色彩治疗应当跟人的日常生活息息相关，而不仅仅是花一两个小时听从色彩治疗师的指挥那么简单。大自然的每一事物都有存在的理由，色彩也不例外。利用色彩的能量可以改变我们的生活。

色彩影响人们的内在与外在。我国古代很早就将颜色与临床基本医疗技术相结合。中医学中："青为肝，赤为心，白为肺，黄为脾，黑为肾"，通过审查五色在面部的表现，可推知内脏疾病的变化。20世纪70年代，科学就证明了色彩对人的帮助，如蓝色能降低血压与脑波的活动，新生儿的黄疸可以通过蓝光照射得到治愈。这些都证实了色彩对人生理和心理的重大影响。德国医学专家摩尔采用彩色电磁波把适宜的色彩放大输入病人体内来治疗各种疾病，如红色治小肠疾病，蓝色治疗肺、大肠疾病，黄色治疗脾、胰疾病。这种用不同颜色治不同部位的疾病竟然与我国古代脏腑学说中颜色与内脏的关系极为相似。此外，色彩还可以影响人的情绪，帮助转变运势。譬如，今天出门前，好好思考一下今天的场合，然后选择服装的颜色。色彩搭配得好，除了可适度表现个人的特质与形象，连自己心情都会变好，也能赢得众人的目光。如果色彩挑错了，也许你一整天的心情都会阴沉不振。

色彩疗法其依据是什么？这是不少科学家十分感兴趣的研究课题之一。一些研究表明，色彩的呈现与光有相当的关系，不同色彩有不同的波长、不同的频率，自然会有不同的能量呈现，进而影响人体的身心健康。目前，更多的学者已将色彩手段应用在医学临床上：

1. **蓝色：**可减低血压，减轻疼痛，给人安静、和谐、清新、舒适和沉思的感觉。具有调节神经、镇静安神的作用，常被用来放松肌肉、松弛神经、治疗失眠、降低血压和预防感冒。但患有精神衰弱、忧郁病的人不宜接触蓝色，否则会加重病情。

2. **绿色：**是一种令人感到稳重和舒适的色彩，给人生机盎然、清新宁静的生命力量和自然力量的感觉，具有镇定神经系统、平衡血压、增进和谐的作用。从心理上，绿色令人平静、松弛而得到休息，有降低眼内压力，减轻视觉疲劳，安定情绪，使人呼吸变缓，心脏负担减轻，降低血压、改善肌肉运动能力等作用，对晕厥、疲劳、恶心与消极情绪有一定的作用。在绿色环境下观察到病人皮肤温度可降低2℃、心跳每分钟减少4~8次。但长时间在绿色的环境中，易使人感到冷清，影响胃液的分泌，使人食欲减退。

3. 白色：给人以明快清新的感觉。白色对易动怒的人可起调节作用，这样有助于保持血压正常，但对于患孤独症、精神忧郁症的患者则不应让其在白色环境中久住。

4. 黑色：具有清热、镇静、安定的作用。激动、烦躁、失眠、惊恐的患者接触黑色时，黑色可起恢复安定的作用。黑色令人产生暗淡、伤感和压迫的感觉。但情绪低落者不宜接触黑色。

5. 粉红色：具有温柔的和谐气氛及浪漫感觉。让发怒的人观看粉红色，情绪会很快冷静下来，因粉红色能使情绪趋于稳定。孤独症、精神压抑者不妨常接触。

6. 黄色：是色谱中最令人愉快的颜色，具有轻盈明快、生机勃勃、温暖、愉悦、增进食欲、提神的效果，可刺激神经系统、改善大脑功能、激发智能、刺激思维、提高集中力，常为积极向上的光明象征，但不适合失眠的人。

7. 紫色：是红青色的混合，代表柔和、退让和沉思，给人以宁静、镇定和幻想，可以治疗大脑疾病及精神紊乱，可用以恢复精神。

第十三节　诗词疗法

诗词疗法是阅读疗法的一种，是指通过吟诗、填词和写诗来表情达意，排解病人的不良情绪，调和生理机制，达到身心平衡，促进身心健康的审美疗法。病人在吟诵诗词的过程中，会自觉或不自觉地找到诗词意境的共鸣点，以抒发情感，排遣烦恼，释放内心的压抑，体味到生命的律动，进入忘我的境界，激起病人用审美的眼光对待人生，看待世界，调动起积极向上的健康情绪，起到怡情养心的作用。病人在大声吟诵诗词时要使用腹式呼吸，抑扬顿挫地将高亢响亮的声浪传播出来，使病人形成有节奏的深呼吸，调整和加强气机的良性运转，促进血液的良性循环。若病人提笔写诗，那么，笔势的轻重、疾徐，笔触的提按、顿挫同音乐节奏的强弱、快慢，旋律的高低、急缓相同，这种律动对病人的身心有治疗作用。

诗词能否使患者获得精神上的升华取决于能否在诗的审美中获得诗的感受。诗的感受是诗人自我个性所净化的一系列的独特感受。诗的感受是感觉、感情和理性的三位一体，是一种带着诗的概括的审美感知，承担着诗的感情和思维的负荷。有一部分文化层次很高的患者，在长期的训练中形成很高的诗词鉴赏能力。他们能调动起感情和沉思的视角，并借助高度敏锐的视觉，在审美中深刻领会诗的内涵，让感情遵循诗的规律和心理的规律，使外在的刺激水平保持在最优范围内，借助诗词，使人的生理和心理系统维持平衡，加强心理防御的应激能力。这是一种净化的自由感。

当代人十分重视诗词疗法。德国开办病人图书馆，让一些患有慢性病，尤其是神经系统和心理疾病的病人，阅读不同感情色彩的诗词，病人康复得很快。意大利成立"诗药有限公司"，出版具有不同主治功能的诗集，供不同的病人选用。研究发现，对患抑郁、失眠、神经衰弱、高血压、心律不齐等慢性病的病人，可组织他们吟诵形象鲜明、纯真典雅、柔和清新、富有情趣的田园山水诗，令病人读后神清气爽、豁达开朗，释放内心积淀的焦虑、浮躁、恐慌、不安等不良情绪。对精神不振、悲观厌世、忧虑多疑的病人，可组织他们吟诵情感饱满、意境豪壮、节奏感强、语言色彩艳丽、鼓舞性强的抒情诗，引起病人情绪的共鸣、宣泄和转移，产生欢快、喜悦、高昂、乐观的良好情绪，对病人有振奋激励的作用。

诗词疗法既是一种审美活动又是一种有意识有目的的治疗活动。恰如不同的疾病需要不同的药物治疗一样，对不同的患者，不同风格内容的诗词，作用也不同。因此，医务工作者应根据不同患者千差万别的个性特征，提供不同的诗词处方，供患者诵读时加以选择，以达到不同的治疗目标。根据诗词的内容以及节奏韵律，诗词处方大体可分四大类：

1. 甲类诗词（崇高类）： 这部分诗词气势磅礴、雄伟、豪放，洋溢着英雄激情。昂扬激越的音调、铿锵有力的节奏给人心灵以震撼。诵读这些诗词能使人心潮澎湃，受到强烈的鼓舞和振奋，使人的本质力量在压抑和震撼中得到呈现。此类诗词节奏感强，基调明朗，力度较强。诵读这些诗词能使人精神变得开朗，克服消极情绪，起到镇痛、兴奋、解除忧郁、调节精神的作用。如：岳飞的《满江红》、苏轼的《念奴娇》。

2. 乙类诗词（优美类）： 这类诗词单纯、齐一、柔美、协调，使人赏心悦目，能给人一种宁静的愉快，形式上以秀美、婉约、典雅、精致为主。患者吟诵此类诗词能使内心的情感在恬静中深化和升华，达到圆满自足，仿佛遗世而独立，羽化而登仙。这类诗词节奏平整，旋律悠扬，起伏性不大，调性平和，力度偏弱，能调节人的心律和呼吸，给人一种安全平静的感觉。这类诗词能缓解精神紧张，稳定情绪，消除心理不安与烦躁，促进入睡。此类诗词如苏轼的《水调歌头》，杜甫的《春夜喜雨》。

3. 丙类诗词（欢乐类）： 此类诗词清新活泼，抒情明快，发自诗作者内心舒朗的笑声。因此读后能给人带来欣慰的喜悦，带来旷达的心境。这类诗词欢乐流畅活泼，节奏具有跳动性，接近优美。阅读吟诵这类诗词，能一扫心中的阴霾，排除心中的忧郁和焦虑，从中获得快乐和满足。此类诗词如王安石的《元日》、朱熹的《春日》、辛弃疾的《鹧鸪天》等。

4. 丁类诗词（伤感类）： 此类诗词低沉、暗淡、伤感、悲哀，过渡一般比较缓慢，情绪低沉压抑，一般变化不大但有时也有起伏，但力度中等以下。一般说来这类诗词不是主要作为治疗使用，而是在病情需要应用同质原理方法进行治疗时才使用。此类诗词通过对伤感悲哀的美化，使自己的情感得到超越。这类诗词能诱导忧郁症、焦虑症的病人将内心忧愁外泄，起到移情疏散的作用，然后配合乙类丙类诗词加以调节。这类诗词如李煜的《虞美人（春花秋月何时了）》、陈子昂的《登幽州台歌》。

第十四节　书法疗法

　　书法是中国的一种传统艺术，历来被视为修养心神的方法之一。书法疗法，是书写者利用书法的线条、结构、布局、节奏、轻重、提按、疾徐、凝神、静思、刚柔、动静等审美形式来调和生理机制，达到身心平衡的审美疗法。

　　人们在书写毛笔字时，思想要高度集中，要运用手、腕、臂的力量，在点、画、竖、横、捺、撇的书写中，有张有弛，有开有合，轻重各具，既使手的运动得到充分锻炼，形成精神、动作、呼吸三者的一致性，又使大脑的兴奋抑制得到平衡协调，起到抒发情怀、静心养性、健脑抗衰老的目的。旨在治疗疾病的书法，须针对不同的病情，选择不同的字体。如高血压、神经衰弱、冠心病、心律失常、神经性头痛等心脑血管疾病患者，以选择庄重稳健的楷书、隶书为宜。这类字体挺拔秀润，给人以轻松愉快感觉，能稳定情绪，舒畅情怀，调和气血；对于消化性溃疡、精神忧郁症、肺结核等慢性消耗性疾患，以选择草书、行书为宜。这类字体，刚柔相济，如行云流水，苍茂峻丽，能使人情调高昂，感情奔放，给人以勇气和力量，增强治疗的信心。

　　书法与音乐、舞蹈、绘画等艺术形态在形式构成上有着密切的联系。如书法的线条、结构、布局、空间造型，同建筑美的灵活空间处理，音乐的流动节奏，舞蹈的形体舒展态势，绘画色彩抒情的共同特征相似。书法和气功在某种意义上有极相似之处，两者均讲动静结合、刚柔相济、凝神静心、意功默契、意念倾于纸墨。从动作姿势看，挥笔有力、肘臂负重、运腕生风、抑扬顿挫、挥洒矫健，使书法者整个身心处于高度和谐的平衡状态，能增强健美。

对书法欣赏者来看，既是自身审美情趣的散发，又是一项怡情养身的活动。在书法的美感过程中，是欣赏者心理能量的发掘和调动，是情感、想象、理解等心理因素的综合启动，是被充分激发起来的意志力量等各种精神因素向着突兀顶峰的攀登，使人产生强烈的审美激情，引起大脑皮质的重大变化，神经兴奋迅速传遍皮质下中枢，对身心健康有积极作用。

第十五节　生物钟疗法

科学家研究表明，人体内也存在着生物钟。皮肤的功能和活力在一天中是随人体机能的不断变化而在规律地变化着。这种规律性变化是人体生物钟的重要组成部分，并具有一定的特点。利用生物钟实施美容，会收到"事半功倍"的效果。人体的数十种生理活动变化，如体温、基础代谢、血糖、血压以及各个器官的功能活动是有规律地不停变化着的，在不同时段神经和体液的调节变化也有不同。根据机体的生物钟节律，可以分为以下几个时段，由于每个时段的代谢特点都有不同，因此可以采用与之相适宜的美容保健方法。

1. **睡眠阶段：**从 22 时至凌晨 6 时，代谢速度处于最低水准，尤其是在熟睡时由于迷走神经兴奋，使呼吸心跳次数减慢，血流速度降低，大脑耗氧量减少，肾上腺皮质激素分泌量减少，但脑垂体分泌的生长激素大量增加，是细胞（特别是皮肤细胞）代谢的峰值阶段，细胞分裂速度比其他时段快 7 ~ 8 倍，此时细胞生长和修复机能最为旺盛。因此，此时段应注意必要的休息和睡眠才能保持皮肤的良好状态。擦一些富含营养物质、透气性能好的营养晚霜，对皮肤是最好的滋润。

2. 清晨、上午阶段： 从清晨开始肾上腺皮质激素分泌量增加，6 时～8 时时段达最高峰，而脑垂体分泌的生长激素分泌量则明显减少，人体蛋白质合成受到抑制。上午 8 时～12 时，机体代谢最为旺盛，皮肤的机能和活力逐渐达到高峰，应激能力增强，工作效率高。对外界各种刺激的承受能力提高，抵抗力强。此时段适合做各种损容性皮肤病治疗与护理，如文眉、文眼线、祛斑、除痣、换肤及治疗皮炎、痤疮、腋臭、脱毛和除疣等。

3. 午后时段： 12 时～15 时，午饭后副交感神经兴奋，血液循环集中于消化系统，人体其他的代谢相应缓慢，机体逐渐产生疲倦感，皮肤血液流量减少，对各种护肤品中营养物质的吸收能力比较弱。此时段好好休息一下，是最好的美容措施。

4. 下午时段： 15 时后由于食物经过消化，大量营养物质进入血液循环并被机体吸收，大脑及心肺对物质的吸收能力逐渐增强并达到高峰。这段时间比较适合做专业皮肤护理，还可配以健美操等健身运动。

5. 晚间时段： 19 时～22 时，机体和皮肤对外界刺激的抵抗能力降低，免疫力下降，容易出现过敏反应及血压下降，皮肤血液循环减弱，面部神经末梢及表情肌开始疲劳，眼周及下肢容易出现水肿。这段时间适合做面部清洁护理，可配合做面部及全身保健按摩和蒸汽浴等。

利用生物钟美容保健是一种省时又经济的方法，一切活动要顺应生物钟的规律。生活中要注意以下几点：①控制自己的情绪，避免心理失调，保持乐观的心情。感情的变化能影响生物钟的节律，忧愁、焦虑不安，会使面部气色不好，皮肤变得粗糙，易出现皱纹。要想青春永驻必须保持愉快的心情，消除烦恼和忧愁。②保持充足的睡眠时间，不熬夜。③不过量饮酒及咖啡等刺激性饮料。④饮食起居有规律，这种规律也是顺应生物钟运转的节律。⑤适当参加体育活动，锻炼身体，保持健康的体魄和充沛的精力。

第十六节 食养美容疗法

在我国，食养美容有着悠久的历史，汉代《神农本草经》中记载的药用食物有五十多种。其中有保健美容作用的有"酸枣"、"葡萄"、"瓜子"、"大枣"、"海藻"、"赤小豆"、"黍米"、"粟米"、"龙眼"、"杨桃"、"羊蹄"、"桃仁"、"杏仁"等。以后又有唐代《食物本草》、金元时代《李东垣食物本草》、元代《饮膳正要》、《日用本草》等，至明代又有了许多药膳专著问世。特别是《本草纲目》保存了不少食疗的文献，为食疗的发展起了承前启后的作用。

在药膳方剂中，除疗疾药膳外，美容药膳占有相当比重，有关养颜健身、延缓衰老以及治疗损容性疾病的食物和食谱记载甚多。如猪皮、黄豆防皱，薏苡仁细腻皮肤，红薯、白萝卜、荷叶、黄瓜减肥，西红柿、柿叶祛斑，海藻、薏米粥治疗痤疮，金银花、知母粥治疗酒渣鼻，核桃、芝麻饼治疗脱发，桑葚酒防治白发等。此外，对于食物与美容的关系，中医学也有深刻的认识，如《素问·五脏生成篇》："多食咸，则脉凝而变色；多食苦，则皮槁而毛拔；多食辛，则筋急而爪枯；多食酸，则肉胝皱而唇揭；多食甘，则骨痛而发落。"这里明确指出了饮食与损容性疾患的关系。某些损容性疾病的发生或加重与食物有着密切的关系，如油煎食品、甘甜食品性多燥热，多食则易燥火动热而引起痤疮、雀斑，油腻黏滑食品多具湿热之性，多食易致湿热上熏引起酒渣鼻等等。这些均说明食养美容不仅包括了食物的治疗作用，还包括食物的禁忌、饮食偏嗜的禁忌以及病中"忌口"和食量的控制等内容。

食养美容和药物美容一样，以中医理论为核心，强调整体观念，运用精气学说、阴阳五行学说、脏器互补学说、四气五味学说辨证用膳。其作用是祛除病邪、消除病因，协调脏腑的功能，纠正阴阳偏盛偏衰的病理现象，使之在最大限度上恢复至正常状态。一些研究表明，有很多美容小秘方是很有效的。有时候采用一些小秘方会取得意想不到的好效果。例如，酸奶含有丰富的蛋白质、碳水化合物以及丰富的钙质，且易于被身体吸收利用，对牙齿、骨骼及促进发育均有利。酸奶中所含的维生素 A、维生素 B_2，可使人眼睛明亮，皮肤光滑，防止皮肤老化；所含的胱氨酸有益于头发的生长和健美。银耳中含有丰富的银耳多糖，可提高巨噬细胞的吞噬功能，因而能提高人体的抵抗力；银耳又是一种能使皮肤保持嫩白、易于消化吸收的美肤食品，常食可保持人体的健康状态。龙眼含有人体所需的蛋白质和糖，其中糖的主要成分是葡萄糖，易于被人体吸收利用；龙眼所含的维生素和无机盐也为皮肤组织活动所需；龙眼还具有养心、健脾、补血的作用，心血充足，便可滋养面部皮肤，使面色红润，富有光泽。

第十七节　蒸气美容疗法

蒸气美容疗法是一种较先进的美容健康法，已经成了美容皮肤科学临床实施过程中一个重要的组成部分。蒸气美容疗法源于我国古代医学的药物熏蒸疗法，并随着科技与医学美容事业的发展而逐渐形成具有多种功能的美容疗法。它是在特制的各种类型的蒸气美容器内加入蒸馏水和不同用途的药物，利用电热装置加热后产生的蒸气，通过离子化后经金属管道喷雾而出，对面部或病变皮肤进行喷雾熏蒸，以补充皮肤的水分和给药，达到护肤、治疗和美容的目的。

一、蒸气美容疗法的原理

1. 蒸气的热效应：蒸气美容器在加热后能产生喷雾状气体，具有热力作用。能使毛囊、毛细血管扩张，细胞膜的通透性增加，促进血液循环的加快、血流量的增加。同时，也能使组织温度升高，氧离子曲线右移，有利于氧合血红蛋白释氧，以提高血氧含量而增强皮肤的代谢功能。

2. 蒸气的冲击力：电热装置加热后经金属管道喷射而出的蒸气，具有一定的冲击力。它对皮肤能产生轻微的震动，有利于皮肤对水分子、氧离子及药物分子的吸收。同时对皮肤也有一定的按摩作用。

3. 蒸气的低渗作用：生理状态下的皮肤细胞同体内各种细胞的渗透压一样，其细胞内外均为等渗状态，一般维持在 280～310mmol/L 之间。而蒸气美容器所使用的蒸馏水和产生的蒸气，其渗透压为零。根据渗透压原理，蒸气与皮肤细胞之间存在的渗透压差，必然会导致蒸气分子向皮肤细胞内渗入而补充皮肤细胞中的水分含量，从而保持皮肤的滋润光滑与弹性。

二、蒸气美容疗法的作用

改善皮肤的微循环，增强皮肤、神经、血管的营养供应，使皮肤保持红润、光泽和柔嫩。

1. 补充皮肤的水分：使皮肤保持湿润的状态，并具有一定的弹性。同时由于角质层水合程度提高，可使皮肤吸收药物的作用增强。

2. 增加氧离子的吸收与释放：由于离子化后的蒸气富含氧离子，在喷射时产生的冲击力有利于增强皮肤对氧离子的吸收。而在其热效应的作用下，能加强皮肤的有氧代谢，增加氧合血红蛋白在组织中的释氧，使皮肤的供氧改善，可减轻皮肤的水肿、渗出、瘀血、瘙痒等，能促进皮损的愈合及上皮细胞的再生、提高免疫力，防止感染的发生。

3. 软化皮肤：蒸气喷雾熏蒸面部皮肤，可使毛囊及角化细胞软化，有利于在清洁、按摩时清除毛囊深层的污垢和角化细胞，并能较彻底地清除皮肤的污物及化妆品，从而使皮肤清爽、光滑和细腻。

4. 促进药物的吸收：由于毛囊、毛细血管扩张，血管壁、细胞膜的通透性增强，提高了药物分子的穿透能力，同时皮肤较长时间保持湿润的状态，也创造了有利于药物吸收的机会，以达到提高美容治疗的效果。

5. 杀菌消毒：蒸气美容器装有紫外线灯，启动后可产生臭氧，具有一定的杀菌、抑制皮脂及汗腺分泌等作用，使角质分离，有利于皮脂排泄，促进单核—巨噬系统及白细胞的吞噬能力，而达到消毒杀菌及消炎的作用。

6. 冲洗作用：由于雾状气体喷雾到皮肤或局部组织后凝结成水滴而起到冲洗作用，有利于清除附着于皮肤表面的尘埃、污垢与微生物，降低皮肤表面、毛囊及漏斗部黏稠的皮脂，改善组织的缺氧状态，对痤疮的预防和治疗有着重要的作用。

三、蒸气美容疗法的操作方法

1. 在容器内盛上适量的蒸馏水，目的在于减少容器的水垢及蒸气所含的杂质，以减少美容器发生故障或影响美容效果。

2. 接通美容器电源，打开开关。待蒸气喷出后检查有无漏气、通气不畅、喷水或喷雾管道堵塞等现象。若遇上述情况应及时处理，不可将就使用。

3. 喷雾熏蒸的距离，应根据喷雾气体的强弱、大小及美容受术者对热蒸气的敏感程度来调整喷头与面部皮肤的距离，一般以 0.3 ~ 0.5m 左右为宜。

4. 喷雾熏蒸的时间，一般每次喷雾熏蒸的时间为 10 ~ 15 分钟；过敏性皮肤、创伤性皮肤则为 3 ~ 5 分钟。冬季时间可稍长一些，而夏季时间则应短一些。护肤每周可进行 2 ~ 3 次；治疗药物熏蒸则可每日 1 次。

四、蒸气美容疗法的注意事项

1. 喷雾熏蒸时，容器内应保持一定水量。待容器内水位下降接近金属发热器时，应及时加入蒸馏水，避免因水量不足而烧坏仪器。所加水量不能超过水位警戒线，以免喷水而烫伤皮肤。

2. 定期清除蒸气美容器的沉积物及水垢，以免通道堵塞，造成喷气不匀、喷水或影响容器加热效果。

3. 喷雾熏蒸时，应嘱咐美容受术者全身放松，微闭双眼，以免因蒸气进入睑结膜、球结膜细胞引起水肿，从而导致术后出现短暂的"视物不清"或"眼花缭乱"。

4. 在进行喷雾熏蒸过程中，应随时密切观察喷雾情况，以免发生意外。术毕后要切断电源及清洁仪器。

5. 若使用紫外线照射时，应注意非皮损区的防护工作，以免灼伤皮肤。

第十八节　面膜美容疗法

面膜美容疗法也有人称为皮肤护理术，是纠正和改善皮肤问题的一种常见的美容方法，其理论依据主要是皮肤生理学和皮肤吸收动力学的原理。由各种溶性材料、赋型剂、药物、营养物质和护肤品等制作而成，用于涂敷面部而形成一层薄膜，故称之为面膜或药膜。

一、面膜的分类

面膜的种类很多，按其化学性质、成分和性状分为以下3类：

1. 按化学性质可分为美容倒膜和美容面膜。美容倒膜又称硬膜。硬膜的主要成分有医用熟石膏、矿物粉等。硬膜具有升高皮温、促进血液循环的作用，对痤疮、色素斑、皮肤老化和防皱有着积极的治疗作用。硬膜的特点是涂敷于皮肤后自行凝固成坚硬的膜体。

美容面膜又称软膜。其主要基质为淀粉，内含多种营养性药物，功效为营养、增白、防皱、延缓皮肤的衰老。软膜的特点是涂敷在皮肤上时，皮肤自身分泌物被膜体阻隔在膜内，给表皮补充足够的水分，使皮肤明显舒展，细碎皱纹消失。

2. 按成分可分为中草药面膜、矿物质面膜、植物面膜、生物面膜、化学面膜。

3. 按性状可分为涂膜型面膜和中药纱布袋压膜。涂膜型面膜由成膜材料，如聚乙烯醇、聚乙烯吡咯烷酮和明胶等加入某些营养物质或治疗药物等制作而成的胶状或糊状面膜，具有保湿、收紧皮肤、黏附力强等作用，可有清洁皮肤彻底、舒展皮纹、改善皮肤弹性等功能。

中药纱布袋压膜是运用不同功效的中草药经过研制后装入纱布袋内加以蒸煮，使其达到一定温度后敷压于面部。此压膜法对痤疮、黄褐斑、皮肤粗糙或老化有较好的治疗效果。此外，还有膏状面膜、蜡膜、电热膜等面膜。

二、面膜的使用方法

1. **倒膜使用方法**：先进行面部皮肤清洁和消毒，然后处理皮损，无创伤美容患者离子蒸气熏面 10 ~ 15 分钟，有创伤美容患者 3 ~ 5 分钟，同时用不同护肤霜或治疗按摩霜进行按摩。调倒膜粉，倒膜粉 250g 加 30℃温水 100mL 调和成匀浆。先用棉片遮盖眼部、口部，然后由额部倾倒倒膜浆，再及面颊和下颌直至整个面部。随后用压舌板将倒膜浆刮匀，浆厚约 5mm，此时硬膜温度升至 40℃左右，持续 10 ~ 15 分钟后温度逐渐下降并变硬，20 分钟后可完整地从额头往下取去倒膜。护肤每周 1 次，治疗每周 2 ~ 3 次。

2. **软膜及涂膜型面膜使用方法**：此类面膜一般均为配制成品，只需用小毛刷沾涂膜剂涂敷于面，即可迅速成为薄膜状，封闭面部与外界联系而升高温度，并保持皮肤的湿润。由于面膜滞留皮肤时间较长，以及根据"末梢器官敏感性"学说原理，促进药物经皮肤吸收及发挥药物的性能。面膜干燥时的收缩，能使皮肤产生张力，达到舒展皮纹、减缓衰老的目的。20～30分钟可除去薄膜，借助面膜对分泌物和污垢的吸附作用而与面膜一并去掉，使皮肤感到爽快、洁净，一般用清水即可清洗。护肤每周2次，治疗可酌情每日1次。

3. 使用面膜时注意：①注意面膜的温度，以免烫伤皮肤。②涂敷面膜时勿进入眼、鼻、口内。③注意保持面膜的温度，可外盖毛巾保热。④除去面膜时，操作宜轻柔熟练，以免损伤皮肤。

第十九节　纹饰美容疗法

纹饰美容疗法又称文刺美容术，是以人体美学理论为指导、解剖生理学为基础，运用文刺器械将颜料刺入人体眉、眼、唇等部位的皮肤组织内，使其着色而形成永久性的皮肤纹理和色彩，以增添其动态美感的医学美容技术。它具有高度的科学性、艺术性、医学性和严肃性，实际上是一种创伤性的皮肤着色术或称之为人工染色术。所谓的文饰美容疗法的实施范围，主要是文眉、文眼线和文唇线3项基本文饰美容术。

第二十节　按摩美容疗法

按摩美容是指在人的躯体的一定部位，施以不同手法的按摩，使其经脉宣通，气血和调，补虚泻实，扶正祛邪，从而延缓皮肤衰老，促进容颜姣好的一种方法。

按摩美容属于中医外治法的一种，具有治疗及保健的双重功效。我国古籍中对按摩美容有较多的记载：《唐六典》说："推摩可除八疾，风、寒、暑、湿、饥、饱、劳、逸"，《灵枢·九针论篇》中说"筋脉不通，病生于不仁，治之以按摩"，《灵枢·平人绝谷篇》说"血脉和利，精神乃居"，这些都为中医按摩美容发展的理论依据。

美容按摩的重点在头面部，中医认为头面部为诸阳之会，手三阳经止于头面部，足三阳经是从头面部开始。所以头面部是手三阳经、足三阳经的交接地点。实践证明，对头面皮肤或某些穴位进行有规律的、长期地按摩，可以治头发过早变白及病理性脱发，能够调和气血、焕发精神、延缓衰老、防皱、增强皮肤的弹性与润泽，起到健美作用。

一、按摩美容的作用

1. **平衡阴阳，调整脏腑气血**：按摩通过不同的手法刺激特殊的部位和穴位，在局部疏通经络，行气血、濡筋骨，并通过气血经络影响到内脏及其他部位，以达到调整阴阳、脏腑、气血的作用。由于人体内脏外应于人体体表的一定部位，皮肤的状态与内脏功能有较密切的关系，如有内脏疾病，会反映在皮肤上，因此按摩皮肤（经络）可以调整内脏功能，从而也使皮肤的状态得到改善。

2. **疏通经络，活血化瘀**：中医认为，人体的经络、气血"不通则痛"、"壅塞则肿"，按摩对淋巴系统同样可起到促进循环的作用，从而有效地减轻组织水肿，消除肿胀和皮肤松弛现象，令皮肤组织充满弹性。同时淋巴液中丰富的抗体和淋巴细胞可更好地发挥免疫及吞噬作用，能令皮肤上的疮疖、发炎等部位加速愈合。另外，还可以加快肌肉的血液循环，增加肌肉的营养供应，消除疲劳，增强肌肉的柔韧，或解除肌肉的痉挛，促使萎缩的肌肉逐渐恢复。对于面肌痉挛抽动、面肌瘫痪、四肢肌肉萎缩以及其他原因造成的脸型异常而影响美观的肌肉病变也有较好的疗效。

3. **促进皮脂腺汗腺的分泌，加速皮肤细胞的新陈代谢**：直接接触皮肤的摩擦类手法可以清除衰亡的上皮细胞，使加速分裂的细胞较快地去替补老化脱落的角质层细胞，增加皮肤的弹性和光泽，同时可改善皮肤呼吸，有利于皮脂腺、汗腺的分泌，保持皮脂膜的完整性及其正常的缓冲能力。对干燥型的皮肤则可使其滋润，增强皮肤的保护功能，对油脂性的皮肤则使积存在毛孔内的污垢和废物能够及时清除，减少阻塞和感染的机会，使皮肤处于正常的生理环境中。

4. 其他作用： ①按摩能增加局部组织的耗氧量，加速二氧化碳、氮等废物的排泄，减少油脂在皮肤的积累，使脂肪层保持正常厚度，故具有一定的减肥作用。②对皱纹软化和消除有很大功效。③按摩对皮下神经能起到良性刺激，有减轻神经紧张度，缓解肌肉疼痛或紧张，以缓解疲劳和精神困乏的作用。

二、面部皮肤的解剖学特点

1. 面部皮肤血供丰富、光滑细腻、滋润柔嫩，其神经主要来自于三叉神经的感觉纤维和交感神经颈上节的血管运动纤维，故受情绪、精神因素等影响，肤色随之红润或晦暗。面部中央毛孔粗大，系皮脂腺直接开口于此所致，是痤疮的好发部位。

2. 面部皮肤及皮下组织松软，易于伸展移动，故按摩时应轻柔。

3. 面部肌肉主要为表情肌、咀嚼肌。表情肌属皮肌，位置较浅，一般起于骨和筋膜，止于皮肤，大部分属随意肌。当其运动时，直接牵拉皮肤，使面部呈现各种表情，表情肌受情绪所支配，对外来刺激反应快，不通过思考就能产生各种表情。咀嚼肌主要有咬肌、颞肌、舌骨肌、翼内肌、翼外肌等肌群，其肌纤维方向与皮纹纵横交错，故按摩时沿螺旋或向外向上按摩。

4. 面部的皮纹可有张力线和皱纹线两种。张力线即自然的皮肤条纹，皱纹线则是表情肌牵拉皮肤出现的条纹。张力线与皮肤条纹一致，而皱纹线与皮纹则相垂直，按摩时应注意其方向。

三、面部按摩应遵循的原则

1. 掌握面部肌肉、神经和血管的走向和大致区域。按摩方向应由下而上，从内向外螺旋式（循皮纹方向）进行。

2. 按摩力度要均匀、柔和、深透、持久、循序渐进，若能使受按者有舒服的感觉甚至入睡，那么按摩力度运用就十分成功。

3. 面部按摩时间一般为 15～20 分钟。如果时间太短则无效，相反如果时间太长，则刺激量太大而到了物极必反的地步，使面部易起皱纹。

4. 面部有开放性创伤、长疮、长疖、长疔、长疽以及有痤疮者不宜按摩。若加之按摩则加重创伤或促使炎症扩散，特别在危险三角区，尤忌按摩。

四、面部按摩的操作方法

沿肌纤维行走方向、血管神经分布或循经络穴位，螺旋向外向上按摩，以松弛神经肌肉，促进血液循环。动作稳健、均匀、轻柔，不能推动牵拉皮肤。

1. **额部**：额肌起于头顶部帽状腱膜，肌纤维向前下方呈放射状分布，止于眉部皮肤，收缩时可提眉，使额部产生横纹。因此，按摩应由眉至发际纵向按摩。例如，双手四指并拢，交替由眉至发际抹数遍。中指、无名指指腹沿印堂→发际→太阳穴的线路按抹，分别点按印堂、神庭、头临泣、头维、太阳等穴。此法可预防或减少额纹的产生，并可疏通气血，健脑提神。

2. **眼部**：眼轮匝肌为环状纤维，可做环形按摩。例如，双手中指、无名指并拢顺着眉头至眉毛方向沿眼眶做环形按摩，依次点按攒竹、鱼腰、丝竹空、瞳子髎、太阳、承泣、睛明等穴，太阳穴可单独揉按。此法可以预防或减轻"黑眼圈""眼袋"及鱼尾纹的产生。

3. 面颊部： 由于表情肌与咀嚼肌、血管、神经分布纵横交错，原则上是由内向外、由下向上螺旋形按摩。

4. 耳部： 在耳郭上的人体反应区呈一倒立的胎儿状，相应的脏腑、器官及组织在相应的部位有与之相对应的穴位，而耳前区则有丰富的颞浅动脉丛、三叉神经、面神经呈放射状分布至面颊。做耳部及耳前区重点按摩可起到事半功倍的效果，原则上可揉捏耳垂、提拉耳郭、上下揉搓耳前区。

5. 鼻口部： 鼻肌为几块扁平的小肌肉，收缩时可扩大或缩小鼻孔，并产生鼻背的细小皱纹。按摩时可用双手中指、无名指并拢由下往上伸展鼻梁数遍，用中指上下推抹鼻翼两侧、揉鼻尖，点按迎香穴。口轮匝肌为环状纤维，以中指、无名指的指腹沿口周做环形按摩，点按地仓、人中、承浆。可预防或减少鼻纹和口角纹。

6. 下颌颈部： 通过按摩可预防下颌松弛产生双下巴以及颈部皮肤松弛产生皱纹。故按摩下颌可用双手拇指、食指分别轻捏下颌至耳根，或五指并拢双掌交替由对侧耳根抹到同侧耳根，点按翳风穴。按摩颈部可用全掌着力，由颈部抹至下颌数遍。

第二十一节　芳香疗法——精油

一、概述

芳香疗法是一种以预防、保健及调理为主的整体疗法，是利用花草、药草等植物的精华——精油（又称芳香精油、植物精油，植物精华油）通过按摩、香熏、沐浴等方式，经由嗅觉器官和皮肤的吸收作用于人体，以帮助人身心获得舒缓和放松，减轻疼痛，强化免疫系统和提高抗病能力。芳香疗法属于自然疗法的一种，也是国内外盛行的另类疗法。精油对皮肤有收敛、防皱、保湿、促进循环和防止感染的作用。

二、精油的性质与成分

精油是以特定种类的植物经过特殊提炼方法（如蒸馏、冷压或油脂分离法等）萃取的带有香味、具有挥发性的浓缩液，例如玫瑰精油是由花瓣提取，柑橘、柠檬、佛手柑等精油是由果皮提取，薄荷精油是叶片的提取液，而檀香精油则是由木心提取的。精油具有亲油性、抗水性、高渗透性和高挥发性。精油的化学成分非常复杂，一种精油可由100种以上的成分组成，每一种成分的含量也各不相同，每种都有特别的性质和气味，精油的主要化合物种类包括萜烯类、醇类、脂类、醛类和酸类等。精油可以与植物油混合，调制成按摩油或营养油。精油是浓缩的，只需极少分量便足以达到所需效果。精油使用方便，老少皆宜，只要选择适当就无不良反应及后遗症，是理想的美容、保健佳品。

三、精油的挥发度特性

1. 高度精油（快板精油）： 此类精油是高挥发性或蒸发速度较快的精油，其香气较刺激，渗透性也最强，疗效最佳，但是香味持续性最差，只能维持24h左右，但却能在最短时间内发挥其功效，如提升情绪及思考力。快板精油以柑橘或薄荷类的品种居多，如佛手柑、柠檬、欧薄荷、鼠尾草、紫苏、茶树等。

2. 中度精油（中板精油）： 此类精油挥发速度一般，香气比较均衡，香味能维持2～3天左右。此种精油能促进新陈代谢，调节内脏器官、循环系统，令人感到平衡和谐。此类精油以花瓣类或香草类的品种居多，如玫瑰、薰衣草、豆蔻、甘菊、肉桂叶、天竺葵、百里香、杜松子、马乔莲、薄荷、迷迭香等大部分精油。

3. 低度精油（慢板精油）： 此类精油因其挥发或蒸发速度缓慢，其香气可超过一个星期依然不散，因而常用于安抚神经、镇静、平和情绪及调节自律神经。慢板精油以土质类或树脂类的品种居多，如广藿香、安息香、檀香、白芷根、杉木、柏树、黑胡椒、肉桂等。

四、精油配制注意事项

纯精油是指未经稀释的百分之百的纯天然植物精油，分单油（单方）、复合油（复方）、基础油（底油）三种，价格昂贵。单方精油可单独使用，也可供混合调配时使用。复合油是由多种精油调和而成的百分之百纯植物精油，一般均由研发厂商配制，可立即使用，也可根据各种不同精油的特性及化学性质，自行组合调配。底油是取自植物的花朵、坚果或种子的油，可用来当作底油的植物油必须是不会挥发且未经化学提炼的植物油，例如甜杏仁油、荷荷巴油、小麦胚芽油等，这类油脂是由基本的脂肪酸所组成，含有可溶于油脂的维生素 A、维生素 D、维生素 E，这些非常容易被皮肤所吸收，同时还附带有独特的保养效果，可借其稀释精油和协助精油加速被皮肤吸收以及起到延展助滑的作用。除此之外，还有汽化精油（无火熏香精油）、配制精油（化学精油）等。

精油用于美容方面，必须经过基础油的稀释，精油的百分比（浓度）是指基础油稀释后的单方精油的百分比含量，通常不超过 3%，此稀释浓度适用于一般皮肤。低稀释单方精油浓度为 1%，适用于敏感皮肤和妊娠期间的妇女。超低量稀释单方精油浓度为 0.25%~0.5%，此稀释浓度适合于极敏感皮肤、儿童和婴儿。临床使用时，精油必须用基础油来稀释，若按摩精油的浓度为 3% 时，即 100 滴基础油中加入 3 滴精油即可。

不同的精油在混合调制时，会产生协同作用或拮抗作用，从而直接影响到精油的功效，因此，在调配复方精油时，必须详细了解每一种精油的特性与化学性质，切忌随意调配。如薰衣草和香柠檬混合在一起时，香柠檬的镇静效果会增强；柠檬和香柠檬相混合，则香柠檬的刺激、恢复精力的作用会更强。由于精油是一种易挥发物质，不同的精油挥发性亦不相同，有些较活跃，有些较持久。在调和香熏油时，挥发性属中度的精油分量多一点也无妨，但若属高度或低度的精油分量宜较少，一般认为，最适宜的复方精油配方，最好同时能包括三种不同挥发度的精油。

五、精油使用方法分类

1.按摩用的精油为已调和好的复方精油，可局部涂抹于皮肤或进行按摩。

2.熏香用的精油多为配方精油，用熏香炉（灯）散发精油分子，通过呼吸道吸收，不能直接用在身体上，纯精油也可作为熏香用精油。

3.沐浴用的精油通过特定配方调制，用于沐浴或泡澡。

4.可口服精油大都属于单方精油，可直接加入开水饮用或调入果糖、蜂蜜使用，但未经专业人员指导，一般不主张口服。

六、精油按摩方法

按摩是精油进入人体最重要的途径，芳香按摩可使精油渗透进入皮肤，一般的情况下，3分钟精油渗透到表皮层，5分钟会渗透至真皮层，10分钟则可渗透至血液与淋巴液中，约在20~60分钟即可经由血液循环流向全身，依据个人的体质和健康状况，精油停留在体内影响各个系统可达数小时、数天甚至数周之久。

为达到理想的按摩效果，治疗师应经过按摩培训，一般顺序可为颜面部→胸腹部→四肢，先仰卧位后俯卧位，颜面部按摩只需要 5mL 的基础油，全身按摩 10mL 左右。按摩的基本技法包括推抚法、揉握法、指推法、指压法等。患有高血压、心脏病、甲亢、严重静脉曲张、极度疲劳、体质虚弱、疾病急性期、皮肤病、皮肤外伤、急性扭伤、骨折和癌症、肿瘤以及传染病的患者等，不宜进行芳香按摩。

第十九章
美容化妆品及合理应用

第一节　化妆品的概念

　　随着社会的进步与发展，化妆品已经成为人们日常活动中不可缺少的物质。化妆品广义上讲是指化妆用的物品。在希腊语中"化妆"的词义是"装饰的技巧"，意思是把人体自身的优点多加发扬，而把缺陷加以弥补。1923 年，哥伦比亚大学 C.P.Wimmer 概括化妆品的作用为：使皮肤感到舒适和避免皮肤病；遮盖某些缺陷；美化面容；使人清洁、整齐、增加神采。日本医药法典中对化妆品下的定义为：化妆品是为了清洁和美化人体、增加魅力、改变容貌、保持皮肤及头发健美而涂擦、散布于身体或用类似方法使用的物品。以清洁身体为目的而使用的肥皂、牙膏也属于化妆品，而一般人当作化妆品使用的染发剂，烫发液，粉刺霜，防干裂、治冻伤的膏霜及对皮肤或口腔有杀菌消毒药效的，包括药物牙膏，在药事法中都称为医药部外品。美国 FDA 对化妆品的定义为：用涂擦、撒布、喷雾或其他方法使用于人体的物品，能起到清洁、美化，促使有魅力或改变外观的作用。不包括肥皂，并对特种化妆品做了具体要求。

　　我国《化妆品卫生监督条例》中定义化妆品为："以涂擦、喷洒或者其他类似的方法，散布于人体表面任何部位（皮肤、毛发指甲、口唇等），以达到清洁、消除不良气味、护肤、美容和修饰目的的日用化学工业产品。"该化妆品的定义，言简意赅，科学精辟，内涵丰富。它包括了化妆品的使用方法、使用对象、使用目的和产品性质4方面内容。使用化妆品应具有保护效果、美容效果、心理效果和社会效果。化妆品应具有安全性、有效性和稳定性，且安全性放在首位。通俗地说，化妆品就是化妆用品。从制造上来说，化妆品是一种精细化学品；从使用上来说，化妆品是一种日用化学品。总之，化妆品不仅是科学与艺术相结合的产物，而且是一种知识密集型的高科技产品。

第二节　化妆品的分类与种类

化妆品品种繁多，分类方法多种多样。目前国际上对化妆品还没有统一的分类方法，常用的化妆品分类方法有：

一、按剂型分类

1. **液状化妆品：** 如化妆水、花露水、香水、生发水、冷烫液等。

2. **油状化妆品：** 如发油、防晒油、按摩油等。

3. **乳状化妆品：** 如雪花膏、香脂、乳液、发乳等。

4. **悬浮状化妆品：** 如粉蜜、水粉、微胶囊等。

5. **膏状化妆品：** 如洗发膏、剃须膏、眼影膏等。

6. **凝胶状化妆品：** 如固发啫喱膏、防晒凝胶、沐浴凝胶等。

7. **粉状化妆品：** 如香粉、爽身粉、痱子粉等。

8. **块状化妆品：** 如粉饼、胭脂、眼影等。

9. **锭状化妆品：** 如唇膏、防裂膏、抑汗剂、除臭剂等。

10. **笔状化妆品：** 如眉笔、眼线笔、唇线笔等。

11. **纸状化妆品：** 如香粉纸、香水纸、香皂纸等。

12. **蜡状化妆品：** 如发蜡、蛤蜊油等。

13. **气雾状化妆品：** 如喷雾香水、活泉水、喷发胶、喷发啫喱、喷发摩丝。

14. **薄膜状化妆品：**如成型面膜、湿布面膜等。

15. **胶囊状化妆品：**如精华素胶囊等。

二、按年龄和性别分类

1. **婴儿用化妆品：**婴儿皮肤娇嫩，抵抗力弱，配制时应选用低刺激性原料，香精也要选择低刺激的优制品。

2. **少年用化妆品：**少年皮肤处于发育期，皮肤状态不稳定，且极易长粉刺，应选用调整皮脂分泌作用的原料，配制弱油性化妆品。

3. **男用化妆品：**男性多属于脂性皮肤，应选用适于脂性皮肤的原料。剃须膏、须后液等是男人专用化妆品。

4. **孕妇化妆品：**女性在孕期内，因雌激素和黄体素分泌增加，肌肤自我保护与修复的能量不足，导致皮肤色素加深，同时，衰减的肌肤能量也无法对抗由此产生的肌肤储水能力及细胞新陈代谢能力下降的威胁，进而导致缺水、干燥、出油、粉刺、痘痘、敏感甚至炎症等一系列肌肤问题。

三、按化妆品的功用分类

1. **清洁类化妆品：**如清洁霜、清洁奶液、磨砂膏、去死皮膏、牙膏等。

2. **护理类化妆品：**如雪花膏、奶液、防裂膏、化妆水、发油、发蜡、发乳、护发素等。

3. **美容类化妆品：**如香粉、胭脂、唇膏、唇线笔、眉笔、眼影膏、鼻影膏、睫毛膏、染发剂、烫发剂、发胶、摩丝、定型发膏等。

4. **营养类化妆品：**如人参霜、维生素霜、珍珠霜、丝素霜、胎盘膏、营养头水、人参发乳等。

5. **芳香类化妆品：**如香水、花露水、古龙水等。

6. **特殊用途类化妆品：**如雀斑霜、粉刺霜、去臭剂、抑汗剂、脱毛剂、减肥霜、去屑止痒香波、药性发乳等。

四、按使用部位分类

按化妆品施于人体的主要部位及使用目的进行分类。

1. 发用化妆品类

（1）洁发用品：如洗发膏、香波、调理香波、二合一香波等。

（2）护发用品：如护发素、发露等。

（3）整发用品：如发油、发蜡、发乳、发胶、摩丝等。

（4）美发用品：如染发剂、烫发剂、漂白剂等。

（5）剃须用品：如剃须露、剃须乳等。

2. 皮肤用化妆品类

（1）洁肤用品：如清洁霜、清洁奶液、清洁面膜、磨砂膏、卸妆油等。

（2）护肤用品：如雪花膏、润肤乳、早晚霜等。

（3）美肤用品：如粉底、遮盖霜、胭脂等彩妆品。

3. 唇、眼用化妆品

（1）唇部用品：如防裂唇膏、彩色唇膏、亮唇油、唇线笔等。

（2）眼部用品：如眼影、睫毛膏、眼线液（笔）等。

4. 指甲用化妆品类

（1）修护用品：如去皮剂、柔软剂、抛光剂、增强剂、指甲霜等。

（2）上色用品：如指甲油等。

（3）卸妆用品：如去光水、漂白剂等。

五、化妆品功能简述

1. 美容修饰类： 美容修饰类产品又称彩妆类产品，也称美容化妆品。通过使用化妆品使面孔各部位和谐、自然、富有立体感，从而达到美化容貌的目的。这类产品可以掩盖、修饰面容及皮肤表面的缺陷，一般讲来，彩妆品只需黏附在皮肤黏膜的表面，不进入深层组织。有化妆必有卸妆，卸妆之后需要使用护肤类化妆品精心呵护，以达到保养皮肤的目的。美容修饰类化妆品品种繁多，一般可分为眼部化妆品、面部化妆品、口唇化妆品和甲用化妆品四大类。

（1）眼部化妆品：其主要作用是涂抹在眼睛周围包括眉毛、皮肤、睫毛、眼睑等部位，产生阴影和各种色调，显出立体感，使其更有生气和活力，以达到美化眼眉的目的。近年来出现的眼部营养霜，简称眼霜，则主要是滋润眼周皮肤，淡化眼周色素或增加皮肤含水量以起到保湿抗皱的效果。由于眼部化妆品易触及眼睛，所以对眼部化妆品的安全性要求较高，对所用原料有严格控制，对产品的卫生学检查要求一般也比其他产品严一些，如不能出现刺激性等。眼部化妆品的微生物污染可带来严重后果。常见的眼部化妆品有：眉笔，黑色多见，也有其他颜色；眼影，涂抹在眼皮上，产生阴影，增加立体感；还有眼影粉饼、眼影膏、眼影液、眼影条和眼影笔等多种形式；眼霜，本质为营养霜，可有美白祛斑、保湿抗皱等功效。睫毛用品作用是使睫毛着色、增粗、变长，以增加眼睛的魅力。其制品包括睫毛饼、睫毛膏和睫毛液等。眼线用品涂于眼皮边缘睫毛根部，由眼角向眼尾描绘以突出和强化眼睛的魅力。常见眼线制品有眼线饼、眼线笔和眼线液等。

（2）面部化妆品：面部化妆品又叫粉底类化妆品。美容化妆的第一步是在清洁的面部皮肤上涂抹一层粉底，用于遮蔽或弥补面部瑕疵如微小疤痕、雀斑、粉刺等，同时调整肤色，使皮肤色泽自然，显现出嫩滑的质感，因此又称作基础化妆或打粉底。粉底类化妆品有粉状粉底，如各种扑粉或香粉；液状粉底，亦可称为水粉，如各种粉底液；块状粉底，如粉饼、粉条等，有干、湿两用之分；乳化状粉底，将粉料均匀分散在乳化体系中制得的产品，形态上有膏霜状和乳液状之分，乳化方式有 O/W 型和 W/O 型两种。乳化状粉底既可修饰肤色，又有护肤润肤的作用，且易卸妆。胭脂是一种特殊的粉底类化妆品，是一种使面颊着色的最古老的美容化妆品。胭脂涂抹在面颊部可使其呈现出红润健康的容貌，其色泽多为红色系染料，近年来也有其他颜色出现如褐色、蓝色、古铜色和米色等。

（3）唇部化妆品：这类化妆品的功能是赋予嘴唇以色调，强调或改变两唇的轮廓，突现魅力、活力及性感。此外油性唇膏尚能产生软化作用，防止干燥环境下的口唇干裂。作为口唇用品，必须对人体无毒性，对皮肤黏膜无刺激，具有自然、清新愉快的气味或味道，外观诱人，色彩鲜明均匀，具有良好的延伸性以便于涂布，质量稳定且无微生物污染。唇部化妆品的类型有唇膏，又称口红。彩色唇膏可赋予口唇不同色彩和光泽，透明唇膏滋润唇部皮肤、防止干裂，变色唇膏涂抹后受口唇黏膜酸碱度或日光照射影响可改变颜色。此外现代口唇用品还兼有防晒功能、防水功能等等。而唇线笔主要作用是勾画出唇部的轮廓，显示出唇型，增大反差和立体感。

（4）甲用化妆品：美甲是一门艺术，甲用化妆品是现代美容化妆品中必不可少的一部分，一般包括甲的清洁、甲和甲周皮肤的护理、甲的化妆美化等等。其制品包括：甲清洁剂，通过清洁或软化去除甲表面老化层以及黏附物。甲漂白剂，除去甲表面着色污迹，使甲清洁如洗。剂型有膏状、乳液等。甲护理剂主要作用是防止甲变脆和滋润甲周皮肤，其本质类似护肤制品，剂型也有膏状、乳液等。甲强壮剂可增加软甲和薄甲的硬度，并且能增强甲油的持久性，一般作为涂甲油前的基础涂层。甲抛光剂是利用研磨作用使甲表面抛光的制品，由作为磨料的微细粉和润滑剂组成。甲油是甲用化妆品的主要部分。可修饰美化甲板，达到理想的色彩和光泽。甲油的原料一般包括成膜剂、黏合剂、增塑剂、溶剂和着色剂等。甲油清除剂主要作用是用于清除甲上陈旧的涂层，以便重新装饰甲。甲油清除剂的主要组分是硝化纤维素溶剂的混合物，如丙酮等。

2.清洁类：主要功能是清洁和净化皮肤，即有清洗皮肤表面的污物、油脂、脱落表皮细胞的碎屑以及去除黏附在皮肤上的粉底霜、胭脂、油彩、眼影膏等美容化妆品的残留物的作用。清洁类美容护肤品主要有清洁蜜（洗面奶）、清洁霜、磨面清洁膏、清洁胶、清洁面膜、沐浴液等。在清洁类化妆品中，目前销售量最大的是洗面奶，其次是沐浴液。洗面奶即清洁乳液，为弱酸性或中性白色乳液，是一种专供洗脸或卸妆用的新型皮肤清洁剂。用洗面奶洗脸卸妆有极好的洁肤保健功效，因而备受消费者的青睐。一般来说，洗面奶是由油相原料、水相物、部分游离态的表面活性剂、营养剂、保湿剂和香精等成分构成的乳液状产品。其中常用的油相原料有白油、羊毛酸异丙醇酯、棕榈酸、十六酯、椰子油、杏仁油、红花油、貂油、羊毛脂、异硬脂酸、羊毛醇、磷脂酰胆碱、鲸蜡醇等。根据相似相溶原理，洗面时以油相物溶解皮肤上油溶性的脂垢，以其水相物溶解皮肤上水溶性的污渍污垢。此外，洗面奶中部分游离态表面活性剂有润湿、分散、发泡、去污、乳化五大作用，是洁肤的主要活性物。在洗面过程中，协同油相物与水相物共同除去污垢、油彩、脂粉、美容化妆品的残迹等。色泽纯正，香气淡雅，质地细腻，具有较好的流动性、延展性和渗透性，对皮肤无刺激性，这是洗面奶的特点。用洗面奶洗脸能去除面部的汗渍、油垢、皮屑等。尤其适于洗去难以去除的眼影膏。洗面奶一般在化妆前或卸妆后，还可以在无水条件下使用。使用方法是用手掌或手指将洗面奶均匀地涂于面颈部，并以手指进行按摩，以便将皮屑、油污、粉质等转移至乳液中，然后用面巾或软纸将乳液抹净或用清水洗去。洗面奶不仅能清洁面部皮肤，同时还兼有护肤、保湿、营养皮肤等功能，用后能使面部肌肤柔嫩光洁、白里透红、容颜靓丽。

清洁霜是近年来开发的一种用于除去面部皮肤表面污垢和营养、保护皮肤的新型活肤品。它能有效地溶解并清除皮肤表面的异物，包括外来的污物、化妆油膏、颜料、皮肤角质层代谢脱落的鳞屑与皮脂和汗液的混合物等。清洁霜对皮肤刺激性小，用后能在皮肤表面留下一层有滋润性的油膜，对干燥皮肤有很好的保护作用。清洁霜可分无水型（由矿油、凡士林和蜡配制）、无油型（主要由洗涤剂组成）、乳化型三大类。乳化型可分为油包水型（W/O）和水包油型（O/W）两类。油包水型清洁霜有油腻感，适用于干性皮肤和浓妆或戏剧妆的卸妆。水包油型清洁霜有滑快感和舒适的使用感，适用于油性皮肤、干性皮肤或冬季皮肤干燥时，不用水洗，可起到润肌护肤作用。目前以水包油型清洁霜较为流行。使用方法是将清洁霜涂敷在面部，经手指按摩使其分布均匀、充分混溶污物，然后用脱脂棉或纸巾擦拭，污物即随霜体一起除去，面部皮肤即被洗净，也可在无水条件下用于洗脸，使用方便。清洁霜是现今护肤美容必不可少的面部洗涤用品。

3. 护肤类：此类产品主要对皮肤起保护作用，增强皮肤血液循环和皮肤细胞活力、延缓皮肤衰老等，故又称为美容护肤品，是化妆品的一大门类产品，在整个化妆品市场所占的比重最大，达45%。将护肤类美容护肤品涂于皮肤上，像在皮肤表面筑起一道保护墙，可防止皮肤水分的过量挥发，能抵御环境（风沙、寒冷、潮湿、干燥等）对皮肤的直接侵害。护肤类美容护肤品品种繁多，但最基本的有膏类、霜类、蜜类、水类等，使用这类美容护肤品应根据各自的皮肤特点、年龄大小和季节等因素进行选择。干性皮肤皮脂分泌少，皮肤比较干燥，宜选用油脂较多的油包水型护肤品，如冷霜、蛋白脂等。油性皮肤皮脂腺分泌旺盛，油脂排泄多，宜选用水包油型蜜类与雪花膏等。中性皮肤介于上述两种皮肤之间，皮脂腺分泌适度，可酌情选用护肤品。青年妇女的皮肤细嫩，可选用蜜类及粉质霜类护肤品，如杏仁蜜、蛋白蜜、蛋白人参美容霜、蛋白嫩肤霜等。中老年皮肤干性显著增加，宜使用脂类护肤品，使皮肤滋润，并有抗寒、抗裂作用。少年儿童皮肤细嫩，抗寒力强，宜选用无刺激性的、少油的营养性雪花膏与蜜类护肤品，如特制蛋白霜等。秋冬干燥季节选用脂类护肤品，盛夏季节宜用含水分多、含油脂少的奶液或蜜，或用花露水、香水、爽身粉等。

雪花膏是一种水包油型乳化体，因其色泽洁白，状如雪花，擦在脸上就像雪花一样地消失，故有雪花膏之称。雪花膏使用最广泛，膏体细腻，稀稠、软硬适度，是人们最喜爱的护肤品之一。擦用后，其内所含的水分逐渐挥发，在皮肤上留下一层薄的脂肪性物质和甘油薄膜，把皮肤表面与外界空气隔开，以节制皮肤表面水分蒸发，能保护皮肤的滋润性，防止皮肤的粗糙开裂。它适用于各型皮肤，特别适用于油性皮肤。雪花膏中还有一种粉质雪花膏，又名粉底膏，具有涂白和黏附作用，适用于化妆打底用，并可掩盖面部的细微缺陷，不易脱落，具有雪花膏与香粉的双重效能。

冷霜又名香脂或护肤脂，是一种典型的油包水型乳化体。涂抹在皮肤上其表面形成一层油性薄膜，可减少皮肤水分蒸发，防止皮肤干燥、皱裂，能够滋润皮肤，柔润角质层，增加皮肤弹性，其护肤作用比雪花膏好。主要适宜干性皮肤及寒冷、干燥季节时使用，天气较热的夏季应用不如雪花膏爽快，而且油性皮肤的人不宜使用。

蜜类是一种半流体状态的软质乳剂，是介于化妆水和雪花膏之间的液态霜，故又称软质雪花膏。其含水量比雪花膏、冷霜为多，可达 70% ~ 80%，其质地细腻，黏度如蜜，状如奶液，因此称其为蜜液。早期在市场上出售的杏仁蜜、柠檬蜜、玫瑰蜜等，现代流行的润肤蜜、清洁蜜、营养蜜、手用蜜、体用蜜、美容蜜等，都是典型产品。现代蜜类产品中，常添加动植物油脂、蛋白质、生物制剂和增白、爽肤、除皱等中草药添加剂，将其制成营养型或疗效型蜜类，很受消费者的喜爱。蜜类美容护肤品色泽洁白，结构细腻，香气淡雅，有适当的黏度和流动性，易涂抹，延展性好，不油腻，使用感觉舒适、滑爽，对皮肤无毒、无害。长期应用，能使肌肤柔软、润滑、减少皱纹和延缓衰老，是一年四季男女老少都适宜的美容护肤品。

4. 营养类： 营养类美容化妆品是一类含有营养活性成分的产品，它是将不同功效的营养活性成分添加于护肤品的基质中而制得。根据护肤品中营养活性成分的功效不同，可将营养类美容护肤品分为多种类型，如保湿护肤品和抗衰老护肤品等。在皮肤组织中，表皮内含有 15% ~ 25% 的水分，若表皮中水分降至 10% 以下，皮肤就会干燥、发皱、失去弹性、出现裂纹，甚至发生龟裂。因此，保持皮肤中的水分（即保湿）是营养护肤的一个重要环节。传统的保湿机制是：皮肤中的皮脂腺所分泌的皮脂在皮肤表面形成一层封闭性的皮脂膜，该皮脂膜可抑制皮肤中水分的蒸发，从而保持皮肤中的水分；此外，皮肤的角质细胞内存在一种水溶性吸湿成分，使角质层保持一定的含水量。

现代皮肤生理学从分子水平角度研究了皮肤细胞的组成和代谢，提出细胞膜是多层类脂质双分子层的结构模型，在类脂质构成的双分子层中镶嵌了细胞蛋白。在双分子层的内表面为亲水部分，即在两双分子层之间包含了水分。角蛋白细胞膜的类脂起着黏结角质细胞的作用，这些细胞间脂质构成了具有一定渗透性的屏障，阻挡皮肤中水分的损失。基于上述保湿机制，具有保湿性的物质主要有：①神经酰胺，角质层中 40% ~ 50% 的皮脂由神经酰胺构成，神经酰胺是细胞间质的主要部分，在保持角质层水分的平衡中起重要作用。②脂质体，由磷脂酰胆碱和神经酰胺等制得，具有与皮肤细胞膜结构相同的双分子层结构，因而对皮肤具有保温作用。③透明质酸和吡咯烷酮羧酸钠，透明质酸存在于生物体内，广泛存在于细胞间基质中，具有很强的保水作用，可以吸收和保持比其自身重上千倍的水分。吡咯烷酮羧酸钠是人工合成的与透明质酸保湿性能相近的优质保湿剂。④山梨醇，多年来甘油一直被作为化妆品中的保湿剂，但近年来已开发出多种新产品取代甘油，其中山梨醇就是其代用品之一。它不仅保湿性较甘油缓和，还能延缓产品湿度的递减，保持产品结构。⑤L- 焦谷氨酸，L- 焦谷氨酸是皮肤天然保湿因子的主要组分之一，具有良好的保湿性能，L– 焦谷氨酸还对酪氨酸氧化酶的活性有抑制作用，从而阻止"类黑素"物质在皮肤中沉积。此外，许多天然的植物提取物如小麦胚芽油、乳木果油、甲壳素、丝蛋白等，都具有良好的保湿功效。

5. 抗衰老护肤品： 人体衰老表现在皮肤上最为明显，全身皮肤变薄，皮下组织减少，皮肤弹性降低，皮下脂肪、肌肉和骨进行性萎缩，引起皮肤下垂。衰老的原因和机制迄今尚不清楚，其中讨论得较多的有自由基学说、程序衰老学说、错误"成灾"学说及免疫学说等。现代皮肤生理学的进展，逐步提示了皮肤老化的生化过程，认为在此过程中对细胞生长、代谢等起决定作用的是蛋白质、特殊的酶和起调节作用的细胞因子。因此，可以利用仿生的方法，设计和制造一些生化活性物质，参与细胞的组成与代谢，替代受损或衰老的细胞，使细胞处于最佳健康状态，以抑制或延缓皮肤衰老。下面介绍几种常添加于护肤品中的抗衰老物质：①细胞生长因子，表皮生长因子（EGF）具有促进皮肤表皮细胞的新陈代谢及延缓肌肤衰老的作用。碱性成纤维细胞生长因子（bFGF）是近年来开发出的一种生物活性细胞因子，对皮肤有多种生物功能：诱导微血管的形成、发育和分化，改善微循环；促进成纤维细胞及表皮细胞代谢、增殖、生长和分化；促进弹性纤维细胞的发育及增强其功能等。bFGF 作为一种化妆品原料尚未获得国家卫生监督行政部门的批准，但目前 bFGF 在普通美容护肤品中的应用已经相当广泛。②生物活性酶，自由基是生物代谢过程中连续不断产生损害自身的毒性产物，自由基及其诱导的氧化反应长期毒害的结果是引起衰老的重要原因。超氧化物歧化酶（SOD）是自由基损害的主要防御酶，它有清除细胞过氧化物自由基的作用。超氧化物歧化酶已应用于护肤品化妆品之中，它在护肤品的抗衰老的作用方面具有广泛的应用前景。③胶原蛋白、弹性蛋白，大分子交联学说从胶原纤维老化的角度提出衰老的原因。随着年龄的增长，皮肤真皮层内胶原纤维和弹力纤维可出现裂解、变性，皮肤的弹性和充盈程度下降，皮肤则出现皱纹、松弛。因此，在化妆品中加入胶原蛋白具有增加和改变皮肤内结缔组织的结构和生理功能的作用，改变皮肤的外观，防止皮肤老化。弹性蛋白和胶原蛋白在欧美一些国家及日本已广泛用于化妆品。④天然植物提取物，蜂胶是由工蜂采集植物花蕊或树干上的黏胶加工酿造而成，其含有的黄酮类能吸收氧自由基，延缓皮肤衰老的作用。此外，人参、花粉、沙棘、胚芽等的提取物具有多种营养功能，对恢复皮肤弹性有一定作用。

第三节　化妆品的基质原料与配合原料

美容化妆品是由各种原料，经过科学配方，精心加工而成的产品。由于化学工业及化妆品工业的迅速发展，供美容化妆品应用的原料品种越来越多，并不断有新的品种出现。按其作用（用途）和性能，大体上可分为基质原料和配合（辅助）原料两大类。其中，基质原料是组成化妆品的主体，是在化妆品内起主要作用的物质。基质原料主要包括油脂、蜡类、烃类、高级脂肪酸、醇类、粉末原料等。

一、基质原料

（一）油脂原料

油脂是油和脂的总称，通常以常温时原料的物理形态而区别之。室温下为液体时称油，室温下为固体或半固体时称脂。油脂在化妆品中的主要作用是：抑制皮肤层水分的蒸发，防止皮肤干燥或龟裂，柔软皮肤，增强皮肤的吸水能力，保护皮肤，减轻皮肤受机械或药物的伤害，抑制皮肤发生炎症。

油脂包括植物性油脂与动物性油脂。化妆品中常用的植物性油脂主要有橄榄油、蓖麻油、椰子油、山茶油、杏仁油、鳄梨油、棕榈油等。植物性油脂对皮肤无刺激，不致敏，安全可靠，很早就已广泛用于美容化妆品中，它不仅对皮肤具有优良的亲和性和保湿性，而且因其含有特定的成分，还能产生特殊的功能。动物性油脂主要有水貂油、羊毛脂油、卵磷脂等。与植物性油脂相比，动物性油脂色泽、气味等略差，在具体使用时尤其需注意防腐问题，下面介绍几种油脂。

1. 橄榄油： 是一种淡黄色的液体，不溶于水，微溶于乙醇，溶于乙醚、氯仿，容易被人体皮肤吸收，含有丰富的维生素 A、B、D、E、K。它是从橄榄果实中冷压制取的天然植物性油，露置空气中会发生酸败。橄榄油具有促进皮肤细胞及毛囊新陈代谢的作用，是优良的养颜剂，另外也具有防晒作用，在化妆品中主要用于乳剂类护肤品，对皮肤具有良好的渗透性，具有"植物油皇后"之称。

2. 杏仁油： 微黄透明，味道清香，不仅是一种优良的食用油，还是一种高级的润滑油，可耐 $-20℃$ 以下的低温，可作为高级油漆涂料、化妆品及优质香皂的重要原料，还可提取香精和维生素。由于杏仁有南杏（甜杏仁）、北杏（苦杏仁）之别，故还有甜杏仁油。杏仁油富含蛋白质、不饱和脂肪酸、维生素、无机盐、膳食纤维及人体所需的微量元素，具有润肺、健胃、补充体力的作用，其苦杏仁甙更是天然的抗癌活性物质。甜杏仁油能使肌肤恢复光滑柔细。

3. 蓖麻油： 是从去壳的蓖麻子仁冷榨制得的一种无色或淡黄色黏稠透明的天然植物油。其主要成分为蓖麻酸三酰甘油、油酸三酰甘油、棕榈酸三酰甘油等，溶于乙醇、乙醚、氯仿，是典型的不干性油，与其他油脂相比，具有较高的乙酰值（羟值）、碘值、密度和黏度。广泛用于增白膏、冷霜、抗皱霜等护肤品中。

4. 貂油： 无色或淡黄色透明油状液体，精制后的貂油无腥臭及其他异味。主要成分为不饱和脂肪酸及其甘油酯，其中油酸为 37.1%，亚油酸 12.3%，十六碳烯酸 22.2%，是从水貂皮下脂肪组织取得的脂肪油再经加工、精制而成，属于营养性油脂，安全、无刺激性，表面张力小，扩散系数大，在皮肤上极易扩展且具有良好的皮肤渗透性，易于被皮肤吸收，同时具有优良的紫外线吸收性能及良好的抗氧化性。貂油作为富含不饱和脂肪酸的天然油脂成分广泛应用于各种护肤、护发及美容化妆品中。

5.羊毛脂：又名羊皮脂肪，是羊的皮脂腺分泌的，附着于羊毛上呈淡黄或黄褐色黏稠性分泌物。羊毛脂是羊毛经过洗涤、回收和精制而得到的一种副产品，是由多种高级醇脂肪酸组成的复杂混合物。最早发现它的美肤作用是因为有人发现澳洲养羊的工人的双手一般都比常人的细嫩，后经研究发现是羊毛脂的作用。羊毛脂有很好的乳化和渗透作用，且有柔软皮肤，防止脱脂和防止皮肤皲裂的功效，易于被皮肤和毛发吸收，并能与多种原料配伍。但其性质黏稠，不易涂敷，略有特殊气味，色泽欠佳。在医药上，羊毛脂常用于配制风湿膏，氧化锌橡皮膏及软膏基料。化妆品级羊毛脂可用于冷霜、防皱霜、防裂膏、洗头膏、护发素、发乳、唇膏及高级香皂等，常用作油包水型乳化剂，是优良的滋润性物质。

（二）蜡类

蜡是由高级脂肪酸和高级一元醇组成的物质，通常为固体，也有少数为黏稠状液体。按其来源可分为动物性蜡（蜂蜡、虫蜡、鲸蜡）和植物性蜡（巴西棕榈蜡、小烛树蜡）。蜡一般比油脂硬而脆，油腻性小，稳定性大，在空气中不易变质，难于皂化。蜡在美容化妆品中主要作用：①形成防水膜，使美容化妆品在皮肤上具有高度封闭性。②具有增稠作用，改进美容化妆品的纹理性。③提高美容化妆品在皮肤上成膜后的熔点。④具有助乳化作用，提高美容化妆品的乳化效果。⑤提高美容化妆品的光泽和可塑性。常见的蜡有以下几种：

1. 蜂蜡：又名蜜蜡，是蜜蜂（工蜂）腹部下面 4 对蜡腺分泌出的蜡质经精制而成。为不规则团块，大小不一，呈黄色、淡黄棕色或黄白色，表面光滑，用手揉搓能软化，有蜂蜜样香气，味微甘。其主要成分有棕酸蜂脂约 80%，游离蜡酸约 15%，虫蜡素约 4% 以及少量的游离蜂醇等。蜂蜡是最早被人类发现的天然蜡，应用历史悠久。蜂蜡广泛用于各种美容化妆品中，如洗澡液、口红、胭脂等。

2. 虫白蜡：是雄性白蜡虫的幼虫其成长过程中的正常分泌物，再经漂白、脱水精制而成。一般又称虫蜡、白蜡、川蜡、雪蜡。其理化性质比较稳定，具有密闭、防潮、防锈、防腐、生肌、止血、止痛等作用。

3. 鲸蜡：是一种无臭无味的珠白色半透明的动物性固态蜡。不溶于水、冷乙醇，溶于热乙醇、乙醚、氯仿、油类。暴露空气中易酸败。主要含鲸蜡酸、鲸蜡酯、硬脂酸酯、月桂酸酯、豆蔻酸酯等。它作为油相基原原料，能赋予美容化妆品以触变性，对皮肤有良好的滋润柔软效果。

4. 巴西棕榈蜡：又名卡那巴蜡，是从南美巴西产的棕榈树叶或叶柄中提取的蜡。该蜡为淡黄色片状固体，且有悦人的气味；不溶于水，溶于热乙醇、乙醚、氯仿、四氯化碳、油类；主要成分为棕榈酸蜂蜡酯和蜡酸；是美容化妆品原料中硬度最高的一种，且与蓖麻油等油脂类原料的相容性良好，因此常用作锭状美容化妆品的固化剂。

（三）烃类

烃是碳和氢组成的一类有机化合物。根据烃的性质与结构，可将其分为脂肪烃、环烷烃和芳香烃三大类。烃来源于矿物石油，其本质是矿物性油脂和蜡。可作美容化妆品原料的烃类物质有液状石蜡、固体石蜡、微晶石蜡、地蜡、凡士林等。

（四）高碳脂肪酸

高碳脂肪酸是构成动物、植物油脂或蜡类的主要成分。美容化妆品中使用的脂肪酸主要是 C_{12} 的脂肪酸，如月桂酸、棕榈酸、硬脂酸、油酸、肉豆蔻酸等，用量最大的是硬脂酸。硬脂酸学名十八烷酸，分子式为 $C_{17}H_{36}COOH$，分子量为 284.48，是一种略带珠光的白色蜡状固体，能分散成粉末，不溶于水，微溶于苯、二硫化碳，溶于乙醚、氯仿、热乙醇，能与碱作用生成硬脂酸盐。硬脂酸为合成油脂，是美容化妆品常用的重要基质原料，如雪花膏、冷霜、奶液等。

（五）醇类

醇类分为低碳醇、高碳醇和多元醇 3 类。常用的低碳醇有乙醇、异丙醇、丁醇和戊醇等，高碳醇有十六醇、十八醇等，多元醇有丙二醇、丙三醇、山梨醇等。

1. 十六醇：又名鲸蜡醇，分子式为 $C_{16}H_{33}OH$，分子量为 243.45，是一种无臭无味的白色固体状的合成油脂，不溶于水，溶于乙醇、乙醚、氯仿，遇碱不起化学作用，与浓硫酸发生磺化反应。本品广泛用作雪花膏、冷霜、乳液等美容化妆品的乳化调节剂、软化剂。它具有抑制油腻感、降低蜡类原料黏性、稳定乳胶体等作用。

2. 丙三醇：其俗名甘油，分子式为 $C_3H_5OH_3$，分子量为 92.11，是一种无色无臭黏稠液体，味甜，有吸湿性，溶于水和乙醇。甘油在美容化妆品中，主要利用其吸湿性，以保持皮肤的水分，用作保湿剂；同时，也使膏体软硬适度，在一定的时间内使膏体不发生剧烈干缩；此外，它还能使膏体具有一定的防冻作用。

（六）粉末

粉质原料主要用于粉末状化妆品，如爽身粉、香粉、粉饼、胭脂、眼影等，在化妆品中主要起遮盖、滑爽、附着、吸收、延展作用。粉质原料一般均含有对皮肤有毒性作用的重金属，具体应用时重金属含量不得超过国家化妆品卫生规范规定的含量。粉质原料包括碳酸钙、碳酸镁、氧化锌、钛白粉、高岭土、滑石粉、二氧化硅等。碳酸钙为无色无光泽的细粉，对汗液、油脂有良好吸收性。碳酸镁为白色轻质粉末，吸收性较碳酸钙强，但用量过多会致皮肤干燥，一般不宜超过 15%。氧化锌无色无臭，对皮肤有缓和干燥与杀菌作用。钛白粉为白色无定形粉末，遮盖性极强，用量在 10% 以内，应用时需注意钛白粉对某些香料的氧化变质有催化作用。

二、配合原料

配合原料又称辅助原料，主要包括乳化剂、赋香剂、表面活性剂、着色剂、防腐剂、抗氧剂、紫外线吸收剂和药物添加剂等。它们在美容护肤品中通常所占的比例不大，但由于各自都具有独特的性质和功能，因此有着不可替代的重要作用。

1. **乳化剂**：乳化剂的作用主要是起乳化效能。即促使乳化体的形成，使乳化成细小的颗粒，提高乳化体的稳定性等。其次是控制乳化类型，即油包水型或水包油型。

2. **赋香剂**：都是具有挥发性的赋香物质，都具有一定的香气、香味、香型。

（1）香精：香精是赋予化妆品以一定香气的原料品。所有的化妆品都具有一定的优雅舒适的香气，它是通过在配制时加入一定数量的香精而获得的。在化妆品中，香精属于关键性原料之一，一个产品是否能取得成功香精亦是决定的因素。香精选用得当，不仅受消费者的喜爱，还能掩盖产品介质中某些不良气味；如果选用不当，那会给产品带来一连串的麻烦，如香气不稳定、变色、皮肤受刺激、过敏以及破坏乳化平衡等。

（2）香料：香料是一种能使人们嗅觉或味觉感到愉快，并能记忆其特征的挥发性物质，是调配成各种香精的原料，又称香原料。香料是单一赋香物质，具有一定的特殊的香气和香味，按香料来源可分为天然香料和合成香料两大类。各种香料经过调香配制成香精，广泛用于食品、药品和化妆品工业，丰富美化了人们的物质文化生活。天然香料有植物香料与动物香料之分。植物香料是分别从植物的花、果、籽、叶、茎、根、树皮、树脂中提取的。目前，工业生产与调香常用的香料约有 200 种。我国是世界植物香料大国，有 20 多种植物香料出口 102 个国家。例如，新疆的薰衣草、山东的玫瑰、南通的薄荷、杭州的墨红、福州的米兰、广州的茉莉、桂林的桂花、成都的柠檬、云南的香叶天竺葵都是出口香料品种。动物香料主要有龙涎香、麝香、灵猫香、海狸香 4 种。龙涎香和麝香数量少，价格昂贵，用于配制部分高档香水。灵猫香和海狸香有货源，价格适中，使用比较广泛。

香料包含单离香料和合成香料。单离香料是由天然香料油利用物理或化学方法分离出的单一化合物，如从亚洲薄荷原油中提取薄荷脑，从香茅油中制取香叶醇、从香叶油中制取玫瑰醇等。合成香料是指采用化学合成方法制得的香料，目前世界上人工合成的香料已逾 5000 种，在国际市场上供应的合成香料为 3000 多种，其中用量较大的有几百种。

3. 表面活性剂：表面活性剂是以石油或石油化工中间产品为原料的最重要的一类精细化学品，广泛应用于家用洗涤剂、化妆品及清洗剂，具有乳化、分散、渗透、润湿、抗沉淀、发泡、消泡、增稠、降黏、降凝、柔软、杀菌等一系列独特的物理化学性能。根据表面活性剂在水溶液中的解离特性可分为非离子型、阴离子型、阳离子型与两性离子型。阴离子表面活性剂价格便宜，来源广，但抗硬水能力较差，与阳离子表面活性剂混合使用时会产生沉淀。阳离子表面活性剂可以作为杀菌剂，也有柔软、脱脂、破乳、抗静电作用，但不具去污能力。非离子表面活性剂由于在水溶液中不呈离子性，不怕硬水，也不受 pH 值的限制，常与离子型表面活性剂复配使用，主要发挥发泡、稳泡、乳化、增溶和调理等作用。两性离子型表面活性剂具有抗静电、柔软、杀菌和调理等作用，刺激性低、耐硬水力强、水溶性好，广泛应用于婴儿香波、洗发香波中，可与各类表面活性剂配合使用。化妆品用表面活性剂应用较多的主要为非离子表面活性剂与高分子乳化剂。

4. 着色剂：着色剂又称色素，是赋予美容护肤品以一定颜色的原料。着色剂在美容护肤品中的主要作用，一方面改善美容护肤品的色泽，赋予其美观，另一方面遮盖瑕疵，对人体皮肤起到美化作用。因为美容护肤品经常与皮肤接触，所以要求其中使用的着色剂是安全无毒，无致变异性、无致过敏性、无致癌性等，符合化妆品卫生标准要求。根据 2007 年版《化妆品卫生规范》中规定，我国允许使用的有机和无机着色剂共有 157 种。能用于食品、医药品和化妆品的色素叫作食用色素。常用 FD&C 表示，如 FD&C 红 No.3、FD&C 黄 No.5、FD&C 蓝 No.1 等。能用于医药品和化妆品而不能用于食品的色素叫作非食用色素，常用 D&C 表示，如 D&C 红 No.6、D&C 黄 No.7、D&C 蓝 No.4 等。食用色素和非食用色素均可用于化妆品中。通过色素溶解或分散作用可使化妆品的基质及其他原料着色，是彩妆类化妆品的主要成分。常用的色素包括：有机合成色素（如染料、色淀、颜料）、无机颜料（如氧化锌、二氧化钛、氧化铁、炭黑等），天然色素（如胭脂红、胡萝卜素、姜黄、叶绿素、柠檬黄等），珠光颜料（如鱼鳞、云母）。

5. 防腐剂：众所周知，我们所处的环境中存在着大量的微生物，以致在生产、储运或使用化妆品时或多或少地会混入微生物，使产品受到污染，因此在制造化妆品时要添加适量的杀菌防腐剂。所谓防腐剂是一种对微生物具有杀灭或抑制生长繁殖作用的物质。在美容护肤品使用的防腐剂应满足以下要求：无色无臭，安全无毒，对皮肤无刺激性，广谱高效，可溶性好，稳定性好，使用方便和经济合理等。根据 2007 年版《化妆品卫生规范》中规定，我国允许使用的防腐剂共有 55 种。

6. 抗氧化剂：美容护肤品中含的油脂成分尤其是不饱和油脂，因受空气、水分、光等因素的影响，可使油脂氧化而变质变味。例如，白油和凡士林会被日光氧化而变味变色。油脂的自动氧化是由于一系列复杂的化学反应所引起的，抗氧化剂能和油脂自动氧化时生成的自由基相互作用，切断连锁反应，对油脂的酸败变质有减缓和抗氧化作用。有些抗氧化剂的作用是由于它本身比油脂更容易被空气所氧化，所以相应延缓或防止了油脂的氧化。抗氧化剂的种类很多，按照其化学结构可分为醇类、醌类、胺类、有机酸、酯类，无机酸和盐类 7 大类。为了保证化妆品的质量，抗氧化剂必须是：只加入极少量就有抗油脂氧化变质的作用，抗氧化剂本身或它在反应中生成的物质是无毒的，不会赋予产品异味及价格较便宜等。

7. 防晒剂：防晒剂又称紫外线吸收剂，是一种能吸收有害紫外线光能，将其转变成热能的物质。波长在 180 ~ 400nm 之间的太阳光线称紫外线，其实质是人眼看不见的电磁波。现代医学研究已充分证明，过度的紫外线照射能使头发分叉、老化、褪色，能使皮肤出现皱纹、红斑、色素沉着，降低身体免疫力，造成白内障，甚至引发皮肤癌等。因此，为了身体健康，必须减少紫外线照射。根据 2007 年版《化妆品卫生规范》中规定，我国允许使用的防晒剂共有 24 种。其中常用的有：对氨基苯甲酸乙酯、水杨酸辛酯、4- 甲氧基肉桂酸 -2- 乙氧基乙酯、二甲基对氨基苯甲酸辛酯、2- 羟基 -4- 甲氧基二苯甲酮等。除了紫外线吸收剂外，为了完全阻止紫外线，有时也采用一些能使紫外线散乱、起到遮蔽作用的无机覆盖剂，如氧化锌、氧化钛、滑石粉、高岭土等。

8. 功能活性添加剂：美容护肤品的作用主要是经常地美化皮肤和保持皮肤的健康，通常并不强调具有改变皮肤生理机能的效果。但近年来具有营养、抗皱功能的化妆品更受人们的欢迎。这类对机体作用比较缓和、有一定的生物活性作用，其中含有某些生物活性添加剂。根据添加物的性质可分为化学添加剂、中草药添加剂和生物活性添加剂 3 大类。

（1）化学添加剂：美容护肤品常用的化学添加剂有维生素类、氨基酸类、角质溶解剥离剂等。维生素是机体正常生长和代谢所必需的微量有机物，维生素的缺乏会引起各种皮肤疾患，因此对维持皮肤的正常生理功能也是非常重要的。为了治疗维生素缺乏症和防治各种皮肤疾患，防止皮肤干燥、粗糙、角化异常，防治皮肤色斑，延缓皮肤衰老，可在美容护肤品中加入适量的多种维生素，其中常用的有维生素 A、维生素 E、维生素 C、维生素 B_5、生物素等。氨基酸是含氨基的有机酸，是组成蛋白质的基本单位。在美容护肤品中加入氨基酸，可使老化的皮肤恢复水合作用，使干燥的皮肤恢复正常。常用的氨基酸有甘氨酸、色氨酸、谷氨酸、亮氨酸、蛋氨酸、苏氨酸、赖氨酸、缬氨酸等。硫黄、水杨酸、间苯二酚等，有溶解、剥离皮肤角质作用，对防治粉刺也有一定作用。

（2）中草药添加剂：中草药添加剂在美容护肤品的应用研究中十分活跃，新产品层出不穷，含中草药有效成分的美容护肤品不仅有美容护肤作用，还兼有营养、防晒和保健效果。例如，人参、当归、川芎等中草药有效成分能使皮肤柔软洁白，并能抗皱祛斑，延缓皮肤衰老。常用的中草药物有花粉、人参、何首乌、灵芝、芦荟、三七、川芎、当归、桔梗、麻黄、杏仁、黄芪、地黄、甘菊、黄柏、黄芩、益母草、桂皮、海藻、紫草根等。

（3）生物活性添加剂：是一种利用现代生物工程技术开发研制或从生物组织提取的原料，是现代高科技的新型添加剂。这种美容护肤品走俏于国际市场。目前，国际流行的生物活性添加剂有水解蛋白、胶原蛋白、弹性蛋白、丝素蛋白、金属硫蛋白、初乳活性营养因子、表皮营养因子、表皮润泽因子、透明质酸、脱氧核糖核酸、曲酸、熊果苷、甲壳素、超氧化物歧化酶等。生物活性添加剂对皮肤具有营养、增白、防晒、祛斑、抗皱、防衰老、促进皮肤细胞新陈代谢等多种功效，有的还有抗炎、抗辐射、防癌等作用。透明质酸具有无与伦比的保湿性、渗透性、润滑性、透气性等功能，是一种性能极佳的天然保湿因子，被誉为美容护肤品的"夜明珠"。熊果苷不但能卓有成效地抑制黑色素，而且还具有良好的配伍性，能协助其他护肤成分更好地完成美白和保湿功效。金属硫蛋白不仅具有防晒作用，还有润肤、保湿、减轻色斑等多种功能，因此被誉为21世纪最有发展前途的生物活性添加剂。

第四节 化妆的目的、意义与美学原则

在平时的日常生活中，每个人都很注重自己的仪表风度和外在装扮，因为这些都是体现一个人文化修养和思想内涵的主要形式。而化妆则可以起到美化自己形象的作用。美容化妆，顾名思义，是根据医学与美学的基本原理，以化妆品及艺术描绘手法来掩饰、装扮自己，从而达到心情愉快、增强自信心和尊重他人的目的。化妆是一种艺术，从中人们能发现自己的长处和个性，同时也感染周围人群而美化了人类的生存环境。其主要意义具体表现在：①美化人体：美容化妆最大的效能，是利用化妆品和其他整容、美容手段去美化人体，增加魅力，改变容颜，保持皮肤和毛发的健美。例如使用洁肤霜、紧肤水、粉底霜、定妆粉可使脸面皮肤洁净光亮，毛孔收缩及调整面部皮肤的颜色，增加皮肤的光泽。擦胭脂、涂口红、画眼线、描眉等，可使面部肤色红润，嘴唇更艳丽，眼睛更有神，从而增强整个面容的立体感。②防病健身：化妆不仅为了美容，还可防病健身。炎热的夏天，强烈的阳光会损伤滑嫩的皮肤，在外出之前，涂用防晒霜，使皮肤免遭阳光的刺激，可有效地防止面部色素斑的出现。回到家洗净脸后，拍打少许收缩水，可使扩张的皮肤恢复正常。适当地使用适合自己皮肤的面膜，可使皮肤新陈代谢功能旺盛，起到健身又美容的功效。③弥补缺陷：眉毛短缺、色淡、过浓，眼睛太小、斜眼、突眼，鼻子短粗、平塌，嘴唇过厚、过薄、过宽、过小等，均可通过化妆手段来弥补或矫正，形成和谐统一。

1.平面与立体的关系：人的面庞是由形态各异的五官与

脸型搭配组成的，与欧美人相比，东方人的面孔特点为骨骼小、两颊平展阔宽、鼻梁低、眼睛小，整体印象平淡多于生气。如何使这种脸部富于活力，有血有肉，生动传神，这就涉及立体化妆的问题。

立体化妆就是在平淡、呆板的面孔上，巧妙地运用色彩当中的"暖色向前，冷色向后"的原理，使用明暗、深浅不同的色彩，利用亮色的放大作用和影色（暗色）的缩小效果以及明暗色彩对比所产生的突出和凹陷，造成人们视觉上的错误，使各个器官的角度和距离得以合理地调整，并因此使脸部显得立体、生动。立体化妆开始于化妆的起始阶段，即打底色阶段。这一阶段，应选用亮、中、暗三种不同颜色的底色分别运用于面部不同的地方——中间底色涂敷于全脸做底，亮色涂敷于希望突出的地方，如额、鼻梁、眉骨、颧骨及下颌尖，暗色涂敷于那些需要"凹"的地方，如眼眶、鼻侧部及面颊腮部较肿者，用晕染、拍抹的手法使明暗色分界线自然过渡。这样，立体感就会显现在你的面庞上，在此基础上，施用各种颜色就会收到事半功倍的效果。

立体化妆属于高层次的化妆，要用粉底霜打出立体效果，需要注意以下几个问题，首先要了解自己净妆时的形象，要讲究基面化妆与点化妆的融合，不宜用粉妆色彩。最后要强调一点，就是妆面整体效果的显现亦很重要，在运用明暗、深浅不同的几种粉底色强调立体感，尤其要注意各色之间与中色的自然过渡与相互协调，应逐渐由深变浅均匀融合，切不可造成各占一方界线分明的态势。

2. 肤色与色彩的关系：在五彩缤纷的世界中，每一种颜色都有自己的特点，显示一定的情愫，并可引起某种效应。如粉色常表示甜嫩、文雅，充满青春气息，黄色亮人眼目，使人欣快，而红色给人以温暖、热烈、振奋，紫色显示神秘、高贵，黑色则表示庄重，如此等等。就其颜色本身来看，每种都是好看的，可为什么组合后就有了高雅、粗俗、低劣之分呢？可见色彩的搭配是有一定学问的。

从面部肤色、五官轮廓的改善，到各种线条的夸张或抑制，无不与色彩的选择和巧妙搭配相关联，不同的色彩组合，可以显示出不同的气质，给人不同的心理感受。它既可以使妆面赢得意想不到的成功，也完全可以使妆面毁于一旦。但在美容化妆中，很少单独使用红、黄、蓝三原色，因为它们和肤色反差太大，常用的是利用三原色分别进行调配后产生的复色和间色。相对红、黄、蓝三原色来讲，黑、白、棕、灰都不可以做主色，在美容中它们起衬托作用。如暖色的红、橙、黄，一般可用棕色衬托，冷色系的绿、紫、蓝可用黑色相衬，而被许多女性青睐的中间色调会让人产生朦胧、淡雅、高贵之感，有彩与无彩，同色与相邻色的配合，都会使要勾画的轮廓更为清晰、柔和、协调。所以，要获得化妆的成功，一定要掌握色彩的纯度、色彩的冷暖性质、色彩的明暗对比、各种色彩最佳搭配、衬托和过渡等这些基本知识，这样就能在不同的季节、不同的场合、不同的光源、不同的服饰条件下，灵活选择与你肤色、头发、脸型、气质相适应的色彩。红、黄、蓝三原色是化妆中的基本色，任何颜色都是红、黄、蓝色的相互过渡。

3. 季节与妆饰的关系：个人色型是由肤色、发色、眼色的自然色彩决定的，根据色彩的四季分类法，春秋季色型比较偏向于温暖的黄色调，而夏冬季较偏向于冷静的蓝色调，各色型色彩特点依次为春季型清新明快、秋季型成熟凝重、夏季型轻盈缥缈、冬季型艳丽生动。

（1）春季行妆时粉底选用黄色调，唇膏和胭脂选用偏黄些的玫瑰红色调，眼影用明亮、柔和色，使整个妆面与春天大自然相协调。

（2）夏季肤色基调偏冷色调，切忌浓妆艳抹。夏天出汗较多，过厚地涂脂抹，和汗水搅到一起，会造成花斑状的面妆，不但丝毫没有达到化妆的目的，反而影响皮肤正常的新陈代谢。所以，夏妆总体上要偏淡，粉底可用也可不用，眼影可选用灰绿、灰蓝、淡紫等，腮红、口红选用柔和的复色和间色。

（3）秋季妆面适宜选用较强、较深、明晰的色彩。同时应注意化妆品与妆面要贴合固定，看上去明朗大方。

（4）冬季与严寒的外部环境相对比，化妆的整体色调应趋向于暖色调，冬季色型所需的颜色不多，但都十分强烈。在所有色彩中鲜红是最美的唇色，粉底选用晶莹透明的，眼影可选用较艳丽的颜色，为暖和冬天冷色调，可适当加入一些亮色。

第五节　某些特殊用途的化妆品

特殊用途化妆品是一类具有特定使用对象、一定功效的化妆品。这类产品一般含有特殊的活性成分或原料，针对皮肤的某些临床问题提供一定的帮助和辅助治疗作用。属于美容化妆品范畴的产品有祛斑美白类、防晒类和抗粉刺类产品等。

1. 祛斑美白类化妆品：在皮肤表皮的基底层分布着大量的黑色素细胞，在不同部位其密度有所不同。造成皮肤黑色素生成的原因有多种，如紫外线、废气、活性氧等环境因素。某些食物也是皮肤变黑的祸根，如富含铜、铁、锌等金属的食物易使人的皮肤变黑，这是因为这些金属可直接或间接地增加与黑色素生成有关的酪氨酸酶及多巴醌等物质的数量与活性。不少药物也会改变正常肤色，如氯喹对黑色素的亲和力特别强，会加重肤色变黑。不少疾病也会改变正常肤色，使其变黑，如营养不良性疾病、体内氧化与抗氧化平衡失调、内分泌失调、微生态失衡、代谢紊乱、机体微量元素含量异常等。

皮肤黑色素合成的主要步骤为：酪氨酸的摄取及分布、酪氨酸酶的合成及活性、黑素体储存黑素及通过黑素细胞树突将黑素颗粒转运到角朊细胞、角朊细胞中的黑素颗粒随表皮细胞移动，伴随角质层的脱落而排出。在黑色素合成过程中，受到许多因素的影响，首先是酪氨酸酶的活性，此酶为含铜的氧化酶，其活性与铜离子含量相关联，体内生化过程和物理环境的改变，可对酪氨酸酶的活性产生影响。从酪氨酸向多巴转化和多巴向多巴醌转化中，都是由酪氨酸酶催化进行的，酪氨酸酶直接控制着黑色素合成的起始及速度，决定了后续步骤是否能够进行下去。当各种因素作用于酪氨酸酶使其活性升高时，黑色素合成增多，当酪氨酸酶活性被抑制时，色素合成减少。基于上述机制，可在护肤品中加入各种生物活性原料制成祛斑美白护肤品，使用这样的产品可达到使皮肤祛斑美白的效果。其作用机制可归为四种：抑制酪氨酸酶的活性、使黑色素细胞特异性中毒、抑制氧化反应、角质剥脱等。下面介绍几种祛斑美白的有效活性物质。

（1）维生素 C、维生素 E：维生素 C 可抑制酪氨酸酶的活性，从而抑制黑素的形成。维生素 C 是最早被皮肤专家认定为安全有助于黑色素淡化的口服制药。维生素 E 能抑制人体内脂肪酸特别是不饱和脂肪酸的过氧化作用，减少不饱和脂肪酸过氧化物——脂褐素的产生。

（2）酸：即羟基酸，包括枸橼酸、苹果酸、丙酮酸、乳酸、甘醇酸、酒石酸等，主要通过渗透至皮肤角质层，加速细胞更新速度和促进死亡细胞脱离而达到使皮肤光滑、细嫩、柔软的效果，果酸能抑制酪氨酸酶的活性，因而还具有增白效果，并具有减退皮肤色素沉着、色斑、老年斑等功效。

（3）果苷：化学名为对 – 羟基苯 –β–D– 吡喃葡萄糖苷，可从植物中分离得到，也可以化学合成。熊果苷能有效地抑制酪氨酸酶，减少皮肤色素沉着、减退色斑，对紫外线引起的色素沉着其抑制有效率可达 90%，使用浓度为 3%。

（4）植物提取物：当归可活血化瘀、增强皮肤血管血液循环，改善和增强皮肤新陈代谢，抑制酪氨酸酶的活性，阻止酪氨酸氧化为多巴，有效地阻止黑色素形成，对雀斑、黄褐斑有效。木瓜的提取物中除含有果酸外，还含有一种天然蛋白酶，可置换黑色素形成过程中的铜离子酶，从而阻断黑色素的生成。此外，具有祛斑作用的中药还有黄柏、桂皮、川芎、柴胡、益母草等。动物提取物如胎盘萃取液、珍珠水解液等也具有美白作用。

（5）美白祛斑物质：除维生素外，还有氢醌、壬二酸等，常添加于祛斑化妆品中。

2. 防晒类化妆品： 防晒类化妆品指具有屏蔽或吸收紫外线作用，能减轻因日晒引起皮肤损伤的防晒制品。防晒剂是一类能够吸收紫外线的物质，它是添加于防晒类化妆品的主要原料。防晒剂的种类很多，按其防晒机制大体可分为两类：紫外线屏蔽剂和紫外线吸收剂。

紫外线屏蔽剂大多为无机粉体，如氧化锌、二氧化钛、滑石粉、高岭土等。这些粉体是通过散射作用减少紫外线与皮肤的接触，从而防止紫外线对皮肤的侵害。粉状散射物质的折射率愈高，散射能力愈强，粉体颗粒愈细，散射能力愈强。现在常应用的纳米级钛白粉、氧化锌粉有极强的散射力，是优良的紫外线屏蔽剂。紫外线吸收剂能吸收使皮肤产生红斑的中波紫外线或使皮肤变黑的长波紫外线，从而可防止皮肤晒成红斑或黑斑，它又可分为化学合成紫外线吸收剂和天然紫外线吸收剂。目前，防晒剂仍是以化学合成的紫外线吸收剂为主，因为它的品种多，产量大，易于获取，价格较低。主要有对氨基苯甲酸及其酯类、水杨酸酯类、对甲氧基肉桂酸辛酯和二苯甲酮类。

近年来，发现许多天然动植物（成分）具有吸收紫外线作用，如海藻、甲壳素、沙棘、芦荟、芦丁、黄芩、银杏、鼠李等都具有较好的紫外线吸收性能，在相同浓度下紫外线吸收能力不亚于合成防晒剂。防晒类化妆品主要有防晒露、防晒油、防晒蜜、防晒霜等，其中以防晒蜜和防晒霜销量最多。防晒霜易于携带、使用方便，用于皮肤不仅有防晒效果，而且使皮肤光洁白嫩，防止皮肤起皱或老化，受到消费者的喜爱。对于防晒化妆品的防晒效果的评定，在国际上统一采用测定产品的防晒指数即 SPF 值（sun protection factor，SPF）来评价。SPF 亦可称为防晒因子或日光保护系数等，是用来表示防晒剂保护皮肤的相对有效性，是保护皮肤免受日光晒伤程度的定量指标，SPF 的定义是：

$$SPF = \frac{使用防晒制品时的\ MED}{未使用防晒制品时的\ MED}$$

式中 MED 为紫外线照射后皮肤产生最小可见红斑所需的能量，简称最小红斑量。其测量方法是以人体为测试对象，用日光或模拟日光逐步加大光量照射人体皮肤某一部位，当照射部位产生红斑时最小光量即为 MED。

我国最新发布的《化妆品卫生规范》2007 版中规定，防晒化妆品 SPF 值的范围是 2 ~ 30。在此范围内 SPF 值越小，防晒产品的防晒效果越差；SPF 值越大，防晒效果越好。根据 SPF 值可将防晒化妆品分成 4 大类（见表 19-1）。

表 19-1　防晒化妆品的 SPF 与防晒效果

序号	防晒化妆品	SPF	防晒效果
1	低级防晒化妆品	2~9	允许晒黑
2	中级防晒化妆品	10~19	允许晒黑
3	高级防晒化妆品	20~30	不晒黑
4	超高级防晒化妆品	30 以上	不晒黑

3. 抗粉刺类或抗痤疮类化妆品： 从作用机制上看应属于特殊用途化妆品，但是这类产品目前并不属于我国规定的九大类特殊用途化妆品之中。这是因为十多年前我国起草的《化妆品卫生监督条例》时，该类产品很少而未能收入。近年来我国卫生行政部门已经组织专家在对上述条例以及该条例的实施细则进行修改，拟将抗粉刺类化妆品划入特殊用途化妆品进行管理。

粉刺又称痤疮，是青年人群中最常见的影响美容的疾病。其发病机制尚未完全明了，可能与多种因素有关，如遗传、内分泌、毛囊皮脂腺内细菌的感染、皮脂排出增多、药物、化妆品、机械刺激等因素有关。青春期雄激素分泌增加，使皮脂腺增大，皮脂排出增多，皮脂腺性毛囊的毛漏斗部角质增生、剥离，造成毛孔堵塞，皮脂不能顺利排出，致使痤疮短棒菌苗大量繁殖，继而引起毛囊炎。针对上述机制设计的抗粉刺类化妆品，一般含有以下活性物质：

（1）维生素类：维生素 B_2、维生素 B_6 和维生素 A 等作为治粉刺的口服药，它们可减少皮脂的分泌。维 A 酸类具有抑制皮脂腺分泌、促进表皮细胞分化、抗痤短棒菌苗和抑制炎症的作用。

（2）角质剥离剂：水杨酸类、过氧化苯甲酰等具有抗菌、抑制皮脂腺分泌及溶解角质作用。

（3）生化物质：国外已研制出一些抗粉剂的生化活性物质。如 Sebominne SB_{12} 是一种抗脂溢杀菌去粉刺活性剂，Sebososft 具有较强的渗透力和抗细菌活性，可减少皮脂腺分泌，抵抗表皮过角质化和微生物的大量繁殖。

（4）天然植物提取物：丹参的提取物丹参酮具有雌激素功能，可使皮脂腺缩小而减少皮脂分泌。因此，丹参对皮脂分泌旺盛而产生粉刺也有治疗作用。此外，大蒜能有效抑制细菌生长，薏米提取物也有消炎、排脓、止痛效果，对痤疮有明显疗效。此外，具有清热解毒作用的中药如甘菊、黄芩、苦参、紫草、细辛、杏仁等，都具有抗粉刺作用。

在抗粉刺化妆品中常用的活性添加剂除上所述外，还有硫黄、间苯二酚、硫酸锌复合剂等。

第六节　化妆品种类的选择及合理应用

化妆品是保持皮肤健康、增进美容的日常用品。面对种类繁多的化妆品，许多消费者感到无所适从，不知如何选用。化妆品对于皮肤来说，就像衣服对于人。尺寸不对的衣服，穿起来会很不舒服。同样，使用不合适的化妆品也是一场灾难。所以，"量体裁衣"，需要谨慎选择、小心使用化妆品。化妆品正确的选用方式是应根据自己的皮肤性状、年龄、性别、生理条件、不同季节及不同用途等来进行挑选。在挑选化妆品时首先应注意产品的质量，同时注意产品的有效期或生产日期，检查包装是否密封良好。选最适合自己的化妆品，而不是选最贵的化妆品。

1.选购化妆品的原则：在选购化妆品时不仅要看商标、生产厂家、地址、使用说明书或宣传文字，对特殊或进口化妆品，还应看有无卫生部的批准文号或进口批文等标识，以确定所购买的产品是否为合法和合格的产品。化妆品的品质：除了注意化妆品的合法性，还要对化妆品的质地加以鉴定，尤其在选购一种以前从没有用过的化妆品时更应注意。化妆品的适用性：消费者在选购化妆品时，必须根据自己的皮肤特点、使用的环境、经济状况等因素选择适合自己使用的产品。化妆品质地的鉴定要注意以下3个原则。

（1）质地要细腻：用肉眼直接看装在瓶子里的化妆品质地是否细致是不容易做到的，有时要亲自试验。试验的方法是用手指蘸上少许，均匀地涂一薄层在手腕关节活动处，然后手腕上下活动几下，几秒钟后，如果化妆品均匀而且紧密地附着在皮肤上，且手腕上有皮纹的部位没有条纹的痕迹时，便是质地细腻的化妆品。反之，如果出现条纹或者有粗糙感或者有微粒状，说明这种化妆品质地就不那么细致。任何一种化妆品均是质地越细越好，因为质地细腻，其附着在皮肤上的能力也越大，涂抹在皮肤上匀贴自然，维持和发挥作用的时间也越长，感觉也舒服。

（2）色泽要鲜艳：所谓鲜艳是要看化妆品的颜色是否暗淡无光泽，如果质地细腻，而色泽无光泽，其原因可能是制造时添加的色素不当、失真，没有进行配色，也可能是产品存货时间太久，超过保质期等。因此在购买时，要特别注意化妆品的颜色和光泽。检测的方法是将化妆品涂抹在手腕上，在光线充足的地方看颜色是否鲜明，同时还要看是否与自己的肤色相称。

（3）气味要纯正：化妆品的气味纯正并不指化妆品的气味需要多香，但需要没有刺鼻的怪味。气味纯正的化妆品，其香气优雅，使人愉悦。香味过重，常常是由于加入过量的香料所致，化妆品存放时间太久，会由于化学变化而使质地、色泽和香味发生变化。有些化妆品的气味很淡，涂抹在皮肤上几乎闻不到香味，这时可以把化妆品的盖子打开，靠近鼻子，通常化妆品闻起来有股芬芳清凉的感觉，如果有刺鼻气味或太香，这可能就不纯。当然，值得一提的是，市面上也专门为那些不喜欢香味或者对香料过敏的消费者提供无香型化妆品，这种化妆品没有任何香味。使用伪劣或变质的化妆品，会使皮肤产生各种不良反应，甚至严重的皮肤反应。

2. 化妆品的合理选用： 如何选择化妆品，不同的人会有不同的标准。一般来说，化妆品的选择与使用可以从以下几个方面考虑。

（1）根据皮肤类型选择不同的化妆品

人的皮肤可分为3种主要类型，即油性皮肤、中性皮肤、干性皮肤。皮肤的类型决定选用化妆品的类型，因此在选购化妆品之前，应知道自己皮肤的类型。最简便的检测方法是：睡前将脸洗干净，不涂擦化妆品即入睡，次日清晨起床后，用洁净的纸巾轻轻擦拭前额及鼻部，观察纸巾。若纸巾上稍有油迹为干性皮肤，纸巾上留有大片油迹为油性皮肤，纸巾上的油迹介于二者之间为中性皮肤。皮肤的性质会随年龄、气候等变化，年轻偏油，年长偏干，冬季偏干，夏季趋油。根据皮肤的不同状况选择产品将达到更好的效果。

①干性皮肤化妆品的选择：干性皮肤缺乏油脂，易干燥，产生紧绷感、皱纹和色素，需要保湿、滋润，防止皮肤老化及色素生成。选择使用护肤品时注意：

A.洁肤：清水洗脸即可，如果需要用清洁剂的话，宜用含亲水性及亲油性物质、不含碱性物质的洁肤品，既达到清洁的目的，又可以保持皮肤的自然湿度。一般宜选用不起泡沫的、性质较温和的弱酸性洁面乳。洗脸水勿烫（18℃~30℃为宜）。不要进行过度深部清洁（"去死皮"），以免损伤皮肤的屏障功能，引起皮肤敏感。

B.爽肤：选用保湿效果较好的柔肤滋润型、不含酒精的化妆水，充分补充皮肤的水分。

C.护肤：保湿非常重要。一般选用油包水型的膏霜类护肤品，最好含有良好保湿剂如神经酰胺、透明质酸、胶原蛋白或天然油脂（如橄榄油）等，可深度滋润皮肤。化妆前要使用保湿剂，选用滋润性粉底。平常可随身携带使用保湿喷雾，面部停留 10~20 秒后用纸巾轻轻拍去剩余水分。

D.按摩：用热喷雾蒸面可加快面部血液循环，补充必需的水分，以面部潮红为度，每次 5~10 分钟左右。按摩介质应选择滋润度较好的霜或油，如胶原蛋白按摩膏、橄榄油等。按摩时可按皮肤纹理及肌肉走向，配合穴位按摩，时间为20~25 分钟左右。日常护理每周 1 次，若皮肤较干燥可每周 2 次。

E.面膜：选用保湿效果较好的面膜，如可选用商家直接做好的成品贴膜，也可自制牛奶蜂蜜面膜或是蛋黄面膜等。若在美容院护理，可用热膜促进血液循环，加速皮脂腺的分泌。皮肤保湿状态好的时候可选美白面膜，因为干性皮肤非常容易出现色斑问题，"防患于未然"很重要。敷膜时间一般为每次 15~20 分钟。

②中性皮肤化妆品的选择：可选择使用化妆品的范围比较大，以保湿为基础，可适当去油收敛或美白。中性皮肤护理时应注意随气候变化选用不同的化妆品。

A.清洁：应根据气候的变化选择洁肤品，如夏季皮肤偏油时可选择泡沫型、弱碱性的洁面乳或香皂，其余季节可选择对皮肤有保湿、滋润作用的清洁剂。深部清洁可选用磨砂膏或去角质膏，3～4周一次即可。

B. 爽肤：夏季可用收敛性化妆水收紧皮肤，其余季节可用保湿性化妆水滋润皮肤。

C. 护肤：春夏季可用水包油型的乳、露类较清爽的润肤品，秋冬季则可用油包水型保湿和滋润度较好的霜类润肤品。化妆前使用温和的油性保湿剂以保持皮肤的湿润。

D. 按摩：一般来说，气候炎热，皮脂分泌旺盛时可用冷喷雾蒸面，用水包油型的按摩乳进行按摩，补充水分为主；气候凉爽或寒冷，皮肤干燥时，可用热喷雾蒸面加速血液循环，用油包水型的按摩霜或按摩油进行按摩，充分补充皮肤的油分和水分。

E. 面膜：气候干燥时要注意保湿，若气候炎热可适当使用去油收敛的面膜，也可在美容院偶尔使用一下石膏冷膜，但以上两类膜均不能频繁使用，以免诱发皮肤干燥。可根据皮肤需要适当选择美白面膜。敷膜时间一般为每次15～20分钟，每周1次。

③油性皮肤化妆品的选择：油性皮肤皮脂分泌多，毛孔粗大，易出现痤疮，所以保持皮肤清洁、抑制皮脂过多分泌尤为重要。油性皮肤的油分虽多，但多数缺水，因此去油的同时要注意保湿。

A. 清洁：可选择中性、缓和的弱碱性且具有保湿作用的清洁剂，洗脸次数不可过多，过度清洁会刺激皮脂腺分泌更加旺盛，造成恶性循环。温水洗脸，35℃左右的水温可让皮脂溶解。深部清洁可选用磨砂膏或去角质膏，2～3周1次，注意避开正在红肿发炎的痤疮。

B. 爽肤：选用收敛性化妆水或去油抗痘爽肤水，这类化妆水能进一步清洁皮肤，使在清洁过程中扩张了的毛囊口收缩，避免污垢乘虚而入。使用此类化妆水时最好用化妆棉，这样可以将皮肤上残余的油脂和污垢带走。

C. 护肤：选择具有控油保湿功能的水包油型乳液剂、凝胶、啫喱状护肤品，注意不宜过多使用化妆品，以免加重油腻和毛孔的阻塞。化妆前先使用控油产品，选用"无油"粉底。

D. 按摩：一般用冷喷雾喷面，按摩乳或按摩啫喱进行按摩，以穴位按摩为主，特别要避开红肿发炎的部位，若炎症太重则不进行按摩。按摩时间每次 10 ~ 15 分钟，每周 1 ~ 2 次。

E. 面膜：选择既能控油又能补水的面膜，在美容院护理可用石膏冷膜，每周 1 ~ 2 次。洗脸后使用含有收敛成分的化妆水，然后用油脂含量较少的水剂或霜剂，勿用油性化妆品。

④混合性皮肤化妆品的选择：混合性皮肤兼有干、中性或油性皮肤的特点，通常是有些部位呈油性（如面部的 T 区），有些部位呈干性或中性，故护理及选用化妆品时应区别对待。如以干性为主的部位应选用含油脂较多的化妆品以增加皮肤的屏障，减少水分丢失；油性皮肤的部位则选用适合油性皮肤的产品。

⑤敏感性皮肤化妆品的选择：敏感性皮肤最大的特点是皮肤敏感，易受刺激而产生皮炎，故对这类皮肤应该选择低敏感性的化妆品，如不含色素和香料等的产品，并在初次使用前做好皮肤敏感性试验等。

A. 清洁：选用温和、弱酸性洗面奶洗脸，或直接用清水洁面，水温不可过热过冷，一般在 30℃左右。

B. 爽肤：可选用含有防敏、保湿成分的化妆水增加皮肤的水分，皮肤的水合作用增强可降低皮肤敏感性。

C. 护肤：选择润肤、保湿的医学护肤品。

D. 按摩：用冷喷雾喷面，按摩乳或霜进行按摩，以穴位按摩为主，时间为 10 分钟左右。若皮肤较敏感，则不进行按摩。

E. 面膜：皮肤不太敏感时，可用保湿面膜。若皮肤处于敏感期，出现红斑、丘疹、水肿和瘙痒症状时，可将几层纱布或毛巾放在冷矿泉水或生理盐水里浸湿后进行湿敷，每次

20～30分钟，每天3次，直至上述症状消失。

（2）根据年龄选择化妆品

①婴幼儿皮肤护理：儿童处于生长发育期，皮脂腺尚未成熟，皮脂分泌少，胆固醇含量较高，皮肤细润，遇外界刺激敏感，故化妆品要选择专门针对其皮肤特点设计的护肤品，不含香料、酒精、无刺激，能保护皮肤水分平衡。不宜经常更换宝宝的护肤品，以免皮肤过敏，产生不适症状。

A. 保湿：不同季节婴幼儿皮肤保湿的方式是不同的，春、秋、冬季时气候较干燥，除使用乳剂补充皮肤水分外，还需要再涂擦油脂较多的霜剂，以补充皮肤的皮脂含量，从而减少经皮水分流失。而在夏季，气候较湿润，应用油脂较少的乳剂即可。

B. 防晒：紫外线对皮肤的损伤是日积月累的结果，因此，防晒应从婴幼儿开始，除了出门戴帽、打伞等一般的防护外，还可用一些针对婴幼儿皮肤特质设计的防晒剂，这类防晒剂应具有高保护性、高安全性、低刺激性等特点。为了减轻防晒剂对婴幼儿皮肤的负担，夏季使用防晒剂的 SPF 值尽量不要超过 15 倍，PA 值也应在 ++ 左右，且尽量选择物理防晒剂。

②青春期皮肤护理：这个年龄段的皮肤护理主要是加强皮肤清洁、控油及保湿和防晒。

A 皮肤清洁：这个年龄段的皮肤由于皮脂分泌旺盛，易使皮肤有油腻的感觉，且阻塞毛孔，引起痤疮、毛囊炎等皮肤病。因此，应加强皮肤清洁，可选用一些去油洁面产品，清除皮肤表面的灰尘、皮脂、微生物等污垢，并去除老化角质，以保持皮肤清洁，但应注意不要过分清洁皮肤，以免造成皮肤失水，变得干燥。在夏季可每天使用洁面产品清洁 1～2 次，而在其他季节，一般每天使用洁面产品清洁 1 次即可。

B. 控油保湿：清洁皮肤后，所选择的护肤产品不仅要有保湿的作用，而且还要控制油脂分泌，表现为滋润、光滑而不油腻。可选择一些含有南瓜子油等控油成分的保湿产品，剂型一般选择凝胶、乳剂。

C.防晒：这个年龄段的青少年非常喜欢户外运动，因此，应挑选 SPF 大于 30、PA 大于 ++ 的防晒剂，选择的剂型可为乳剂或油剂。

③中年时期皮肤护理：这个年龄段皮肤护理的要点除了保湿及防晒外，还可用一些富含营养成分的护肤品及抗老化产品。每周做一次保湿面膜，以达到深层补水的作用，养成外擦防晒剂的习惯，在晚间 11 点至凌晨 1 点皮肤表皮基底细胞增殖速度最快的时间中，可使用一些富含营养成分的晚霜、眼霜补充皮肤的营养成分，除此之外，还要保持充足的睡眠。

④老年时期皮肤护理：这个时期皮肤护理要选择含油脂较多的霜剂或乳剂护肤品保湿、滋润皮肤，同时外擦防晒剂，避免色斑产生，最后还需要补充一些抗氧化产品，如维生素 E、维生素 C 等及外用富含营养成分的抗老化护肤品。

（3）根据性别选择化妆品

青春发育期前，男女间皮肤表面皮脂含量无显著差异。青春发育期后（即 13 岁后），在皮脂腺丰富的前额，男性的皮脂量及水含量均明显高于女性；而在皮脂腺较少的前臂屈侧，男女间的皮脂含量、水含量无明显区别。50 岁以后，由于绝经期激素水平的变化，女性的皮脂含量、水含量减少更为明显。因此，男性需要选择油脂含量少的化妆品，而女性则更需要注意保湿。

（4）根据部位选择化妆品

①面部：面部皮脂腺丰富的部位如前额、鼻部皮脂含量明显高于皮脂腺分布少的部位如前臂屈侧等。因此不同部位的皮肤需要区别对待，尤其对于混合性皮肤而言，皮脂腺丰富的部位需要使用油脂含量少或控油化妆品，皮脂腺分布少的部位需要加强保湿。

由于光老化的影响，曝光部位（如面部、颈部）与非曝光部位（如腹部、背部）的皮肤特性存在差异。曝光部位更应注意防晒、保湿、抗皱。

②手部：手部经常暴露在外，经风吹、日晒、污物及化学物质损伤，易变得粗糙，所以美化双手要重视日常护理。

A. 要养成勤洗手的习惯：由于日常工作、生活的需要，手要接触许多东西，因此，要及时将污物及灰尘等有害物洗净，保持手部清洁。

B. 防止化学物品对手的损害：日常使用的洗涤用品对手的损害很大，会加速皮肤老化，发生粗糙干裂，所以在用洗涤用品时应戴上胶皮手套保护皮肤，并用香皂洗净，擦干后，用油性护肤霜滋润皮肤。

C. 保暖：寒冷季节时皮肤易干燥，再者由于手部皮肤血液循环较差，易发生冻伤，所以出门要戴手套，保护双手。

D. 防晒：夏日要注意涂防晒霜或戴薄手套保护手部皮肤。

E. 坚持做手部运动：平时要注意做一些手部运动，使手部皮肤变得有弹性。

F. 修甲：要注意经常修剪指甲，保持指甲的清洁光亮。

③足部

A. 赤足行走：赤足走路更有助于强健神经系统和增强抵抗力。在草地、沙地、沙滩和石子路行走不仅锻炼肌肉和关节，更刺激血液循环，增强人体免疫力。

B. 保持足部卫生、干燥：每天坚持用40℃左右的温水洗脚，洗后用柔软毛巾擦脚，应擦干脚裂隙残留水迹，如汗多可在趾间应用爽身粉；足部皮肤干燥容易干裂，经常使用润肤产品可提高皮肤的湿润度和柔韧性。

C. 穿纯棉袜子及合适的鞋子：应尽量穿纯棉的袜子，以保持足部皮肤的干燥。特别是幼儿要选择合适的鞋子，因为幼年时穿不合脚的鞋会导致成年后足部出现问题。

D. 修脚：若足底茧皮有裂纹或开始疼痛，则应在洗脚后用浮石或洗脚前用修脚锉刀将其磨掉，然后涂抹护肤霜。

E. 修剪趾甲：洗澡后趾甲变软，是剪趾甲的好时机。剪趾甲最好留出 1 毫米的白边。健康的趾甲是粉红色且透明的。

F. 定时做足部检查：可用镜子观察脚底。如出现皮肤干皱、脱色青紫、感觉丧失，局部红、肿、热、痛应立即寻求医生诊治。穿鞋宜选择圆头、厚底、面料软、透气性好的软底鞋。

（5）根据环境选择化妆品：不同的地域具有不同的气候特点。中国北方气候偏干燥、多沙尘天气、紫外线辐射强，南方气候湿润、紫外线辐射相对温和，因此北方生活更需注重保湿、防晒，而南方的湿润天气则需避免使用油脂含量大的化妆品以免影响皮肤新陈代谢。

（6）根据季节选择化妆品：皮肤在不同的季节气候条件下，也会有所变化，因此不但要根据自己的皮肤性质来选择化妆品，而且要考虑气候和季节的改变对皮肤的影响，适时调整化妆品。

①春季：春天随着气候温度的逐渐回升，皮肤的新陈代谢逐渐旺盛，皮脂腺和汗腺的分泌活动都有所增强，皮肤自然较冬季滋润些。这时就应该根据自己的皮肤性质，适当选择一些油脂相对较少的化妆品，面部也要注意清洁护理。紫外线辐射强度也有所增强，适当注意使用防晒化妆品。

②夏季：气候炎热，皮脂腺分泌旺盛，较多的皮脂与代谢产物堆积在皮肤表面，与外界的灰尘、细菌黏合附着，易导致粉刺或脓疱。夏季阳光中强烈的紫外线使皮肤被灼伤，引起日光性皮炎，加速皮肤的老化，使皮肤增厚、粗糙、失去弹性，严重的还会诱发皮肤癌。因此夏季护肤品选择的重点在于控油、防晒和修复皮肤，不宜使用霜、膏型化妆品，选用适当的收敛性或控油化妆品可减少皮肤出油。夏天洗浴次数增加，应注意不要频繁使用洗涤剂，并要选择无刺激性的中性洗面奶、浴液。外出前应在皮肤裸露部位涂上防晒霜或防晒油，防晒系数为 15 ~ 30，眼睛周围也要抹上专用的防晒眼霜，外出应戴上草帽、阳伞、太阳镜遮挡紫外线，并注意避开辐射高峰期

（上午 10 点～下午 3 点）。若有晒伤现象，应及时用冷牛奶或矿泉水冰敷，控制晒后的炎症反应，并使用晒后修复霜，特别注意在晒伤后的两周内不要按摩或使用面膜，以防诱发皮肤敏感。此外，夏季皮肤容易晒黑，晚上使用美白护肤品是不错的选择。

③秋季：气候温度开始降低，干燥多风沙，皮肤代谢逐渐减弱，皮脂腺和汗腺分泌减少，皮肤容易出现干燥和脱屑，弹性降低。此时，选择化妆品应该以增加皮肤水分和油脂为目的，故应选用柔润肌肤、营养皮肤的奶液或者霜类化妆品，除特别注意面部和手部的护理外，还应防止全身皮肤干燥，可适当使用润肤露；这时的紫外线辐射强度虽然有所减弱，但仍然较强，还需要使用广谱的防晒化妆品。

④冬季：气候多寒冷干燥，多风少雨，皮肤血管收缩，皮肤代谢活动明显低下，皮肤油脂和含水量明显减少，此时皮肤容易出现粗糙和脱屑。选用化妆品则应以营养皮肤，增加皮肤含脂、含水量，柔润皮肤为首要目的，可用些含脂较多以及含有较好保湿剂的冷霜或其他类似的乳剂甚至甘油。在应用清洁类化妆品时，注意使用具有润肤作用的奶液或香皂，注意不要过度洗浴，洗后注意使用保湿润肤露。

第七节　化妆品对皮肤、毛发的影响

化妆品在皮肤或毛发的养护和美化上是不可缺少的。化妆品对皮肤和毛发结构与功能不利的影响，在很大程度上与化妆品品质的优劣，所含化学物质的性质、使用方法和个体素质等有关。化妆品及其成分对皮肤和（或）毛发的影响主要为接触刺激性、致敏性和致粉刺（痤疮）性。化妆品接触性皮炎分为刺激性接触性皮炎和变态反应性接触性皮炎。二者在临床上很难区别，均表现为皮肤发红、灼热感或瘙痒感、色素脱失或无色素沉着。

1. **颜面用化妆品类的影响**：底粉、香粉、润肤品等长时间直接接触皮肤，可引起接触性皮炎。不少女性于清晨洁面后立即使用底粉和（或）润肤品，并保留至傍晚，接触皮肤时间长达 8 小时，为接触性皮炎提供了较充分的作用时间。另一方面，制品中化学性防光剂（如对氨基苯甲酸衍生物、桂皮酸衍生物）、香料、羊毛脂、丙二醇、乳化剂以及防腐剂（如甲醛、咪唑烷基脲、对羟基苯甲酸酯）等均可引起变态反应性接触性皮炎。皮炎的发生也与变应原量有关，例如对羟基苯甲酸酯类敏感的个体，倘若皮肤完整，无皮炎，也能耐受含低浓度防腐剂的底粉和润肤品。皮肤完整性受损时，使用任何颜面用化妆品都可能引起刺激性接触性皮炎。所以，应于皮肤完整性恢复后，方可使用化妆品。

粉状香粉多量连续使用，尤其晚睡前不卸妆继续保留，可吸收水分和皮脂而致皮肤干燥，使皮肤丧失鲜艳感而呈苍老状态。此外，粉状香粉尚可使皮肤对光线的敏感性增高而导致色素沉着并可形成黄褐斑。粉扑和香粉刷不洁，可引起颜面白色糠疹和粉刺化脓。有色粉扑和香粉刷含染料，可引起皮炎。液体香粉可导致皮肤干裂，俗称"香粉癣"，使用泥状香粉上厚妆时，皮表包括皮孔被香粉长时间封闭，有碍皮肤的新陈代谢，并使皮肤张力降低和缺乏鲜艳感。颊红类的可致颜面色素沉着。其原因一为颊红所致炎症后色素沉着而形成黄褐斑；另为颊红中所含红色色素受光力学作用，使皮肤对阳光的敏感性明显增强，晒斑的色素沉着形成黄褐斑。所以，颊红不能直接涂于皮肤，必须用于膏霜和香粉之上。

2. **口唇用化妆品类的影响**：口唇的角质层和颗粒细胞层薄，保护作用弱而且敏感，故对唇红的选择应慎重，宜选优质制品。唇红中含合成香料和色素，可引起唇炎。

3. **眼部用化妆品的影响**：眼睑皮肤薄而且对各种刺激敏感，易发生反应。在此很小的区域内所用化妆品有多种，如眉黛、眼影、睫毛油、眼线彩、眉染液、点眼液以及睫毛卷曲胶等。此等制品都能成为刺激因子而引起眼睑反应，主要表现为眼睑皮炎。

①化妆品眼睑皮炎是因直接用于眼部的化妆品类所致。大多为刺激性接触性皮炎。另亦有变态反应性接触性皮炎，致敏原可能是制品中的乳化剂、防腐剂、抗氧化剂、羊毛脂、树脂、珠光剂、颜料和羊毛脂等。

②化妆品"异位性"眼睑皮炎是因其他部位所用化妆品如指甲用化妆品转移，接触眼睑所致。指甲油在干燥状态时丧失致敏性，倘若涂后未干，接触眼睑，则可发生接触性皮炎。

③上睑皮炎综合征包括银屑病、异位性皮炎、复发性接触性荨麻疹、结膜炎或睑炎、刺激性反应、变态反应性接触性皮炎、胶原血管疾病、感染，以及光刺激、机械性或特发性原因等。

另外，眉黛所含粉末可吸收眉毛表面的皮脂而致眉毛脆弱。眉笔芯硬，描绘时摩擦眉毛，反复遭受机械性刺激可导致眉毛折断或脱落。宜选用含优质油脂的制品。描绘动作应轻柔。眉毛应经常涂以橄榄油、山茶油等。睫毛油频繁使用，可损伤睫毛。

4. 指甲用化妆品的影响：各种指甲用化妆品均可引起接触性皮炎（刺激性、变态反应性）。指甲油含有的甲苯磺酰胺、甲醛树脂均为变应原，可引起变态反应性接触性皮炎，不仅发生于甲周，也可发生于眼睑、颊、口、面、颈和外阴部。

5. 发用化妆品的影响：护发品、染发剂、卷发液等均可引起接触性皮炎。含防腐剂、乳化剂的发用香波和调理品虽也可引起变态反应性接触性皮炎，但因其停留时间短暂并立即漂洗，故皮炎的发生率很低。染发品包括长效、半长效和短效染发品引起的变态反应性接触性皮炎，约占化妆品反应的70%，较少引起刺激性接触性皮炎，但对苯二胺在氧化反应过程中生成的中间产物醌二胺是一种挥发性有毒物质，刺激皮肤，可发生皮炎。过硫酸铵用于漂发时，可引起速发性过敏反应而发生荨麻疹、水肿和呼吸困难。

卷发品类，尤其长效卷发液常引起刺激性接触性皮炎，而较少发生变态反应性接触性皮炎。巯基乙酸是一种强刺激物，使用时，切勿使之接触皮肤，发际皮肤应涂以凡士林并放置吸收棉条，以免药液接触颜面皮肤。头皮敏感者应涂抹凡士林或改用碱性卷发品（巯基乙酸胺）。染后充分漂洗，不使药液残留，待头发干后编结或做型。巯基乙酸单甘油酯是一较新的酸性长效卷发剂，可引起变态反应，而且所致之皮炎可持续数月。使用发油后，陈旧的油长时间残留头发上，油酸败，产生有害的酸，可损伤头发。所以，洗发时应充分洗净，然后涂擦新油。

第八节　护肤用品的作用及用法

1.洁肤类

（1）浅层清洁剂：清洁皮肤，洗去面部的化妆及污物，改善皮肤弹性，使皮肤清新爽洁。

1）普通类：柠檬、杏仁型等用于油性皮肤及混合性皮肤；青瓜、黄瓜型可用于干、中性皮肤。

2）治疗类：去斑、消痤型，用于面部有色素斑及痤疮皮肤。

3）防敏类：防敏型，用于敏感皮肤。

（2）深层清洁剂

1）磨砂膏是通过磨砂使皮肤表面多余的角质层磨除及软化。患痤疮后有新遗留下的痕迹和凹凸瘢痕也可通过磨砂逐步去除磨平，但重度痤疮炎症期禁磨砂，避免炎症扩散。以砂粒的粗细、作用分为粗、中、细型。其中粗型的砂粒较粗，用于毛孔粗大及面部凹凸不平者，中、细型的砂粒较细腻、光滑，用于中性或干性皮肤。

2）去死皮膏不带砂粒的，具有深层漂白皮肤的作用，特别是对于干性和多斑的皮肤、角质层过厚处皮肤更有效，可把皮肤表面多余的死皮和去死皮膏连同带出，甚至在 3 ~ 5 天内，每天洗面部时可把死皮更深层洗去，从而可以辅助皮肤更直接吸收其他护肤品营养。一般一月用一次，否则会引起皮肤色素加重和老化现象，可与磨砂交替使用，但不能与磨砂同时使用。

3）按摩膏可根据不同皮肤的类型选用，其作用有：①用于皮肤护理的按摩阶段，可减少美容师指腹与顾客皮肤间的摩擦力，起润滑作用。②令皮肤光滑，柔软，促进血液循环，恢复皮肤弹性。按摩膏分为：①普通型：如柠檬型按摩膏适用于油性皮肤，青瓜、杏仁按摩膏适用于中、干性皮肤。②治疗型如维生素 E，祛斑、消痤型按摩膏。③防敏类：防敏按摩膏适用于皮肤易过敏者。

2. 眼部专用品

①眼霜有预防及消除眼袋作用，并可用于眼部上冷热膜的底霜。②眼膜一般呈膏状，有消除眼睑松弛、眼袋的作用，可直接涂于眼睑上。③眼啫喱膜有减少眼周皱纹，营养该部皮肤的作用。

3. 底霜

多用于硬膜（冷热倒膜）前的打底用，即在上硬膜之前，先在面部皮肤均匀地涂一层与皮肤性质相适应的霜剂。其分类为：①治疗底霜，如祛斑底霜、消炎底霜、平行油脂底霜等。②营养底霜，具有增加皮肤营养之作用。③防敏底霜，有防止皮肤过敏之作用。

4. 面膜

面膜既是治疗面部某些疾病的一种方法，又有保养皮肤、防老抗衰之作用。面膜涂在面部，待水分蒸发之后，会产生一种收紧、刺激的感觉。当将面膜除去的同时，也会将面部松脱的上皮细胞、皮脂及灰尘、污垢清除，故有清洁和收缩毛孔作用。根据面部皮肤性质特点，采用不同药用护肤品，再辅以全面部经络穴位按摩及加以各类型面膜，使面部血液循环加速，增强皮肤新陈代谢的渗透性，促进药物和护肤品的吸收，防止皮肤过早松弛。

5. 收缩水

多用于倒膜后和化妆前，主要作用：①可以收紧皮肤，收缩毛孔，平衡油脂分泌和改善面部皮肤粗糙的状况。②加强化妆效果，防止脱妆。收缩水又有阴离子和阳离子之分，收缩水为酸性，其 pH 值大约 3.8。③痤疮消炎水，极具消炎、杀菌功能，抑制痤疮滋长，令皮肤干爽，帮助痤疮痊愈，适合有痤疮的皮肤使用。

6. 营养霜

皮肤护理的最后一道程序，是面部涂护肤品，可依据皮肤的性质（干、中、油性）、有无色素斑、防皱、增白等具体情况选用。

7. 精华素

精华素的形状有 3 种，即胶囊状精华素、安瓶状精华素及瓶装精华素，属于高档次的护肤类化妆品，是采用纯植物及天然物质经科学提炼方法配制而成的，含有多种氨基酸、多种维生素、矿物质及酵素等，能促进皮肤新陈代谢，通过对肌肤的保护、调理和营养作用，使肌肤恢复自然平衡。按使用方法分为导入精华素及按摩精华素，其作用按命名的种类而定。

（1）去斑精华素：含有维生素 E、人参精华等，能促进新陈代谢，治疗色素过度沉着，达到除斑、防皮肤老化功效。

（2）营养精华素：含有各种维生素、人参精华、胎盘素等，对皮肤起调理营养作用，保持皮肤弹性和光泽，防早衰。

（3）去皱精华素：含有丰富的维生素、人参精华、麦胚油、胎盘素等，具有较强的抗皱作用，使皮肤皱纹变浅或消除，保护皮肤，使之细嫩，有光润感。

（4）暗疮精华素：含活肤素、天然抗生素及多种植物元素，能抗菌消炎，平衡油脂分泌和疏通肌肤毛孔，能有效地消除痤疮。

（5）脱敏精华素：内含抗过敏物质，适用于敏感性皮肤。

将精华素单纯涂抹在脸上效果不明显，治疗效果差，如配以超声波电离子导入机，才能发挥精华素的作用及功效。超声波电离子导入机通过超声波，将可溶于水的营养物质如精华素导入皮肤中，使之有效地渗透于皮肤的底层。如通过将痤疮精华素液导入皮内来减轻皮肤红肿，达到消炎、治疗作用。而有斑、皱纹的皮肤导入去斑抗皱精华素液可使斑块淡化，增强细胞活力，防止肌肤松弛，起到去斑抗皱之作用。

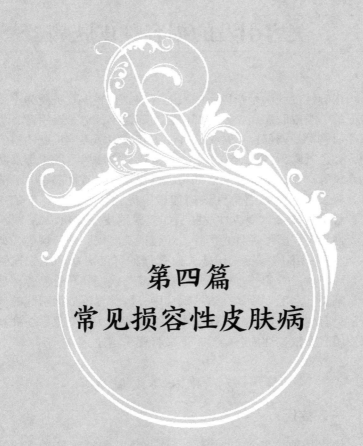

第四篇
常见损容性皮肤病

第二十章
美容引发的损容性皮肤病

损容性皮肤病是指以影响人的容貌、有碍皮肤美观为主要特征的一类皮肤疾病。发病部位以面部为主，也兼及手臂、头颈、肩胸等暴露部位。常见损容性皮肤病包括美容皮肤内科疾病，如色素障碍性疾病、雀斑、黄褐斑、白癜风、颧颞部点状色素斑等。皮肤附属器疾病如脂溢性皮炎、寻常性痤疮、酒渣鼻、脱发等。病毒感染性疾病如扁平疣、单纯疱疹、带状疱疹、触染性软疣。变应性皮肤病如接触性皮炎、化妆品皮炎、日光性皮炎、多形性日光疹等。还包括美容皮肤外科疾病，如痣类疾病痣细胞痣、太田痣，血管瘤如鲜红斑痣、毛细血管瘤、海绵状血管瘤等。皮肤附属器肿瘤与疾病如汗管瘤、粟丘疹、腋臭、多毛症等。在这些疾病中，因美容不当而引起的疾病常见有化妆品皮肤病、换肤术后综合征、人工染色后遗症和糖皮质激素依赖性皮肤病等，下文将逐一阐述。

第一节　化妆品皮肤病

一、病因

化妆品种类繁多，无论是普通化妆品包括护肤类、护发类、清洁类、眼化妆类、唇化妆类及甲化妆类产品，还是特殊用途化妆品包括育发、染发、烫发、脱发、美乳、健美、除臭、祛斑及防晒等，均可能引起不同程度的皮炎。化妆品引起的反应其产生机制有原发性刺激、变态反应（Ⅳ型）、光敏感反应及光毒性反应。其中原发性刺激较常见，可由化学剥脱剂中的苯酚、三氯乙酸，退色剂中的氢醌，脱毛膏中的硫化物及染发剂冷烫液中的硫甘醇酸、巯基乙酸、氨水等刺激引起。引起变态反应性皮炎的致敏原有香料中的佛手柑油、依兰油，防腐剂中的对位苯、氯氟苯脲，颜料中的偶氮类、甲苯胺红及对苯二胺等。此外，使用不合格或被微生物污染的化妆护肤品也是引起变态反应性皮炎较多见的原因。频繁更换品种、多种化妆护肤品重叠使用，或长期浓妆艳抹、不注意皮肤清洁等也是引发化妆品皮肤病的重要因素。

二、类型

化妆品皮肤病一般称为化妆品皮炎，是指使用化妆护肤品美容、美发、美甲而引起的皮肤、黏膜、毛发或指甲不良反应疾病的统称，是一组有不同临床表现、不同诊断和处理原则的临床综合征。发病前有明确的化妆品接触史，并且皮肤损害的原发部位是使用该化妆品的部位，同时还必须排除非化妆品因素引起的相似皮肤病。常见的化妆品皮肤病包括：

1. 化妆品接触性皮炎：指接触化妆品而引起刺激性接触性皮炎和变应性接触性皮炎。这是化妆品皮肤病最多见的类型，多发生在面、颈部。一般来说，使用频率较高的普通护肤品常常引起变应性接触性皮炎，而特殊用途化妆品如除臭、祛斑、脱毛类等则常在接触部位引起刺激性接触性皮炎。

2. 化妆品光感性皮炎：指用化妆品后又经过光照而引起的皮肤炎症性改变。它是化妆品中的光感物质引起皮肤黏膜的光毒性反应或光变态反应。化妆品中的光感物质可见于防腐剂、染料、香料以及唇膏中的荧光物质等成分中，防晒化妆品中的遮光剂如对氨苯甲酸及其脂类化合物也有可能引起光感性皮炎。

3. 化妆品皮肤色素异常：指应用化妆品引起的皮肤色素沉着或色素脱失，以色素沉着较为常见，多发生于面、颈部，可单独发生，也可以和皮肤炎症同时存在，或者发生在接触性皮炎、光感性皮炎之后。

4. 化妆品痤疮：指由化妆品引起的面部痤疮样皮疹，多由于化妆品对毛囊口的机械堵塞引起，如不恰当地使用粉底霜、遮瑕膏、磨砂膏等产品引起的黑头粉刺、炎性丘疹、脓疱等。

5. 化妆品毛发损害：指应用化妆品后引起的毛发损害。化妆品损害毛发的机理多为物理及化学性损伤，可以是化妆品的直接损害，也可能是化妆品中某些成分对毛发本身和毛囊的正常结构和功能的破坏。临床上可表现为发质的改变和断裂、分叉和脱色、质地变脆、失去光泽等，也可以发生程度不等的脱发。

6. 化妆品甲损害：指应用指甲化妆品所致的甲本身及甲周围组织的病变。指甲化妆品大致分为三类：修护用品，如表皮去除剂、磨光剂等，涂彩用品，如各种颜色的指甲油，还有卸除用品，如洗甲水。这些化妆品成分中多数有一定的毒性，对指甲和皮肤有刺激性，并有致敏性。甲的损害表现为甲板变软、软化剥离、脆裂、失去光泽，有时也可伴有甲周皮炎症状，如皮肤红肿甚至化脓、破溃，自觉疼痛。

三、临床表现

本病多见于女性，以 18 ~ 45 岁年龄发病者为多。好发于颜面部，尤其是眼睑、颧颊和唇部。染发和冷烫液引起的皮炎则以头顶、额部、颞及枕部发际处多见。皮损形态多种多样，可呈急、亚急性和慢性皮炎外观，毛发、指甲形态和质地亦有不同程度改变，现将常见的几种类型分述如下。

1. 皮炎型：此型最多见，包括原发性刺激、变态反应及光敏感反应性皮炎，约占化妆品皮肤病的 60% ~ 70%，基本损害为红斑、丘疹、丘疱疹，重症病人局部红肿，有较大水疱或糜烂和渗液，伴明显瘙痒或灼热、疼痛。停止使用化妆护肤品并做适当处理，1 周左右可逐渐消退，重者约 2 周才能恢复。如发生糖皮质激素依赖性皮炎，患处可见持续性潮红、皮肤变薄、发亮，并有毛细血管扩张，病情常反复，不易控制，日久患处可出现萎缩纹或星状瘢痕，伴有瘙痒、灼热或触痛感。

2. 色素沉着型： 此型发生率较高，约占化妆品皮肤病的15%～20%，可因急性或慢性皮炎治疗不当，病程迁延过久演变而来。皮肤色素沉着按类型分有黄褐斑、妊娠斑、蝴蝶斑、老年斑、咖啡斑和雀斑，是一种常见的多发性皮肤疾病。引起皮肤色素沉着的原因主要有人体内分泌失调，新陈代谢功能减弱，皮肤干燥、衰老，日晒、紫外线辐射、睡眠不足、身体劳累等等。随着年龄的增长，初期局部皮肤仅有轻度潮红、微痒，以后逐渐出现淡褐色、褐色斑片。以额、颞部多见，眼周、耳后亦可累及，常对称弥漫分布，境界不清楚。病情可持续多年，严重影响人们的面部美观，带来了衰老的心理压力，从而影响生活质量。目前，市场上的祛斑美白产品较多，但祛斑效果甚微，有的以添加"有机汞"来增加疗效，"汞"对人体有毒，是化妆品的禁用物质，如果长期使用含汞产品会导致皮肤慢性中毒。

3. 痤疮、毛囊炎型： 此型约占5%～10%，好发于青春期的男性和女性，男性略多于女性，但女性发病早于男性。有80%～90%的青少年患过痤疮，青春期后往往能自然减退或痊愈，个别患者也可延长到30岁以上。虽然痤疮是有自愈倾向的疾病，但是痤疮本身以及痤疮治疗不及时引起的瘢痕可以严重影响患者的生活质量，造成患者的精神压力和经济负担，需引起关注。痤疮好发于面颊、额部、颊部和鼻唇沟，其次是胸部、背部和肩部，散在分布，较重者可密集成片，发病与化妆品使用不当或配方中研磨过细的粉末堵塞毛孔或刺激毛囊有关。痤疮皮损一般无自觉症状，炎症明显时可伴有疼痛，常见类型有粉刺（白头粉刺和黑头粉刺）、丘疹、脓疱和囊肿结节。

4. 换肤术后综合征： 这是近几年较多见的一种化妆品皮肤病，同一患者常同时存在多种损害，而且绝大多数是在违背正常生理规律，进行多次"换肤术"后发生的。当前市售或自配的祛斑增白剂或换肤霜中含有浓度过高、刺激性大、腐蚀性强的化学物质，如氢醌、苯酚、巴豆或三氯乙酸等，可使皮肤组织蛋白凝固变性，并导致表皮和真皮浅层发生不同程度坏死、剥落。频繁地换肤，破坏了正常皮肤的代谢规律，使肌肤得不到有效的修复，致使皮肤屏障功能下降，易受微生物侵入和紫外线损伤。患者面部皮肤变薄、潮红、肿胀，并有明显毛细血管扩张，呈典型"红脸人"，稍后可出现囊丘疹、丘疱疹，对冷热温度变化适应能力差，自觉灼热刺痛，继而肤色灰暗，色素加深，部分病人还可出现浅在性瘢痕。慢性病程，不易恢复。

5. 皮肤老化型： 此型主要发生在颜面部，表现为皮肤干燥、粗糙，皮纹变宽，皱纹增多，肤色亦常加深。多见于长期而较频繁使用油彩的职业性文艺工作者。

6. 唇炎型： 此型表现为唇部红肿、糜烂、痒感明显，若反复不愈，可转变为慢性唇炎，局部干燥、脱屑，主要由唇膏刺激或过敏引起。

7. 毛发受损型： 此型表现为发质枯黄、粗糙、变脆、分叉或脱落，亦有眉毛和睫毛脱落者，多与头发洗染剂、定型剂、眉笔及睫毛膏过度使用有关。

8. 甲受损型： 此型因长期使用挥发性指甲涂料（含二甲苯及色素）可使甲板失去正常光泽，变粗糙，质地脆，并可刺激甲沟和甲廓皮肤产生炎性反应。

四、临床诊断

主要根据发病前有使用化妆护肤品的历史、女性为主、皮损形态和好发部位等特点进行诊断，必要时可在皮炎消退2~3周后做斑贴试验或光斑试验，以明确诊断。因大多数化妆品为非强刺激性，故可用密闭的斑贴试验，即将可疑致敏的化妆品原物或经稀释后的化妆品置于 4 层 $1cm^2$ 纱面布上，敷贴于前臂或背部，其上用一略大的蜡纸覆盖，亦可用铝质小室覆盖，使达到封闭及保持化妆品与皮肤接触作用。再用橡皮膏固定（或外加敷料包扎）。24～48小时后取下贴敷化妆品，等候30～60分钟观察结果。局部出现红丘疹、水疱为阳性，并伴有瘙痒。如不到24h即发生剧烈反应时，可中止试验。阳性结果：以 + 为红斑；++ 为红斑、水肿；+++ 为红肿、丘疹、水疱；++++ 为红肿、丘疹、水疱、糜烂来表示。

护肤类化妆品可用原物做斑贴试验，但香波、肥皂、剃须膏等清洁类化妆品需稀释到2%，染发剂、香水稀释至2%～5%做斑贴试验，作为稀释剂可选用蒸馏水、凡士林、橄榄油、70%乙醇、丙酮等。如果斑贴试验阳性，即可确诊为该种化妆品引起的皮炎。若条件许可，最好再做成分斑试，确定引起过敏的化学物质，以使患者避免再用含有同类化学物质的其他产品。目前常用的成分斑试有欧洲标准筛选抗原系列（简称欧抗）。我国已有专供化妆品皮炎斑试的标准抗原系列，其中抗原包括有芳香类混合物、对苯二胺、硫酸镍、秘鲁香油、甲醛、羊毛醇、香松、对羟基苯甲酸混合物等。

五、化妆品皮炎的预防与治疗

1.停用已明确或可疑具有刺激性和过敏反应的化妆护肤品，或洗染头发等用品，注意避免对皮损区的不良刺激。

2.待皮肤损害消退，情况完全稳定后，应尽可能查清致敏原因，防止再次使用致敏性化妆护肤用品，皮肤斑贴试验有一定价值。

3.根据皮损类型做好相应处理。

（1）皮炎：轻症患者仅有瘙痒、红斑、丘疹而无糜烂渗液时，可适当服用抗组胺药物、维生素C，外涂炉甘石洗剂或糖皮质激素霜剂（颜面部不能使用强效制剂）。有红肿、水疱或糜烂渗液的重症病例，可先用生理盐水、3%硼酸溶液或1/2000醋酸铅溶液湿敷，待渗液减少或停止时改用锌氧糊剂，或加入少量抗生素软膏涂敷，并加用中等剂量糖皮质激素（泼尼松 30～40mg/d 或曲安西龙 24～32mg/d），有继发细菌感染时适当选用抗生素治疗。光感性皮炎患者应避免日晒，外出时可擦防晒剂。

（2）色素沉着斑：需坚持较长时间治疗，可内服或静脉注射维生素 C，每日 1～2g，并配合服用维生素 E，或氨甲环酸片 0.25g，口服，每日 2～3 次，连服 1～2 个月有较好祛斑效果。外涂祛斑增白剂，如 3%～10% 过氧化氢溶液，复方氢醌霜，10%～20% 壬二酸霜或 1%～2% 曲酸霜等。中成药六味地黄丸、复方丹参片、逍遥丸等亦有一定疗效。注意避免日晒，配合外用防晒剂。

（3）痤疮样损害：炎症较显著或伴发毛囊炎时内服甲硝唑、四环素或罗红霉素，外涂复方硫黄洗剂、肤炎宁液或莫匹罗星软膏等，并少食刺激性的食物。

（4）换肤术后综合征：处理应特别注意避免对皮肤进行任何不良刺激，并注意防日晒，预防继发感染，局部以修复、养护为主要原则，具体实施视皮损情况分步进行。

（5）其他：毛发、指甲的治疗，应视损伤情况分别进行。由染发剂或冷烫液引发的急性皮炎，常有头皮肿痛、糜烂、渗液，可用消炎、止痒、收敛剂洗敷患处，服用抗组胺药物和糖皮质激素，必要时静脉滴注地塞米松或氢化可的松。受损伤的毛发和甲板较难恢复，可选用有保护滋润和营养功效的制剂，促进代谢，让其自然修复。

第二节 换肤术后综合征

"换肤术"从字面上讲应该是从人体皮下组织层对皮肤进行更换，就像皮肤移植一样。而目前所谓的"换肤术"并非真正意义上的换肤，仅是表皮和真皮浅层组织的更新。它是指通过化学或机械的方法去除旧的表皮和真皮的浅层，而由新生的表皮所代替，并不留任何痕迹的过程。根据作用原理不同，分为化学的换肤方法和机械物理的换肤方法，而"中药换肤术"、"纯植物换肤术"都是化学换肤方法中的一类。化学换肤术在医学上称之为化学剥脱术。化学剥脱术就是将剥脱剂（药物）涂在需要更换的皮肤上，使皮肤发生角质层分离和角蛋白凝固，表皮和真皮乳头不同程度坏死、剥脱，随之被新长出的表皮代替，令之焕然一新。目前国际上最流行的"果酸（AHA）换肤术"是人们对果酸中的主要成分乙醇酸功效深入研究的结果。低浓度的乙醇酸（5%～15%）通过干扰离子键的形成，可减少角化细胞的黏附性，令角化层加速脱落。高浓度的乙醇酸（50%～70%）可引起表皮的完全松解，同时加速表皮死亡细胞和受损细胞的脱换率，促进新生细胞生长，从而使表皮和真皮上层的许多缺损得以修复。低浓度的果酸制品可作为化妆护肤品在市场上销售。如果使用高浓度的果酸进行换肤，则需要正规的操作方法。它将破坏整个表皮和真皮浅层，而不是一般的化妆和美容。

机械物理的换肤方法包括激光和皮肤摩擦两种方法。它是通过激光气化或机械摩擦来去除表皮和真皮浅层，促进皮肤的更新。无论是激光气化或机械摩擦都需要严格掌握去除皮肤的深度。过浅效果不佳，过深则可能遗留瘢痕。无论用化学的方法或机械物理的方法进行换肤，都可能出现皮肤色素沉着、粟粒疹等并发症。如果掌握不好"换肤"的深度或术后的护理不当，均易引起和出现一系列皮肤症状，谓之换肤术后综合征。

一、病因

换肤术使用具有腐蚀作用的化学药品或中草药，如三氯乙酸、苯酚及巴豆等涂擦于皮肤，使组织蛋白凝固变性，皮肤出现霜白区，继而变为淡褐色，发生红肿、结痂，直至痂皮脱落，其后出现嫩红的新生表皮。若剥脱过深或过于频繁，术后可出现红斑、色素沉着、粟丘疹、毛孔扩大、毛细血管扩张以及瘢痕等。

二、临床表现

根据皮肤损伤的深浅程度和持续时间长短不同，可有如下表现：

1. 色素沉着：可见于任何换肤术后，可能与化学腐蚀剂刺激黑素细胞分泌黑素、皮肤结构改变、炎症反应时皮肤中的部分巯基被除去使酪氨酸酶活性增加等有关，亦与术后日晒或炎性反应有关。

2. 皮肤潮红，毛细血管扩张：这是换肤术后最常见的临床表现，俗称"红脸"，可能与新生的表皮变薄、物理因素刺激及术后长期使用糖皮质激素有关。

3. 皮肤变薄萎缩及发亮：与表皮或真皮浅层发生不同程度的坏死脱落、皮肤结构发生改变、术后擦用糖皮质激素药物或含此类药物的化妆品以及反复多次进行换肤术等因素有关。

4. 皮肤抵抗力低下：由于新生的表皮细胞生长周期受到干扰，对冷热刺激、紫外线照射、各种微生物侵蚀的防御能力降低，容易产生过敏性皮炎、感染及出现早衰，如毛细血管扩张、细小皱纹横生、皮肤干燥等。

5. 痤疮样改变：可有丘疹、脓疱、结节、囊肿等表现，与皮脂分泌率增高、皮肤萎缩所致皮脂排泄通道受阻、皮肤抵抗力低下有关。

6. 粟丘疹：少数病例可出现，与皮脂排泄管道结构改变、毛囊皮脂腺角化等有关。

7. 瘢痕：可因患者遗传因素、术后感染或腐蚀过深等有关，上唇、口周或面颊活动频繁区易融生瘢痕。

三、预防和治疗

1. 加强术中、术后护理，防止继发感染，以减少术后综合征的发生。

2. 嘱患者停用或逐渐减少使用糖皮质激素药物及含此类药的化妆、护肤品，注意防晒、避免冷热刺激，以及禁服光敏物质、避孕药物。

3. 美容治疗：以修复、养护为主要原则。

（1）有感染者应先抗感染治疗，可用抗感染按摩霜、软膏及药膜，若脓肿形成，在严格无菌条件下行脓肿穿刺挤压引流术、囊腔冲洗术等。

（2）对皮肤潮红、毛细血管扩张、皮肤萎缩、皮肤变薄、皮肤发亮的美容患者，可使用表皮生长因子。

（3）有色素沉着者，可进行祛斑治疗，同时服用维生素C、E 和氨甲环酸。

（4）患粟丘疹者，待粟丘疹成熟后穿刺挤压出囊内容物，涂抹抗生素软膏即可。

（5）对遗留瘢痕者，视情况可用压力绷带、软化瘢痕剂按摩或涂擦，浅层 X 线照射、激光、冷冻、磨削术等方法亦可酌情选用。

换肤术可在一定程度上改善日光损伤的皮肤老化和自然老化皮肤，也可暂时改善或减轻雀斑及黄褐斑等，而使皮肤年轻化。但因适应证掌握不严或操作不当，术后护理欠佳而出现"黑皮肤"、"红脸"以及皮肤"黑变"、长"痘痘"、爱"过敏"等，前者系皮肤变薄、皮肤萎缩、毛细血管扩张所致，而并非"白里透红、婴儿般的柔嫩"，是皮肤的一种病态；后者则因皮肤的抵抗力降低及术后用药的"反跳"作用。换肤术后综合征不仅影响了患者的容貌美，同时也增加了美容治疗的困难及患者的烦恼。

第三节　人工染色后遗症

人工染色是指运用文刺器械将有色颜料刺入人体眉、眼、唇、臂、背等部位的皮肤组织内，或因外伤使粉尘、色素颗粒等异物嵌入皮肤或肌肉组织而形成的永久性皮肤纹理的着色。前者称文身术，是在体表上述各部位按照所设计的图案将有色染料制剂刺入，使之在皮肤内形成永久性的着色图案，以达到装饰性、标志性和伪装性的目的；后者则是意外损伤导致的损容性色素沉着。

人工染色后遗症是指美容患者因文身术的失败、错误及不当或因外伤而导致的皮肤过敏、感染、瘀血所致脱色、涸色、颜色不均匀、文饰图案不佳甚至瘢痕形成等一系列症状。患者常因文饰色料、消毒剂过敏，文饰术后感染，文饰眉型、唇型、眼线及图案失真，或发生眉型脱色、眼线涸色、文唇色彩异常而苦恼万分，进而产生心理障碍。因此，当上述症状的出现或因审美观的改变、职业及身份的需要或损容性色素沉着时，会提出去除人工染色。

1. 去除人工染色的方法：去除人工染色，可采用文眉机退色、高频电退色、激光退色3种方法。①文眉机退色法：运用文眉机在人工染色局部皮肤反复来回致密滑动刺入，人为造成机械性损伤，并在皮损处涂以脱色剂和消炎剂，使皮肤表面结痂、脱落而使染色变淡变浅。②高频电退色法：利用高频电的电火花在皮肤组织吸收后使蛋白质变性、凝固、坏死、脱落的原理，用针状治疗头轻触染色区表皮，直至染色变浅变淡。③激光退色法：因其可以选择性地破坏真皮黑素小体及黑素细胞，并将其碎裂成微粒，而清除了色素颗粒的细胞框架及正常细胞几乎很少受损或很快得到修复，所以激光是目前去除人工染色的最好方法。

2. 去除人工染色的注意事项：①术后应保持创面清洁、干燥及不使用化妆品，勿用手强行揭痂，应让其自然脱落。②创面大时应口服抗生素及外涂消炎剂预防感染，术后及脱痂前应避免食用刺激性食物。③术后应避免日晒，预防紫外线灼伤或炎症后色素沉着。④去除眼线时要特别注意保护眼睛或预防角膜的损伤。⑤人工染色若一次未去除干净，间隔2~3个月可再行治疗。

第四节　糖皮质激素依赖性皮炎

糖皮质激素依赖性皮炎是指因长期外用糖皮质激素所致的皮炎，其特征是对激素的依赖。糖皮质激素依赖性皮炎亦称之为口周皮炎、酒糟样皮炎，其是不当外用糖皮质激素所致的副反应。糖皮质激素依赖性皮炎是由于美容患者较长时间持续或间断外用糖皮质激素外用制剂或化妆护肤品后，使原发性皮肤病变明显改善或有较好的美容效果，一旦停用，原发皮损随即恶化或在用药部位出现急性、亚急性皮炎。在用药或涂擦化妆品部位，特别是面部皮肤可发生显著红斑、丘疹、皲裂、脱屑等损害。如再使用糖皮质激素制剂，上述症状和体征可很快改善，若再停药皮炎再发并可逐渐加重。为避免停药复发的痛苦，患者不得不反复使用糖皮质激素制剂，因而产生依赖性。继之可出现皮肤变薄、萎缩、毛细血管扩张、色素沉着、痤疮样改变等症状。本病极为常见。

一、病因与致病机理

（一）产生病因

本病的发生与多种因素有关，如糖皮质激素的强度、使用的部位、持续的时间、机体敏感的程度等。病因常见于：

1. 未能掌握好适应证：患者不了解激素的应用范围和不良反应，不能准确掌握外用激素的适应证，将激素用于不应该采用激素治疗的疾病如痤疮、酒渣鼻、体癣等，也有为了美容祛斑、增白嫩肤而长期错误地使用含激素的化妆品。

2. 选择激素品种不当：不能正确选择外用激素的品种，引起本病发生的以糖皮质激素强效制剂为主，其次为中效制剂，特别是含氟的制剂。面部皮肤比较薄嫩、血管丰富，激素的穿透力比在其他部位大得多，应该选择中效或弱效激素治疗，而不应选用强效激素。资料显示本病患者所使用的外用激素均为含氟的强效激素制剂。

3. **用药剂量大/时间过长**：一般应用时间较长，大多数在连用 3 周以上。有报告患者用药剂量平均 60g，平均用药时间 6 个月，其他报告用药后出现症状时间最短 6 周，最长 6 个月。平均持续使用 2 个月。有的患者为了治疗原发疾病，如脂溢性皮炎、湿疹、银屑病、红斑狼疮等而长期使用激素。激素的效能越强，使用时间越长，越易发生该病。亦有少数人用这类药品代替护肤品，而连续、反复外用糖皮质激素数周或数月，为避免停药后皮炎再发或美容效果差的痛苦长期使用此类药物及化妆品，久之便导致对激素产生依赖性。皮肤瘙痒（特别是外阴瘙痒），长期外用这类药物亦可诱发本病。其发病机制尚未完全明了，可能与长期外用糖皮质激素导致皮肤萎缩有关。

（二）致病机理

1. **表皮与真皮变薄**：局部长期外用激素，激素通过干扰表皮的分化，诱导皮肤结构和功能发生变化，角质形成细胞增殖受抑制。导致透明角质层颗粒形成减少，最终使角质层变薄。真皮变薄是由于糖蛋白和蛋白聚糖的黏弹性变化使胶原的原纤维间黏附力减弱，胶原合成减少。

2. **色素减退/沉着**：由于角质层的层数减少，迁移到角质形成细胞的黑素减少，引起色素减退。色素沉着可能与糖皮质激素激活黑素细胞再生色素有关。

3. **血管显露**：由于血管壁的胶原纤维间黏附力减弱可导致血管变宽，真皮胶原的消失而导致表面的血管显露。

4. **酒渣样/痤疮样皮炎**：在激素诱导的酒渣鼻样皮损中，毛囊蠕形螨的密度显著增高，蠕形螨封闭毛囊皮脂腺出口，充当带菌者，引起炎症反应或变态反应，强效激素还可使皮脂腺增生，导致特有的酒渣鼻样皮疹。激素能使毛囊上皮退化变性，导致出口被堵塞，出现痤疮样皮疹或使原有的痤疮加重。

5. 毛囊炎感染： 因激素的免疫抑制作用，可使局部感染毛囊发生感染和原发毛囊炎加重。

6. 激素依赖： 激素具有强大的抗炎特性，可抑制很多皮肤病症状，如抑制丘疹的发展和减轻瘙痒，血管收缩，红斑消失，然而激素不能消除疾病的病因，停用后常可引起原有疾病加重，可见到炎性水肿、发红、烧灼感、不适感和急性的脓疱疹等反跳现象。该现象常常发生在停用激素后 2～10 天，并持续几天或 3 周左右。因反跳现象导致患者继续外用激素，而造成激素依赖。

二、临床表现

糖皮质激素初用时效果良好，很快会控制皮损症状，一旦停药后 1～2 日内便可复发；皮损呈多形性，可见潮红，皮肤变薄、发亮，有时出现丘疹、脓疱、脱屑、皲裂，常伴有毛细血管扩张、色素沉着或色素脱失、痤疮样改变；有的甚至还出现口周皮炎、紫癜、多毛症，并能诱发和加重感染等，重者可有肿胀。自觉干燥不适或有灼热感、瘙痒、疼痛和触痛。长期使用后，可使皮肤萎缩、变薄、发亮、发红，原发病可有"反跳"现象，使原发皮肤病加重。随着症状不断加重，用药剂量、浓度、频率不断增加，某些部位甚至可发生不可逆转的皮肤损害，如萎缩纹、星状瘢痕等。更有甚者把此类药作为护肤霜使用，依赖糖皮质激素药物或化妆品反复涂用而形成依赖性。此外，长期大面积的外用也可发生全身系统性副反应，常见的有类固醇增多症、肌肉萎缩、骨质疏松，诱发或加重消化道溃疡、各种感染，尚可诱发精神症状、青光眼、白内障等病症。

三、诊断与鉴别诊断

根据有糖皮质激素长期外用史，停药后复发，皮肤发红、发亮、变薄、萎缩，毛细血管扩张、色素沉着或脱失、痤疮样变，皮肤干燥、脱屑、皲裂等较易诊断。需与接触性皮炎、毛细血管扩张症、换肤术后综合征等鉴别。接触性皮炎为用药后所发生的皮炎，糖皮质激素依赖性皮炎则是停药后发生的皮炎；毛细血管扩张症与先天、遗传、长期受冷热刺激或日晒、放射线等因素有关，多为小血管持续性扩张，而糖皮质激素依赖性皮炎则为长期用药后发生的毛细血管扩张；换肤术后综合征的皮肤潮红、变薄，是使用化学剥脱剂所致。总之糖皮质激素依赖性皮炎有依赖性，而后者是用药后发生皮炎，无依赖性，不难鉴别。

四、治疗要点与原则

糖皮质激素依赖性皮炎一旦发生，治疗较为棘手，所以预防尤为重要。在面部、阴囊或外阴部使用糖皮质激素时应谨慎，尽量使用弱效制剂并避免长期使用。糖皮质激素不可作为化妆护肤品。国外有报道长期外用1%氢化可的松霜引起酒渣鼻，因此对酒渣鼻和口周皮炎患者最好不要长期使用任何糖皮质激素作为辅助治疗。

治疗时应耐心向患者解释病情，说明停药最初几周可能有痛苦，但坚持下来会逐渐改善。尽可能尽快停用糖皮质激素制剂或含此类药的化妆品。若暂时不能停用者，宜在原用药基础上减低剂量、浓度及频率，直至最后停用。此外，还需注意对原发病进行系统治疗。

1. 美容治疗：以修复治疗为主，可根据皮损状态按预防感染、养护皮肤、纠正色素改变等原则进行。

2. 中医药治疗：按急、慢性皮炎和有关症状，选用能清热利湿、凉血化斑、疏风止痒的方剂治疗。急性期可用蒲公英、紫花地丁、黄柏、黄芩、野菊花等煎水熏洗或湿敷。恢复期可用黄连、黄柏、矾石、冰片研末，麻油或凡士林调膏外涂。

第二十一章
损容性色素性皮肤病与诊治要点

第一节　色素斑

一、概述

皮肤色素斑包括痣、胎记、黄褐斑、雀斑等。它们有的是先天性的，如胎记、痣等；有的是后天长的，如黄褐斑等。引起黄褐斑的因素有很多，主要有内分泌因素、物理性因素、化学性因素、炎症性因素、营养性因素等，这些因素导致体内的雌激素、孕激素增多从而刺激黑色素细胞分泌黑色素引起色素沉着。黄褐斑小的如钱币状或蝴蝶状；大的布满颜面如地图，使颜面呈色素斑斑、花白相间，严重损害面部美观，应尽可能地去除。

二、色素斑的形成

色素斑形成因素非常复杂，正确了解病因对皮肤问题的诊断、鉴别和制定治疗方案有重要价值。

1. 年龄： 青春期易发脂溢性皮炎、青春期痤疮、遗传性雀斑，劣质化妆品可造成色素沉着及晒斑。成年期易患各类色素斑，如黄褐斑、妊娠斑、继发性色素沉着以及因各种内部疾病、精神因素所造成的斑点。中老年期易患更年期综合征、老年斑等。

2. 性别： 男性较多油性皮肤，毛孔粗大，肤黑，易患痤疮、须疮、脱发、脂溢性皮炎等。女性中干性和混合性皮肤占

80%，易患雀斑、黄褐斑、化妆品皮炎等。妊娠斑、月经疹仅限女性。

3. 地区海拔： 由于地区海拔高低不同，所受到阳光的损伤程度也不同。北方地区一般空气干燥、风沙较大、皮肤缺水严重、日照时间长，人易患日光性皮炎、毛囊炎、痤疮、色素沉着、角质脱水性过敏等。南方地区的人一般皮肤较细腻，干性皮肤较多，雀斑、黄褐斑的比例较高。

4. 季节： 皮肤对季节温度变化的反应相当敏感，春天时皮肤毛孔扩张，抵抗力低，免疫力较差，并且花粉、植物纤维等非常容易引起皮肤过敏。夏季对皮肤最有影响的是日光中的紫外线，由于光照时间较长，易造成皮肤色素斑，常见的有雀斑、黑斑、晒斑及日光性皮炎等。秋季气温会逐渐下降，皮肤功能也随着降低，分泌逐渐减少，加上空气干燥，天气忽冷忽热，易使汗腺与皮脂腺分泌失调，使皮肤失去湿润而变得角质粗厚，而且容易造成皮肤干燥。冬季皮肤腺体分泌功能更加减弱，皮肤尤易干燥，毛孔收缩，血液循环受阻，易发冻疮。室内温度与室外温度温差大，皮肤在骤冷时两颊发红，毛细血管扩张，呈现血丝。寒冷可使皮肤表面角质层增厚，真皮纤维退化而致皮肤变厚变硬，且容易产生深皱纹。另外，冬季饮食中酸性食品较多，易致皮肤过敏，而这种情形在冬末到早春尤为显著，所以这也是早春病多的原因。

5. 职业： 如化工厂工人易被强酸、碱烧伤皮肤，演员易患油彩性皮炎，野外作业者易患日光性皮炎，计算机、电视机等各类射线的辐射均可导致皮肤抵抗力下降，因此长期接触这些辐射的人容易脸部色素沉着。

6. 空气污染情况： 空气污染对容貌的影响很大，香烟的烟雾对人体皮肤有损害作用，从而导致皮肤抵抗力下降、敏感性增高、黑色素分泌增加，产生黑斑。

7. 药物及劣质化妆品使用情况： 使用含有强刺激性的劣质化妆品，会影响皮肤血液循环及新陈代谢，可能会阻塞毛孔，使皮肤难于顺利呼吸，不能吸进氧气和吸收营养，更难排出废物，进而使皮肤表皮干燥、萎缩，引起皮肤异常反应或黄褐斑。加之该类化妆品本身质量较差，使用后可引起皮脂膜或角质层破坏，进一步导致皮肤对外界刺激物质更加敏感，而且劣质化妆品本身可以吸附外界的有害物质，从而促进黄褐斑的产生。

8. 干性、敏感性皮肤： 敏感性皮肤对于任何类型的外用化妆品均会产生过敏反应从而引起黄褐斑。追究其根源应考虑皮肤生理功能与内分泌功能失调的问题。干性皮肤容易产生黄褐斑，因为干性皮肤本身极易衰老，对外界的刺激物敏感，对外抵抗力比油性皮肤低，皮脂膜极易被破坏而且又不容易修复。

在新生儿的骶部及臀部常可看到灰蓝色的色素斑，经组织学检查，出现此项色素斑是因为皮肤真皮中堆积了许多纺锤状或星状色素细胞。据研究，在胚胎 4 个月或 5 个月时，此斑的色素细胞开始出现，在出生后一两年内逐渐消失。但也有极少数人至成年时期仍存在色素斑，因为此斑多出现于蒙古人种，故又称蒙古斑，又因它常出现在骶部，故又称骶部色素斑。色素斑在各种人中都会出现，但出现率的高低不同，在蒙古人中的出现率为 90% ~ 100%。上海的新生儿出现蒙古斑的概率为 94.6%，绝大多数蒙古斑的出现部位以骶部和臀部为主，占 91.8%。

三、色素斑的分类、临床表现

1. 雀斑： 因斑点大小、颜色像麻雀羽毛上的斑点，故称雀斑，多与先天因素有关，是一种常染色体显性遗传。此遗传基因形成后，可延续几代。

雀斑的特点是浅褐色或暗褐色针头至绿豆大斑疹，散布或聚集分布，一般较规则，无自觉症状，随季节、月经周期而消长。雀斑好发于面部特别是鼻部及眶下，重者颈、肩、背上方等暴露部位也会发生。雀斑常自 5 岁左右开始出现，随年龄增长数目增多。25～30 岁雀斑最明显，老年后，雀斑反而不太明显。其发展与日晒有关，夏季颜色加深，数目增多，冬季则减轻或消失，常有家族史。雀斑病变位于表皮基底层，病变处的黑素细胞较正常皮肤中的要大些，其树枝状突起长而多，当暴露在日光中，它产生黑素小体的速度比正常快，所以输送到附近基底细胞的黑色素也增多。

2. 黄褐斑：又称肝斑、妊娠斑、黑斑、蝴蝶斑、晒斑、黄斑、色素斑，因其斑的色泽与肝脏相似，故称肝斑；又因其形状像蝴蝶而称蝴蝶斑。黄褐斑好发于额面部位，皮肤呈棕褐色或褐色，是有碍皮肤美容的色素代谢性皮肤问题，也是目前美容界的一大难题。

（1）生理性黄褐斑：①妊娠斑（蝴蝶斑）是因妊娠期间激素分泌改变而形成，并多在妊娠 3～5 个月出现，分娩后因人体质而异，有的人经过哺乳期，营养复原，气血通畅，经过一段时间的正确保养将所集色素带走，黑色素代谢正常，斑也随之消失；如果不能正常代谢，反而越集越深越重，造成老年斑的提前出现，皮肤提前衰老。②处女性黄褐斑可能与卵巢功能较弱有关。子宫、卵巢异常或痛经、月经不调为其主要原因。③黑斑通常由于精神压力、长期疲劳或受到过度刺激引起神经系统功能混乱，使脑垂体无法正常运作，促使肾上腺激素增加，刺激黑色素细胞制造大量黑色素，从而发生色素沉积形成黑斑。

（2）病理性黄褐斑：由各种疾病如肝、肾功能不全、甲状腺功能亢进、糖尿病、癌肿、结核、营养缺乏、酒精中毒等引起全身各系统功能紊乱，从而导致皮肤新陈代谢减退而形成病理性黄褐斑。

（3）晒斑：皮肤在强光下暴晒，强风吹，暴雨淋后很容易形成晒斑。洗海水浴也是形成晒斑的主要原因，海水含盐量极高，浴后阳光照射会对皮肤造成强烈刺激，先为红肿痛而后肤色转暗，大量的黑色素形成以抵御紫外线，黑色素代谢到角质层后无法及时排出，而产生晒斑。不过，如果皮肤的代谢功能正常，虽然晒太阳会使局部的皮肤变得更黑，但是随着代谢作用，皮肤的老化角质会自然地除旧换新，黑色素也跟着代谢出来，所以年轻时晒太阳不一定长斑。同时用补充营养的方法，促进新陈代谢，回避强光，在温室中3～4周便可自愈。如果年龄大一点，尤其是在30、40岁以后，内分泌发生改变，黑色素分泌得特别多，再加上接触阳光太多，皮肤代谢不顺利，就会很容易长斑。

3. 继发性色素沉着： 由于皮肤表面受损而引起的黑斑。其在皮肤上呈红褐色或深红褐色云雾状，黑斑内套白斑或脱色斑。

因烧伤、烫伤、面疱、粉刺乱挤乱抠或因植皮、换肤等情形下，表皮保护层反复受损会引起色素沉着。某些不良化妆品中的色素、香料、金属等可损伤皮肤的表皮，如铅、汞盐、砷等会弥漫积存于真皮吞噬细胞中，改变皮肤的颜色，这种外源性色素呈灰到蓝黑色。水银（汞）还会破坏红细胞。由于创伤导致黑色素细胞的树枝状输送管破裂开口，甚至黑色素细胞破裂，黑色素小体在创伤区大量释放并连片，因此换肤后的皮肤所产生的黑斑比原来还多。在表皮基底层区沉积的血红蛋白不易参加血液循环而干涸坏死，从而形成黑色素与血红蛋白双重沉着。

继发性色素沉着与黄褐斑的区别：黄褐斑的产生多与内在疾病相关联，如内分泌失调、妇科疾病、消化系统及肝肾功能等疾病，神经、情感刺激等疾病因素亦可诱发黄褐斑，而继发性色素沉着与上述内在因素无联系或联系不明显。黄褐斑的色素沉着是由黑素小体组成，一般呈褐色或褐黑色，而继发性色素沉着除黑色素小体外尚有血红素沉着，故其病损区呈红褐色或深红褐色。黄褐斑的产生除内在疾病外，尚与人体酪氨酸酶的活性有关，而继发性色素沉着的产生主要是由各种原因对皮肤的损伤引起黑素细胞破坏，从而导致黑素小体大量释放，连片沉着，并引起血红蛋白干涸沉积，与酪氨酸酶的活性无直接联系。

4. 老年斑：是一种良性的角化突起病灶，与皮肤生理功能（皮肤中的氧、水分及机体激素水平等物质代谢）、生活规律、营养状况、情绪、运动、健康等有关，是皮肤老化的一种表现。其在皮肤上呈黄褐色或类似猪肝的颜色，斑点的大小较雀斑大一点，大的如绿豆或黄豆，常发生在太阳照射的部位，尤其是手背、手臂、双颊和前额比较多见，有时病变部位还有一点瘙痒感。面、手、四肢等为其好发部位，斑点多较大、不规则、分布无对称性、范围一般较黄褐斑小，多长在面部边缘部位和手背，与健康组织有明显界线，与早衰有关。皮肤功能逐渐衰退、自由基排泄能力降低、内分泌混乱、内脏功能减弱、血液循环不良及长期受日光照射是其形成的原因。

5. 真皮色斑：由于长期使用劣质化妆品，皮肤受重金属铅、汞的长期伤害，致使皮肤出现点状特深的斑点。一般情况下，其多长在眼睑之下、颧骨之上，星点状不规则分布，皮损的着色较深，真皮层内黑色素含量增多，皮肤呈蓝灰色或蓝色。特别是色彩化妆品，如不易褪色的腮红所含的色素较强烈且不易消除，长期使用就很容易在两颊腮红涂抹处、眼皮和嘴唇上产生色素沉淀。药物、激素、重金属及劣质化妆品均可以浸透到皮下组织。

6. 黑变病斑：呈黑色，主要发生在额部、面部及颈部，皮肤出现灰黑色色素沉着，虽然男女都可得此病，但以中年女性较多。部分病人特别是与化妆品或某些职业有关的患者，常常最先表现为皮肤发红、脱屑、发痒，然后皮肤逐渐变灰黑或褐黑色，深浅不均匀，常呈网点状，多沿毛细血管走向分布，大量沉积于真皮层，与健康组织无明显界线，同时表面常有细薄鳞屑，如涂了面粉样。病人除皮肤变黑外，多继发于全身性疾病，如肝硬化、肾病晚期。

第二节　损容性色素性皮肤病

一、概述

色素性皮肤病的病因有的比较明确，但大多数相当复杂，年龄、性别、种族、遗传、内分泌、地域、环境、气候、季节、社会与心理因素、职业、生活卫生和习惯、化学物质和药物、物理因素、营养因素、感情与炎症性因素等都与其发病和病理发展有着千丝万缕的联系，有些肿瘤性疾病也可伴发全身或局部皮肤和黏膜的色素性病理改变。色素性皮肤病也包括异物进入皮肤引起的色素沉着，如文身、文眉、文唇等引起的美容疾患和爆炸、外伤粉粒进入皮肤所引起的各种色素沉着症等。色素性皮肤病的病理基础核心主要为黑素细胞及黑素数量与质量上的异常和功能上的紊乱，以及与之相关的各种生理生化反应和各种促成生理生化反应的化学活性物质等，也包括影响及调节生理生化反应的体液内分泌因素及神经系统的状态等。皮肤色素性疾病分为色素沉着和色素减少，色素沉着过多时，因黑素沉着于皮肤各层的深浅不同，受光线下 Tyndall 效应影响引起视觉上的差异而呈现褐、黑、青灰、青蓝等不同颜色。一般情况下，过量黑素在表皮时则呈褐色或黑色，在真皮浅层呈紫色或紫褐色，在真皮深层呈青色或青蓝色。色素沉着过度症的病种较多，其中有的病因不明或系多种因素所致，故其分类不太容易。黑色素减少或色素脱失有不同的术语，如白斑（leukoderma）是指正常皮肤颜色由轻度至显著减退而使皮肤发白的总称，临床上可以是局部或弥漫性分布。黑色素减少症或黑色素过少症（Hypomelanosis）是以黑素含量减少或缺乏为特征的白斑病。无黑素痣（Amelanosis）为皮肤中完全缺乏黑素的黑色素减少症。脱色素作用（De-pigmentation）是用于描述皮肤原先存在的黑素消失，但它不同于先天性黑色素减少症。黑白斑病（leukome lanoderma）指同一皮肤区域有黑色素沉着过度和黑色素减少，黑白相间呈斑驳状的两种变化为特征的黑素障碍。

常见的色素性皮肤病多为良性、慢性经过的损害，但由于皮损大多表现在体表和颜面，不仅给病人造成身体上的痛苦，还有心理和精神上的压抑和痛苦，容易让人产生焦虑、恐惧、自卑、失望、精神抑郁、社交恐惧症、厌烦和消极无所谓心理情绪等。医学心理学证实，疾病的发展受心理因素的制约，精神心理因素在疾病发生发展过程中起着重要的作用，这也是许多疾病的发病诱因及加重的因素，尤其对于一些病程长、治疗效果缓慢、皮损发生在颜面或身体暴露部位且直接影响容貌美观的损容性色素性皮肤病，更能导致尤其是女性患者的心理压抑和精神上的负担，不但影响治疗效果，且会造成病情反复。因此，对于此类患者，应重视生物——心理——社会三方面综合医疗的医学模式，关心、安慰、有针对性地解除思想顾虑，帮助患者自我调整到最佳精神心理状态，正确对待疾病和增强战胜疾病的信心，积极配合治疗。

二、临床诊断要点

正确的诊断是治疗和预防的关键，色素性皮肤病的皮损主要表现为色素沉着过度和色素减退两种改变，其病种很多，病因及发病机制尚多不明确，所以色素障碍性疾病诊断颇不容易。因此，色素性皮肤病的诊断必须强调系统的病史、症状、疾病的过程、全面的体格检查和必要的实验室检查等，并对所获得的系统资料进行综合分析和判断，才可能做出正确诊断。色素性皮肤病的体检除应遵循常规体格检查项目和皮肤检查项目外，应重点强调以下几个方面。

1. **病史**：主要包括一般项目、主诉、现病史、过去史、个人史、家族史等，应强调发病时间、发病过程、皮损进行性或色素再生的病史以及既往治疗史。

2.体格检查

（1）全身检查：皮肤与全身的健康有密切关系，不少色素性皮肤病常伴有全身性或系统性症状，故应注意全身检查。体格检查发现的其他专科临床特征可能为色素异常症尤其是遗传性皮肤病的诊断提供重要线索。

（2）皮肤黏膜检查：灯光下或光线不足时，皮损的颜色常受照明光线色调的影响而不够鲜明，因此，应在充足的自然光线下检查患者的皮肤损害。检查时除重点检查患者主诉部位以外，应对皮肤、黏膜、毛发和指（趾）甲等进行仔细全面检查。皮损检查应从各种不同角度和距离进行观察，要注意皮损的分布、种类、数目、大小、颜色、形状、排列、表面、基底、边缘与界限、深浅、表面软硬度，有无萎缩、松弛、凹陷、胶原、增厚硬化等。皮损的范围和分布不但要用文字表述，最好进行摄影拍照，以便对比分析。有些色素性皮肤病有特征性发病部位及范围，对诊断有重要意义。皮损的大小和数目、形状与边缘、颜色与程度、表面情况、局部自觉症状以及毛发和黏膜的变化等，都应视为重要项目并详细记录。

（3）触诊：皮损的深浅、弹性、干湿和软硬度，有无浸润、增厚、硬化、萎缩、凹陷以及痛觉和温度觉等，都应通过触诊检查记录在案。

（4）其他：主要包括玻片压诊法、放大镜检查法、皮肤划痕试验以及相关的实验室检查和必要的皮肤组织活检等。

三、治疗原则与方法

色素性皮肤病的治疗首先是明确诊断，对于某些少见和疑难复杂的色素性皮肤病，应采取联合会诊的方式进行确诊。色素性皮肤病多数情况下可根据发病原因、病程长短、皮损部位及色泽以及良性和恶性等情况争取早治疗、综合性治疗，某些情况下诊断性治疗是不可或缺的。由于色素性皮肤病病因复杂、种类繁多，本节仅提示基本治疗原则与方法。

色素性皮肤病的治疗根据发病原因、病情、部位及临床的不同阶段等可概括为：

1. 内服药方法：主要包括抗组胺类药物、激素类药物、维生素药物、免疫抑制剂、生物制剂和中医中药等。

2. 药物外用方法：局部外用药物是一个最频繁使用的治疗方法和手段。药物外用治疗，不仅能起到局部治疗作用，还对病因、病理改变有治疗作用，并可避免或减少药物的不良反应和副作用。其疗效主要与其对症的药物性能、剂型、浓度和皮肤渗透剂等有关，主要包括刺激类、收敛类、脱色剂、防光剂、角质促成剂、角质剥脱剂和细胞毒类药物等。

3. 其他疗法：主要包括激光、冷冻、光化学疗法、光子和射频治疗、离子导入治疗、化学剥脱、封闭治疗、射线治疗和外科手术治疗等。

色素性皮肤病，尤其发生在颜面部和暴露部位的皮损，往往给患者带来不同程度的心理障碍，临床上应充分重视支持性心理治疗的必要性和重要性。医护人员通过语言、表情、举止行为并结合其他治疗手段，可有针对性地予以患者同情、支持、安慰和鼓励帮助，解决患者所面对的心理障碍，帮助患者改善心态，减少或消除焦虑、忧郁、恐慌和紧张等心理问题，改善患者的非适应或异常行为，消除和减轻精神上的痛苦，可有助于患者康复。

第二十二章
皮肤损害与常见损容性皮肤病

第一节　皮肤检查

皮肤是身体与外在环境间的一道屏障，具有重要生理功能。外在环境改变、身体内在疾病或其他原因的影响均可改变皮肤的生理功能或（和）组织结构，从而使皮肤表现出局部的或全身的病变和反应。皮肤病变除颜色改变外，亦可为湿度、弹性的改变，以及出现皮疹、出血点、紫癜、水肿及瘢痕等。因此，正确、仔细、全面地检查是正确诊断疾病的重要依据。

1. 皮肤检查一般注意事项

（1）检查室须光线充足（以自然光线为宜），温度适宜（20℃左右）。

（2）检查时须尽量暴露患部，应检查全身各部位皮损。

（3）应从各种不同角度、不同距离仔细观察皮损，甚可借助放大镜或玻片压诊。

（4）应辨认主要皮损类型，仔细观察其特征，注意其发展情况。

2. 皮肤感觉检查

检查皮肤温度觉、痛觉、触觉等是否消失、减退或正常。

（1）温觉：如患处对冷热刺激不能区分即温觉消失，如反应迟钝即温觉减退。

（2）痛觉：用针尖刺皮损，如患者不感觉痛或痛较正常皮肤差，即为痛觉消失或减退。

（3）触觉：如患者皮肤对轻微接触不知或分辨迟钝，即为触觉消失或减退。

（4）方向觉：患者是否能分辨出指或趾做的被动运动的方向。

（5）震动觉：患者是否能分辨出震动的音叉柄的震动。

（6）皮质感觉：患者能否指出感到轻微刺激的部位。

（7）位置觉：用分开的两脚规测两点辨别距离大小。

（8）实体觉：患者通过抚摸说出物品名称和硬度。

3. 皮肤湿度

皮肤湿度与汗腺分泌功能有关。在正常情况下，自主神经功能、气温、湿度、精神、药物、饮食等是调节和影响腺体排泄功能的因素。有的人皮肤较潮湿，而另一些人则较干燥。在疾病情况下，皮肤湿度、出汗情况及体臭味都具有诊断意义。皮肤异常干燥见于老年人、维生素 A 缺乏、黏液性水肿、脱水、硬皮病等。皮肤湿度增加，见于受热、发热、甲状腺功能亢进及情绪紧张的人。皮肤冷湿是末梢循环衰竭的一种重要征象，但 5~12 岁的儿童手多呈冷湿。此外，皮肤腺体的排泄使人体具有一种体臭味，特别是大汗腺中有臭物质较多可致狐臭。汗腺中含尿素过多则有尿味称尿汗，见于尿毒症。有些人的汗腺排泄物中具有某种颜色，可为黄色、黄褐色、绿色等，称为色汗症。

4. 皮肤颜色

皮肤的颜色与毛细血管的分布、血液充盈度、含血量、色素量、皮下脂肪的厚薄及腺体分泌情况等有关，亦与种族有关。中国人健康的皮肤是微黄略透红润，室外工作者略黑。常见的皮肤颜色改变包括苍白、发红（充血）、紫绀、黄染（主要见于黄疸）、色素沉着、色素脱失（白癜、白斑、白化症）等。

（1）苍白与充血：①苍白，全身皮色和黏膜苍白，可由贫血、末梢毛细血管痉挛或充盈不足所引起。常见于寒冷、惊恐、虚脱或休克及主动脉瓣关闭不全等。若仅出现肢端苍白，可能与肢体动脉痉挛或阻塞有关，肢端苍白见于雷诺病、血栓闭塞性脉管炎。检查时，应观察甲床、掌纹、结膜、口腔黏膜、舌质颜色。②充血，全身发红，是由于毛细血管扩张充血，血流加速以及红细胞量增多所致。生理情况下，皮肤发红见于饮酒、日晒、情绪激动等。病理情况下见于发热性疾病如大叶性肺炎、猩红热等及某些中毒（阿托品中毒，一氧化碳中毒）。一氧化碳中毒病人的皮肤、黏膜则呈樱桃红色。皮肤持久性发红可见于库欣综合征及真性红细胞增多症。皮肤敏感或炎症也致皮肤发红。美容院常接触到的"红血丝"也多与内分泌和敏感有关。

（2）紫绀与黄染：①紫绀，皮肤黏膜呈青紫色。缺氧、血液淤滞、变性血红蛋白或脱氧血红蛋白增多均可致。最易见于皮肤色素少、毛细血管丰富的浅薄部位，如口唇、鼻尖、颊部、耳壳及甲床等处。②黄染，皮肤黏膜发黄主要见于黄疸（病理性黄染），也可因过多食用胡萝卜、南瓜、橘子等食物，或长期服用带有黄颜色的药物（食饵性黄染）。黄的颜色在灯光下最不明显，故黄疸应在天然光线下检查。病理性黄染由于血液中胆红素浓度超过 2.0mg/dl 时，渗入皮肤黏膜所致。其中以皮肤胆汁淤积性黄疸黄染最重。初期呈金黄色，后由于胆红素氧化成胆绿素，而使皮肤呈黄绿色，如若胆道长期阻塞，皮肤变暗而呈绿褐色。食饵性黄染，过多食用胡萝卜、南瓜、橘子等蔬菜或果汁，可使胡萝卜素在血液中含量增多而致皮肤黄染。黄染首先出现在手掌、足底、前额及鼻部皮肤，一般不出现巩膜和口腔黏膜黄染，血中胆红素不高。停止食用富含胡萝卜素的蔬菜或果汁后，黄染逐渐消退。长期服用含有黄颜色的药物，如米帕林、呋喃类等药物也可引起皮肤黄染，黄染首先出现于皮肤，严重者也可出现于巩膜，以角膜周围最明显，离角膜缘越远黄染越浅。

（3）色素沉着与脱失：①色素沉着：由于表皮基底层的黑色素增多，以致部分或全身皮肤色泽加深。病理性色素沉着：

通常人身体外露部位、乳头、乳晕、腋窝、关节、肛门周围及外阴部位皮肤颜色较深，掌跖部位的皮肤颜色最浅，如果这些部位的色素明显加深，或其他部位亦出现色素沉着，要考虑病态。生理性色素沉着：妊娠期妇女在面颊、额部可发生棕褐色的妊娠斑，分娩后多可逐渐消失，老年人全身或面部也可发生散在的色素斑片（老年斑），某些年轻女性由于内分泌的影响在非孕期间也出现了黄褐斑（色斑），新生儿臀部常见有深青色的胎生青记。②色素脱失：常见的色素脱失有白化病、白癜、白斑，多为遗传性疾病，是由于先天性酪氨酸酶合成障碍所致。白癜又称白癜风，在身体易外露部位如面颈部、手背、腋窝、鼻、口周等的皮肤出现形态不一、大小不等、边缘不规则、进展缓慢且没有自觉症状的局限性色素脱失，不引起生理功能改变。白癜也偶见于甲状腺功能亢进、肾上腺皮质功能减退及恶性贫血患者。白斑是常发生于口腔黏膜和女性外阴部位的圆形或椭圆形、面积不大的色素脱失斑，因可发生癌变，应当重视。

5. 皮肤弹性与水肿分级

皮肤弹性与年龄、营养状况、皮下脂肪及组织间隙所含液体量多少有关。正常情况下，小孩及青年人皮肤弹性好，中年以上皮肤逐渐松弛，弹性减弱。老年人皮肤组织萎缩，皮下脂肪减少，皮肤弹性减退或消失。亦见于严重消耗性疾病、营养不良和严重脱水病人。水肿是皮下组织的细胞内或组织间隙液体潴留过多所致。重度水肿可见皮肤张紧发亮，轻度水肿视诊不易发觉，需用手指加压局部有无凹陷来发现，若局部出现凹陷，且须经一定时间始能平复称凹陷性水肿。黏液性水肿及象皮肿者虽也表现组织明显肿胀，但指压后并无凹陷，可资鉴别。根据水肿的程度，可分为轻、中、重三度。

轻度：水肿仅发生于眼睑、眶下软组织、胫骨前、踝部皮下组织，指压后可出现组织轻度凹陷，平复较快。有时早期水肿仅有体重迅速增加而无水肿征象出现。

中度：全身组织均可见明显水肿，指压后可出现明显的或较深的组织下陷，平复缓慢。

重度：全身组织严重水肿，低垂部位皮肤紧张发亮，甚至有液体渗出。全身组织严重水肿，身体低垂部皮肤紧张发亮，甚至可有液体渗出，有时可伴有胸腔、腹腔、鞘膜腔积液。

6. 皮疹

皮疹是诊断疾病的重要依据。常见的皮疹有以下几种：①斑疹是只限于局部皮肤颜色变化，既不高起皮面也无凹陷的皮肤损害，见于出血性瘀点和瘀斑、丹毒、婴儿臀部红斑、儿童风湿病的多形性红斑，某些传染病如麻疹、风疹等。②玫瑰疹是直径 2~3mm 的淡红色斑疹，压之褪色，多发生在胸腹部，分批出现，持续 3~5 天消退，常见于伤寒。③丘疹是一种较小的实质性皮肤隆起伴有颜色改变的皮肤损害，见于药物疹、麻疹、猩红热、湿疹等。④斑丘疹是隆起的丘疹，伴有周围皮肤发红，可见于风疹、猩红热、药物疹、斑疹伤寒等。⑤荨麻疹又称风疹块或风团，为皮肤暂时性水肿隆起，形状大小不等，发生快，消退亦快，有奇痒，故常伴有搔痕，是速发的皮肤变态反应所致，见于各种异性蛋白性食物或药物过敏所引起。⑥糜烂皮肤表皮部分或全部缺损则形成糜烂，色红而湿润，常有渗出，愈后不留瘢痕。皮肤遭受剧烈搔抓或摩擦，长期浸渍，水疱、脓疱破裂、丘疹、结节表面的表皮破损都可引起糜烂。⑦溃疡是深达真皮甚至更深组织的局限性皮肤缺损，大多由于组织坏死而起，愈后常留瘢痕。外伤、局部血液循环障碍、炎症、感染以及神经营养障碍都可引起坏死而导致溃疡形成。溃疡可浅可深，从壁向中心逐渐倾斜，犹如碟子一般；溃疡的壁也可陡直犹如凿刻一般，称为凿缘溃疡。有时溃疡的壁内陷，犹如挖坑道一般，称为潜行性溃疡。

7. 皮下出血

皮下出血的特点是局部皮肤青紫色（陈旧性出血时，由于含铁血黄素的沉积皮肤呈黄褐色）、压之不褪色，除血肿外一般不高起皮面。出血斑点的大小及分布范围视病情而异。皮肤黏膜下出血直径 <2mm 者，称为出血点；直径为 3～5mm 者，称为紫癜；直径 >5mm 者，称为瘀斑；片状出血伴皮肤显著隆起者称为血肿。皮下小出血点有时易与充血性皮疹和小红痣相混淆，应注意观察区别。充血性皮疹尽管不高起皮面，但加压时褪色或消失。小红痣尽管加压时不褪色，但它高起皮面且表面光亮。这些特点在结合仔细观察颜色的不同，可正确地将三者区别开来。出血斑点有时发生在黏膜下，其临床意义与皮下出血相同，常见于造血系统疾病、严重感染、某些血管损伤性疾病及某些毒物或药物中毒等。

8. 蜘蛛痣与肝掌

皮肤小动脉末端分支性血管扩张所形成的血管痣，表现为中心部直径 2mm 以下的圆形小血管瘤，向四周伸出许多毛细血管，且有分支，看上去恰似一个红色的蜘蛛趴在皮肤上，故称为蜘蛛痣。蜘蛛痣大小不等，多出现在上腔静脉分布的区域内，如面、颈、手背、上臂、前臂、前胸和肩部等处。检查者若压迫蜘蛛痣中心（即中央小动脉干部），其辐射状小血管网即褪色或消失，压力去除则又出现。

慢性肝病患者的大小鱼际处，皮肤常发红，加压后褪色，称为肝掌。一般认为，蜘蛛痣和肝掌的发生与体内雌激素水平升高有关。肝病时对雌激素灭活作用减弱，因此，急慢性肝炎、肝硬化病人可出现蜘蛛痣和（或）肝掌，但健康的妊娠妇女也可出现。

9. 色素痣

色素痣可发生于皮肤的任何部位。形态多种多样，如丘疹、斑疹、乳头状、疣状、结节状、息肉样或有蒂，有的可贯穿短而粗的黑色毛发，颜色常为棕色、褐色、黑色，也可为淡红色、暗红色、淡黄色或肤色，数目不定，直径为 0.1～1.0cm。表面有皱褶呈疣状的称疣状色素痣；伴发多毛的称兽皮痣；直径大于 10cm 的称为先天性巨痣。根据痣细胞在皮肤组织学上的分布又分为交界痣、皮内痣、混合痣。如发现痣突然增大、色素加深、局部红肿、表面溃破、周围出现卫星痣、毛痣脱毛或自觉痒痛者，提示痣将恶变为恶性度极高的黑色素瘤（尤应注意在易受摩擦部位的色素痣）。出现这种情况，必须手术切除，并做病理检查。切勿滞留美容院"点痣"，也不主张用激光等物理方法，因影响术后病理检查。

10. 浅静脉怒张

成年男子除四肢与颞部可见正常静脉分布外，其他部位少见。颈静脉怒张，表明上腔静脉或右心压力增高。胸壁静脉怒张，表明上腔静脉回流受阻。胸腹侧壁静脉怒张，说明可能下腔或上腔静脉回流受阻。脐周围静脉怒张，说明门脉高压。健康小儿的浅静脉很不明显。小儿头皮静脉怒张，常见于颅内压力增高，血液循环障碍现象（如脑膜炎、脑炎、脑肿瘤、脑积水）、佝偻病或梅毒及消瘦小儿。小儿胸部及肩胛间如出现明显的静脉网，可能为支气管或纵隔淋巴结肿大。此外，正常孕妇乳房静脉比较明显。

11. 瘢痕与皮纹

瘢痕为新生的结缔组织修补替代原有缺损或破坏的真皮或更深部的组织。瘢痕形状一般与原有皮损相一致，通常失去正常的皮肤纹理，皮肤附件缺失。增生性瘢痕由于胶原过度增生而高出皮肤表面，结实而肥厚。瘢痕常为患过某些疾病的证据，如手术切口部位有愈合瘢痕，颈部淋巴结核破溃愈合后可在相应部位留有瘢痕。

萎缩性痕迹菲薄而柔软，表面低于周围正常皮肤，皮纹为粉红色或灰白色线状。皮纹周围环以正常皮肤，长短不一，多见于腹部，可由于多次妊娠、肥胖、腹腔内巨大肿瘤、大量腹水使腹壁伸展所引起。分布于下腹部、臀部及大腿上部的紫红色皮纹，伴有体质肥胖者，为库欣病的体征之一。

12. 皮下结节

①风湿小结，关节与骨隆突处出现数目不多的结节，常

为类风湿结节，主要是由于皮下组织和（或）真皮内纤维蛋白样物质聚积及组织细胞等成分所致。其特点为质较硬如橡皮，多无压痛，大小为数个细胞组成至 2cm 不等，与皮肤无粘连，但与深部结缔组织相连。好发于肘背侧、指关节、肩骨突、腓肠肌腱等处。②猪肉绦虫囊蚴的结节，躯干、四肢、皮下或肌肉内出现的黄豆至核桃大小的结节，圆形或椭圆形，表面平滑，无压痛，与皮肤无粘连，可推动，质地硬韧，但有一定弹性，数目多少不一（少则一两个，多至数百个），这种结节亦可见于颈部、乳房及阴部皮下。③痛风结节，也称痛风石，是血液尿酸超过饱和浓度，尿酸盐针状结晶在皮下结缔组织沉积，引起慢性异物样反应所致。一般以外耳的耳轮、对耳轮、跖趾、指（趾）关节及掌指关节等部位多见。为大小不一（小至小米粒，大至 1～2cm）黄白色结节，或无症状，或有痛疼。较大结节表面皮肤变薄、破溃可排出白恶样物质，不易愈合，继发感染少见，为痛风的特征性病变。④欧氏（Osier）结节，指尖、足趾、大小鱼际肌处出现的蓝色或粉红色有压痛的结节，如小米或高粱米粒大小，局部皮肤可发黄或呈粉红色，压痛明显，可见于感染性心内膜炎。⑤脂肪瘤：系由分化良好的脂肪组织构成，位于皮下组织内，触之柔软、无压痛、境界清楚、多为扁平状或分叶状、稍可活动的局限性肿块，表皮正常，生长缓慢。⑥结节性多动脉炎，沿末梢动脉走行的绿豆至黄豆大小的皮下结节。

13. 皮下气肿

皮下气肿系空气出现于皮下组织，外观犹如水肿。常见于颈、上胸和头部，但触诊时可有一种特殊的捻发或破裂感。常见原因为肺部穿伤或腹部外科手术及受其他外伤，由于产气细菌感染，在躯干感染部位发生皮下气肿，尤以产气荚膜杆菌或称气疽杆菌的感染为严重。

14. 皮下脂肪

皮下脂肪的多少与分布情况亦与皮肤及全身的健康状况相

关。皮下脂肪少、显著消瘦者，可见于西蒙病、甲状腺功能亢进症、肾上腺皮质功能减退、糖尿病、慢性严重的消耗性疾病（恶病质）、小儿慢性消化不良等病。皮下脂肪分布则多与内分泌功能相关，如肾上腺皮质功能亢进症，脂肪在头、颈及躯干上部堆积较多，称为向心性肥胖，皮下脂肪消失常按一定顺序，即腹部、躯干、四肢，最后面部。

15. 皮肤其他性状变化

①皮肤发育不良：又称先天性皮肤缺陷，一个或几个区域的表皮、真皮，有时甚至皮下组织出现先天性缺损。②皮肤松弛与紧张：由于弹力减弱，老年人的皮肤可变松弛。此外，急性消瘦或脱水可致皮肤松弛。皮下如有水肿、发炎、肿瘤或由于其他原因可使组织肿胀，而致该处皮肤紧张度增高。③囊肿：囊肿是含有液体或半固体的囊性损害，球形或卵圆形，位于皮内或皮下，可稍隆起于皮面，样子颇似结节或丘疹，但扪之觉有囊性感。

16. 毛发

毛发的颜色、粗细、曲直、分布等常与种族、年龄、性别及疾病状态有关。①毛发数量：毳毛多少，不易观察，长毛多少则较易观察。一般男性体毛较多，女性较少。年老时头发变稀少，眉毛、鼻毛等变长。毛发过多可得多毛症，如"毛孩"（先天性全身多毛症）。如本来毛发很多，以后因为高热、内分泌功能障碍、营养不良、物理因子（如过量电离子照射、X线照射）、医源性（如应用细胞毒药物）或因局部有癣、脂溢性皮炎或原因尚未清楚的病，毛发部分或全部脱落，则为秃毛症。毛发可匀和逐渐脱落，或突然大片脱落。②毛发色泽：与遗传、健康和毛发有无异常有关。中国人的毛发正常应是黑亮，肤色特别白的人其毛发稍带棕黄色，到老年后毛发变稀白是正常生理现象，但毛发早白是反常。③毛发形性：头发多是细圆软管形，少数稍呈波状弯曲。偶有粗细相隔的念珠样发，每隔一段常有一段裂成细丝的裂发、远端正常粗细。近头皮变细的惊叹号发和自行弯曲打结的结发，都是病发。

17. 指（趾）甲

正常指（趾）甲应是表面光滑透明瓦样角质片，近根部有新月样的指甲弧形。但多种疾病可累及指（趾）甲，可为先天性、遗传性因素所致（如先天性无甲症），亦可为后天性外界因素所致（如职业性长期磨损、化学物质刺激、外伤、真菌或细菌感染、缺氧等）。此外，全身性疾病（如心血管病、系统性红斑狼疮）、营养不良等亦可出现指甲损害。

指（趾）甲损害表现形式多种多样。有的为发育缺陷或异常（如兀甲、甲分离、甲肥厚或甲萎缩）；有的为外形改变［如匙状甲（反甲）、扁平甲］，有的为颜色改变（如白甲、甲白斑、黑甲），有的在甲表面可出现纵嵴、点状凹陷或出现软化、萎缩。真菌感染可使甲板增厚、粗糙或被破坏呈空龛状，甲部位亦可并发肿瘤（如甲下黑素瘤、甲下角化棘皮瘤、血管球瘤等）。此外，甲损害除甲板被破坏外，甲皱及甲床亦可被累及，如甲床炎、甲沟炎等。

18. 淋巴结检查

正常的浅表淋巴结很小，直径多在 0.1 ~ 0.5cm，质地柔软，表面光滑，与毗邻组织无粘连、无压痛、不易触及。体表的淋巴结常可反映身体某一部位或器官的病变。在进行皮肤检查时，进行浅表淋巴结常规检查，十分必要。

第二节　皮肤损害及特征与检查

一、皮肤损害

皮肤损害是皮肤病在皮肤上的客观表现，也称皮损或皮疹，是指可以看到或触摸到的皮肤及黏膜损害。皮损的性质和特点常是皮肤病的主要诊断依据。在检查皮损时，首先要仔细查看皮损的分布、原发和继发损害，然后根据所见特点判断病程，并综合病史、主客观表现和实验室检查结果来进行诊断。

1. **皮损的分布**：查看皮损分布可帮助推测病因和病情轻重。①普遍性分布，指全身皮肤，从头到脚都受到损害，例如红皮病、剥脱性皮炎、严重的鱼鳞病等。一般为内因所致，预后严重。②全身性分布，指皮损散布于全身，在皮损间有正常皮肤，如某些药疹、水痘、银屑病等。一般为内因所致，预后好于普遍性分布。③局限性分布，指皮损仅发于身体的某些部位，内外因皆可引起，病情一般不很严重。要注意皮损分布对称与否，主导因素。如若皮损发在暴露部位，多为诸如光晒、刺激物、致敏物、昆虫蜇咬等外因引起。如若皮损发于遮盖部位，多为内因所致，如湿疹、硬红斑等。另外，有些皮肤病好发于伸面（如银屑病、结节性红斑、维生素A缺乏病、局限性黏液水肿等），有些病好发在皮脂腺较多部位（如毛囊角化不良病、痤疮、红斑性天疱疮等），有些病好发在汗腺多的部位（如多汗症、癣菌病、臭汗症等），有些病好发在毛发部（如头癣、银屑病、脂溢性皮炎等）。

2. **原发损害**：皮损分原发损害和继发损害两大类。原发损害是皮肤病病理变化直接产生的最早损害。是皮肤在没有受过机械性刺激或损伤，也没有受到局部治疗或感染而改变的皮损。原发损害比继发损害传递出更多的重要发病信息，富有诊断价值。其表现形式有如前所述的斑疹（红斑、出血斑、色素沉着斑、色素减退斑及色素脱失斑）、丘疹、结节（实心性损害）、肿瘤、风团、水疱、囊肿等。

3. **继发损害**：继发损害是由原发损害演变，或因搔抓、感染等所产生的损害。因病损的原形被或多或少改变，诊断价值比原发损害为差，但仍有一定参考价值。

（1）鳞屑：正常情况下，角质细胞虽在不停脱落，但不明显。病理情况下，由于角化不全、角化过度以及水疱的干涸等原因，皮肤逐渐出现脱屑现象。鳞屑可小如糠秕，可大如树叶或纸片。一般鳞屑干燥并呈白色或灰白色，脂溢性皮炎的鳞屑则常油腻而带淡黄色。炎症性皮肤病常有脱屑现象，皮肤过度干燥也会脱屑。

（2）痂：是由皮损表面的浆液、脓液、血液、脱落组织、细菌等物凝集干涸而成的块状物。水疱和脓疱干涸即成痂，溃疡的排出物也往往凝结成痂。血清凝固而成的血清痂呈蜜黄色，脓液干涸而成的脓痂呈污黄或黄绿色，血液干涸而成的血痂是暗红或黑褐色。痂与鳞屑可不规则地相互重叠而成鳞屑痂。黄癣的黄癣痂（scutula）是由真菌的菌丝、孢子、上皮细胞渗出物、炎症细胞、皮脂等物混杂而成的硫黄色碟状物，与一般的痂有所不同。

（3）皮肤萎缩与肥厚：皮肤萎缩指皮肤的一层或数层组织变薄，使该部皮肤发亮，弹力消失，皮肤的附属器官如毛囊、皮脂腺等亦破坏。皮肤肥厚指皮肤的一层或数层细胞增多或肥大，最多波及表皮层。广泛性的皮肤肥厚，见于肢端肥大症。局部的皮肤肥厚，属于先天性（如痣），或见于老年人（老年性角化症），有时亦因局部刺激而发生（如胼胝或鸡眼）。

（4）苔藓样变：亦称苔藓化，是皮肤由于长期遭受搔抓和摩擦，以致皮丘增高，皮纹加深，形成许多聚集成片的多边形扁平丘疹，往往伴有皮肤肥厚，色素沉着过度和脱屑，表面粗糙，似皮革样。慢性瘙痒性皮肤病常常发生此种损害。

（5）色素变化：在炎症或出血性皮病中，红细胞逸出毛细管或小血管外，其降解物之一含铁血黄素沉积在原病灶部，呈棕褐色，需经较长时间才能消退。由于外界刺激而引起的黑色素增多，在停止受刺激后较快消退。若干皮病中皮疹消退后可留微白斑，如某些寻常性银屑病及扁平苔藓，需经一段时间皮色才复原。

（6）皲裂：皮肤发生线状裂口时称为皲裂，常有疼痛，容易出血。由表皮角质层过度干燥，或真皮内有稠密的细胞浸润，弹性减退，遇有机械性或过度牵引等外力作用，即可引起深浅不等的皮肤线状裂伤。皲裂常发生在经常活动的部位，如掌跖、关节表面、口角等处。皮肤由于干燥或慢性炎症以致弹性降低，加上外力的牵拉，即可开裂。

（7）抓痕及剥脱：表皮剥脱系指外伤引起的浅表性表皮缺损，有时也累及真皮的一部分。由搔抓引起的表皮剥脱常呈线状或点状，往往出血而结有血痂，又称抓痕。抓痕常见于各种瘙痒性皮肤病，可发生在损害的皮肤上，亦可发生在正常的皮肤上。抓痕的深度倘若仅限于表皮或真皮乳头部，愈后不留瘢痕，更深则可留瘢痕。

虽然可将皮肤损伤分为原发疹和继发疹，但此种分类并非绝对，有些损害可为原发损害，亦可为继发损害。例如，色素沉着过度性斑疹可作为黄褐斑的原发损害，亦可作为皮炎的继发损害。有些学者根据损害的凹凸而将皮肤损害区分为扁平损害、隆起损害、凹陷损害 3 类。

4. 黏膜损害： 很多皮肤病都伴有黏膜损害。因而有无黏膜损害对诊断有一定参考价值，大致可分为 3 类：①皮肤病伴有黏膜损害，如扁平苔藓、天疱疮。②全身性皮肤病伴有黏膜损害，如白塞病。③单发黏膜损害，如黏膜白斑、滤泡性口腔炎等。

除了无苔藓样变、抓痕与剥脱外，黏膜损害基本上与皮肤损害相似。但是，由于黏膜潮湿和摩擦，因此容易发生糜烂、溃疡和继发感染，其角化损害也因潮润而变灰白色。一般黏膜损害表现为炎症反应，如斑块、糜烂、溃疡、色素沉着或为腺体疾患等。斑块多呈乳白或灰白，稍隆起。有的斑块由多数丘疹聚集而成，呈线状、环状或片状，有的斑块表面可呈网纹状（扁平苔藓的口腔黏膜损害）。斑块表面亦可出现角化或皲裂（女阴白斑）。色素沉着多呈斑点状，黑褐或黑色，除见于黏膜外，亦可见于唇红部，如普杰综合征。另外，有许多病限发于黏膜，如黏膜白斑复发性口腔溃疡、唇炎、地图舌等。黏膜损害自觉症不一，有的缺乏自觉症状，有的感瘙痒，若有糜烂或溃疡，则感疼痛。

5. 毛发损害： 毛发损害可单独发生，亦可为某些皮肤病或全身病的一种表现。人体毛发损害可大致分为毛发颜色异常、毛干形态或结构异常（缺陷）和毛发数量异常（终毛数减少或脱落，或毳毛区终毛数增多）。

6. 指（趾）甲损害：指甲能协助手指抓挤小物体，在一定意义上，人的指甲也是一种进攻和防御的工具。此外，甲也是健康状态和某些疾病的外部标志。指（趾）甲损害可单独发生，亦可为某些皮肤病或全身病的一种表现。毛发及指（趾）甲改变对于某些皮肤病的病因诊断具有一定意义，有时还可为某些系统性疾病提供诊断线索。

二、特征与检查

皮肤病种类虽多，但其临床表现主要为各种原发疹和（或）继发疹，呈单型性或多型性。主要采用视诊、触诊和问诊方式检查皮损。对于多型性皮损的检查较复杂，除需辨清主次、原发与继发外，还需仔细观察各型皮损的特征。

1. 视诊：主要观察皮损形态、大小、数目、色泽、表面、边缘、境界、基底、部位、分布和排列等。

（1）形态：应观察皮损是凹陷、平坦还是高起。高起呈何形状，如球形、半球形、鸡冠状、菜花状、凸面镜或扁豆状等。皮损本身呈何形态，如圆形、椭圆形、肾形、环形、线条形、多角形，或融合、发展成不规则形、地图形、花瓣形，或蜿蜒成迂曲形，或由一端向他端发展如蛇行形或匐行形等。

（2）大小：可以常见物比拟皮疹大小，如形容高起的小皮疹可用粟粒、绿豆，形容平坦的小皮疹可用点滴、榆钱等。同时，也可用厘米（或毫米）作单位，测直径，计算面积大小。不少皮损初发较小，病程中逐渐增大，有的发展至一定大小不再增大，也有的大小始终如一。

（3）数目：数目较少可直接计数，数目多难以计数记为少、较少、多或较多等。

（4）色泽：皮疹的色泽可据皮肤病的种类及病程有差别，

可借玻片压诊而决定其为充血、毛细血管扩张或炎性浸润或色素沉着。但在检查时，不应仅区别其颜色，还要辨别其色调、色泽。如白色可因色素减退或消失以及对光线反射不同而有纯白、灰白、乳白、苍白、银白等色调。此外，有些皮肤病的皮疹常具有特殊颜色或色调，可作为诊断依据。如白癜风的皮疹为瓷白色，梅毒的皮疹为铜红色或咸肉色。

（5）表面及顶端：皮疹表面是否光滑（粗糙），湿润（干燥），有无鳞屑、鳞痂、痂皮、假膜，有无渗出物、分泌物等。顶端是何形态，如扁平、隆起、刺状、乳头状、菜花状、疣状、半球状、圆锥状、高低不平、凹陷、小疱、糜烂等。

（6）周围、边缘和境界：皮损周围肤色是否为正常（如水痘、脓疱疮周围可有明显红晕）。边缘是否整齐（如鲜红斑痣）、是否呈锯齿形（如玫瑰糠疹）、蚕蚀、穿凿（如结核性溃疡）、隆起（如一期梅毒硬下疳）。境界是清晰（如扁平疣）还是模糊。

（7）基底：基底有无炎症，炎症是否明显，基底宽窄，是否有蒂，是否浸润。

（8）部位与分布：皮损的分布与部位是皮肤病的重要依据之一。应十分注意皮损分布部位，是在暴露部位还是在遮盖部位，是在伸侧、屈侧或间擦部位，是在多汗、多皮脂或与黏膜交界部位。在分布上，是全身性、泛发性、播散性还是局限性，是对称性、双侧性还是单侧性，是否沿神经、血管分布，是否按皮节分布等。

（9）排列：很多皮肤病的皮损排列呈现规律性。要注意其是散在还是融合，是孤立还是簇集，排列成何形状（线状、带状、环状、弧状、多环状或不规则状）。

2. 触诊：可通过触诊探知皮疹本身或其基底硬度（坚硬、坚韧、柔软等），皮肤有无浸润、硬结以及其深浅、活动度，皮肤的弹性，温度，有无麻木感以及皮损附近淋巴结有无肿大及触痛等。

3. **问诊**：通过问诊，询问病人皮疹的初发及演变情况，积极地获取发病病史，对于客观认识病情并做出科学的诊断和鉴别诊断极具意义。

第三节 损容性皮肤病的美学分析

损容性皮肤病发生后，皮肤在形态结构和生理功能上都发生了改变。在皮肤上出现色素障碍（如皮肤色素增加、减退、脱失），或红斑、丘疹、脓疱、囊肿、溃疡、糜烂、皲裂、瘢痕、硬化等不同变化。这不仅影响皮肤生理功能，更会破坏皮肤美感，影响皮肤审美功能。

1. **色素障碍皮损的美学分析**：色素障碍皮损，不管是色素沉着还是色素脱失，均成为影响皮肤的颜色、光泽、细腻和滋润等美学表征的重要因素。色素沉着者肤色比正常人更深，呈橘黄色、褐色、紫色、青灰色或蓝黑色等，给人一种污浊、沉重、有病及运程不佳的不良感觉。而色素脱失者肤色比正常人浅，呈纯白、苍白、瓷白或黄白色，容易使人产生精神紧张、营养不良、基因畸变、遗传缺陷或代谢障碍等不良联想。二者与正常肤色形成了强烈的对比，均破坏了皮肤的色相、彩度及明亮度，在视觉审美过程中，破坏了整体肤色光泽滋润、微红稍黄、均衡而和谐的形式美感。

2. **隆起皮面皮损的美学分析**：隆起于皮面的皮损诸如丘疹、水疱、脓疱、结节、囊肿及瘢痕等，破坏了皮肤红润、光滑、细腻、柔嫩、均衡、匀称、和谐及健康的美感。而且其高出皮面、凹凸不平、粗糙发硬、颜色各异甚至脓血溢出，形成了病理性的雕刻度，发出了病理信息，使审美对象与审美主体产生了距离，影响了皮肤的视觉审美和皮肤的触觉审美。

3. **影响皮肤弹性的皮损的美学分析**：皮肤的弹性是反映皮肤健美的重要表征之一。各类炎性斑丘疹、脓肿、结节、瘢痕、皮肤硬化、皮肤变薄、皮肤及其附属器萎缩和皮肤老化等均为影响皮肤弹性的皮损。这些皮损可导致皮肤发生炎症浸润、弹力纤维变性或减少、胶原纤维增生及硬化、结缔组织增生、表皮突变平或表皮过度角化、皮下脂肪组织减少、皮纹消失或起皱等病理改变，使皮肤失去了弹性，影响了皮肤具有诱人魅力的美感特征。

4.皮肤创面的美学分析：由各种病因可以致使皮肤形成鳞屑、浸渍、糜烂、溃疡、结痂、抓痕、皲裂等创面皮损。这些创面不仅影响着皮肤的生理功能，给美容患者带来瘙痒、疼痛、烧灼、麻木及蚁行感等不良感觉，影响患者日常生活。更传递着人体皮肤的种种病理信息，破坏了皮肤的比例、对称与和谐，在视觉审美上给人一种畏惧的感觉，严重影响着人体皮肤的视觉审美，从而使人体美大为减色。

5.病肤体味的美学分析：病理性体味是令人不悦的臭味，对周围人群产生不良的刺激，会直接影响人体皮肤的嗅觉审美与视觉审美，会影响患者的社会交往，使他们心理上感到压力，变得自卑、敏感、封闭，陷入苦恼之中，影响心身健康。

6.甲病的美学分析：在美容上，甲起装饰效果，是重要的美饰对象。病变使甲失去了光泽、红润和透明感的美学功能，在影响皮肤生理功能的同时，更可能对患者造成心理状态上的不良影响。例如，有些甲病患者在人际交往中不愿主动握手，在用肢体语言表达情感或演讲时不愿用患甲病的手去强调，在烈日炎炎的夏日中不愿穿裸露脚趾的凉鞋等。

7.毛发疾病的美学分析：头发能抵挡紫外线直接照射和寒冷的侵袭，保护头部皮肤免受外界的损伤，同时头发更是人体容貌美的重要组成部分，在塑造人们健美形象方面亦占有重要地位。优美的发型使人或显得精明强干，或显得洒脱飘逸，会给人带来特有的魅力。当毛发发生疾病，出现数量异常或颜色改变，会严重影响到人体容貌美和形体美。同时，毛发疾病的发生还会给患者社交、学习和工作带来诸多不便，甚至会使多数患者产生审美心理障碍，造成不良的心理压力和精神困扰。

8.面部与其他暴露部位皮损的美学分析：一般来说，发生在面部和其他暴露部位的皮损更容易导致患者产生审美心理障碍。而皮损的轻重程度通常与患者的心理障碍程度呈正相关关系。但皮损的发生部位却不一定与患者的心理障碍程度成正比。有些患者即使在面部和暴露部位产生较轻皮损，也会产生严重的心理障碍。比如女性及窗口行业、影视文艺界人士对这类皮损的重视及心理障碍程度常偏重一些，当其面部与暴露部位出现皮损时，可表现出不同程度的羞愧、自卑和绝望等，有的甚至产生精神异常、性格变态、美容心理障碍等，直接影响到其身心健康和人体审美。

第四节　常见损容性皮肤病

一、眼周围色素沉着症

眼周围色素沉着症，亦称眶周黑变病，俗称黑眼圈。皮损为灰褐色或灰黑色色素沉着斑。初期累及下睑部，继而可蔓延至上眼睑及其周围而形成圆圈状色素沉着或血管性的皮肤发青。可于儿童期起病，随着病程的迁延，部分患者皮损可扩展至眉弓和颧骨区，呈对称分布。患处皮肤平滑无屑、无泽，亦无自觉症状，色素沉着无自愈倾向。

【病因病机】

发病原因不清，可能为常染色体显性遗传性疾病。可因长期睡眠不足，疲劳过度，使眼睑得不到休息，处于紧张收缩状态，该部位的血流量长时间增加，引起眼圈皮下组织血管充盈，从而导致眼圈瘀血，滞留下黯黑的阴影。久病体弱或大病初愈的人，由于眼周围皮下组织薄弱，皮肤易发生色素沉着，并极易显露在上、下眼睑上，出现一层黑圈。月经不调的女性，如功能性子宫出血、原发性痛经、月经提前、月经错后、经期过长、经量过大等，均会出现黑眼圈。此外还可因慢性肝胆疾患、内分泌紊乱、静脉曲张、外伤以及化妆品的不良刺激、佩戴劣质眼镜等因素而促发本病。中医认为此乃肝肾虚弱所致。

【预防治疗】

1. 保持一定的睡眠时间和规律的生活，对睡眠不足、过度眼肌疲劳者可加强眼部按摩及热敷，以改善眼部的血液循环，减少静脉瘀血。不要使用过期和劣质化妆品，洗脸或卸妆时不要用力揉擦眼部周围皮肤。尽量避免日晒与外伤，以减少或改善眼周围色素沉着及血液循环障碍的发生和发展。多食芝麻、花生、黄豆、胡萝卜、鸡肝、猪肝等含大量维生素 A 的食物，有助于消除黑眼圈。

2. 若黑眼圈较轻，可采用马蹄莲藕渣、生土豆片、柿子泥、泡过的茶叶渣等敷眼法去除。

3. 对慢性肝胆疾患、内分泌紊乱等疾病，积极采用中西药物治疗。

4. 如是先天性黑眼圈或是很重的黑眼圈（如严重静脉曲张）患者可考虑外科手术治疗。

二、颜面毛囊性红斑黑变病

颜面毛囊性红斑黑变病，又称颜面毛囊性红斑角化病，是一种独特的侵犯毛囊的红斑性色素沉着病。本病多见于男性，女性亦可发病。患者年龄多为 10 ~ 20 岁，亦见于 10 岁以下和 30 岁以上者。皮损在耳前和面颊、颈侧、耳后，皮肤潮红或呈红褐色，浓淡不均，左右对称。境界清楚或不甚清楚，用玻片压之褪色，浮现淡褐色色素沉着并可见毛细血管扩张。其上见有多数与毛孔一致的角化性小丘疹，可有细小鳞屑，有或无瘙痒，肩和上臂伸侧可并发毛发苔藓。病情持久，治疗较难，多数受损毛囊毳毛已丧失，但头皮或胡须部的毛发尚存留。

【病因病机】

病因不清。可能与雄激素代谢异常有关，即雄激素刺激而致毛囊角质增殖，也可能是毛发苔藓的一种异型。

【治疗与预防】

1. 避免日晒，外出时外用防晒霜。加强劳动防护，若与职业因素有密切关系者（如接触煤焦油、沥青等）应考虑脱离接触。不用劣质化妆品，患者需保持心情愉悦，配合治疗可事半功倍。

2. 可用维生素 A 疗法及用氢醌霜外涂。

3. 可对症进行中医治疗。

三、寻常性痤疮

寻常性痤疮俗称粉刺或痤疮，通常简称痤疮，是好发于毛囊皮脂腺的一种慢性炎症性疾病，主要发生于青春期，有时也见于中、老年人和新生儿，好发于面部、胸部、背部等皮脂腺丰富的部位，皮损形态不一。典型皮损为毛囊口粉刺形成，包括白头粉刺及黑头粉刺两种，还可出现红色丘疹、脓疱，皮损严重者可以出现脓肿、囊肿、结节及后遗色素斑、凹陷性或肥大性瘢痕等多种损害特征。此病影响容貌美，并常导致患者产生审美心理障碍，近年来发病率逐渐增高。

【病因病机】

本病是多因素性疾病，而表现在毛囊皮脂腺单元内。主要因素有雄激素、皮脂分泌和排泄亢进，皮脂组成异常，毛漏斗和皮脂腺排泄管内常栖菌的繁殖，毛漏斗部角化异常等。此外，遗传、饮食、胃肠功能、环境因素、化妆品及精神等因素均可影响、诱发和加重痤疮的发生。

病理病变始发于皮脂腺排泄管和毛囊漏斗（中、下部），表现为角化形式异常和细胞更替增强，角化物质和皮脂充塞，微粉刺和粉刺。微粉刺是痤疮的原发性损害，是各型痤疮损害的前体，粉刺初为闭合性，可演变为开放性。

【预防治疗】

1. 对于轻症的青春期患者，仅少数粉刺、丘疹或个别的炎性丘疹者，应以护理为主，减少加重因素，保持面部清洁。可给予较简单的局部治疗，不必全身治疗。

2. 对重症患者，皮损多，损害重，无论是青春期或是成人患者都应积极治疗。治疗原则为抑制皮脂腺分泌功能、促使毛囊口正常角化、控制局部炎性反应、减少毛囊内细菌数量，治疗周期约为 3 个月，还应少食糖类甜食和脂肪含量较高的饮食以及其他刺激性食物，如辛辣、酒类等，多吃青菜、水果。

3. 可根据不同病因口服抗雄性激素、纠正毛囊皮质腺导管角化异常、抗皮脂溢出、抗菌消炎药及糖皮质激素类药物。外治可根据不同病因采用硫黄霜、复方硫黄洗剂去除皮肤多余油脂，维 A 酸制剂外擦皮损纠正毛囊导管角化及抗生素制剂外涂消炎、杀菌。

4. 中药治疗：对肺经风热证进行清肺散风，对胃肠热壅证进行清热解毒化湿通腑，对气血郁滞证，行气理血、解毒散结，对痰瘀结聚证，活血化痰、消痰软坚。外治：可采用散剂、水剂、水粉剂、粉剂及软膏等进行外治。

5. 可根据不同病因采用针刺法、耳针法、耳压法、挑刺法、刺络拔罐法、割治法、埋针法及穴位注射法等针灸疗法进行治疗。

6. 激光治疗。

四、寻常性须疮

寻常性须疮，中医称本病为燕窝疮或羊胡子疮。本病主要见于青壮年男性须髯部位，偶见于眉毛、腋毛、阴毛。本病初为红色丘疹，与毛孔一致，很快形成脓疱、结痂。皮损陆续发生，新旧接踵，可延续数月乃至年余。硬毛易拔出，或导致脱毛。自觉瘙痒、灼热、疼痛，可反复发作，经久不愈，很顽固。受化妆品等化学刺激或机械刺激可引起潮红，瘙痒增强（须疮性湿疹）。

【病因病机】

本病由包括葡萄球菌在内的化脓性球菌混合感染所引起。发病原因与刮胡须、拔鼻毛、鼻内有化脓性病灶、擤鼻涕等有关。

【预防治疗】

1. 在日常生活中应注意剃须卫生和方法。

2. 重者急性期宜采用全身抗生素疗法。一般病例可局部应用抗生素制剂（如莫匹罗星软膏或霜剂或夫西地酸制剂）涂擦。另亦可用鼻内激素疗法。

五、扁平疣

扁平疣，又称青年扁平疣，民间称作"瘊子""扁瘊"。皮损为粟粒至绿豆大皮色、灰白色或灰褐色扁平丘疹，表面光滑，呈圆形、椭圆形或不规则形，质硬，散在分布或密集成群，经搔抓后自身接种传染成串珠状排列，即 Koebner 现象。偶有轻痒。本病好发于青少年面部或手背，女性青少年多见，病程慢性，有的 2～3 年内可自行消退，亦可数周或数月后突然消失，甚可多年不愈，与皮肤局部的细胞免疫功能有关，愈后不留痕迹。

【病因病机】

由人乳头瘤病毒（HPV）（主要是 HPV3、5、8、9、10 及 11 型）感染所引起的皮肤赘生物，通过密切接触传播，但是也可通过污染物如针、刷子、毛巾等间接传染。外伤也是引起传染的重要因素。此外其发生与机体免疫功能状态有关，当机体免疫功能下降时，如恶性肿瘤、系统性红斑狼疮及肾移植后等患者发病率高。

【预防治疗】

1. 应远离紫外线电离辐射，远离创伤性治疗如电离子、激光。远离激素类药物，多喝水，多吃蔬菜、水果补充多种维生素，避免辛辣刺激的饮食，心情舒畅，生活规律。

2. 扁平疣由于数量多，不容易彻底根除，复发率很高。忌外用皮肤病药膏乱涂抹。

3. 避免搔抓，预防自身接种传染。患者内衣、内裤宜用棉制品，且宜宽松，避免擦破皮疹。定期煮洗毛巾、浴巾，清洗日晒生活用品，阻断间接传染途径。患者所用物品不宜外借，以防传播。

4. 西药治疗可采用阿昔洛韦针静脉滴注，聚肌胞针肌注，左旋咪唑口服，维A酸膏外涂于疣体表面等多种方法。

5. 中药对风热湿毒型，进行疏风清热、利湿消疣，对气滞血瘀型，活血化瘀、软坚散结，对肝经郁热型，疏肝清热、解毒散疣，对脾肺气虚型，进行健脾益气、养血散结。亦可采用相应的中药进行熏洗、外擦及涂覆。

6. 针灸、冷冻、激光等局部治疗。

六、寻常疣

寻常疣，俗称"刺瘊""瘊子"，中医称千日疮。皮损好发于手部、足部、甲缘等处。初起的皮肤损害为针头大的扁平角质隆起，渐渐增大，经过数周或数月以后，可以大如碗或者更大，成为圆形或椭圆形乳头状突起，表面粗糙不平，或呈菜花状、乳头瘤状，干燥，灰白色或浅褐色，触之坚硬，一般无自觉症状。数目不定，一个至数个，或是本来只有一个"母疣"，以后逐渐增多。疣体呈单一细长突起、顶端干燥角化者，称丝状疣，好发于眼睑或颈部。疣体表面若为多个参差不齐的指状突起，称指状疣，好发于头皮、面部、颈部，也可见于手指部。

【病因病机】

寻常疣是由人类乳头瘤病毒（HPV）感染引起的皮肤局部增生性皮肤病。寻常疣是通过直接接触传染，但亦有报道疣尚可通过传染物而间接传染；另外与机体的免疫有一定的关系，在免疫缺陷患者中，此病的发病率增高。

【预防治疗】

预防调理同"扁平疣"，治疗方法较多，可根据病损情况和部位灵活选用。

1. 西药可采用聚肌胞针肌注，氯丙嗪加普鲁卡因局部注射，左旋咪唑口服，5%氟尿嘧啶软膏、酞丁胺软膏、0.3%维A酸膏或鸦胆子仁捣成糊状外涂疣体。

2. 中药可采用中药制疣汤。

3. 根据不同的病症采用毫针围刺、耳针、穴位注射及艾灸等针灸疗法。

4. 可采用冷冻、电灼、激光机刮除术等方法除疣。

七、痣

痣主要指面部黑痣，按习惯说法仅限于色素痣，即由痣细胞构成的含有黑色素的痣。色素痣几乎每个人都有，只是多少不同而已。根据痣的形态、大小、扁平或隆起、有毛或无毛、色素浅深而名称不同。在平滑皮肤上，仅有色素增加而无其他变化者，称为斑痣。呈淡褐色或深褐色，并群集或分散的小斑点，为雀斑样痣。针头大或豆大的扁平隆起，色深黑，间有毛发者，称为毛痣。毛发多而面积广者称为兽皮样痣。大片分布者，称为层形痣。本病可以发生于身体的任何部位，有的出生后就有或出生后不久发生，有的在青春期或中年才开始出现，可随年龄增长而相应地增大一些，但扩大到一定程度后往往不再变化，不会自然消失。

【病因病机】

痣是表皮、真皮内黑素细胞增多引起的皮肤表现。

【预防治疗】

1. 有些黑痣有恶变为黑色素瘤的可能，反复刺激、摩擦可促使其发生恶性变化。因此，对发生在肩部、腰部和手掌、足底等经常受摩擦部位的痣，应密切注意。

2. 色素痣一般不必治疗，除美容需要外，不必处理，必要时切除、激光或冷冻治疗。但若突然增大、变黑、发炎、破溃、结痂、易出血、痣上出现硬结或周围出现卫星状小痣、发生痛痒及痣附近的淋巴结肿大等情况，往往是恶变的征兆，应及早去医院就医，以防发生癌变。

3. 先天性巨痣可手术切除植皮，或分区激光治疗、液氮冷冻。先天性小痣有恶变可能，应及早手术切除。发生于肢端及外阴部的后天性色素痣易恶变，也应及早切除。

4. 中医治疗常用火针除痣疗法。

八、毛囊炎

毛囊炎是毛囊部发生急性、亚急性或慢性化脓性或非化脓性炎症性皮肤病。中医称本病为"发际疮""发际疡""燕窝疮""鬓毛疮"等。本病常发生于头部、项部，亦可见于臀部及身体其他部位。对不同部位中医有不同命名，发生于颈部者称"肉龟"，发于下颌部者称"羊须疮""须疮"，发于眉间者称"眉恋疮"，发于臀部者称"坐板疮"等等。本病初起患处骤发红色粟疹，中有毛发穿过，散在或簇集，周边红晕、可伴有痒痛。数日后疮顶可见白色脓头，疼痛加剧，疮周围皮色娇红或脂水渗流。脓疮约经 5～7 日可吸收，一般不留疤痕，但易复发，主要发于头颈部、四肢、臀部等处。若反复发作，经久不愈，称为慢性毛囊炎。有的于毛发脱落后形成点状或小片状疤痕，称为秃发性毛囊炎，或称瘢痕性毛囊炎。发生在枕颈部，可呈乳头增殖或硬结，称为枕骨部硬结性毛囊炎。

【病因病机】

临床根据皮损情况分为化脓性和非化脓性。前者致病菌主要为葡萄球菌，通常在瘙痒性皮肤病基础上发生。后者常与职业或某些治疗因素有关。经常接触焦油类物质，或长期应用焦油类或皮质类固醇激素药物，以及皮肤经常接受摩擦、湿热环境刺激，均易诱发毛囊炎的发生。此病发生亦与免疫力有关，如常发于免疫功能低下或糖尿病患者。

【预防治疗】

1.注意个人卫生，生活规律，加强体育锻炼，保持睡眠充足，舒缓压力，增强机体抵抗力，防止外伤，积极治疗瘙痒性皮肤病及全身慢性疾病。

2.饮食上要注意少吃酒类及酸、辣等刺激性食物，反复发作者平时应少吃油腻之物，多食蔬菜、水果，增加维生素，保持大便畅通。

3.患者必须避免捂、热以及过度流汗，穿宽松棉质衣服，减少对皮肤的刺激。不过度烫染头发，不使用刺激性洗涤用品、化妆品。

4.局部以杀菌、消炎、干燥为原则。可在剪去毛发后选用2.5%碘酊、1%新霉素软膏或莫匹罗星软膏等涂抹患处。

5.多发性者可酌情选用抗生素，口服复合维生素。亦可根据病因，口服中药汤剂进行治疗。

6.此外还可用刺络拔罐疗法和电针等疗法。

九、酒渣鼻

酒渣鼻俗称"红鼻子"，好发于面部中央，主要以鼻尖、鼻翼为主，其次为颊部、颏部和前额，是一种以红斑、丘疹、毛细血管扩张为主要特征的慢性皮肤病。皮损对称分布，常并发痤疮及脂溢性皮炎。病情时缓时重，多发生于 30~50 岁中年人，以女性多见。损害初期为暂时性阵发性红斑，以后可持续不退，并有浅表的毛细血管扩张。在发展过程中可伴发成批的针头至黄豆大小的水肿性毛囊丘疹和脓疱。严重时，鼻部组织肥大，形成大小不等、高低不平的暗红色柔软的结节，最终导致畸形的鼻赘。虽然本病患者大多为女性，但鼻赘期多为 40 岁以上男性。鼻赘期在我国较为少见。古人认为本病与饮酒有关，故称酒渣鼻。

【病因病机】

病因不十分明确。可能在油性皮肤基础上，由于各种因素而致面部血管运动神经失调，毛细血管长期扩张所致。嗜酒、辛辣食物、高温、严寒、风吹日晒、精神紧张、内分泌失调、胃肠功能障碍及慢性病灶等均为促发和加重因素。有人在某些酒渣鼻病人的皮损中找到了毛囊虫（即蠕形螨），提示毛囊虫感染可能与本病发生有关。

【预防治疗】

1. 须忌饮酒，少食辛辣食物，少饮浓茶，纠正内分泌失调和胃肠功能障碍，避免局部过热过冷的刺激，避免剧烈的情绪波动等诱发因素。养成良好的生活习惯，注意劳逸结合，心情舒畅。严冬注意鼻部保暖，夏季避免阳光直射鼻部。保持鼻部清洁，以防感染。

2. 维 A 酸外用制剂，对纠正酒渣鼻性红斑及毛细血管扩张、减少皮脂分泌、维持上皮组织正常角化过程有效。亦可选用复方硫黄洗剂等。

3. 炎症显著的患者可配合内服药物，如四环素，若镜检发现有多数毛囊虫者，加服甲硝唑，面部潮红、毛细血管扩张者可使用氯喹。自主神经紊乱的患者，特别是女性，在月经前或月经期间易发生阵发性潮红者，可给予谷维素、地西泮。

4.对鼻尖鼻翼部毛细血管扩张显著者，可采用外科方格划切法治疗。鼻赘期损害可采取手术切除、超脉冲二氧化碳激光治疗，或磨削术削去过厚的鼻赘。

5.中医学认为红斑期多系肺胃积热，故以清泄积热为宜，用枇杷清肺饮加减，伴丘疹、脓疱者以五味消毒饮或黄连解毒汤加减，晚期皮损浸润肥厚或形成鼻赘者则以桃红四物汤或通窍活血汤加减，以清热凉血、活血祛瘀。

6.根据肺经积热或血瘀脉络等不同病因，采用耳针疗法、三棱针疗法及注射疗法。

十、疖痈

疖与痈都是生于皮肤的急性化脓性疾患，可发于任何部位，其临床表现均有红肿热痛，病程较短，且均有易脓、易溃、易敛的特点。疖中医学也称为"疖"，如"暑疖""蝼蛄疖"等，多发性疖则根据部位不同又称为"发际疮""坐板疮"等。痈在中医里称谓较多：一类称为痈，如颈痈、腋痈、脐痈等，另一类称为有头疽，如脑疽、发背疽、少腹疽等。此外大的痈称为发，如足背发、腓踹发等。二者病程发展相似，可分为3期：初期，在患处皮肉之间突然肿胀不适，光软无头，很快结块，表皮焮红，灼热疼痛，逐渐扩大，高肿坚硬，轻者全身不适，治疗后肿硬变软而消散。溃脓期，约在1~2周，局部肿势高突，疼痛加剧，全身则有发热持续不退等现象。收口期，流出稠厚黄白色（亦有夹杂赤紫色血块者）脓液，若溃后排脓通畅，则局部肿消痛止，全身症状也随之消失，再经10天左右收口而愈。若溃后脓出而疮口四周仍坚硬，或脓水稀薄，疮面新肉不生，应考虑是否疮口过小，流脓不畅，或体质虚弱等原因，影响新肉生长，以致不能收口。

二者的区别在于病变范围，疖多位于皮肤浅表，是单个毛囊的化脓性感染，直径在3~6cm；痈多位于皮肉之间，是多个相邻的毛囊及其附属皮脂腺、汗腺的化脓性感染，直径在 6~9cm。疖与痈都可诱发周围淋巴结肿大，好发于青壮年，以易摩擦部位皮肤多见，少则几个，多则十几个不等，常连续不断发生。一般预后良好。

【病因病机】

此两病主要为金黄色葡萄球菌，其次为白色葡萄球菌感染所致。疖是病原菌侵入单个毛囊的化脓性感染，痈是病原菌侵入多个相邻近的毛囊致毛囊炎及毛囊周围炎。皮肤外伤、高温潮湿多汗、皮脂溢出等均可成为本病的诱因。此外，本病常发生于机体抵抗力下降者，如糖尿病、心力衰竭、慢性肾炎、营养不良、天疱疮、低蛋白血症、剥脱性皮炎、长期使用皮质类固醇激素以及免疫抑制药和免疫功能缺陷者。

【预防治疗】

1. 注意个人卫生，保持皮肤清洁。一般疖肿，身体壮实者不需治疗，多可自愈。但疖肿较大，根脚较深，数目较多，或生于重要部位，应及时治疗，以防止感染扩散。

2. 根据病程不同时期，采用不同药物外敷。

3. 重者可进行全身治疗，卧床休息，加强营养，输液，用抗生素、止痛及镇静剂，有糖尿病者应积极治疗糖尿病。

4. 中医对火毒壅盛证，清热解毒、凉血和营，对毒热酿脓证，解毒托里、清热泻火，对气血两虚证，扶正补虚、托毒外出。

5. 可根据病程不同时期，采取不同针灸疗法。

6. 手术治疗适用于成脓期。根据脓肿的大小选择恰当切开方式，放出脓液。

十一、疥疮

疥疮病是由疥虫引起的皮肤传染病，好发于皮肤薄嫩部位（如指缝、腕部、肘窝、乳房下、脐周、下腹部、股内侧和外生殖器等部位），成年人头面部和掌跖部不易受累。皮损为粟米大小丘疹、丘疱疹、小水疱或脓疱等。在指缝处常可发现由疥虫所掘出的隧道，在隧道口可用针尖挑出雌虫。这是疥疮特有症状。此病患者常伴有夜间剧痒，影响睡眠，常因搔抓而引起表皮剥脱、结痂或继发感染。久病者常因搔抓而出现湿疹样变或继发脓皮病、淋巴结炎。婴幼儿偶可发生以大疱为主的大疱性疥疮。身体虚弱、感觉神经病变、麻风和艾滋病患者可发生结痂型疥疮，与患者免疫功能异常有关，表现为大量结痂、脱屑，有时呈红皮样外观，脱痂中有大量疥螨，传染性极强。另一种罕见型为挪威疥疮，具有高度接触传染性，可在局部地区造成流行。该型常发生于营养不良、有精神障碍或身体虚弱的患者。该型皮疹广泛且具有特殊臭味。

【病因病机】

本病主要病原体是人疥螨。雌疥螨在皮肤表面交配后，在角质层上挖掘隧道，然后产卵在孔穴里。3～10天后幼虫孵出，在皮肤上活动，成蛹，随后成为成虫，在人体皮肤上存活2～4周。雌疥螨的挖掘活动及疥螨卵在孔穴里的存在使得皮肤出现类似过敏反应的症状，伴之而来的是难忍的奇痒。由于疥螨喜欢在夜间活动，所以晚上痒感尤甚，甚至使患者情绪烦躁，无法入睡。这种痒感使得患者不住搔痒，从而导致疥疮随搔痒而传染到其他地方，最终遍布身体各处。此病可通过直接（直接与携带疥虫的病人或动物接触）、间接（间接接触到疥疮患者的衣物、用品、患者接触过的家具、物品等）和性途径感染而得病，与患者免疫力有关。此外，该病目前被列为"性传播疾病（STD）"之一。

【预防治疗】

1. 平时应注意清洁卫生，勤洗澡，勤换衣服，勤洗晒被褥。出差住店要注意换床单。饮食宜清淡，多吃蔬菜和水果。接触病人后用肥皂洗手，以免传染。

2. 患者应主动与家人及亲友隔离，以免传染他人。宜多吃清热利湿的食物，不吃辛辣刺激物。避免过度搔抓，及时剪指甲，以防通过搔抓感染脓疥。

3. 凡是与病人密切接触的家属与朋友应同时就诊、治疗。

4. 疥疮治疗并不复杂，一般以外治为主，不需全身用药。常用外用药有硫黄软膏等。

十二、脓疱疮

脓疱疮是最常见的化脓性球菌传染性皮肤病，又称传染性脓痂疹，俗称"黄水疮"。中医称本病为"滴脓疮""脓窝疮""舌瓣疮""天疱疮""天疮"等名称。此病好发于头面、四肢等暴露部位，也可蔓延全身。皮损初起为红斑，或为水疱，约为黄豆、豌豆大小，迅速变为脓疱，界限分明。四周有轻度红晕，疱壁极薄，内含透明水液，逐渐变成混浊，疱壁破裂，显出湿润潮红的疮面，流出黄水，干燥后缩成脓痂，可互相融合，有的中央痊愈而边缘向外扩展呈环状。自觉瘙痒。本病多发于夏秋季，幼童群居的托儿所、小学校中，由于相互嬉耍接触传染，迅速蔓延，易在儿童中流行，南方高于北方，乡村高于城市，以 2~7 岁儿童最多。

【病因病机】

本病病原菌大多数为金黄色葡萄球菌，少数为白色葡萄球菌、溶血性链球菌，亦可为混合感染。其中 A 族 β 型溶血性链球菌感染者可继发急性肾小球肾炎。由于儿童的皮肤屏障功能较弱，细菌容易侵入繁殖，故此病多见于儿童，系接触传染，当机体免疫功能低下、皮肤外伤、患有病毒性与瘙痒性皮肤病、皮肤不洁、空气湿度增高、皮肤浸渍等情况下均可引起感染发病。

【预防治疗】

1. 培养小儿爱清洁、讲卫生的习惯，经常洗手、修剪指甲。保持皮肤清洁，保护伤口，防止感染。患有皮炎、湿疹、痱子等瘙痒性皮肤病时，应及时治疗，以免因搔抓感染脓疱疮。

2. 在夏季本病流行期间，以菊花、金银花、薄荷、绿豆等清凉饮料代茶饮。

3. 本病有传染性，发病后应保持疮面清洁，衣物、毛巾等物品应暴晒消毒。病愈后，患病期间所用过的毛巾、衣服、脸盆等物品，要进行消毒，以免再次感染。

4. 可通过外涂及内服药物治疗。

十三、口周皮炎

口周皮炎为发生于口周、鼻唇沟、鼻部等处的炎症性皮肤病。该病又称为口周酒渣鼻、光感性皮脂溢出、口周脂溢性皮炎等。发生在眼眶周围的又称为眶周皮炎。本病90%以上为女性，年龄在23～35岁左右。本病可分为3期，第1期为成批发生群集性丘疹，基底红或融合成片，经5～10日可平息，第2期为红斑和脱屑，局部可有轻度瘙痒及烧灼感，第3期为残留红斑。本病临床症状的出现可呈周期性，迁延数月至数年。皮损及症状可在日光、饮酒、进热食、寒冷刺激后加重。

【病因病机】

病因尚不明确。目前多认为长期使用含氟牙膏及含氟糖皮质激素霜为常见诱因，但均未证实。本病与日晒、蠕形螨感染、脂溢性皮炎及口服避孕药破坏口腔菌群平衡之间的相关关系尚有争议。

【预防治疗】

1. 本病较顽固，随着年龄增长，皮损可有自愈倾向，但应尽量避免各种可能诱发本病和加重皮损的因素，如停用含氟牙膏、含氟激素，注意防晒、停用可疑化妆品等。患者口周皮肤较干燥、敏感，可选择防敏、保湿的护肤品，缓解因皮肤干燥和外用药物带来的紧绷、不适感，修护皮肤屏障功能，辅助治疗。

2. 由于本病病因多元化，治疗也应个体化。内服四环素有较好效果。

3. 局部可用硫黄洗剂或同时合用 1% 氢化可的松霜或氧化锌糊剂，如检查发现有蠕形螨，可外用 5% 过氧化苯甲酰霜等。

十四、接触性唇炎

接触性唇炎是唇部及其周围皮肤接触外界某些致敏物或刺激物引起的唇炎。皮疹部位与接触物基本一致，多在接触后数小时或数日后出现皮疹。急性接触性唇炎以红肿、水疱、糜烂、结痂为特征，自觉瘙痒或灼热感。慢性接触性唇炎以局部干燥、肥厚、脱屑、皲裂为特征，自觉不同程度痒感。长期不愈可发展成黏膜白斑或疣状结节，部分恶变。

【病因病机】

中医认为，该病由脾胃湿热之邪，循经上蒸，结于唇部而成；或因禀性不耐，接触某些刺激物（如口红、唇线笔、乐器嘴、外用药物等）过敏所致。日久则血虚生风生燥，唇肤失于滋润而致。

【预防治疗】

1. 积极寻找病因避免再接触，如对唇膏过敏，应及时停用或选择合适的唇膏。

2. 对口唇皮疹应减少刺激与摩擦，少吃刺激性食物，不要强行撕揭屑痂，以防出血或继发感染。

3. 局部外用糖皮质激素霜，如氢化可的松霜等。红肿糜烂者用 3% 硼酸液冷湿敷。疑有恶变者行病理检查，及时给予冷冻、激光或手术切除治疗。

4. 给服 B 族维生素、维生素 E 等。

5. 中医对湿热证（相当于急性期），健脾和胃，清热利湿，对血燥证（相当于慢性期），养血祛风润燥。

十五、口臭

口臭是指口内出气臭秽的一种症状。轻者自己无所察觉，重者自己亦能嗅到，给日常生活和交往带来很大不便。

【病因病机】

口臭是许多疾病在口腔中的反映，如暴饮暴食引起的饮食内伤、便秘、口腔溃疡以及化脓性扁桃腺炎、鼻窦炎等。可根据口臭的气味判断疾病的性质，例如糖尿病后期的酮症酸中毒，呼气中有特殊的气味，又如口腔中牙龈炎、牙周脓肿会产生一种特别的恶臭等。消化道疾病也可导致口腔异味。

【预防治疗】

1. 要十分注意口腔卫生，每天晨起、睡前和饭后认真地刷牙漱口，必要时，用牙刷或洁净的毛巾轻柔地刷除舌苔。

2. 生活作息规律，保持心情舒畅，多参加体育锻炼，戒烟戒酒，饮食要清淡，避免吃生冷、刺激性、有臭味（如蒜、葱等）及不易消化、油腻的（高蛋白、高脂肪）食物，多喝水，多食蔬菜水果。

3. 寻找病因积极治疗原发病。

4. 可采用针灸治疗，对胃肠蕴热者，清利胃肠，在合谷、内庭、支沟、承山穴位针灸。对心火亢盛者，在劳宫、大陵穴位针灸。

十六、体臭

体臭是身体在出汗后产生异常的臭味所致的临床症状，尤其是在炎热的夏季，汗多，不易蒸发，臭味难闻，症状明显。中医称本病为"体气""狐气""狐臭"，常见于青春期青少年，其中又以女性较多。有家族遗传性，多发于顶泌腺发达的部位，如腋下、腹股沟、阴部、乳晕、脐窝等。多数在老年期以后，由于顶泌腺逐渐萎缩，气味亦慢慢消失。

【病因病机】

情绪激动及食刺激性食物，使汗液分泌增多，汗液不易蒸发和未能及时清洗，皮肤表面的角蛋白和脂质因被浸渍，易被皮肤寄生菌分解并产生异臭味。食用大蒜、大葱及饮酒等都可促使异味加重。有的则是先天汗腺异常。

【预防治疗】

1. 局部常用清水洗涤。

2. 少吃或不吃有强烈刺激性的食物，戒烟、酒。

3. 中药内治清热利湿，药用苍术、藿香、佩兰、金银花、黄柏、土茯苓、生薏苡仁、白花蛇舌草、泽泻、车前子等。

4. 根据病因外用药物涂抹。

十七、皮肤瘙痒

皮肤瘙痒是一种自觉皮肤瘙痒而无原发性损害的皮肤病，是一种皮肤神经症疾患。中医称本病为"风瘙痒""痒风""爪风疮"等名称。皮肤瘙痒症分为全身性及局限性两种。前者以全身皮肤瘙痒为特征，皮肤瘙痒常为阵发性，尤以夜间为重，由于不断搔抓，出现抓痕、血痂、色素沉着及苔藓样变化等继发损害。而后者多发生于身体的某一部位，常见的有肛门瘙痒症、阴囊瘙痒症、女阴瘙痒症、头部瘙痒症等。

【病因病机】

皮肤瘙痒症的病因繁多，诸多因素都可导致本病的发生。

1. 内因：①神经精神系统障碍。脑动脉硬化、脊髓痨、神经衰弱可引发全身性或局限性皮肤瘙痒。②内脏疾病。胃、肠、肝、肾等内脏器官发生功能性或器质性疾病，尤其是糖尿病、尿毒症、肝脏病的病人，常伴瘙痒。某些肿瘤如淋巴肉瘤、白血病、蕈样肉芽肿、何杰金氏病及恶性淋巴瘤的病人发生皮肤瘙痒。③内分泌障碍。妇女在妊娠期常有瘙痒症，一般在产后消失。月经紊乱或卵巢疾病常引起女阴瘙痒症。老年人皮肤瘙痒可能与体内性激素水平降低有关。甲状腺疾病的病人可以有瘙痒症。

2. 外因： ①温度变化常常引起皮肤的瘙痒。②机械性摩擦或理化因素的刺激也可引起皮肤瘙痒。例如某些人对羊毛、某些碱性过强的肥皂、穿着化纤的毛织品等敏感。③消毒剂、杀虫剂、除臭剂、染料等刺激物皆能使局部皮肤发痒。④过度清洁皮肤亦会造成皮肤脱脂干燥而产生瘙痒。除上述以外，病灶的感染、药物、饮食、酗酒、食物过敏及寄生虫或真菌的感染均可引起全身性或局限性瘙痒。

【预防治疗】

1. 生活规律，早睡早起，饮食均衡，戒烟酒及一切辛辣刺激性食物，加强锻炼，提高机体抗病能力。平时情绪逸怡，忌忧思恼怒，精神力求愉快。内衣应柔软宽松，以棉织品为好。科学洗澡，增强润肤。瘙痒处应避免过度搔抓、摩擦、热水洗烫等方式止痒，不用碱性强的肥皂洗浴。

2. 治疗首先应去除病因，如因风寒或暑热而致者，应调适寒温，避免暑热及寒冷刺激。如因食物诱发者，当忌油腻酒酪、鱼虾海味等。如因原发疾病引起，应积极治疗原发疾病。

3. 中医治疗以疏风祛湿、清热解毒、养血润燥、活血化瘀为原则，以达到祛邪扶正止痒之功效。

4. 不可随意自行外用药物治疗，以免引起副反应，恶化病情。

十八、肛门外阴瘙痒

肛门瘙痒症，是指肛门及其周围皮肤瘙痒，一般仅限于肛门周围，但有时可蔓延至会阴、阴道或阴囊，是一种无任何原发性损害的顽固瘙痒症。瘙痒常为阵发性，以夜间为甚，摩擦、潮湿等皆可使瘙痒突然发生。检查无原发皮损，或经长期搔抓肛门周围皮肤肥厚或呈苔藓样硬化。肛门瘙痒症常见于中老年男性，但女性亦可发病。另外患蛲虫病的儿童亦可患肛门瘙痒症。

外阴瘙痒症是妇科常见疾病，是外阴各种不同病变而引起的一种症状。中医称本病为"阴痒""阴门瘙痒"等名称。外阴瘙痒虽然各种年龄均可发生，但绝大多数见于更年期妇女，尤其常见于卵巢功能完全衰退已经绝经后的妇女，及双侧卵巢切除后的妇女。慢性外阴营养不良，以奇痒为主要症状，同时伴有外阴皮肤变白。常见于大阴唇、小阴唇、阴蒂及阴道口，严重者可波及会阴部及肛门。阴唇部常有皮肤变厚及浸渍，色素减退，呈灰白色苔藓样。阴蒂阴道皮肤黏膜可有红肿糜烂、渗出及继发感染。

【病因病机】

肛门瘙痒症与慢性肝肾疾病、糖尿病、血液病、恶性肿瘤、内分泌系统病变、神经症等全身性疾病有关。而白色念珠菌感染、梅毒、滴虫、蛲虫、痔瘘、白带过多等，常为局限性皮肤瘙痒症发病之因。

导致外阴瘙痒的原因主要分为局部原因，如特殊感染（滴虫、真菌、阴虱等）、糖尿病、外阴鳞状上皮细胞增生、药物过敏、化学品刺激、尿失禁或泌尿系感染、不良卫生习惯、其他皮肤病变（疱疹、湿疹等）等。全身原因如黄疸、维生素 A/B 缺乏、贫血、白血病、妊娠期肝内胆汁瘀积症、妊娠期、经前期外阴充血及其他不明原因。

【预防治疗】

对肛门瘙痒者，可采取针灸（取穴长强、白环俞、大肠俞、承山、百虫窝）及中西药内外治疗。

对外阴瘙痒者，应注意经期卫生，保持外阴干燥清洁，严禁搔抓。治疗消除各种病因，对症采用中西药内外治疗，配偶同时治疗。

十九、痱子

痱子也称粟粒疹、汗疹，是因在气温高、湿度大环境中排汗不畅引起的小水疱或丘疱疹。根据汗腺导管堵塞部位的深浅及疱液内容，临床上分为4种类型。

1. 晶状粟粒疹： 又称白痱，汗液潴留于角质层所致，常见于炎热多汗季节长期卧床、慢性消耗性疾病或术后体弱者。皮损为非炎性针、尖至针头大小，半透明水疱，薄壁，无红晕，轻擦即破，轻微脱屑，无自觉症状。本病好发于躯干，尤其是颈、胸部。

2. 红色粟粒疹： 又称红痱，最常见。汗管堵塞在表皮下部，汗液渗出在棘层。多见于肥胖婴幼儿头面部、臀部及青年人面、颈、躯干、腋窝、肘窝及女性乳房下。夏季多见，急性发病。基本损害为密集排列的针头大小的丘疹和丘疱疹，周围绕以红晕。皮疹常成批出现，自觉轻度烧灼感及刺痒感。

3. 脓疱性粟粒疹： 又称脓痱，系痱子顶端有针头大小浅表脓疱，常发生于四肢屈侧，主要发生于皮肤皱褶处，如颈部、四肢屈侧、会阴部，也见于小儿头部。皮疹为红痱，顶端有针头大浅表性脓疱，脓疱内常无菌，或为非致病性球菌。

4. 深在性粟粒疹： 又称深痱，因汗管堵塞较深，汗液渗出真皮，多见于热带地区肥胖成年人的躯干及肢体。皮疹为密集性的与汗孔一致的非炎症性丘疹和水疱，出汗时明显，自觉症状小。

【病因病机】

痱子是由于环境中气温高、湿度大、出汗过多、不易蒸发，汗渍使表皮角质层浸渍，致使汗腺导管闭塞，导管内汗液潴留后因内压高而发生破裂，汗液渗入周围组织引起刺激，于汗孔处发生疱疹和丘疹。有研究认为，汗孔的闭塞是由于汗孔的原发性葡萄球菌感染，痱子的发生与出汗过多无关，而是皮肤上的细菌大量繁殖所致。

【预防与治疗】

1. 夏季应注意保持室内空气流通，降低室内温度。穿宽松衣服，勤洗浴，扑痱子粉，可减少发病。

2. 可以外用具有清凉、收敛、止痒作用的药物，如痱子粉、炉甘石洗剂等。红痱可用薄黄瓜片贴敷，黄瓜水湿敷，以加快皮疹消退。

二十、夏季皮炎

夏季皮炎是由于持续高温（32℃以上）或闷热而引起的一种热性皮炎，是夏季常见皮肤病。中医称其为"暑热疮""暑热毒"。患处初起成片焮红，压之褪色，轻度肿胀，触之炽热灼手；继之则集簇成片，成片粟粒或细小丘疹，伴有奇痒，搔抓后常有血痕和抓痕。并有烦躁、胸闷、食少、睡不安、小便短赤等。其特点是多在每年夏季高温时发作，天凉后自愈，可遗留暂时性的色素沉着。以成年人较为多见，好发于四肢伸侧，呈对称分布。

【病因病机】

夏季皮炎是因持续的高温、高湿度的外环境，加上皮肤汗多又没有及时清洗所致的皮肤炎症。

【预防治疗】

1. 夏日应保持室内阴凉通风，避免日晒，保持皮肤洁净干燥。

2. 中药治疗对暑热相搏者，清热、凉血、祛暑解毒，服用清暑益气汤；对暑湿互遏者，服用藿香正气散。

3. 针灸疗法可取穴合谷、曲池、足三里、三阴交。

4. 外治可选用百部酊、1%薄荷三黄洗剂或夏季皮炎酊外擦。

二十一、日光所致皮肤病

日光可引起急性和慢性皮炎及皮肤过早老化，甚可引发癌变。日光所致皮肤病目前可以分成 3 类。

1. **日晒伤**：又称日光性皮炎，是皮肤受强烈日光照射后产生的一种急性皮炎。临床表现于日晒后数小时至 10 余小时，露出部位的皮肤出现弥漫性红斑，境界鲜明，轻者红斑于 1～2 日逐渐消退，遗留浅表脱屑和色素沉着。重者可出现肿胀，甚至发生水疱或大疱，水疱破裂，显露糜烂和结痂，需 1 周左右始可恢复，自觉瘙痒、灼痛，可伴发热、心悸、恶心、呕吐等全身症状。任何人均可发病，皮肤白皙的小儿易患此病。

【病因病机】

超过耐受量中波紫外线（UVB）照射的皮肤，产生了光毒反应，使角质形成细胞释放多种炎症介质，如前列腺素、组胺、血清素和激肽等，继而导致真皮血管扩张、组织水肿，激发炎症反应，并促进黑素细胞合成黑素。

【预防治疗】

（1）做好防晒措施，夏季尤应注意。

（2）对症治疗，早期内服抗组织胺药、吲哚美辛、阿司匹林可减轻症状。有全身症状者可短期口服泼尼松。

（3）有糜烂、渗出时，用 3% 硼酸溶液湿敷，无糜烂、渗出可外擦炉甘石洗剂或糖皮质激素乳剂。

（4）内服清热解毒中药治疗。

（5）进行冷喷、冷膜美容治疗，配用收缩血管、减少渗出和安抚药物。

2. **多形性日光疹**：是一种以多形性皮损为特征的迟发型光变态反应性皮肤病，常见。当日晒数小时或数天（多见）

后，在皮肤的曝光部位诸如面部、颈部、胸前 V 形区及前臂手背伸侧等处，出现红斑、丘疹、水疱、糜烂、结痂、苔藓样变等多形性皮疹，常以某一型皮疹为主，可表现为红斑型、丘疹型、湿疹型等，伴有明显瘙痒。春末夏初开始发病，入秋后皮疹消失自愈，来年春天复发，可持续数年。本病常见于中青年女性。大约有 15% 的病人有光过敏家族史。

【病因病机】

日光是本病发生的直接因素。当中波及长波紫外线及可见光照射皮肤后，与体内存在的光敏物质形成光化合物，进而与体内大分子结合成为完全抗原，刺激机体产生抗体或使淋巴细胞致敏而发生光变态反应（细胞免疫反应）。遗传、内分泌、微量元素等因素也起一定作用。

【预防治疗】

（1）用补骨脂素（PUVA）预防。在发病季节来临前，用 PUVA 光脱敏治疗，开始剂量为最小红斑量的 75%，逐渐增加剂量至获得保护作用。

（2）全身治疗。轻症病例可用羟基氯喹、抗组胺药、烟酰胺、雷公藤片或昆明山海棠等。重症患者可加用泼尼松、硫唑嘌呤等。

（3）局部治疗。急性炎症期，3% 硼酸液冷湿敷后可外用30% 氧化锌油，待急性期消退后可擦激素类软膏或冷霜。

（4）急性期行冷喷、冷膜，亚急性、慢性期行热喷、倒膜治疗等美容治疗。

（5）中药治疗，清热疏肝活血。

3. 慢性光化性皮炎

慢性光化性皮炎是一种慢性、持续性于曝光和非曝光部位出现的光过敏性皮肤病，又称 PD/AR 综合征，因其显示了光敏性皮炎（PD）与光化性网状细胞增生症（AR）内在的联系和演变过程。开始在日光暴露部位出现湿疹样皮损或弥漫性红斑、水肿，逐渐形成浸润、肥厚、苔藓样丘疹和斑块，继可扩展到其他的非暴露部位或全身，少数病人可表现为红皮病。一旦发生，多数持久存在，夏季和日晒后加重，少数 PD 相可转化为 AR 相。本病好发于 50 岁以上中老年男性。

【病因病机】

（1）目前认为，光敏物存在是该病一重要的发病因素。外源性光敏物接触皮肤或系统地吸收，或因代谢障碍内生光敏物经血液到达皮肤后，在 UVA、UVB 的照射下，发生一种淋巴细胞介导的迟发性超敏反应。

（2）如果在光敏物已脱离或去除的情况下，依然呈现有慢性光化性皮炎状态，则可能是由于皮肤中某些成分发生改变，形成新的抗原，通过持续刺激免疫系统产生持久性迟发性超敏反应。其他如免疫调节功能紊乱、色氨酸代谢障碍、过敏性体质及皮肤成纤维细胞对紫外线敏感性的增高等机制均与 CAD 发病有关。此外，中老年患者皮肤组织细胞中氧自由基增多导致的光老化现象，使外来变应原不易清除，也促进了光敏性的增高。

（3）某些已知的光敏物可诱发本病。如存在于清洁剂、美容化妆品中的香料和防腐剂，焦油、沥青、苯胺、染料、补骨脂、白芷等香豆素类物质，四环素类、磺胺类、克尿噻类、氯丙嗪、异丙嗪、雌激素等内服药物，灰菜、紫云英等植物。

【预防治疗】

（1）所有确诊患者必须终身采取恰当的有效的防光措施，避免致敏原。

（2）口服具有光防护和治疗作用的药物治疗。如据病情选用烟酰胺、β- 胡萝卜素或氯喹、羟氯喹、沙利度胺等。

（3）局部依病情外涂糖皮质激素乳剂或软膏。

（4）中药治疗辨证施治，但要注意避免使用含光敏物质的中药。

二十二、化妆品皮肤病

化妆品皮肤病是指皮肤由于使用化妆品而引起的正常生理状态下的异常变化。随着生活水平提高，使用化妆品的人数与日俱增，化妆品皮肤病患者有明显增多趋势。化妆品皮肤病可大致分为以下几类。

1. 刺激性皮炎：指正常皮肤和黏膜接触某些化妆品后接触部位发生的急性炎症。这是最常见的不良反应，约占整个化妆品皮肤病的一半以上。皮损为红斑，重者可出现红肿、水疱、糜烂、渗出，继发感染，甚至出现全身反应等。皮疹局限于使用化妆品的部位。在首次使用化妆品后立即或数小时后即可发生，多见于劣质化妆品、特殊用途化妆品（如除臭、祛斑、脱毛类等产品）或者化妆品使用方法不当。停用可疑化妆品后常可得到缓解或康复。

2. 过敏性皮炎：指皮肤黏膜多次接触同一化妆品或相同成分后在接触部位甚至非接触部位缓慢发生的湿疹样改变。这类疾病约占化妆品皮肤病的 20%～30%。过敏性皮炎的临床表现为皮肤出现局部红肿、水疱、大疱，自觉瘙痒和灼热感。首发部位一般是接触部位（症状通常以接触部位较为严重），也可扩至周围及远隔部位，甚至出现发热、头痛、全身不适等症状。疾病的发生与机体的遗传体质、年龄以及致敏物质的性质、浓度和接触部位是否有损伤或病变有关。过敏性皮炎的另一特点是一旦面部对某种化妆品过敏而出现炎症，常对多种化妆品敏感，包括以前长期使用并无反应的化妆品。

3. 光敏性皮炎：指含有光敏或称光毒物质化妆品涂擦皮肤后，经日晒引起的皮肤炎症，又称光变应性皮炎或"外源性光感性皮炎"。光毒性反应一般在日晒后数小时内发生，表现为日晒伤样反应，出现红斑、水肿、水疱甚至大疱，易留色素沉着，初次使用即可发病。光变态反应一般在日晒后 24～48 小时发生，表现为湿疹样皮损，通常伴有瘙痒。化妆品中的香料如檀香油、柠檬油、佛手柑香油以及祛臭剂中的六氯苯、遮光剂中的对氨基甲酸及其酯类等均可引起此类皮炎。

4. 颜面部色素沉着症：指使用化妆品后引起的皮肤色素沉着或色素脱失，以色素沉着较为常见，约占化妆品皮肤病的10%～15%。色素沉着的形状多为不规则斑点状，也可表现为网状色素加深、点状色素减退、皮肤萎缩和毛细血管扩张等。最常见的是双颊部棕褐色改变，面积大小不一，病变集中在化妆品涂抹区。面部色素改变多继发于刺激性炎症恢复之后，也有单纯面部色素沉着而无自觉症状的。

5. 化妆品性痤疮或酒渣鼻：化妆品性痤疮是指使用化妆品后引起的毛囊、皮脂腺的慢性炎症，如粉刺、丘疹、脓疱等。大多在使用油质或粉质化妆品后发生。化妆品性酒渣鼻与面部皮肤有蠕形螨寄生有关。

6. 皮肤老化：皮肤老化可继发于多种损伤长期迁延或不适当处理之后。常见有皮肤粗糙、皱纹增多，失去弹性和润泽状态。长期使用含有激素类的膏霜剂可发生这种现象。

7. 化妆品甲损伤：包括甲板损伤和甲周软组织损伤两部分。指甲化妆品成分中多含有一些有毒物质，如有机溶剂、合成树脂、有机染料、色素及某些限用化合物（如丙酮）等，对指甲和皮肤有刺激性，并有致敏性。如甲板清洁剂、表皮去除剂中的某些成分可引起原发性刺激性皮炎。指甲油中的树脂类、指甲硬化剂中的甲醛等成分可诱发变应性接触性皮炎。指甲油中的多种荧光物质可引起光感性皮炎。

8. 接触性荨麻疹：表现为接触某种化妆品后出现的风团、红晕、瘙痒、红斑、水肿等，大多发生于接触部位，也可通过间接接触传播到远离部位甚至通过气源性途径导致全身皮疹。

【病因病机】

主要由化妆品的选择和使用不当及自身免疫力降低所引起。此外，对刺激的反应可能与遗传、种族有关。

【预防治疗】

1. 重在预防，应选择质量合格、适合自身皮肤类型的化妆品。避免化妆品使用方式不当，如浓妆艳抹可影响皮肤的正常生理功能，削弱其防御机制，造成皮肤伤害。对急性炎症，应避免搔抓、烫洗、肥皂洗涤。

2. 治疗上与普通接触性皮炎原则一致。对于变态反应导致的不良反应，应该避免再次接触相同抗原，可选用较低致敏性的替代物，还需注意交叉反应的可能性。

3. 可用抗组胺药、维生素 C、钙剂抗过敏。严重者可酌情使用皮质激素。局部可视情况采用冷敷、炉甘石洗剂或氧化锌油。对其他病变，可按相应的皮肤病处理原则治疗。

二十三、神经性皮炎

神经性皮炎是一种常见的皮肤功能障碍引起的慢性皮肤病，又称慢性单纯性苔藓。中医称本病为"顽癣""牛皮癣""松皮癣""纽扣风""干癣"等。本病多见于青年和成年人，老年人较少，儿童一般不发病。患者常自觉症状为阵发性剧烈瘙痒，尤以夜间为甚，难以入眠，不同程度地影响患者的睡眠和工作。常因搔抓引起表皮剥脱及血痂。甚至可引起湿疹样皮炎和继发感染。本病慢性病程，常多年不愈，可分为以下几类。

1. **局限性神经性皮炎**：表现于颈侧、项部、肘膝关节的伸侧面等部位一两处出现皮疹，早期有红色或褐色扁平丘疹，长期搔抓皮疹上有血痂或色素沉着。多数病人在皮损出现前有局部瘙痒。皮疹出现后，边界清楚，表面光滑或有少许鳞屑。

2. **多发性神经性皮炎**：表现为苔藓化片，至少在三四片以上，好发于四肢伸侧部位，呈对称性分布。其发病往往与季节无关。皮疹的出现不一定是由于搔抓引起的苔藓化的改变。

3. **泛发性神经性皮炎**：常因局限性神经性皮炎或多发性

神经性皮炎，因为不适当的药物治疗刺激或其他原因加重皮炎的症状，在原来症状基础上蔓延至周围区域，甚至泛发全身。常伴有剧烈的瘙痒，出现烦躁不安、失眠和影响工作。

4. 弥漫性神经性皮炎： 本症系由于老年性瘙痒症延续发展所致。因剧烈瘙痒、搔抓后形成全身皮肤大片肥厚、血痂及抓痕。

【病因病机】

病因尚不明确，一般认为主要与以下 3 个方面有关：

1. 精神因素如情绪波动、精神过度紧张、焦虑不安，生活环境突然变化等均可使病情加重和反复。

2. 胃肠道功能障碍、内分泌系统功能异常、体内慢性病灶感染而致敏，也可能成为致病因素。

3. 局部刺激，如衣领过硬而引起的摩擦，化学物质刺激、昆虫叮咬、阳光照射、搔抓等，均可诱发本病。

【预防治疗】

1. 放松情绪，乐观心态，避免情绪紧张、焦虑、激动，生活规律，劳逸结合。

2. 调节饮食，限制辛辣饮食，保持大便通畅，积极治疗胃肠道病变。

3. 减少刺激，避免用力挠抓、摩擦及热水烫洗等方法来止痒。且患者要穿着柔软且宽松的全棉内衣，以免刺激皮肤。

4. 局部治疗是治疗本病的首选方法。目的是止痒，阻断一切不良刺激，使皮损不进一步恶化，最后逐渐消退。一般选用皮质类固醇制剂，如氟轻松等。对于皮损局限，苔藓样变重者，可用皮炎宁酊等治疗。对于局限性皮损采用局部注射药物封闭治疗。

5. 全身治疗：可酌情选用抗组胺药物、镇静剂及调节神经功能药物。对泛发和经久不愈者，可使用雷公藤多苷片或短期小剂量皮质类固醇激素，皮损好转后渐减量至停药。亦可采用中药治疗。对肝郁化火者，可采用逍遥丸合龙胆泻肝汤，疏肝理气，清肝泻火；对脾虚湿蕴者，可采用全虫汤健脾利湿，清热凉血。

6. 物理治疗可选用液氮冷冻、浅层 X 线照射、同位素 32P/90Sr 敷贴、磁疗、蜡疗、梅花针针灸等疗法。

二十四、荨麻疹

荨麻疹系多种不同原因所致的一种皮肤黏膜血管反应性疾病，是一种常见的皮肤病。中医称"瘾疹"，俗称"风疹块"。急性荨麻疹：起病急，剧痒。随后出现大小不等、形态各异的鲜红色风团。风团可为圆形、椭圆形，孤立、散在或融合成片。病情较重者，可出现腹痛、腹泻甚至窒息。慢性荨麻疹：风团时多时少，此起彼伏，反复发生，病程持续 4 周以上。此外荨麻疹还有一些特殊类型，如日光性荨麻疹、压迫性荨麻疹等。

【病因病机】

本病病因复杂，部分人不易查明。

1. 食物因素以鱼、虾、蟹、蛋类最常见，其次为某些植物类食品如草莓、番茄、蘑菇及发酵性食物，食品添加剂、防腐剂等亦可诱发。

2. 药物因素如青霉素、磺胺类、呋喃唑酮、血清疫苗等，常通过免疫机制引发荨麻疹。而阿司匹林、吗啡、阿托品、维生素 B_1 等药物为组胺释放物，能直接使肥大细胞释放组胺引发荨麻疹。

3. 感染因素包括病毒（如上感病毒、肝炎病毒）、细菌（如金黄色葡萄球菌）、真菌和寄生虫（如蛔虫等）。

4. 动物及植物因素如昆虫叮咬或吸入花粉、羽毛、皮屑等。

5. 物理因素如冷热、日光、摩擦和压力等都可引起。此外，胃肠疾病、代谢障碍、内分泌障碍和精神因素亦可引起。

【预防治疗】

1. 饮食宜清淡，多休息，适度运动。多吃含有丰富维生素的新鲜蔬果。在没有发现可能诱因的情况下，尽量避免鱼虾、蟹及刺激性食物。

2. 积极寻找和去除病因，治疗慢性病灶，调整胃肠功能，驱除肠道寄生虫。避免强烈抓搔患部，不用热水烫洗，不滥用刺激强烈的外用药物。

3. 保持居室清洁，家中少养猫、狗等宠物，因为猫狗等宠物的毛、皮屑、尿屎，都可能引起人体过敏，是吸入性过敏的重要因素。

4. 口服中西药治疗。

二十五、药疹

药疹亦称药物性皮炎，是指药物通过内服、注射、吸入、灌洗或置入栓剂等途径进入人体后，在皮肤、黏膜上引起的炎性反应，严重时还可累及机体的内脏器官，甚可危及生命。皮损本身无特异性，除少数局限外，常全身对称泛发，瘙痒程度不一。

【病因病机】

药物是引起药疹的外因，任何一种药物在一定的条件下都有导致药疹的可能，但是否发病及其对药物反应的敏感程度因人而异，常受个体的遗传因素、过敏体质或某些酶系统的缺陷等影响。

常见可引发药疹的药物有以下几类：

1. 抗生素类，以青霉素最多，其次是氨苄西林、链霉素、四环素、土霉素等。

2. 磺胺类，其中以长效磺胺为多。

3. 解热镇痛药，吡唑酮类、阿司匹林、保泰松等。

4. 催眠、镇静与抗癫痫药，苯巴比妥、苯妥英钠等。

5. 其他如血清、破伤风抗毒素、狂犬病疫苗等。

6. 此外，中药、单味中草药或复方成药也可以引起药疹。

药疹的发病机制极为复杂，目前认为有免疫性药物反应和非免疫性药物反应两大类。大部分药疹属于免疫性反应，可为一种变态反应所致，亦可为两种或两种以上的变态反应类型共同参与作用的结果。较少部分药疹属非免疫性药物反应，这些反应没有免疫系统的参与，其发生机制可能与药物直接诱导炎性介质的释放、药物过量及药物累积毒性有关。

【预防治疗】

1. 患者床单应勤换，室内空气应每日用紫外线灯消毒，注意眼、鼻、口腔及会阴部的护理。注意避免交叉过敏及多元过敏。

2. 轻症药疹皮疹少，无自觉症状者，仅予停药观察，不必服药。皮疹较多、瘙痒明显者，一般可给予抗组胺药、大剂量维生素 C 及钙剂等。局部治疗应根据皮疹类型选用粉剂、油剂或溶液，起止痒、消炎、消肿等作用。

3. 重症多形红斑型、大疱表皮坏死松解型及剥脱性皮炎型药疹，常合并高热及肝肾等多脏器损害，死亡率高。应及时采用各种有效措施进行治疗，保护内脏，补充热量，维持水电解质平衡，纠正低蛋白血症。

二十六、蜂蜇伤

皮肤暴露部位受蜂刺伤后，局部立即有明显的红肿、疼痛，并出现风团、红色斑丘疹或水疱，皮损中央被蜇处有小出血点。一般无全身症状，若同时被多蜂蜇，产生大面积肿胀，偶可坏死，严重者可出现休克、昏迷、急性肾衰竭，甚至死亡。对蜂毒过敏者，可迅速出现荨麻疹、哮喘或过敏性休克。

【病因病机】

蜂的尾部有一蜇针与毒腺相通，毒刺刺入皮肤瞬间同时放出毒汁。蜂毒主要含蚁酸及蛋白质类物质，可引起溶血和出血，也含神经毒素，对中枢神经系统具有抑制作用。

【预防治疗】

1. 加强个人防护，在林区或野外工作时要穿有袖衣衫、戴上口罩帽子等。教育孩子不可捕蜂，不可钻灌木丛，以防被蜇伤。外出游玩时，应带虫咬水备用。

2. 蜇伤后要设法拔出皮内的毒刺，用镊子拔出或用尖刀挑出，然后用拔罐的办法吸出毒汁。蜜蜂的蜂毒显酸性，所以被蜇后要用碱性肥皂清洗伤口，亦可外涂 3%~10% 氨水，使毒汁中的蚁酸失去效应。马蜂（黄蜂、胡蜂）的刺没有倒钩，可以再次蜇人，蜂毒显碱性，被蜇后一般要用醋清洗伤口。

3. 严重者可以口服或局部注射药物止痛。

4. 严重者可服用糖皮质激素或蛇药片，出现休克时应及时抢救。

二十七、银屑病

银屑病俗称牛皮癣，是一种常见慢性、复发性损容性皮肤病。中医学称之为"白疕"，又有"松皮癣""干癣"等病名。典型的皮损是境界清楚的具有银白色鳞屑的丘疹或斑块，病程长期迁延，时隐时现。轻者可表现为几个银币大小的肘膝部位斑块，重者可使全身皮肤受累。可发生于任何年龄，以青壮年为多，男女发病率相等，多为冬重夏轻，易反复发作，病史长者无明显季节性。

【病因病机】

银屑病的确切病因尚不清楚。有关银屑病的流行病学调查研究表明，银屑病的发病特点符合遗传因素与环境因素等多种因素相互作用的多基因遗传病的发病规律。既与自然环境有关，又受到种族（一般认为白人患病率较高，黄种人次之，黑种人最低）、遗传、感染、免疫等自身因素的影响，据此提出了许多假说，但仍不能完全解释银屑病的发病机制。近年来发病有上升趋势，多认为与工业污染和环境污染有关。

其病理生理的一个重要特点是基底层角质形成细胞大量进入增生期，而且细胞增殖加速，丝状分裂周期从正常的 311 小时缩短为 37.5 小时，表皮通过时间从 28 ~ 56 天缩短至 3 ~ 4 天。由于角质形成细胞代谢过快，使它来不及完全成熟（角化），在组织学上出现角化不全，颗粒层消失，临床上出现多层的银白色鳞屑。

【预防治疗】

本病治疗方法虽多，但尚无特效疗法，只能缓解，难以防止其复发。

1. 应避免一切诱发因素，消除精神创伤，解除思想顾虑，避免滥用药物。同时要注意锻炼身体，保证充足的睡眠，提高身体免疫力，以有效抵御银屑病等多种疾病的发生，促进患者的身体健康。

2. 外用疗法以角质促成剂及细胞抑制剂为主，进行期避免应用刺激性较强的药物。

3. 全身疗法适用于病情较重、皮损广泛、单纯外用药治疗效果不佳者。可依病情口服维生素类、免疫抑制剂、皮质类固醇激素等类药物。亦可采用中医中药进行治疗。

4. 物理疗法。可在有保护的情况下，进行紫外线、光化学、浴疗等疗法。

二十八、头癣

头癣是皮肤癣菌侵犯头皮和头发所致的浅部真菌感染性疾病，临床上分为黄癣、白癣和黑点癣三种。黄癣，俗称"癞痢头"或"秃疮"。初起为毛囊口周围轻度炎症，于发根处出现丘疹或小脓疱，继而变为黏着性点状灰黄色薄痂，渐扩大增厚，形成绿豆至黄豆大小的黄癣痂，质较硬，与头皮紧密黏附，不易剥去，中心有一根或几根头发穿出。病情发展缓慢，初期黄癣痂呈散在分布，日久可融合成片，数年后可遍及头皮。患者常自幼发病，经久不愈，直至成年才逐渐愈合，在头皮上遗留广泛的萎缩而光滑的瘢痕，其上只见少数残留稀疏的头发和黄痂。白癣又称小孢子菌头癣，多见于学龄儿童，男多于女。主要表现为灰白色鳞屑斑，病灶中可见脱发、断发和菌鞘形成。初起为毛囊性丘疹，继而变为灰白色糠样鳞屑性斑片，较干燥，并迅速扩大形成圆形或椭圆形，直径可达数厘米，称为母斑，有时外围有数个小的鳞屑斑，称为子斑。头发略稀疏、无光泽，病发在距头皮约 3～5mm 处折断，在残留的毛干上有灰白色套状鳞屑包绕，即所谓"菌鞘"，此乃真菌孢子寄生在发干上所形成。患处头皮一般无炎性反应，少数患者轻度发红或毛囊突起如鸡皮状。本病至青春期有自愈倾向，不留瘢痕，愈后头发可恢复正常。黑点癣儿童和成人均可感染。初起为群集性丘疹或小片鳞屑，以后发展成为大小不一的鳞屑性小斑。小斑片亦可相互融合形成较大斑片，外观很像白癣。患处的病发刚出头皮即折断，留下残发在毛囊口，呈一片黑点状，故称"黑点癣"。但也有高位断发者，偶亦可见薄而短的菌鞘。病损多见于头顶或枕部，进展很慢，愈后可有萎缩性瘢痕，该处即有永久性秃发。青春期亦不能完全自愈。三种头癣患者均有程度不等的瘙痒。

【病因病机】

引起头癣的真菌为毛癣菌属及小孢子菌属。引起黄癣的只有一种许兰氏黄癣菌（简称黄癣菌）。白癣在我国以铁锈色小孢子菌和犬小孢子菌（即羊毛状小孢子菌）最为多见，后者可由动物（猫、狗）传染给人，是当前流行较多的一种，在欧美则以奥杜盎小孢子菌为主。黑点癣主要由紫色毛癣菌和断发毛癣菌引起。

头癣主要在儿童中传播，可在托儿所、幼儿园、小学及家庭中相互传染。患者的病发、头屑、痂皮中含有大量真菌，可经衣帽、床单、枕巾、理发工具如梳子、剃刀及毛巾等媒介而传染。患癣病的猫、狗等也可成为传染源。中华人民共和国成立以后，各地积极开展防治工作，本病在不少地区已得到控制。但随着养宠物盛行，犬小孢子菌引起的白癣又逐渐增多，成为目前一些地区头癣的主要病原菌。

白癣一般到青春期可自愈。由于青春期头皮皮脂腺排出皮脂旺盛，皮脂中的甘油三酯分解后产生不饱和脂肪酸，后者可抑制白癣病原菌的生长、繁殖，而对黄癣和部分黑点癣则无效，故黄癣和黑点癣常延续到成年时期仍不能痊愈。

【预防治疗】

1. 头癣的防治措施也应该包括三方面，即消灭传染源、切断传播途径和保护易感者。发现病人应及时治疗，以切断传染源。对托儿所、幼儿园、小学和理发店要加强卫生管理。

2. 抗真菌治疗。头癣的病原侵及发内、发根和毛囊，外用抗真菌药物不易深入毛囊根部。一般采用内服灰黄霉素和外用抗真菌药物结合治疗，可达到较好的效果。

二十九、手癣

手癣是因细菌侵犯手掌、指屈面、指间、掌缘而致的皮肤损害，中医称"鹅掌风"。本病常发生于手指侧面、屈侧、指间和掌心、掌缘等部位，常局限于单侧，多见于中老年人，男性多于女性，夏季发病或加重，冬季好转。手癣分类与足癣相同，分为水疱型、鳞屑型、糜烂型三种类型。各型可互相转化，也可同时存在，不过某一时期常以其中一型的表现为主。

【病因病机】

手癣病原菌以红色毛癣菌为主，约占 55.6%，其次为石膏样毛癣菌，约占 22.7%。白色念珠菌也可引起与手癣相同的损害。手癣多由足癣传染或继发于指（趾）甲癣，但也可以原发。手癣在全世界广泛流行，中国有较高的发病率，双手长期浸水和摩擦受伤及接触洗涤剂、溶剂等是手癣感染的重要原因。

【预防治疗】

避免进食鱼、蟹、虾等海鲜，忌烟酒，忌辛辣食物，饮食宜清淡，多吃新鲜蔬菜和水果。禁用洗衣粉、香皂、化妆品等接触患面。如伴有化脓性皮炎，需配合抗生素治疗。其他预防治疗措施同足癣。

三十、足癣

足癣又称"香港脚"、"脚气"或"脚湿气"，是各种癣病中最常见的一种，其发病率约占人口的 30% ~ 80%，多见于成年人，儿童少见，病程缓慢，常有瘙痒，一般夏重冬轻。足癣临床上可分为：①水疱型，趾间、足缘或足底出现米粒大小的深在性水疱，可散在或成群分布。②糜烂型，常见于第 3、4 趾及第 4、5 趾缝间。表现为浸渍、糜烂。③鳞屑角化型常表现为足底、足缘和足跟部皮肤角质增厚、粗糙、脱屑。三型常常同时存在。各型可互相转化，也可同时或交替出现，同一患者在夏季表现为水疱、糜烂，但在冬季则为角化、鳞屑。一般以某一型为主，兼有一型或两型的某些皮损，分布大都对称。鳞屑轻的冬季可临床自愈，但到第二年天暖时常又复发。病期长的常并发甲真菌病。

【病因病机】

本病浸渍糜烂型常由念珠菌引起，水疱型常由石膏样毛癣菌引起，鳞屑角化型多由红色毛癣菌引起，絮状表皮癣菌引起的多为鳞屑型。真菌的生命力很强，广布于周围环境中，遇到温暖潮湿的环境，就能很快繁殖，在夏秋季是皮肤病中发病率最高的一种传染性皮肤病。足癣通常是通过接触患者的用具如脚盆、拖鞋、脚布、浴巾、浴盆等而感染。浴室、游泳池、旅馆等也常是传染足癣的场所。足癣常可通过搔抓而发生手癣、体股癣、甲真菌病等，是自体传染的主要来源。

【预防治疗】

1. 足癣因接触传染而发病，所以预防关键在于注意个人卫生，不穿公用拖鞋，不用公用手巾，经常清洗手足，保持手足的合理湿度。夏季更应提高警惕，穿通风良好的鞋子，保持室内通风，避免潮湿环境，做好消毒隔离等。

2. 足癣治好后容易再发。脚布、袜子等应经常煮沸消毒，鞋子等不能煮沸消毒的可用 30% 甲醛溶液闷熏。同时应治疗足癣以外的癣病特别是手、趾、指甲癣，家中患癣病者均应同时治疗。治好后应注意预防治疗，在 4—10 月（或惯发月份的前一月份）可每周擦 1~2 次 10% 冰醋酸溶液以作预防。对易患足癣的人，一旦发现趾间有脱屑或小疱，应及时用抗真菌药涂擦。抗癣鞋、袜及鞋垫等不但对各型足癣治疗有一定效果，同时也有良好的预防作用。

3. 治疗足癣应根据不同的临床类型采用不同的方法。局部治疗主要是外用抗真菌和剥脱皮肤角质层的药物。若有继发感染加用青霉素等抗生素控制感染，并应卧床休息，抬高患肢。

4. 足癣严重者可口服氟康唑或用伊曲康唑等药。足癣较顽固难治，必须坚持治疗，直至皮损消退后仍应局部擦药至少2周。

三十一、多毛

多毛症包括毛增多症和妇女多毛症，是指毛发比正常年龄和性别长得较粗、较长和较多（一般指身体非激素依赖部位出现的毛发过多）。中医称本病为"异毛恶发"。临床表现可分为先天性和获得性、全身性和局限性多个类型。

1. 先天性毛增多症俗称毛孩。本病见于 10 岁以下的儿童，患儿生后即见皮肤胎毛过多，长达数厘米，呈细丝状。头发长，眉毛粗而长，面部、颈部毳毛浓而长，躯干、四肢毛发密而长。患儿可有齿发育不良，恒齿少或缺如，但体格、智力、内分泌及生殖能力均正常，属于返祖现象，是一种常染色体显性遗传病。

2. 获得性胎毛增多症临床表现为面部有较多较长的细丝状毛，严重时除掌跖外全身的皮肤遍及较长的细毛，且生长迅速，每周可生长 2 ~ 5cm。本病较多见于女性，可全身或局部出现，常合并或继发内脏肿瘤，如乳腺、肺、支气管、膀胱、胆囊、直肠、卵巢、子宫等处的肿瘤。

3. 先天性局部多毛症可在出生时或出生后发现，无一定好发部位，可作为局限性发育障碍单独存在，也可与一些痣伴生，呈小片状或很大面积。

4. 获得性局部多毛症是许多刺激如摩擦、搔抓、烧灼、咬伤、伤痕等，引起的局部毛发过度生长。长期慢性皮肤充血，如血管阻塞、关节炎、湿疹、黏液水肿等，也可引起多毛。去除诱发因素后，局部多毛现象可消退，其机制尚不清楚，目前多认为可能与慢性刺激引起局部血管充血，血流供应增多有关。

5. 妇女多毛症是指妇女有部分或完全男性型的多毛，为雄激素作用而引起。毛发的多少及严重程度以雄激素的含量和毛囊对雄激素的敏感性而定。

6. 医源性多毛症是长期应用某些药物（如雄激素、苯妥英钠、合成孕激素、可的松）引起躯干、四肢、面部及广泛皮肤部位的毛发生长，较毳毛粗而长。一般停药 6 周 ~ 2 个月内可恢复正常。

7. 症状性多毛症是一组多种疾病的结果和临床表现，主要表现为形态各异的多毛现象。其发病机制尚不完全清楚，部分与内分泌有关，有的与毛乳头及周围的真皮结缔组织的异常有关。

【病因病机】

体毛的生长情况受内分泌的影响，尤其与雄激素水平有关。女性患者常雄激素水平高，同时伴有男性化症状。此外，其他一些疾病、药物及遗传也可为造成多毛症的原因。

【预防治疗】

1. 应保持心情舒畅，预防长期的愤怒和抑郁、忧虑、焦虑等不良情绪刺激。饮食结构应合理，忌油腻、辛辣食物及过量饮酒，预防便秘，生活应有节奏，避免长期熬夜，对皮肤、毛发护理应恰当，选择适合自身的化妆品或洗浴用品。避免不正确的拔、脱毛方法或过于频繁的拔、脱毛等。

2. 多毛症目前常采用自行反复修剪剃毛，或用脱毛剂、电解除毛等方法治疗。但只能治其标，不能治其本。应查明病因，针对原发病治疗。应停止使用可诱发本病的药物。

3. 近年国内有用针灸治疗本病的报道，取得一定疗效。

三十二、斑秃

斑秃又称圆形脱发，俗称"鬼剃头"，中医称本病为油风，为一种突然发生的局限性斑块脱发，患处皮肤正常，无自觉症状，按病期可分为进展期、静止期、恢复期。首先出现一个或数个圆形或椭圆形（1～5cm）边界清楚的脱发斑，无任何自觉症状，常在无意中发现。若损害此时停止，损害边缘头发较牢固，不易拔出。若脱发斑逐渐扩大，表明此时病变处于进展期。脱发可持续数月至数年，若脱发斑不再扩大，周缘毛发不再松动，则进入静止期。多数在脱发静止3～4个月后进入恢复期，此时有新的毛发长出，呈现黄白色纤细绒毛，逐渐变粗黑，长出终毛而恢复正常。该病一般均先发生于头皮，但在罕见情况下可于眉毛、胡须或四肢毳毛处出现边缘清楚的脱毛斑。儿童除发生如成人一样的斑秃外，还可在枕下沿后发际线头发脱落，称蛇形脱发，很难治愈。

大多数斑秃患者仅有一片或数片脱发区，经数月后可自然痊愈。但病情重者约 50% 病例有复发。少数患者斑秃多次复发后，头发全部脱落称为全秃，有的甚至眉毛、腋毛、阴毛和全身毳毛等全部脱落，称为普秃。全秃和普秃病情恢复较为困难，发病年龄愈小，恢复的机会愈少，特别是发生在儿童者痊愈困难。斑秃患者常伴甲损害，表现为甲凹点、纵嵴、剥离、脆甲及脱甲。

【病因病机】

尚未完全明确。大量研究发现与以下因素有关：

1. 精神因素，不少患者发病前有精神创伤、紧张、焦虑或机体过度劳累的病史。

2. 自身免疫因素，患者常免疫力较低或异常。

3. 遗传因素，部分患者有家族遗传史，表现为常染色体显性遗传。

4. 其他诸如内分泌功能失调、感染、中毒、头部外伤等均可致斑秃。

5. 此外在正常情况下，由于一定范围的毛囊可同步进入退行期或休止期，可出现片状脱发，但大多数经 3 ~ 6 个月后，当毛囊进入生长期时，头发又会重新生长。

【预防治疗】

1. 去除脱发因素，保持良好的生活习惯，注意劳逸结合，保证充足睡眠。严重者，佩戴假发，减轻心理负担。

2. 对于精神紧张、焦虑、失眠的患者可给予镇静剂，如溴剂、地西泮、谷维素等。胱氨酸、维生素 B_6 有助于生发。

3. 局部注射药物或涂抹霜剂，可改善局部血液循环，促进毛发生长。

4. 中医治则为养血、祛风、补肾，药用首乌、熟地黄、白芍、丹参、桑叶、威灵仙等煎服。也可选用一些中药针剂或冲剂。

5. 物理疗法可采取梅花针弹刺、电火花、冷冻及 PUVA 照射等法治疗斑秃区域，每日 1 次至新发生长。

三十三、毛发颜色异常

中国人正常毛发呈黑色。毛发部分或全部变白，称白发。白发可分为先天性及后天性两种。先天性白发又可分为弥漫性及局限性两型。弥漫性者较少见，可见于某些遗传性疾病，如白化病。先天性局限性白发比较常见，往往有家族史，如斑驳病，其前额部有白斑，且该处发际部的头发发白。后天性白发包括老年白发、少年白发、炎症后毛发色素脱失、营养缺乏性白发、代谢性白发、药物和化学作用白发。其中老年白发和少年白发常见。老年白发为老年人一种生理变化，一般多在 40 ~ 50 岁开始发白，但白发的多少和发生的快慢，因人而异，可能与遗传因素有关，目前尚无特效疗法。少年白发，俗称"少白头（发）"，始发年龄不一，一般为 20 ~ 30 岁，黑人可延迟到 40 岁。除与遗传因素有关外，尚见于某些自身免疫性疾病如恶性贫血、甲状腺炎，另也见于生化综合征伴"早衰"时。

【病因病机】

头发髓质和皮质中含有黑色素颗粒，黑色素颗粒多，头发就黑、深，反之，头发的颜色就灰、淡，甚至发白。此种黑色素颗粒是由毛乳头部位的毛母色素细胞所分泌。头发处在生长期结束时，毛母色素细胞停止分泌黑色素。一旦毛囊开始进入生长期，生长新头发时，毛母色素细胞也随之相应增加，并大量吸收营养，分泌黑色素，合成色素颗粒，使头发发黑发亮。但在毛发重新生长期时，并非是所有毛母色素细胞都重新活化，有一部分可能不会再活化，则不能分泌黑色素，因此生长出来白色头发。一般说不能重新活化的毛母色素细胞的比例是随着年龄增长而逐渐增多的，所以此种白发属生理过程。近来发现，毛母色素细胞内含有一种酪氨酸酶，在年龄增长时，在某种因素作用下，此酪氨酸酶受到破坏或干扰，则使毛母色素细胞不能产生黑色素，导致原来毛干中的黑色素颗粒被空气泡所代替，而使头发呈白色。其他一些因素如营养缺乏（铜缺乏 Menkes 扭结发综合征、重症缺铁性贫血）、代谢性疾病（苯丙酮尿症、高胱氨酸尿症）、某些药物也可影响酪氨酸酶的活性，使黑色素颗粒合成和积聚发生障碍，也可使头发变白。另外，有些化学物质可将头发"漂白"，简单的沉着或与有色化学物结合均可改变毛发的颜色，如游泳池水中含高浓度铜可使淡黄发变成绿色。此外，遗传因素也是导致白发的一个重要原因。

【预防治疗】

1. 正确地养护头发。生活规律，劳逸结合，减少精神压力，避免思想紧张，保持心理健康。合理营养，摄取足够蛋白质、维生素及微量元素，少吃含脂肪过高的食物及甜食，戒烟戒酒。正确梳洗头发，洗头时的水温不宜过高或过低，一般以 40℃ 左右为宜，一般情况下，油性头发或脂溢性皮炎可每天或 2～3 天洗 1 次，干性头发 5～7 天洗 1 次。每日起床和睡前用手按摩头部皮肤，使头皮血管充血，促进毛发的营养。

2. 寻找并除去病因，或给予中西药适当治疗。

三十四、毛发数量异常

毛发数量的异常可表现为体表毛发减少或无，或脱落，或增多。

1. 根据形态学观察，脱发病有瘢痕性脱发和非瘢痕性脱发两类。瘢痕性脱发，由于发育缺陷遗传疾病（如性联隐性遗传性鱼鳞病、颜面偏侧萎缩）、感染、肿瘤（如基底细胞上皮瘤、鳞状细胞癌、淋巴瘤、转移性肿瘤以及各种附属器肿瘤）、某些皮肤病和综合征（红斑狼疮、皮肌炎、扁平苔藓等）、物理或化学因素（机械创伤、烧伤、烫伤、放射、腐蚀）导致毛囊畸形、损伤或破坏均可使毛发不再生长。非瘢痕性脱发的发生大致是由于很多毛囊不按程序进入休止期，而且休止期延长并呈棍棒状发脱落，或是由终毛毛囊转化为毳毛毛囊，生长出短、细而无色的毛发，表现为雄激素遗传性脱发、斑秃、创伤性非瘢痕性脱发等。

2. 多毛分为多毛症和妇女多毛症。前者为非雄激素依赖性体毛增多，后者为女性激素依赖性终毛生长。

【病因病机】

本病的发生有几个重要因素即内分泌（激素）、遗传及其他一些疾病。

【预防治疗】

1. 良好的作息、生活规律，提高自身免疫力。

2. 正确护理毛发。

3. 寻找病因，积极治疗相关疾病。

三十五、男性型秃发

男性型秃发又称为早秃、雄激素源性脱发。男、女性均可罹患，尤其脑力劳动者。大多数于 20～30 岁左右男性发病。脱发常从前额和颞部两侧开始，前发际向后退缩，前额变宽。脱发进展缓慢。随着年龄增长，头顶部头发亦脱落，而枕部和两侧发际常留有头发。脱发区皮肤光滑或残留少数稀疏细而软的短发。本病有种族特异性，约 50% 成年男性白种人、20% 成年女性白种人患病，而黄种人、黑种人发生率显著降低，且发病较轻。

【病因病机】

病因尚不十分明确，目前认为雄激素和遗传为两个重要因素。雄激素在本病的发生上具有重要意义。雄激素作用于毛囊，终毛毛囊转化毳毛样毛囊，毛周期缩短，毛发边生长边变化，由终毛逆转为毳毛。另一方面，本病的发生具有遗传背景。对本病遗传方式的见解不一，有谓常染色体显性遗传而具有不同的外显率，有谓多因子遗传性调控遗传等。

【预防治疗】

尚无有效疗法。患者应避免情绪紧张，注意劳逸结合，保证充足睡眠。在头发护理上，因患者头发过细，故宜用含蛋白的淋丝，以期扩增"发体"，使用无损伤性发梳、梳刷，直发者宜干梳（较之湿梳对毛发的损伤性小），而卷曲发则不宜干梳。患者尽量避免过多洗涤和使用刺激性外用药物。伴有皮脂溢出可做相应处理。可试用 3% 米诺地尔溶液或 2% ~ 4% 黄体酮酊外擦。目前有人用带皮瓣的头发移植，将枕部的头发移植到额、顶部，以增强美容效果，也可使用假发套。

三十六、女性弥漫性脱发

女性弥漫性脱发是指女性头顶部头发从长毛变为毳毛及脱落的渐进过程。主要发生于 20 ~ 30 岁的女性，但发生率较男性为低。症状亦较轻。为缓慢、渐进性的弥漫性脱发，有人在数月内毛发可脱去一半。脱发以头顶部最显著，两侧显部也可同时脱落。毛发脱落前，先变得细而柔软，失去光泽，然后脱落，头皮变薄，有烧灼感，或有触痛、瘙痒等症。Ludwing 将女性弥漫性脱发分为 3 型：Ⅰ型为头顶部毛发稀疏，Ⅱ型为头顶部明显稀疏，Ⅲ型为头顶部无头发。脱发边缘头发轻拉试验阳性。50% 以上女性头发可稀疏，但不会完全脱落。眉毛、腋毛等短毛及毳毛不受影响。

【病因病机】

本病较少见，原因尚不清楚。目前认为，可能与雄激素增多有关，是男性脱发的另一种表现形式。另外，甲状腺功能失调、饮食中缺铁也可引起。

【预防治疗】

预防治疗可参照男性脱发。如患有甲状腺功能低下或缺铁性贫血时，应予对症治疗。另外，口服避孕药片，对某些妇女有延缓头发脱落、增加头发密度的作用。

三十七、腋臭

腋臭是腋窝部分泌的汗液，有特殊难闻的臭味，又称臭汗症，俗称狐臭。本病以女性多见，发于青春期，青壮年时较严重，到老年可减轻或消失。腋窝部特殊刺鼻的臭味在汗多的夏季和运动时更为浓烈，除腋窝外，阴部、肛周和乳晕等处也可有同样的臭味。多数患者常同时伴外耳道油性耵聍。腋臭产生令人不悦的臭味，对周围人群产生不良的刺激，影响了患者社会交往，使其心理上感到压力，影响心身健康。

【病因病机】

1. 腋臭的发生是因顶泌汗腺分泌的汗液中的有机物质（蛋白和脂质）被一些细菌分解，产生有明显气味的短链饱和脂肪酸和氨所致。有研究认为女性腋臭的主要菌种为类白喉杆菌和表皮葡萄球菌。

2. 组织学观察发现腋臭患者皮肤汗腺数目较多、体积增大，这种组织学差异是发生腋臭的重要原因。

3. 腋臭可能与遗传、种族有一定关系。另一些患者是服用大量有特殊气味的食物或药物，如大蒜、洋葱而产生与该食物气味相似的体臭，某些内脏疾病如尿毒症也可能引发体臭。

【预防治疗】

1. 常洗澡，勤更衣，保持皮肤清洁干燥。

2. 可用药物外涂。常用 0.1% 苯扎溴铵溶液、20% 三氯化铝乙醇溶液等外擦，但要注意这些药物对皮肤的刺激性。

3. 较重的腋臭可行手术治疗。

三十八、多汗症

正常人在剧烈活动、天气炎热情况下大量出汗属于正常生理现象，不属于多汗症。多汗症是由于小汗腺分泌汗液过多所导致，有全身性多汗及局限性多汗两种。全身性多汗者全身广泛性多汗，皮肤表面常常湿润，且阵发性出汗。局部多汗多在青少年时发病，常见于手掌、足跖、腋下，其次为鼻尖、前额、阴部等，患者常伴有末梢血液循环功能障碍，如手足皮肤湿冷、青紫或苍白、易生冻疮等。腋窝部及阴部多汗时，易因潮湿摩擦，发生擦烂红斑，伴发毛囊炎、疖等。足部多汗由于汗液蒸发不畅，致足底表皮浸渍发白，常伴足臭，严重者可引起水疱、糜烂、感染，行走困难。多汗症患者常由于多汗带来的臭汗症，造成人际交往方面的苦恼。

【病因病机】

1. 全身性多汗病因可分为功能性失调和器质性疾病两种。功能性失调如精神紧张、情绪激动、恐怖、愤怒、焦虑等引起。器质性疾病如糖尿病、甲状腺功能亢进、帕金森病等。

2. 局部多汗可由于交感神经损伤或异常反应引起，交感神经损伤可以使冲动增加，乙酰胆碱分泌量增多而产生多汗。也可因汗腺神经紧张性增强而对正常的神经性或非神经性刺激过度反应而引起出汗增加。

【预防治疗】

1. 多汗者应穿着透气性好的衣物和鞋袜。避免精神紧张，情绪剧烈波动。对有情绪性多汗者可选药物内服。

2. 可内服一定药物治疗。

3. 局部外用收敛止汗药，如 5% 鞣酸溶液、5% 明矾溶液、0.5% 醋酸铅溶液等。

4. 物理疗法。局部严重多汗者，可用浅层 X 线治疗，也可用自来水电离子透入疗法。

三十九、臭汗症

臭汗症是指汗腺分泌液带有特殊臭味，或汗液被分解后散发出臭味。臭汗症多见于多汗、汗液不易蒸发和大汗腺所在部位，如腋窝、乳晕、脐窝、肛周、外阴、外耳道等处，尤以腋臭和足臭最为常见。腋臭俗称狐臭，女性多见，青壮年期最为明显，至老年可减轻或消失。足部臭汗症常与多汗症伴发，有刺鼻臭味，夏季不勤洗脚或穿透气性差的鞋袜时气味更甚。臭汗症常与多汗症伴发。臭汗症患者常由于带有明显臭汗气味而羞于到公共场所，不愿与人交往，易造成自我封闭和性格孤僻，同时在求职和工作方面也带来困难。心理易受创伤，自信心下降，生活质量有缺陷。

【病因病机】

1.顶泌汗腺性臭汗症。顶泌汗腺只存在于腋窝、乳晕、脐窝、肛门、外阴和外耳道等部位，除腋窝外，该腺体在其他部位的功能极弱，产生的汗液极少。顶泌汗腺分泌的汗液初始是无菌的，由于顶泌汗腺所在部位有较多皱褶及凹陷，有利于寄生菌生长，并分解顶泌汗腺中的有机物，产生短链饱和脂肪酸和氨，而发出臭味。

2.小汗腺性臭汗症。常发生于掌跖和间擦区。小汗腺分泌的汗液常为无色无味，然而在多汗情况下，汗液被皮肤表面寄生细菌分解释放脂肪酸等即产生特殊的臭味；另一些物质如大蒜、葱、砷剂可通过小汗腺排泄造成臭味。

3.精神或神经系统受损时（如偏执狂、精神分裂等）也可产生臭汗症。腋臭的发生可能与遗传与种族也有一定关系。

【预防治疗】

1.臭汗症对健康无影响，轻者不必治疗。注意清洁卫生，常用肥皂清洗患处，勤换衣服，扑粉保持皮肤干燥。臭汗症如伴有多汗症，首先治疗多汗症，汗液的减少可使细菌的数量大大减少。如腋臭者，可刮去腋毛，减少局部寄生菌数量。

2. 局部臭汗症可外用杀菌止痒类药物，常用 0.1% 新苯扎氯铵溶液、20% 氯化铝液，3% ~ 5% 甲醛溶液等。

3. 腋臭重者可用物理治疗。如浅层 X 线治疗、高频电灼治疗，亦可采用外科手术切除治疗。

四十、色汗症

色汗症是一种汗腺分泌着色汗液的临床症状。此病非常罕见，发病率约百万分之一。色汗颜色可为黄色、黑色、青色、紫色、蓝色，其中黄色最常见。10% 正常人中顶泌汗腺分泌的色素为黄色、蓝色、绿色，但基本不引起任何表现，少数患者皮肤可强烈污染，这些常是异位顶泌汗腺存在的地方，如面部和腋窝，但也可见于胸背等处。色汗症可发生于任何年龄，可间断或持续存在，无有效治疗方法。

【病因病机】

色汗症是一种继发性的疾病。大汗腺分泌的色汗是顶泌汗腺的功能失调，并在产生色素的细菌作用下，分泌大量色素脂褐质造成的。小汗腺性色汗症主要由药物、染料引起，如注射亚甲蓝可使汗液呈青色，碘化物呈淡红色，内服氯法齐明汗液可呈红色。部分过敏体质的患者往往血管会扩张，扩张后血管里的血红素渗入汗腺，随汗水排出。蓝汗、绿汗可见于从事制铜业的工人。

【预防治疗】

1. 应注意清洁卫生，如经常清洗患处，勤换衣服，保持皮肤干燥。伴有腋臭患者，可将腋毛刮去，以减少局部寄生菌的数量，剃毛后再擦药。

2. 目前尚无特效疗法。但是仍应尽量找出发病原因，去除致病因素。如因药物引起者，应避免再用该药；若伴有臭汗症或多汗症，应先治疗多汗和臭汗。

四十一、汗疱疹

汗疱疹又称出汗不良，为一种手掌、足跖部的水疱性疾患。中医称汗疱疹为蚂蚁窝。汗疱疹的初期症状以深在性的小水疱为主，粟粒至米粒大小，并伴有瘙痒。这个时期一定不要挠抓，以免进一步加重汗疱疹的症状。汗疱疹中期是在初期的基础上，出现脱皮和红疹，并伴有瘙痒。如果挠抓，会出现渗液或结痂。不及时治疗会继发炎症等相关疾病。汗疱疹后期剧烈瘙痒，水疱会破裂、糜烂、流出渗液，部分患者会出现一些癣、湿疹等并发症。本病好发于春秋季节，常每年定期反复发作。一般于春末夏初开始发病，夏季加剧，入冬自愈。汗疱疹不仅影响手部美观，而且常因瘙痒影响患者生活。

【病因病机】

本病的病因尚未完全清楚，过去认为是由于手足多汗、汗液潴留于皮内而引起，现在多认为汗疱疹为一种皮肤湿疹样反应。精神因素为激发本病的重要因素。近来有人发现镍过敏亦可引起本病。

【预防治疗】

1. 患者应保持乐观情绪，避免精神紧张及情绪激动，尽量少接触碱性洗涤剂。

2. 由于本病的原因尚不十分明确，所以西医尚无满意的疗法根除之。中医治疗主要以祛湿为主。西医治疗多使用激素药物和抗胆碱能药物。

四十二、冻疮

冻疮，是寒冷季节常见病。中医称本病为"瘃""冻瘃""瘃冻""冻烂疮""寒瘃"等。皮损为单发或多发局限性红斑或暗红斑，稍肿胀，界线不清，压之褪色。患者自觉瘙痒、灼热或刺痛，受热后加剧。重者可出现水疱、大疱，破溃后形成糜烂或溃疡，不易愈合，愈后留有色素沉着或萎缩性瘢痕。冻疮病程缓慢，气候转暖后自愈，次年易复发，多见于少年儿童，青年妇女的手指、手背、足趾、足跟及耳郭等处，特别是耳郭部位的冻疮愈后常引起耳郭畸形，影响容貌。

【病因病机】

本病是患者对寒冷发生的异常反应。肢体末梢长时间处于寒冷（10℃以下）环境，皮肤血管收缩，局部组织缺氧，久之血管麻痹扩张、瘀血、渗出，引起局部水肿或水疱，甚至组织坏死。鞋袜过紧、局部多汗、潮湿、贫血、内分泌障碍、营养不良、户外工作、自主神经功能紊乱、肢端血液循环障碍和缺乏运动等都可成为本病诱因。

【预防治疗】

1. 冬季要注意对末梢部位加强保暖，提高室内温度。特别是患过冻疮者，更应注意保暖，减少复发。对冻疮皮疹要积极治疗，防止加重或破溃，预防继发感染。

2. 局部可以外用樟脑软膏、冻疮膏、辣椒酊、硅霜等药物治疗局部红肿。如果已破溃，可外用5%硼酸软膏、红霉素软膏、猪油蜂蜜软膏（猪板油30g，蜂蜜20g），也可用氦氖激光机照射，促进溃疡面愈合。

3. 严重者可通过口服扩张末梢血管药物如烟酸等治疗。

四十三、鸡眼

鸡眼好发于成人的足跖、小趾外侧、蹬趾内侧，偶发手指部。症状分软鸡眼和硬鸡眼。软鸡眼好发于趾侧面，常见于第4、5趾间，因足汗浸渍，顶端软并呈灰白色。硬鸡眼好发于足跖、趾关节背面、小趾外侧面。皮疹为粟粒至黄豆大，角质增生，表面光滑，皮纹清楚，黄色或灰黄色，皮内为楔状角质栓，尖端嵌入真皮内，垂直压迫时甚痛。用刀片削去表面角质物，创面基底中央可见一坚硬的钉状角质栓，周有一圈淡黄色半透明环，似鸡眼状。

【病因病机】

本病系局部遭受连续的机械性刺激（压迫或摩擦）所导致的圆锥状角质增生。

【预防治疗】

1. 穿宽松柔软的鞋袜，改善手部劳动保护条件，避免摩擦挤压，多能自愈。

2. 治疗首先应消除病因，如选用大小合适的鞋，使用软鞋垫，纠正足畸形等。久治不愈者宜用矫正鞋或做 X 线检查，以判断是否存在骨的解剖学异常。

3. 本病治疗方法较多，可根据具体情况，选用液氮冷冻疗法、激光疗法、鸡眼膏敷贴、点涂腐蚀性药物等，重者可手术剔除。

四十四、胼胝

胼胝亦称老茧，症状损害为角质增生性扁平斑片，直径数毫米至数厘米，色淡黄，稍透明，质硬，表面平滑，边缘不甚显明，保持皮肤纹理，无中心核，有轻压痛，病程缓慢，无自觉症状。其中体力劳动者常见于掌面，穿高跟鞋者则多见于跖面，常对称发生。

【病因病机】

本病的角质层各个细胞均增厚，细胞间相互紧密接合，细胞间隙内充满高密度黏合物。本病可能因表皮细胞分裂速度加快，表皮细胞分化异常所致，是皮肤对摩擦与压迫的一种保护性增厚性反应。

【预防治疗】

1. 穿宽松柔软的鞋袜，改善手部劳动保护条件，避免摩擦挤压，多能自愈。

2. 局部可用温水浸软皮损后再用刀片削去增厚部分，再行敷贴药物。

四十五、手足皲裂

手足皲裂是因各种原因所致手、足皮肤干燥和皲裂，既可以是一种独立疾病，也可以是某些皮肤病的伴随症状，多见于长期在室外进行手工劳动的成年人，如木工、瓦工、钢筋工等建筑工人和农民以及在工作中经常接触酸碱或机油、沥青等物品者。皮损常对称发生于手指屈侧、手掌、足跖外侧、足跟等处，为深浅不一的裂隙，裂隙较深时，有出血或血痂，伴疼痛，冬季加重。皲裂发展的过程可分三个阶段，即皲裂、龟裂和皲裂。根据裂隙的深浅，可分为三度：Ⅰ度为裂隙限于表皮，无出血和疼痛，Ⅱ度为皮肤干燥，皲裂延及真皮，有轻微刺痛，但无出血，Ⅲ度为裂隙达真皮或皮下组织，常有出血和疼痛。

【病因病机】

手、足尤其掌、跖皮肤的结构特点与本病发生有一定关系。这些部位皮肤角质层厚，足跟部更厚；掌、跖皮肤内无毛囊皮脂腺结构，缺乏皮脂膜保护。手足部皮肤由于经常受到外界诸多因素（寒冷、干燥、风吹）的影响，化学性物质（酸、碱、有机溶媒）、生物性（真菌）因素的刺激及其他机械性摩擦，使皮肤尤其是掌跖部角质层增厚。加之该处缺乏皮脂的润泽，使掌跖皮肤干燥、变硬、变脆，手足活动时稍受外力影响即出现许多裂隙，即皲裂。

【预防治疗】

1. 预防力求消除病因因素（外因）。加强劳动保护，减少与粗糙工具或其他物品的摩擦，尽可能避免直接接触酸、碱或有机溶媒。劳动后洗净手、足，宜用油脂保护。经常温热水泡洗手足，外涂润肤油脂。如若有并存疾病，如手足癣、湿疹、鱼鳞病，也要积极治疗。

2. 治疗可用角质软化和具有水合效果的药物，以润肤、软化角质为主。用药煎水或热水浸泡 10～20 分钟，刀片削薄增厚的角质层，再涂软膏。

3. 适当服用维生素 A、E 丸可改善症状，加快皲裂愈合。

四十六、指（趾）甲异常

指（趾）甲包括甲板、甲床及甲周。指（趾）甲异常涉及上述 3 部分，正常指（趾）甲应是表面光滑透明瓦样角质片，近根部有新月样的指甲弧形。指（趾）甲的异常主要见于形状、大小、色泽及质地 4 个方面，指甲病一般无自觉症状，这 4 种改变往往是兼而有之。

形状：指甲可变扁平，甚至中间凹下呈舟状或匙状（反甲、匙状甲），还有钩甲、杵状甲、网球拍状甲及甲面横沟、纵沟、纵嵴、凹点等。

大小：如甲肥大、巨甲及小甲等。

色泽：如白甲、黑甲、绿甲、黄甲、紫绀色甲等。

质地：如脆甲、厚甲、薄甲、甲剥离、甲分裂、甲嵌肉及甲萎缩等。此外，还有一些少见的先天性甲畸形，如缺甲（指甲、趾甲全部没有）、副甲（一个指头有两个指甲，多余的一个小而发育不全）。

【病因病机】

能引发引起甲病变的原因很多，分为先天性或后天性，但大多数原因难以找到。

1. 先天性原因：部分为遗传性因素，另一些是发育中的故障或发育畸形。缺甲、厚甲、巨甲、小甲、白甲、反甲、杵状甲、网球拍状甲等大都属此类。

2. 后天性原因：①原发性的找不到病因也不伴有相关疾病，如脱甲、甲分裂、甲软化、甲硬化、甲横沟、甲纵沟及甲纵嵴等。②继发性的甲病伴发于某一系统性疾病或本身就是系统性疾病的症状，如血液病的甲下出血、心血管病的指甲紫绀、肾病综合征时指甲上平行排列白线及高山缺氧所致的反甲等。③细菌、真菌、病毒等感染。④外伤或异物。⑤某种皮肤病的指甲改变，如银屑病的指甲凹点，许多角化性皮肤病的甲床角化过度等。许多皮肤病都伴有指甲异常。

【预防治疗】

1. 要注意个人卫生，养成勤洗手、洗脚及修剪指（趾）甲的良好卫生习惯。

2. 在甲病的治疗上，应首先治疗相关的全身性疾病和皮肤病。如因感染所致者应采用抗菌疗法（局部或全身）。

3. 原发性甲病可用山莨菪碱、维生素 E、烟酸等改善肢端毛细循环，使用维生素 A、B_2 和铁制剂等促进甲生长。

四十七、龟头炎

龟头炎是指各种原因引起的龟头黏膜炎症，因常伴包皮炎，临床上亦称龟头包皮炎。其特点为皮损多形性：红斑、水肿、糜烂、渗出、溃疡。临床上常包括以下多种类型。

1. 急性浅表性龟头炎：皮疹呈急性炎症表现，龟头或包皮内板水肿性红斑、糜烂、渗液。继则形成溃疡，自觉疼痛。可伴有疲劳、乏力、低热、附近淋巴结肿大等全身症状。

2. 环状溃烂性龟头炎：损害为龟头及包皮上发生环形红斑，逐渐扩大，日久则形成糜烂、浅表性溃疡。常因包皮过长翻转不良，分泌物在局部聚积，继发细菌感染使症状加重。

3. 念珠菌性龟头炎：损害为边缘清楚的红斑，逐渐扩展，上有脱屑，周围可有丘疱疹、小脓疱，呈星状分布。急性者黏膜水肿、糜烂、渗液，反复发作后包皮干裂、纤维化，龟头硬化改变。

4. 滴虫性龟头炎：损害为红斑、丘疹、逐渐扩大，边界清楚，上有粟粒大小的水疱，破后形成糜烂。分泌物中能找到滴虫。

5. 阿米巴性龟头炎：很少见，表现为浸润、糜烂、溃疡，上有坏死组织。分泌物涂片可有阿米巴原虫。

6. 浆细胞性龟头炎：损害为单个或多个局限性红斑，或潮湿，或脱屑，表面光滑，边界清楚，多见于中老年人，好发于龟头和包皮内侧。病理检查可见真皮内有大量浆细胞浸润。

7. 云母状角化性假上皮瘤性龟头炎：损害为浸润、肥厚、角化过度，表面有云母状银白色痂皮，逐渐失去弹性、萎缩。少数发生皲裂、浅表性溃疡。病理检查可见表皮过度角化，呈假上皮瘤样增殖。

【病因病机】

比较常见的原因是包皮过长，包皮垢刺激及微生物感染（如细菌、真菌、滴虫等）。其次局部有理化因素刺激或致敏因素影响，如外伤、摩擦、橡皮套、避孕药、洗涤剂等（急性浅表性龟头炎）。

【预防治疗】

1. 注意清洁卫生，避免各种不良刺激。忌食辛辣刺激之物。配偶做相应检查或治疗。

2. 全身治疗。感染明显伴腹股沟淋巴结肿大者给予抗生素。滴虫性龟头炎者用甲硝唑、替硝唑口服。念珠菌性龟头炎者口服氟康唑。可据不同病因口服中药治疗。

3. 局部治疗。皮疹干燥脱屑者外用糖皮质激素霜，糜烂渗液者用 3% 硼酸液或 0.1% 雷夫诺尔液湿敷。念珠菌性龟头炎者外用 3% 克霉唑霜或 2% 咪康唑霜。中药洗渍治疗。

4. 包皮过长者，龟头炎治愈后择期行包皮环切术。

四十八、头虱、体虱和阴虱

虱子引起的皮肤病谓之虱病。人体体表寄生虱有头虱、体

（衣）虱和阴虱，属吸虱。虱用口器刺入皮肤，吸吮人血，同时放出有毒的唾液，引起红斑、丘疹、瘙痒。搔抓后引起表皮剥蚀、血痂，继发感染而发生脓疱或疖肿。头虱寄生于头发部位，在发干上附有白色卵圆形虫卵，成虫较少见，体虱栖居在内衣的衣缝及皱褶内，有虫卵及成虫。头虱和体虱的形态基本相似，但体虱稍大于头虱。阴虱形态略呈蟹形，故又称蟹虱，主要是寄生在阴毛上，个别人睫毛、腋毛可发现阴虱或虱卵。阴虱离开宿主不能生存，24 小时内即死亡。头虱多见于女童及少女，家庭内可互相感染。体虱多见于集体生活的劳工、犯人、盲流及卫生条件差的居民。

【病因病机】

虱子通过人群互相接触传播或通过旅馆被褥或交通工具间接传播而致病。阴虱主要由性接触直接感染，因此被认为是主要的性传播疾病。

【预防治疗】

1. 经常洗澡、换衣、洗发是预防虱病的良好办法。虱病患者内衣需煮沸消毒，被褥也要拆洗。预防阴虱还需洁身自好，避免滥交。

2. 应避免应用敌敌畏或其他剧毒农药，以免有机磷中毒。

3. 阴虱感染者需剃除阴毛，并烧毁，除掉寄生条件和消灭传染源，性伙伴需同时治疗。

四十九、梅毒

梅毒是由密螺旋体属中的苍白螺旋体引起的一种慢性全身性传染病。梅毒旧时又称为"霉疮"、"广疮"、"棉花疮"及"杨梅疮"，几乎可侵犯任何年龄的人和侵犯全身任何器官，可产生多种症状和体征，并对社会造成危害。梅毒最早出现临床病变是硬下疳，由于局部免疫反应，部分螺旋体被消灭，局部损害逐渐消退，成为一期潜伏梅毒。硬下疳消退后约 6 周，潜伏的螺旋体大量繁殖，进入血液循环，在全身皮肤上发生播散性的皮疹——梅毒疹，成为二期梅毒。由于机体的免疫力，梅毒疹亦可消退。当机体免疫力下降，未被自身免疫力消灭的螺旋体引起皮损再发，成为二期复发性梅毒。梅毒还在免疫力增强或不充分治疗的情况下转变为隐性梅毒，使临床症状暂时消失。当人体免疫力一旦低下时又重新活跃和繁殖，进而引起心血管、骨关节和神经系统病变。晚期梅毒在皮肤和所累及的其他器官发生具有严重破坏作用的树胶肿，它的发生和扩展蔓延又将破坏更多器官的功能。重新发病的梅毒称再发梅毒，其症状加重，治疗更加困难。

【病因病机】

该病为病原体苍白螺旋体感染，该病原体又称梅毒螺旋体，为细长螺旋形微生物，暗视野显微镜检查可见其特殊运动方式，银浸染法或免疫荧光技术亦可检出。梅毒螺旋体能穿过正常黏膜，也能穿过上皮表面上的微小擦伤，它被列为世界三大慢性传染病之一。主要通过性交传染（约占95%以上），未经治疗的病人在感染1~2年内最具有传染性。其他途径有经胎盘使胎儿感染（妇女在妊娠4个月后可通过胎盘脐静脉血感染胎儿），产道传染，非性接触传染（接吻、握手、妇科检查、哺乳），间接接触传染（为接触受污染的物品所致），个别患者因输血受到感染。梅毒螺旋体感染后，在感染部位大量繁殖，并通过淋巴管进入淋巴结，再经静脉回流进入血循环，继而全身播散。梅毒螺旋体依靠内毒素致炎，抗原致敏以及本身对宿主细胞的损害而致病。

【预防治疗】

1. 净化社会风尚，禁止卖淫嫖娼，制止性混乱，加强性病防治。孕妇胎前检查，必要时避孕或中止妊娠。

2. 养成良好的卫生习惯，经常保持内裤和外生殖器的清洁，注意性生活卫生。

3.早诊断、早治疗，规范用药，坚持疗程，并建立追踪随访制度，定期复查。

4.患者应注意生活细节，防止传染他人。患病期间注意营养，增强免疫力。患病期间不宜怀孕。还需夫妇双方共同防治。

5.早期梅毒应实现生物学治愈。即皮肤黏膜损害消失，内脏损害恢复，体内无螺旋体，血清反应阴性（1年后）。晚期梅毒很多病人很难实现这种治愈。

五十、淋病

淋病是由奈瑟氏淋球菌所引起的泌尿生殖系统传染性疾病。大多数通过不洁性交传染，发病率高，居性病之首，应重点防治。男性淋病的主要表现之一是尿道炎。一般在性交后1~3日尿道内有灼热感，尿道外口分泌物初为稀薄，后渐变黄，成为黏稠状脓性分泌物，严重的合并有后尿道炎。此时有尿频、尿急、尿痛、血尿等，并有下腹部、会阴部不适或疼痛。急性期治疗不及时、不彻底，则转为慢性，出现尿流变细、排尿无力、滴尿等现象。严重时可发生尿失禁，常可引起前列腺炎等。女性感染淋病后3~4天出现排尿痛和烧灼感，阴道发炎红肿，子宫口糜烂，黏液分泌物特别多。病变侵犯到膀胱时，则出现尿频、尿急、尿痛、终末为血尿。还有部分患者可发生淋球菌性前庭大腺炎及脓肿，以及淋球菌性附件炎。值得注意的是当孕妇患有淋病时，分娩过程中淋病双球菌可侵及婴儿眼内，使婴儿患淋球菌性结膜炎，即脓漏眼，此病的后果是终生失明。

【病因病机】

本病病原体为淋病双球菌，亦称淋病奈瑟菌，是一种革兰阴性菌，人是淋球菌的唯一天然宿主，它对未破损的皮损不易感染，但对未破损的黏膜可引起感染，前尿道及宫颈黏膜为单层柱状上皮，易被淋菌侵入。当淋菌进入黏膜下层，引起严重病变，如黏膜广泛充血，水肿，尿痛，尿道括约肌痉挛，收缩引起尿频，黏膜小血管破裂可出现终端血尿，当细菌进入尿道或隐窝以后，腺管或隐窝开口被阻塞，分泌物不能外泄，造成腺管和隐窝的肿胀，这些潜藏在腺体内的细菌是造成慢性淋病的主要病源。修复时，均为鳞状上皮和结缔组织。淋病反复发作，结缔组织增生纤维化，形成疤痕，可导致尿道狭窄，输卵管、输精管闭塞不通，导致不育。严重时，淋菌可侵及血液，造成败血症。

【预防治疗】

1. 不用公共浴巾、毛巾，洗澡要用淋浴，浴盆专用，不穿他人内裤。注意个人卫生，保持外生殖器清洁，避免滥交。有症状或可疑带菌者要主动检查治疗，发病后半年内禁止性生活。

2. 患病期间，禁止怀孕，以免祸及下一代。注意隔离污染的衣物，内衣内裤应注意消毒，患病期间应与小孩，特别是女孩，严格隔离。

3. 治疗上可肌注或口服抗菌药物等。应规范用药，避免延误病情，治疗后做细菌学检查。

4. 治愈标准为症状体征全部消失，治疗结束后 4～7 日做淋球菌复查两次阴性。

五十一、尖锐湿疣

尖锐湿疣又称尖圭湿疣、生殖器疣，系人类乳头瘤病毒感染所致皮肤黏膜良性赘生物，属常见的性传播疾病之一，潜伏期约 1～8 个月，平均 3 个月。本病好发生在生殖器及肛门皮肤黏膜的交界处，如男性龟头、冠状沟、包皮内侧、包皮系带、尿道口及阴茎，同性恋者好发于肛周与直肠部，女性大小阴唇、宫颈、阴道、阴道口以及会阴、阴阜、腹股沟等部位。

口淫者可发生于口腔，偶见于腋窝、脐窝、乳房等处。皮损初起为柔软淡红色小丘疹，逐渐增大增多，表面凹凸不平，湿润柔软呈乳头状、菜花状或鸡冠状，根部有蒂，可互相融合，易发生糜烂、渗液，有恶臭。低温干燥的部位皮损呈扁平疣状，由于分泌物浸渍，疣体表面呈白色、暗灰色或红色，触之易出血。常无明显自觉症状，可有轻微瘙痒、白带增多、有臭味等表现。与生殖器癌发生的关系密切。

【病因病机】

本病病原体为人乳头瘤病毒的 6、11、16、18、30、31 等型，人是唯一宿主，主要感染上皮，主要经性接触传播，少数患者由污染的日用物品间接传播。

【预防治疗】

1. 尽量去除诱发因素，避免不洁性交。保持局部卫生，饮食清淡。孕妇患者可行剖宫产。

2. 局部治疗可据病情选用足叶草毒素酊、氟尿嘧啶霜、3% 肽丁胺霜等外涂。

3. 物理疗法可酌情选用 CO_2 激光、液氮冷冻、电灼等疗法。

4. 可手术治疗单发或巨大型尖锐湿疣。

5. 全身治疗据病情，采用干扰素、抗病毒类及其他药物。患者免疫功能往往降低，可配合使用免疫功能调节剂。

五十二、艾滋病

艾滋病是获得性免疫缺陷综合征的简称，是由人类免疫缺陷病毒所引起的一种性传播疾病。其特点为患者细胞免疫功能，尤其是 T 辅助细胞（TH）免疫功能缺陷，导致各种条件性感染和肿瘤发生，预后差，病死率极高，称之为"超级癌症"。在人类免疫缺陷病毒（HIV）感染人群中，皮肤表现较为突出，发生率在 90% 以上。其皮肤表现可分为感染、炎症性皮肤病及肿瘤 3 大类。有些特殊皮肤表现甚至可以作为在某一特殊阶段 HIV 感染的标志。

1. 非感染性皮肤损害： 皮损多形性，可出现附件皮炎、光敏性皮炎、玫瑰糠疹、芝麻疹、多形红斑及痤疮样皮损。此外，银屑病发生率高，可为 HIV 感染首发体征，也是预后差的标志之一。

2. 感染性皮肤损害： 表现为各种病原微生物的感染，但病情较一般患者严重。如带状疱疹、单纯疱疹、疣、真菌和细菌感染等。辅助 T 细胞低于 200/mL 时，可出现具有免疫缺陷特征的机会感染，如慢性单纯疱疹、传染性软疣、杆菌性多发性血管瘤、全身性真菌感染（隐球菌病、组织脑浆菌病、球孢子菌病、青霉病）、分枝杆菌感染及结节性疥疮。当患者 T 细胞计数低于 50 个 /mL 时，可出现不常见的、更加顽固难治的条件致病菌感染。

3. 皮肤肿瘤： 包括卡波西肉瘤，皮损为粉红色斑疹，长轴与皮纹方向一致，以后颜色变暗，形成淡紫色或棕色的斑疹或斑块，最后变为出血性斑块和结节，分布广泛而对称，全身任何部位的皮肤黏膜均可受累，好发于硬腭、躯干、阴茎、小腿和足底。小腿损害可伴水肿，如水肿明显，常与腹股沟淋巴结受累有关。除卡波西肉瘤以外，HIV 感染者常见的其他肿瘤包括躯体的浅表基底细胞癌、日光暴露部位的鳞状细胞瘤、生殖器 HPV 诱发的鳞状细胞癌及结外 B 细胞、T 细胞淋巴瘤。

【病因病机】

病原体为人类免疫缺陷病毒，属于 RNA 逆转录病毒，典型的病毒颗粒呈球形，直径约为 100 ~ 140nm，病毒核心由单链 RNA 逆转录病毒酶及结构蛋白组成。目前已发现 HIV3 个变种，即 HIV-1、HIV-2、HIV-O，均可感染人类，其中 HIV-1 与人 HIV 感染关系最密切。HIV 对外界抵抗力弱，对热和一般消毒剂不耐受，但对紫外线不敏感。现已证实直接传染源是艾滋病患者和 HIV 感染者。HIV 大多经性交传染，尤其是同性恋者居多。其他途径有用 HIV 污染的针头静脉注射、输血、经胎盘或产道感染、医护人员接触患者未注意防护、哺乳等。感染 HIV 后经一定潜伏期，由于患者细胞免疫功能障碍，相继出现各种条件性感染和肿瘤发生，病死率极高。

【预防治疗】

1. 由于该病目前无有效疗法，疫苗研究尚未成功，因此预防最重要，也是可以预防的。应大力宣传艾滋病预防知识，取缔暗娼，静脉药瘾者勿共用注射器、针头，使用进口血制品需严格检查，HIV 感染者避免妊娠，所生婴儿应避免母乳喂养，医务人员在接触 HIV/AIDS 者的血液、体液时应严格注意防护。

2. HIV 治疗选用抗病毒药物，应至少两种抗病毒药物联合治疗，以加强其抗病毒效果。

3. HIV 逆转录酶抑制剂有齐多夫定（AIT）双脱氧肌苷（DDI）双脱氧胞苷（DDC）等。

4. 增加免疫功能，有干扰素、IL-2、丙种球蛋白、粒细胞－巨噬细胞集落刺激因子及粒细胞集落刺激因子等。

5. 机会性感染治疗：①卡氏肺囊虫肺炎（PCP）首选药复方新诺明或甲氧苄啶等。②鹅口疮或深部真菌感染肠道念珠菌可用制霉菌素等。

6. 卡波西肉瘤的治疗，皮损内注射长春新碱，或者放射治疗和化疗联合治疗。

7. 近来相关研究发现多种中草药及成分对 HIV 有抑制作用，如紫花地丁、甘草素、天花粉蛋白、黄芪、香菇多糖等，部分已试用于临床。

第二十三章
老年期皮肤病

虽然皮肤老化对健康影响不大，但人的衰老往往能明显地从皮肤上表现出来。皮肤出现的衰老与内脏器官的衰老不一定有必然的联系，同一人身上各个部位的皮肤发生衰老也不一致。

老年人患皮肤病非常普遍，病种很多，而且皮肤在人体的体表，因此出现异常能及时发现。

第一节　色素异常性皮肤病

1. 老年性色素斑：60岁以上老人几乎都有，最早可发生在30岁以后，皮疹为褐黄、深褐色的圆形、椭圆形或不规则形的多发性色素斑，界线清楚，大小不等。小者几毫米（称老年性雀斑），大者可有1厘米以上，甚至有鸡蛋大者。皮疹好发于暴露部位，特别在颜面（耳前、前额、颅部）、手背，亦可见于前臂伸侧。一般表面光滑无角化，极少数皮疹可伴有轻度疣状增生。患者无自觉症状，一般不发生恶变，也不需治疗。

2. 老年性点状白斑：本症为一种边界清楚的点状白斑，开始为绿豆大之色素减退斑，以后稍增大、增多，呈明显白色。最大者可达黄豆粒大小，呈圆形或椭圆形，中央稍有萎缩性凹陷，周围无白癜风特有的色素晕。本病好发于躯干部、四肢近端，但不发生于面部，一般不需治疗。

第二节　皮肤血管的异常

1. **毛细血管扩张症**：好发于颜面，特别是颊部以及前胸的三角区。室外劳动者发病率较高。一般也不需治疗。

2. **老年性血管瘤**：又名樱桃样血管瘤，是一种针头到绿豆或黄豆大小的鲜红色或淡红色圆形丘疹，表面光滑，高出皮面。皮损好发于躯干部，也见于四肢近端，偶可见于唇部，常为多发性，几个至几十个不等。若经常出血者可做电灼治疗。

3. **老年性紫癜**：因皮肤老化，真皮结缔组织变性，血管脆性增高，老人易发生皮下出血。本病多见于60岁以上的高龄，好发于四肢、手背、前臂等处。在有轻微外伤或无外伤的情况下，于干燥萎缩的皮肤上，出现大小不一的淤斑，呈青紫色或暗红色，并无自觉不适。数日之后，残留色素沉着，继之即消退。

第三节　变性或代谢障碍性皮肤病变

项部菱状皮肤：主要表现为颈后部皮肤局限性变厚，形成大小不规则的菱形或三角形斑块。局部皮肤呈黄褐色或红褐色，有明显的萎缩变性，表面干燥、粗糙、较深的皮沟把皮肤隔成许多小皮块。本病较多见于老年男性，室外劳动者发病率高。

对于色素和血管异常及代谢障碍的皮肤病，其他还有胶样粟丘疹、眼睑黄疣等，大都无自觉症状，故多不需治疗。老年性血管瘤经常出血者可做电灼，眼睑黄疣若血脂高者可服降血脂药。

第四节　表皮增殖性皮肤病

1.脂溢性角化症（又名老年疣）：本病60岁以上者为多见，男性多于女性，好发于躯干、颜面、头部及手背，亦可见于四肢、股部。皮疹由数个到数百个不等，临床表现为扁平的淡褐色或黑褐色丘疹，米粒大至黄豆大，边界清晰，稍高出皮面，圆形或椭圆形，表面粗糙，伴有细小鳞屑，不会恶变。

2.老年角化病：本病又称日光角化症，是一种癌前期症，与长期暴晒日光有关。中年以上即可以发生，60岁以上多见，男性发病较女性为多，好发于暴露部位皮肤，特别是面部、秃顶部及手背，一般为单发，少数有多发。皮疹为黄豆至蚕豆大小、高出皮面的疣状物。基底可有浸润，表面有棕黄色或黑褐色痂屑，不易剥离。剥去后见潮红渗出面，易出血。

3.皮角：是一种坚硬的角质突起，基部宽，顶尖较狭窄，形似兽角，大小形态不一，颜色为灰黄色或褐黑色，表面粗糙，一般为单发，偶可多发，无自觉症状，当其根基部受到机械性刺激时有疼痛。病程缓慢，有自然脱落者。本病虽可发生于健康的皮肤上，但多数发生于老年角化病的基础上，或其他角化性皮肤病的基础上。

老年角化病和皮角有恶变可能，一旦确诊，宜及早手术切除。老年疣不需治疗，如必要时可用3%～5% 5-氟尿嘧啶软膏外涂，有一定疗效。

第五节　与皮脂腺有关的皮肤病

1.老年性痤疮：本病见于老年男性。皮疹为黑头粉刺及丘疹性损害，常相聚成簇，好发于面颊部及外耳下方。先天性皮脂腺发达是本病的发病原因，可不需治疗，如需要时可用0.01%～0.03%维A酸软膏或5%硫黄洗剂外用。

2.老年性皮脂腺瘤：本病发生于中年以后，多见于面部，特别是前额及颊部为最多见，皮疹为针头至赤豆大小的坚硬丘疹，数个或更多，呈半球形，隆起皮面，黄白色，可略带透明，顶平，中央有凹窝，压之可有皮脂样物质被挤出。本病发展缓慢，患者往往有皮肤油脂溢出，毛孔扩大，并常伴有酒皶或痤疮。

第六节　老年性皮肤瘙痒症

皮肤瘙痒症是指皮肤局部无明显的原发性损害而主观上有较剧烈或顽固的瘙痒感觉的皮肤病。有全身性和局限性瘙痒症两种。

引发全身性皮肤瘙痒症的原因比较复杂，某些化学物质或机械性刺激可引起瘙痒反应，某些内脏疾病也可引起皮肤瘙痒。例如：糖尿病、肝胆病、肾病、血液病、肠寄生虫病、恶性肿瘤等。局限性瘙痒症的病因常与局部的摩擦刺激、病灶感染、寄生虫、神经症有关。

老年人患皮肤瘙痒症尚有皮肤本身的特殊因素，如皮肤干燥、萎缩、脱屑或天寒空气干燥、室温过高或穿了某些毛绒的衣衫，都可引起瘙痒。此外，洗澡次数过多，水温过高，用碱性肥皂或有刺激性的药皂，常能使原已干燥的皮肤发生瘙痒。

老年性全身皮肤瘙痒症可能是全身皮肤发生瘙痒，也可以发生在全身的某一局部，局部部位并不固定，躯干、背部、下肢伸侧最好发。瘙痒常为阵发性，程度轻重不一，夜间更甚。由于搔抓，皮肤上会出现广泛的条状或点状抓痕、血痂、色素沉着或苔藓化，浅表淋巴结可肿大，有时发生继发感染，如毛囊炎、疖、淋巴结炎。患者的指甲常因长期搔抓而使游离缘光亮变平。

老年人的局限性瘙痒症最容易发生在肛门、阴囊、女阴等处。肛门瘙痒多见于肥胖病人，或由于清洁卫生不够，分泌物、排泄物没有得到及时清除，局部皮肤潮湿，加之局部的摩擦、刺激、细菌等的感染而导致剧烈瘙痒，经常反复的搔抓可引起局部潮红、糜烂或苔藓化，损害可扩展至会阴、阴囊或女阴。阴囊瘙痒症瘙痒仅局限于阴囊，偶可扩展至阴茎及会阴。女阴瘙痒症多见于肥胖者或糖尿病患者，瘙痒主要发生在大阴唇外侧，亦可累及小阴唇、阴阜。

治疗比较困难。对全身性瘙痒症首先当详细地检查有无内脏病变，特别当注意内脏恶性肿瘤及何杰金氏病的存在，以及有无其他可能引起皮肤瘙痒的各种原因，针对原因治疗。还应注意保护老人干燥、萎缩的皮肤，避免外界刺激。药物可给抗组织胺剂及安定剂，男性患者可试用男性激素如丙酸睾丸酮等。

对肛门、阴囊、外阴等局限性瘙痒症的处理，同样首先要找寻各种可能的致病原因，如痔疮、糖尿病等。还要保持局部清洁、干燥，避免用过度刺激性外用药，选用含有抗生素的类固醇激素软膏。

第七节　类天疱疮

类天疱疮亦名老年性天疱疮，是自身免疫性疾病之一。约有 80% 左右发生于 60 岁以上的患者，年轻者极少见。类天疱疮为大疱性皮疹，大疱通常发生在正常皮肤上或红斑基底上，疱壁厚、紧张、饱满，大小不等，大者可达 3~5 厘米直径，疱液一般清晰，疱破后有渗液，糜烂，但不若天疱疮的渗液多，也没有糜烂面向四周扩大，一般愈合较快，愈后留下色素沉着斑。皮疹主要发生于四肢屈面、腰部、腹股沟、腋窝等处，也可全身发生。主观上有不同程度的瘙痒感或烧灼感，有时水疱经数日后能自行吸收。口腔黏膜损害较少较轻。类天疱疮可缓解或复发，缓解时间长短不一，除年老体弱者，一般预后尚佳。

近年来有报告类天疱疮有伴发恶性肿瘤的情况，特别是有严重的黏膜损害及对类固醇激素治疗效果欠佳者更应注意。

治疗用泼尼松，一般每日剂量 30～40mg，病情严重可增加剂量，免疫抑制剂也可合并使用。

第八节　皮肌炎

本病是一种结缔组织病，虽可发生于任何年龄，但 40 岁以上患者较多，且年龄愈大病情愈严重，预后愈差。主要表现为皮肤上有紫红色水肿性斑片状皮损，以眼睑部特别是上睑周围最为突出，其他还有肌肉乏力、自发痛和压痛等肌肉症状。50 岁以上患者可并发恶性肿瘤。在并发恶性肿瘤的病例中，治疗恶性肿瘤，皮肌炎可获得缓解。

除了以上皮疹，有时还可出现荨麻疹、水疱、多形红斑、毛囊角化性丘疹、网状青斑等。发病时，以四肢近端肌肉首先受累，可出现严重的肌无力，上肢举起困难，坐立动作不便，下肢步行障碍等，如食道、咽、喉、横膈、肋间等肌肉受累时，则有吞咽及呼吸困难、声嘶等症状。同时随着病情演进，可有不规则发热、关节疼痛、肢端动脉痉挛现象。实验室检查，白细胞可增多，血沉加快。24 小时尿肌酸明显增高。血清 α_2 和 γ- 球蛋白也可增高，肌酸磷酸激酶、醛缩酶、乳酸脱氢酶及谷草转氨酶均增加，肌电图示患病肌肉电位和波幅均有下降。

药物治疗可用皮质类固醇激素，一般剂量为泼尼松口服，每日 30～60mg，病情缓解后逐渐减量。单用皮质类固醇激素效果不够理想者，可加用氨甲蝶呤静脉注射，可从 5mg 开始逐渐加至每周 25mg。以后，大剂量维生素 E、苯丙酸诺龙等亦可酌情合并使用。并应反复检查有无并发恶性肿瘤。

第九节　慢性乳头状溃疡性脓皮病

本病多见于 60～70 岁年老体弱的男性，往往先有外伤史，随之继发感染，开始局部呈湿疹样变化，继之出现毛囊炎或疖肿样的小结节损害，色鲜红，逐渐发展成紫红色浮肿性浸润，表面呈乳头瘤增生，间有许多浅在溃疡。自觉症状轻微，好发于四肢，特别是足背、小腿、膝等处。

治疗主要应用抗生素全身治疗，局部则外用消炎抗菌药物。X 光照射也有一定疗效。

第十节　常见的皮肤良性肿瘤

1. 软疣或称皮赘：本病为正常皮色或灰褐色的小型良性肿瘤，质柔软，呈丝状疣样，通常有蒂，好发于颈部、上胸及腋窝，数个或数十个，一般在长大至一定大小后即停止增大，但可多发，对健康无影响，需要时可做电灼去除。

2. 老年性神经纤维瘤：本病是一种正常皮色或淡红色的半球形凸起，表面光滑，质柔软，一般为单发性。有时可发生数个，其大小由黄豆至小指头大，好发于项背部及脊柱两旁，亦可发生在胸部、乳房部，男女同样被累，无须治疗。

3. 角化棘皮瘤：本病好发于暴露部位（特别是面部，亦见于手背部）的良性肿瘤。一般为单发。肿瘤开始时为一坚硬的小结节，呈正常皮色，两周以后发展迅速而进入静止期。此时肿瘤呈半圆形，边界清楚，凸出皮面，质坚硬。中央凹陷似脐状，有角化物。一般在静止发展半年后能自行消退。

第十一节　癌前期皮肤病与恶性皮肤肿瘤

多种皮肤恶性肿瘤和癌前期皮肤病最易见于年老患者，常见的有以下几种。

（一）黏膜白斑

一般在口腔、外生殖器等黏膜部位，发生角化过度性的白斑损害。局部的慢性刺激，如口腔卫生差、牙齿咬合不良、吸烟等的刺激、生殖器部位的不洁、慢性炎症等刺激都可成为引起白斑的原因。此外，有人认为内分泌失调也可能影响本病的发生。

口腔黏膜白斑多发生在口唇、颊、牙槽缘等处。女性外生殖器黏膜白斑则多见于小阴唇、大阴唇内侧、阴蒂或阴道黏膜等处。形成大小不一的乳白色角化过度斑片，一个或数个，表面较粗糙，可伴有条状裂纹，一般无主观症状或有轻度瘙痒。本病为一种癌前期症，若角化过度增加，损害浸润变硬，表面糜烂并有乳突状或疣状增殖者，应注意有癌变可能。

治疗首先去除可能的病因，如戒烟、纠正坏牙，改善局部卫生，避免各种摩擦刺激，诊断确定后，应注意观察，必要时可做激光治疗或手术切除。

（二）鲍温氏病

它是一种原位鳞状细胞癌，早期皮损为一个或几个淡红色丘疹，质较坚实，上有黄褐色角质痂皮，逐渐扩大，渐成污秽状黄褐色斑片，边缘稍隆起，许多年后可发展成鳞状细胞癌。皮疹最常见于躯干，亦见于四肢，此外亦有发生在阴唇、阴道者。确定诊断后，外科切除或冷冻切除，亦可用激光治疗。

（三）乳房湿疹样癌

本病以中年以上妇女的乳头部及其周围易好发，损害常为单侧。初起时呈红色斑片，表面糜烂，有微量黄色渗液，以后逐渐向四周扩大，成为边缘清晰的浸润斑块，表面糜烂或溃疡。上有痂屑，乳头常回缩，自觉有瘙痒或灼痛。病程缓慢，有时可伴有乳腺癌，并可转移。

乳房外湿疹样癌的表现同乳房湿疹样癌一样，初起时为一块缓慢发展的淡红色浸润性斑块，久之表面糜烂、渗出及结痂，边缘清晰，好发于耻部、腹部、肛周，状似糜烂型湿疹，主观症状为灼痛感，乳房外湿疹样癌亦常见于中年以上男性患者。治疗宜及早动手术切除。

（四）基底细胞癌

本病发病病因可能与强烈日晒、放射线照射、长期接触沥青、煤焦油等有关。一般发生在正常皮肤上，也可发病于盘状红斑狼疮和慢性溃疡等损害处。多见于颜面、耳、手背等处，其他部位皮肤也可发生，但不发生于黏膜，一般为单发，少数为多发。开始时为针头至黄豆大的非炎症性的结节，带蜡黄色，触之浸润发硬。之后，在其周围可有类似损害发生，互相融合成为盘状斑块，边缘隆起、坚实。中央有溃疡、结痂或鳞屑，损害慢慢扩大，可破坏皮下组织甚至骨骼。主观症状不显著，一般全身健康不受影响。本病恶性程度低，发生转移亦低。可手术切除、X光照射、冷冻疗法及激光治疗。

（五）鳞状细胞癌

本病为来自上皮细胞的恶性癌肿，易发生转移。多数系由癌前期疾病如老年角化、皮角、黏膜白斑、慢性射线皮炎、着色性干皮病等转化而来。少数发生在正常皮肤上，好发于面部、头部、四肢，也可发生于口唇、外生殖器等部位。皮损开始时往往为基底较硬的疣状小结节，暗红色，边缘清晰，中央常有粘着的角质物或为小溃疡，肿瘤可迅速发展扩大，形成火山口样溃疡，向四周及深部作侵蚀性发展，溃疡边缘呈宽堤状隆起，质硬，溃疡底面为凹凸不平的坏死物。有的损害初起时为坚硬的红色小斑块，表面有鳞屑，中央凹陷，边缘隆起呈蛇形状。

本病恶性程度较高，若不及时治疗，可向附近淋巴结转移，以后可向内脏重要器官如肝、肺等转移而引起死亡。

　　当临床确诊为鳞状细胞癌后，应早期手术或激光切除或做放射治疗。

　　老年人患皮肤恶性肿瘤者较常见，除了上述几种癌前期皮肤疾病及皮肤癌外，恶性黑色素瘤、皮肤转移癌等亦常有发现。所以对老年人的色素性肿瘤、慢性增殖性溃疡应当特别重视。

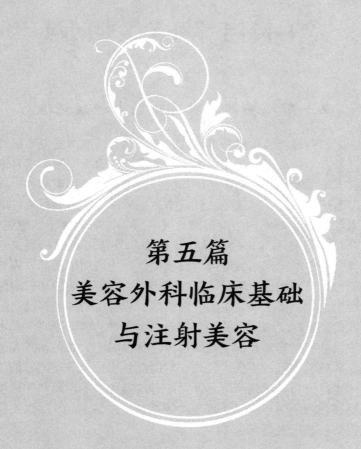

第五篇
美容外科临床基础
与注射美容

第二十四章
美容外科手术相关主要问题

第一节　面部手术危险区与神经损伤

随着面部年轻化提升手术的开展，如表浅肌肉腱膜系统的提升术、中面部提升术和内镜微创技术等，面部剥离层次日渐加深、范围增大，从而致使面部的外周神经暴露得更多并与剥离层面更为接近，其危险性日益增加。另外，广为盛行的注射技术如软组织填充剂、肉毒素、玻尿酸、注射自体脂肪填充、PDO 线提升技术等，尽管减少了创伤和外部可见的瘢痕，但在神经密集的面部区域进行盲视下操作，均增加了面部外周神经损伤的可能性，严重时可能造成不可逆的面部畸形和灾难性的后果，如遗留下不自主的肌肉抽搐，或是由于失去神经支配后肌肉继发性挛缩所致的面容扭曲、永久性的感觉障碍、麻木和严重的感觉异常和神经残端痛等症状。因此，如何预防和避免主要感觉神经的损伤，首先应对面部外周神经分支的解剖层次和走行分布有深刻了解，才可能有效避免手术剥离和注射中极易损伤的危险，面部手术危险区神经定位与 SMAS 层次关系及损伤后临床表现见表 24-1。

表 24-1　面部手术危险区神经定位与 SMAS 层次关系及损伤后临床表现

神经名称	局部定位	与 SMAS 层次关系	损伤后临床表现
耳大神经	外耳道下方 6.5cm	后	外耳下 2/3（包括耳垂）、毗邻的颊部和颈部感觉麻痹

神经名称	局部定位	与 SMAS 层次关系	损伤后临床表现
面神经颞支	从耳屏下 0.5cm 到眉外梢 2cm 之上，再沿着颧弓上缘之间的封闭区域	深层	额部瘫痪
面神经下颌缘支	下颌骨中段、口裂外 2cm	深层	下唇瘫痪
面神经颧支和颊支	由颧突下颌角后缘和口裂形成的三角形区域	深层	上唇和面颊瘫痪
眶上神经和滑车神经	瞳孔中线眼眶上缘	前	前额、上睑、鼻背及前部头皮感觉麻痹
眶下神经	瞳孔中线眼眶下缘	前	鼻上外侧、面颊、上唇和下睑感觉麻痹
颏神经	下颌骨中段、第二前磨牙下方	前	下唇和颏部半侧区域感觉麻痹

* 引自：Brooke R.Seckel. 面部危险区．王艇，颜士钧，主译．第 2 版．北京：北京大学医学出版社，2018.

第二节　皮肤黏膜的消毒

一、消毒的目的

皮肤与黏膜是人体重要的防卫器官，为人体抵抗外界生物和理化因子侵犯的最重要的屏障。皮肤与黏膜直接与外界接触，会受到各种有害因子的侵犯，特别是会在无形中污染人体的微生物，大部分微生物为临时沾染，还有部分微生物可长期生活在人体皮肤上，被称为长居菌。这些在皮肤与黏膜上的微生物是人体感染因素之一，在医院这种特殊环境中，由医务人员手上携带致病菌引起医院内感染传播和流行的事例不胜枚举，因此，采取行之有效的皮肤与黏膜消毒措施，对于预防疾病流行，控制医院感染的传播，保持自身和他人的健康非常重要。

活体皮肤组织对来自外界各种微生物的攻击有某种程度的防御作用。在防御功能方面，表皮尤其是角质层的坚性，真皮、皮下脂肪的弹性，皮脂腺分泌等都起很大作用。正常情况下，皮肤对沾染其表面的微生物也有一定杀灭能力，一般认为，这是由于皮肤表面的酸碱度、脂肪酸和肥皂的遗留物所致。当然，仅依靠这些杀灭皮肤上的微生物显然是不够的。因此，在日常生活中，尤其感染病医院或手术室，必须注意皮肤与黏膜的消毒，经常保持其清洁和健康。通过消毒可达到以下四个目的：

1. 机体的多数组织器官如皮下组织、肌肉、骨骼、脏器及血液、脑脊液等都是无菌的，如有微生物侵入可以引起感染。因而在医疗实践中，当手术、注射、穿刺、导尿时，应严格进行消毒，以防止病人自身皮肤上的微生物侵入。

2. 经常接触病人的医务人员，特别是接触手术或者皮肤受伤的病人时，应特别注意手的消毒，消除病原微生物，以免传播给病人，同时也保护了本人。

3. 众所周知，传染病、皮肤病中有许多是病原微生物经手和皮肤而感染的，具有代表性的是肠道传染病和皮肤化脓症。因此，若能彻底消毒手及注意皮肤清洁，也可预防许多疾病。

4. 在病人众多的场所，通过对皮肤与黏膜的消毒，偶尔也能减少空气中的微生物数量，并有利于防止呼吸道感染。

二、美容外科常用皮肤黏膜消毒剂

1. **碘伏**：又称聚维酮碘溶液，是聚乙烯吡咯烷酮与碘的复合物，医用碘伏浓度通常为1%，其水溶液呈浅棕色，pH

值 5.0 ~ 6.5。碘伏具有广谱杀菌作用，可杀灭细菌繁殖体、真菌、原虫和部分病毒。碘伏属于中效消毒剂，效果确切，刺激性小，且不需要脱碘，基本上代替了酒精、碘酒、紫药水和红汞等，用于皮肤、黏膜的消毒。

注意事项：①婴儿有明显的碘透皮吸收现象，早产儿较足月婴儿发生聚维酮碘所致的甲状腺功能减退症的危险性更大，极低体重儿应避免使用，新生儿大面积使用时应慎用。②对银、铜、铝和碳钢等有轻微腐蚀作用，以上金属器皿也不宜用于盛放消毒液。

2. 医用酒精：又称乙醇，通过使细菌蛋白脱水变性而起到消毒杀菌作用，但对芽孢无效。不同用途要求不同的浓度。70% ~ 75% 酒精浓度用于皮肤、医疗器械无菌消毒和碘酒脱碘等，由于酒精有一定的刺激性，不可用于黏膜和大创面的消毒。浓度超过 90% 可使菌体表层蛋白质凝固、阻碍向内渗透而影响消毒杀菌作用。95% 酒精常用于酒精灯、酒精炉点燃、配制化验试剂或药品制剂的加热等，也常用其产生的火焰临时消毒小型医疗器械。40% ~ 50% 酒精可用于预防压伤的局部按摩，以改善和促进局部血液循环，防止褥疮发生。20% ~ 30% 酒精，可用于涂擦皮肤给高热病人物理降温，但不推荐用于儿童。

由于头部皮肤厚而致密，且富含毛囊、皮脂腺和汗腺，聚居于表皮的微生物如金黄色葡萄球菌、表皮葡萄球菌以及真菌等容易通过皮肤附件孔隙进入其深部，鉴于酒精具有良好的穿透性和渗透性，因此具有比碘伏更可靠的消毒作用。

3. 碘酒：又称碘酊，是含碘、碘化钾及乙醇的消毒液。碘是一种氧化性极强的物质，游离状态下的碘离子利用超强的氧化作用破坏病原体的细胞膜结构以及蛋白质分子，并有强大的杀灭细菌、真菌和芽孢的作用。碘酒穿透力很强，属于高效消毒剂，临床上常用于皮肤消毒的浓度为 2%，手术野消毒也可用 3% ~ 5% 浓度的碘酒，甲癣治疗可用 5% ~ 10% 浓度的碘酒。由于碘酒对皮肤刺激性大且易形成色素沉着，应使用75%酒精进行脱碘。碘酒和酒精一样具有很强的穿透性和渗透性，用于头皮手术消毒时，它具有比碘伏更为可靠的消毒效果。

注意事项：①碘可引起过敏反应。②对金属有腐蚀性。③不可大面积使用，以防碘吸收中毒。④碘酒不宜与红汞同用，以免产生碘化汞而腐蚀皮肤。⑤新生儿慎用。

4. 安尔碘：成分有碘、醋酸氯乙啶和酒精。安尔碘含有效碘0.2%，常用于注射、采血、手术部位及换药消毒，也适用于口腔黏膜消毒。

5. 紫药水：又称龙胆紫，为消毒防腐药，临床用的为1%~2%甲紫溶液。紫药水杀菌力强，对真菌也有较大的杀菌作用，由于其刺激性小，且能与黏膜、皮肤表面凝结成保护膜而起收敛作用，可用于表浅创面、溃疡及一般皮肤感染等。

注意事项：①紫药水不宜用来涂擦化脓性伤口，由于化脓性伤口的分泌物可降低其效力且紫药水极易与分泌物结合形成薄膜而导致伤口引流不畅及膜下积脓。②紫药水会损伤眼角膜，引起角膜坏死和溃疡形成，在眼睛附近涂用时，务必小心谨慎，一旦紫药水流入眼内，应立即采用生理盐水冲洗。③紫药水与红汞或碘酒一起使用时，容易发生化学变化，会使其疗效降低或完全失效，因此，相互间不可混用，如涂擦过碘酒或红药水的创面不应再涂紫药水。④紫药水用于涂擦口唇和口腔溃疡时，不必担心因为吞下而中毒，咽下少量的紫药水对健康无害。⑤有实验报告，动物全身性（或系统性）吸收甲紫可致癌。

三、注射与穿刺部位的消毒

病人在接受诊疗过程中需要事先消毒的操作包括各种肌内注射、皮下注射和静脉注射，骨髓腔、关节腔、硬脊膜外、蛛网膜下腔、动脉内、胸腔、腹腔等各种诊疗穿刺和血管内留置，如中心静脉导管、内腔动脉插管、脑室内留置引流导管、胸腔引流、腹腔引流、经皮肝穿刺胆管引流等。

1. 一般肌肉或静脉部位注射前的皮肤消毒

（1）无菌棉签浸润含有效碘 0.5% 的碘伏，直接涂擦注射部位皮肤 2 遍，待半干即可注射，无须脱碘。静脉注射时，考虑到部位清晰度，可用 75% 酒精棉签脱碘，这样不仅可以使皮肤速干，还可节省时间。

（2）无菌棉球浸润 2% 碘酊涂擦注射部位皮肤一遍，作用 1 分钟，再用 75% 酒精涂擦 2 遍，干燥后即可注射。

2. 特殊针刺部位的皮肤消毒（如血培养、腰穿等）：采用含有有机碘 0.5% 的碘伏溶液，局部涂擦 2~3 次，作用 2 分钟，待其干燥后再进行针刺。

3. 消毒方法与处理范围：肌肉、皮下及静脉注射消毒方法主要是涂抹，以注射部位为中心，由内向外缓慢旋转，逐渐涂擦，共 2 次，消毒皮肤面积不小于 5cm×5cm。血管内留置导管及其他部位引流处，每日按要求消毒处理后用无菌敷料封盖。

四、不同情况下手术部位的消毒

1. 切口沾染的来源

（1）皮肤：皮肤通常都带有细菌，其表面的菌种和数量可随生活习惯、工作条件或健康情况而有较大的变动，健康人的皮肤表面可携带致病菌，在夏季以金黄色葡萄球菌较常见，在冬季则以革兰阴性菌为主，可能与洗涤、更衣等有关。皮肤的毛孔和皮脂腺管内也存在细菌，且不易为普通清洁法清除，其菌种和数量也相对恒定。这些皮肤深处的细菌大多属于非致病菌（如表皮葡萄球菌），但在一定条件下也可致病。

在进行皮肤手术消毒时，要注意下列有关皮肤细菌的分布特点：①隐蔽部位如脐、会阴、耳郭和指（趾）甲下、浓厚的毛发处，常聚集大量细菌；②长时间住院病人的皮肤带菌量可增多；③皮肤有感染灶者的皮肤带菌量大，且多为致病菌；④接触病人和沾染的敷料用品的医护人员的皮肤上可存在各种致病菌。因此，针对以上特点，应于术前做好细致的消毒准备，否则，皮肤的细菌将可能通过切开、穿刺以及其他破坏皮肤屏障的损伤进入组织引发感染。

（2）鼻咽腔：鼻咽腔内存在大量细菌，在呼气、说话、喷嚏或咳嗽时，会将鼻咽腔内的细菌排放到空气中和面前数米内的物体及人体上。因此，人员聚集的空间内细菌密度高，如果不采取必要的防护措施，鼻咽腔内细菌就可能直接沾染切口。

（3）感染病灶和有腔器官：体表的感染病灶（如疖、痈及感染的手术切口等）可向自身皮肤散播致病菌，也可通过任何接触病灶的敷料、物品向四周散布细菌。若不妥善处理，可能导致严重的交叉感染及院感，因为这类致病菌一般多具有较强的毒性，并对多种抗生素产生耐药性。有腔器官（如气管和胃肠道）存在大量细菌，其开口处的细菌可以污染皮肤，手术时应注意防范。

（4）空气中的微粒：空气中存在大量飞沫、尘埃等，容易携带细菌，可随空气流动而发生飞扬散布。空气微粒上的细菌存活时间不一，部分存活时间超过 24 小时。紫外线（阳光）照射、空气湿度、空气流通情况均可影响空气中微粒的密度和细菌存活时间。

（5）器械、用品和药物：与术区接触或进入组织内的器械、用品和药物若未经灭菌处理，会造成相当严重的感染。

2. 切口感染的条件

（1）细菌的毒性和数量：细菌的毒性越强，数量越多，造成感染的可能就越大。

（2）异物：若切口或创口有异物存留，则可使伤口感染长时间不愈。即使暂时愈合，异物长期存留在局部仍可伴发细菌滋生，引发新的感染或使感染反复发作，迁延不愈。

（3）坏死的组织：是细菌的培养基，可诱发或加重感染。

（4）机体抵抗力：当机体抵抗力低下时容易并发或加重感染。如某些药物（免疫抑制剂、局部应用皮质类固醇激素等）和疾病（糖尿病、粒细胞减少症、某些恶性肿瘤及休克等）会使机体免疫功能受损。

3. 一般情况下皮肤的消毒： 手术前备皮指手术部位的皮肤应该用肥皂和水清洗，用安全剃刀剃毛（假如需要），剃毛时以无菌纱布沾取肥皂和水擦拭。然后用无菌棉块或纱布浸润0.5％的碘伏液，直接涂布手术切口及周围皮肤2～3遍，涂擦时应由手术区中心部位向四周涂擦，如为感染伤口或肛门等处手术，则应自手术区由外向内的方向涂擦消毒剂，待药液半干即可盖无菌单进行手术。

4. 特殊情况下皮肤的消毒： 主要是指心脏直视手术、器官移植手术、体内假体留置（股骨头置换、全髋关节置换、动脉瘤血管假体手术）和病人处于重度免疫抵制状态（化疗、全身放疗、长期皮质激素治疗、糖尿病等）时手术野皮肤消毒。首先手术前进行皮肤清洁消毒，手术前一天患者用0.5％碘伏溶液以1：200稀释后全身洗浴30分钟，用清洁毛巾擦干后换上干净衣服，术前24小时至少进行2次。手术野皮肤消毒指使用无菌镊子或手术人员戴无菌手套将浸有0.5％碘伏纱布在手术野皮肤及其以外的部位擦拭3～4分钟，待干后覆盖无菌单。

5. 急诊手术皮肤的消毒： 指用0.1％碘伏液冲洗擦干手术部位，戴无菌手套，将0.5％碘伏消毒液在手术野皮肤擦拭4遍，待干后覆盖无菌单。

6. 对可能污染的皮肤消毒： 对可能有破伤风或魏氏梭状芽孢（如污水渗入指、趾或皮肤较深的农林工人）的皮肤、臀部或会阴部供血不足的肌肉手术时，可使用浸透0.5％碘伏的湿敷料敷半小时或用3％过氧化氢冲洗伤口，常用的皮肤清洁或消毒措施不能破坏细菌芽孢，但是大部分抵抗力较弱的芽孢可被0.5％碘伏在30分钟内破坏，一些芽孢也可用洗涤消毒剂碘伏皂洗去。

五、黏膜的消毒

污染的伤口或擦伤处可用无菌蒸馏水稀释的 0.02% ~ 0.05% 氯己定溶液或无菌生理盐水冲洗。

1. 会阴部及阴道手术消毒：用 0.5% 碘伏棉球依次擦洗大小阴唇、阴阜、两侧大腿内上 1/3、会阴及肛门周围，然后剃除阴毛用温开水冲洗外阴部，擦干后用含有效碘 0.5% 碘伏液棉球擦外阴。产妇应注意在宫缩间歇时涂擦，以防药物进入胎儿眼黏膜，3 ~ 5 分钟待碘液完全干燥后再次涂擦。

子宫切除手术前一天晚上用含有效碘 0.025% 碘伏或 0.5% 氯己定溶液擦洗阴道一次，手术前 2 小时重复擦洗一次，这样可明显降低阴道内细菌数，用含有效碘 0.025% 的碘伏作为导管润滑剂，有利于防止泌尿系统感染。

2. 眼科手术皮肤消毒：用生理盐水或含有效碘 0.025% 的碘伏冲洗眼结膜，同时用 0.5% 碘伏擦拭其周围皮肤，盖上无菌孔巾，即可手术。

3. 口腔和咽部消毒

（1）取有效碘 0.05% 的碘伏液或 3% ~ 6% 的过氧化氢（俗称双氧水）含漱消毒可用于口腔手术和术后消毒。过氧化氢通过破坏微生物细胞合成所需的氢氧基而达到杀菌效果，3% ~ 6% 的过氧化氢有较稳定的杀菌效果。

（2）过氧化氢液、高锰酸钾溶液、复方硼酸溶液等漱口、碘喉片或氯己定喉糖含化、碘甘油或硝酸银溶液局部涂抹，氯己定牙膏刷牙等对口腔黏膜均能起到一定消毒效果。

4. 痔瘘治疗消毒：用无菌棉球浸润 0.5% 碘伏溶液涂擦肛肠部位进行清理消毒后，再进行手术操作（包括注射、结扎），手术后重复上述消毒处理。并且用 0.3% 有效碘伏水液，每日 2 ~ 3 次温水坐浴消毒。2% 红汞用于皮肤黏膜及外伤伤口的消毒，其作用特性是使微生物的蛋白质变性，而达到制菌、杀菌效果，对芽孢无效。硝酸银具有收敛作用，可去除过量肉芽组织并促进细胞增生和伤口愈合。0.1%～1%硝酸银可清洗消毒伤口。甲紫对革兰氏阳性细菌及真菌有杀菌效果，1∶100的适于表浅伤口外用，1∶（500～1000）的用于真菌感染的情况（如念珠菌性阴道炎或鹅口疮），由于对皮肤及伤口有染色的情形，少用于临床伤口消毒。

5. **新生儿脐带消毒：**用碘酒涂擦。

第三节　皮肤的局部麻醉与镇痛

一、概述

局部麻醉也称部位麻醉，是指在病人神志清醒状态下，局部麻醉药应用于身体局部，使机体某一部分的感觉神经传导功能暂时被阻断和运动神经传导保持完好或同时有程度不等的被阻滞状态，这种阻滞完全可逆，不产生任何组织损害。局部麻醉优点在于简单易行、安全性大、病人清醒、并发症少和对病人生理功能影响小。近年来，局部麻醉配合靶控镇静技术，使局部麻醉临床应用得以完善。

常见的局部麻醉有表面麻醉、局部浸润麻醉、区域阻滞麻醉、神经传导阻滞麻醉四类。神经传导阻滞又分为神经干阻滞、硬膜外阻滞及脊髓麻醉。静脉局部麻醉是局部麻醉另一种形式。美容医师在吸脂术中应用肿胀麻醉（又称膨胀麻醉）实际上也是一种局部浸润麻醉技术。本章仅就表面麻醉、局部浸润麻醉、区域阻滞麻醉、神经干阻滞麻醉、静脉局部麻醉以及冷却止痛介绍如下。

二、皮肤黏膜表面麻醉

渗透作用强的局部麻醉药与局部黏膜或皮肤接触，使其透过黏膜或皮肤阻滞浅表神经末梢而产生表面麻醉作用。完整皮肤的角质层是表面麻醉药吸收的主要障碍。新型运载系统的发展，使新型表面麻醉药物能够穿透皮肤，达到理想的麻醉效果。表面麻醉主要用于那些预期不会超过15分钟的手术。

1. 皮肤外用麻醉

（1）致冷剂：皮肤表面使用致冷剂，在美容外科手术中可以有效减轻疼痛。为了减轻针头注射时的不适感，在皮肤上放置冰块是快捷、便宜的方法。表面冷冻剂或气雾冷却剂可以快速冷却皮肤，为注射时或表浅的外科操作提供足够的麻醉效果。使用时在距离皮肤10~30cm处，向皮肤喷射冷却剂，直到该区域变白，使用这些药物时要避免其进入眼睛或被吸入体内。冷冻麻醉剂有引起皮肤色素改变和瘢痕的危险。

多种激光治疗中可用到各种冷却皮肤的方法，包括使用冷凝胶、冷玻璃窗和其他密闭制冷装置，一些激光装置安装的二氯氟乙烷和四氟乙烷的制冷喷射剂能使真皮一过性冷却。这些冷却装置有一定麻醉效果，还可以防止激光引起的皮肤热损伤。

（2）恩纳麻醉软膏（EMLA）：5% EMLA是由2.5%利多卡因和2.5%丙胺卡因组成的共溶混合物。EMLA配方中含有乳化剂，可以增强皮肤穿透力，整个药物的浓度仅为5%，以此减少发生全身毒性的危险。多个临床试验表明，EMLA在皮肤外科手术中可以减轻疼痛。其适应证包括激光治疗、化学剥脱、皮肤活检和皮损刮除术等。

丙胺卡因与EMLA的不良反应密切相关，局部不良反应包括红斑、水肿、紫癜、过敏性接触性皮炎等，这种不良反应在儿童患者应用时可能更为突出，丙胺卡因也是导致EMLA最严重的不良反应（高铁血红蛋白血症）的原因。

（3）芬太尼透皮贴剂（多瑞吉）：芬太尼属强阿片类药物，为阿片受体完全激动剂，止痛效能是吗啡的75~100倍。芬太尼具有高效、低分子量和高脂溶性的优点，适合于透皮给药，避开了胃肠道吸收，不含吗啡。芬太尼透皮贴剂是压缩在一个含有芬太尼存储器的透明的自身具有黏性的贴膜上，能持续将芬太尼释放到血液循环中去并稳定维持 72 小时以上。

2. 黏膜麻醉： 将渗透作用强的局部麻醉药与黏膜局部接触，使其透过黏膜而阻滞浅表神经末梢所产生的局部无痛状态，称为表面麻醉，也称黏膜麻醉，多用于眼、耳鼻喉。

（1）可卡因：是酯类麻醉剂，与其他局部麻醉药不同的是可卡因有使血管收缩的特性。可卡因有 4% 和 10% 两种剂型，主要应用于鼻腔内手术，5 分钟起效，持续 30 分钟。其最大的推荐剂量是 200mg/kg。可卡因的不良反应为高血压、心动过速、心律失常、心肌梗死及中枢神经系统兴奋。这些不良反应限制了可卡因作为局部麻醉药的使用。

（2）苯佐卡因：是酯类麻醉剂，有气雾剂、凝胶、软膏和浓度为 5%～20% 药液等多种剂型，常用于黏膜表面，起效迅速。尽管苯佐卡因可以引起接触过敏，但仍应用广泛。20% 苯佐卡因凝胶在 15～30s 起效，麻醉持续 12～15 分钟。因为苯佐卡因有发生高铁血红蛋白血症的危险，所以婴儿避免使用本药。

（3）利多卡因：有 2%～5% 的凝胶和黏性溶液等剂型，是可以安全应用于黏膜的表面麻醉剂，既往认为利多卡因无法在完整皮肤表面获得充分、持久的麻醉效果，但最近有文献报道，4%～5% 脂质体包裹的利多卡因霜不需要封闭敷料就可以在完好的皮肤上提供有效的麻醉效果，其麻醉强度可以与 EMLA 相媲美，并且作用时间更长。

（4）丁卡因：是一种长效酯类局部麻醉药，0.5% 的液体剂型常用于眼科手术，其黏膜表面麻醉持续时间可达 45 分钟以上。丁卡因作为麻醉剂和血管收缩剂用于修复表浅溃疡，尤其适用于儿童。由于丁卡因在完整皮肤吸收有限，限制了该药在皮肤外科和美容外科的使用。

三、局部浸润麻醉（附局部肿胀麻醉）

局部浸润麻醉是指将局部麻醉药液沿手术切口分层注入手

术区域组织以麻醉感觉神经末梢及纤维，适用于体表小手术、皮肤伤口清创及介入性检查的麻醉，是美容外科包括皮内或皮下注射最常用的麻醉方法。与皮下注射相比，皮内注射起效快，作用时间长，然而它也会导致组织变形和增加疼痛。操作时在手术切口的一端注射并形成橘皮样皮丘，然后从皮丘边缘进针形成第二个皮丘，如此重复，沿切口形成一条皮丘带。皮下注射局部麻醉药可减少组织变形，减轻疼痛，但起效时间较慢。为了减少穿刺出血和减轻疼痛，也可以选择使用小针头注射。在注射前使用表面麻醉剂、冰或其他降温设备对儿童或极度焦虑的病人有一定帮助。常用的注射药物是利多卡因。如果在利多卡因中加入适量的肾上腺素可以增加麻醉作用的时间，收缩血管，减少出血。

附：局部肿胀麻醉

肿胀麻醉（又称膨胀麻醉）技术是在局部浸润稀释性麻醉液和肾上腺素使局部组织肿胀，实现手术部位无痛、血管收缩和出血减少的麻醉方法。该技术由 Jeffrey Klein 最早提出，目前主要用于脂肪抽吸手术，也可广泛应用于外科其他领域。美国皮肤科协会最初推荐利多卡因的剂量不能超过 35mg/kg，后来美国皮肤外科学协会将剂量增加至 55mg/kg，有资料显示，即使使用这样的剂量，利多卡因血浆水平仍低于潜在的中毒阈值 5μg/mL。虽然如此，为安全起见，联合全身麻醉时，其协同作用可使每种药物的使用剂量减少。肿胀麻醉的优点是通过在手术部位脂肪层组织中注射大量的含低浓度局部麻醉药及肾上腺素的液体，一方面压迫了组织中走行的血管，加上肾上腺素的收缩血管作用而减缓了麻药的吸收以及减少了手术失血；二是较之于直接进行抽吸的"干吸"，肿胀麻醉技术的"湿吸"更有利于对脂肪组织的抽吸；三是在超声去脂时，超量的麻醉液更有利于超声能量的传导及减轻超声的热损伤。有报道称用干性技术进行脂肪抽吸术的失血量可达抽吸量的 10%～30%，而用超量灌注法进行脂肪抽吸的失血量仅为抽吸量的 1.2％～2.86％。肿胀麻醉的药物配方各家报道不一，常用配方见表 24-2。

表 24-2　肿胀液的配方及用量

手术名称	肿胀液配方	用量
吸脂术	（1）生理盐水 1000mL （2）利多卡因 500mg 或 　　利多卡因 200mg 加 　　布比卡因 150mg （3）5％碳酸氢钠 20mL （4）肾上腺素 1mg	腹部（上、下）3000～5000mL 臀部（左、右）2000～4000mL 腰部（左、右）2000～3000mL 股部（左、右）2000～4000mL 背部（左、右）1500～2500mL 乳腺（左、右）1500～2000mL 下颌（左、右）500～1000mL 上臂（左、右）500～1000mL
其他手术	生理盐水适量 利多卡因浓度为 0.2％～1％ 肾上腺素浓度为 1/10 万或 1/20 万	视手术大小而定，6～500mL，以区域明显肿胀为度

1. 浸润方法：用粗针穿刺，将肿胀麻醉液快速而均匀地注入术区，一方面需要全盘考虑麻药总用量切勿超量，另一方面局部注药量又要足够，这样才能取得较好的麻醉效果与减少出血。一般注射到局部张力明显增大，皮肤上可见拔针后针孔麻醉药流出呈喷射状为度。

在肿胀麻醉过程中既要考虑利多卡因的浓度对镇痛效果的影响，又要考虑到利多卡因过量对人体的毒性反应，将其总量控制在 35mg/kg 以内，质量浓度 0.05％～0.1％，这是国内外专家共同认为的安全剂量。利多卡因的传统用量为 7mg/kg，在肿胀麻醉中，其用量大大超过了传统用量，尤其在吸脂手术中，但大量资料表明，未发现中毒反应，其原因为：①大量的利多卡因注射在皮下，只是暂时"停留"，很快被连同脂肪粒一同吸出，最后真正被吸收入血的不多。②脂肪与利多卡因有亲和性，被延迟吸收。③肿胀麻醉液中加入了肾上腺素，使血管收缩，减缓了利多卡因的吸收。④大量肿胀液在皮下形成的内张力，对皮下毛细血管产生机械性挤压，也延缓了利多卡因的吸收。

2. 实施肿胀麻醉的注意事项

（1）众所周知，成人利多卡因的安全浸润剂量是 400～500mg，然而，在大面积吸脂手术使用肿胀麻醉时，利多卡因的用量可达此安全剂量的数倍，在临床使用中并未发现明显因局部麻醉药过量导致的不良反应，这是由于一方面利多卡因被过度稀释和肾上腺素收缩血管作用使在单位时间内局部麻醉药的吸收明显减慢；另一方面，在脂肪被不断吸出的过程中，局部麻醉药也同时被不断排出体外。

（2）尽管肿胀麻醉已被广泛使用，但由于肿胀液内存在大量局部麻醉药，因此，依然存在发生局部麻醉药不良反应的可能性，临床使用中应注意。预防不良反应的方法包括：将大面积的吸脂区域进行划分，在不同时间内进行不同区域的肿胀液注射和吸脂；提高吸脂的操作速度，尽量缩短肿胀液在组织内的停留时间等。

（3）极度肥胖的病人在腹部大量注射肿胀液后，可导致因腹部负重产生的窒息感，对此类病人可采取分区域注射肿胀液和麻醉后采取适当角度如头高脚低位的方法进行预防性处理。当病人出现明显不适感时，应首先排除发生局部麻醉药不良反应，然后对症处理，如增加吸氧浓度、适当镇静和语言安慰等。

（4）注射肿胀液后，病人可出现一过性心动过速，开始注射时的疼痛感和肿胀液内肾上腺素的吸收是导致心动过速的主要原因。另外，肿胀液成分不可避免地被组织和毛细血管吸收，可在一定程度增加血容量负荷，因此，注射肿胀液后应适当控制液体输入量。

（5）需进一步强调的是，如果给予病人超过安全极限的剂量或误注血管腔内，问题仍然是很严重的。除布比卡因外，对于其余局部麻醉药，中枢神经系统并发症都会先于心脏并发症出现，病人可能开始主诉头晕、眼花、口周感觉异常、耳鸣、视物模糊，继而发展至兴奋现象，如肌肉痉挛和面部震颤以及阵挛、心搏徐缓、房室传导阻滞甚至心脏停搏。利多卡因在注射后 16～23 小时达到最大血浆浓度，因而延长对病人的观察是重要的。

四、区域阻滞麻醉

围绕手术区在其四周和底部注射局部麻醉药，以阻滞进入手术区的神经干和神经末梢，称为区域阻滞麻醉，适于小肿块切除。手术区域无法直接注射局部麻醉药时，区域阻滞是一种有效方法。使用区域阻滞时，为获得有效麻醉，需要将麻醉剂注入皮下或更深。

五、神经干阻滞麻醉

在主要皮肤神经干位点注射局部麻醉药，对于解决大面积麻醉非常有效，能够减少麻醉药用量，这样不仅可以减少局部麻醉药毒性反应，而且可以降低手术区域组织变形。如果希望更好地止痛和止血，在神经阻滞后可以在麻醉区域注射稀释的利多卡因与肾上腺素混合液。神经阻滞麻醉的不良反应主要是神经损伤引起的感觉迟钝或麻木，以及血管损伤引起的瘀斑和血肿。在美容外科神经阻滞通常用于面部和指（趾），也可以用于耳、足、手、阴茎和大腿外侧。

面部皮肤的神经交叉太多，因此，很多时候面部神经阻滞麻醉常和局部浸润麻醉联合使用，以达到最佳的麻醉效果。面部的很多神经经过皮肤或口腔穿刺是很容易麻醉的。但如果可以通过口腔给利多卡因或其他表面麻醉剂，能大大减低注射时的不适。面部神经阻滞参见第十章第四节眶上孔（切迹）、眶下孔、颏孔体表定位及临床意义。

行指（趾）甲手术时可以选择指（趾）神经阻滞。指（趾）背侧和腹侧各有两根神经，沿指（趾）侧面走行。在指（趾）根部神经周围注入局部麻醉药后，可以麻醉整个指（趾）。因为有引起指（趾）血管收缩、缺血的危险，不建议在指（趾）神经阻滞时加入肾上腺素，而使用止血带是一种安全的获得干净术野的方法。

六、静脉局部麻醉

肢体近端上止血带，由远端静脉注入局部麻醉药以阻滞止血带以下部位肢体的麻醉方法称静脉局部麻醉。静脉局部麻醉首次由 August Bier 于 1908 年介绍，故又称 Bier 阻滞，主要应用于成人四肢手术。

静脉局部麻醉适用于能安全放置止血带的远端肢体手术，由于受止血带限制，手术时间一般在 1 ~ 2 小时内为宜。

操作方法：①在肢体近端缚两套止血带。②肢体远端静脉穿刺置管。③肢体抬高 2 ~ 3 分钟，用弹力绷带自肢体远端紧绕至近端以驱除肢体血液。④先将肢体近端止血带充气至压力超过该侧肢体收缩压 100mmHg，然后放平肢体，解除弹力绷带。⑤经已建立的静脉通道注入稀释的局部麻醉药，3 ~ 10 分钟后产生麻醉作用。

利多卡因为最常用的局部麻醉药，以 70kg 病人为例，上肢手术可用 0.5％利多卡因 50mL，下肢手术可用 0.25％利多卡因 60 ~ 80mL，一般剂量不超过 3mg/kg。静脉局部麻醉主要并发症是放松止血带后大量局部麻醉药进入全身循环所产生的毒性反应。所以，注药后 20 分钟内不应放松止血带，放止血带最好采用间歇放气法，并观察病人神志状态。

七、局部麻醉药的分类与特性

1. 局部麻醉药的分类：根据局部麻醉药的化学结构通常分为两类，即酯类和酰胺类。可卡因、普鲁卡因、丁卡因属于酯类；利多卡因、布比卡因、依替卡因等属于酰胺类。酯类局部麻醉药的代谢是在血浆内被水解或被胆碱酯酶所分解；酰胺类则在肝内被酰胺酶所分解。根据临床上局部麻醉药作用时效长短，一般把普鲁卡因、氯普鲁卡因划为短效麻醉药，利多卡因、甲哌卡因和丙胺卡因属于中效麻醉药，布比卡因、丁卡因、罗哌卡因和依替卡因则属于长效麻醉药。

2. 局部麻醉药的特性：各种局部麻醉药的特性有相同点亦有不同之处，如利多卡因因其非离子成分比例较高，故穿透力强于普鲁卡因。医师在使用过程中，应该对常用局部麻药的浓度、作用强度、安全剂量等充分了解。

局部麻醉药的作用强度与身体内环境 pH 值有关，在 pH 值低的环境（如炎性组织下），局部麻醉药的作用明显减弱，甚至无效。此外，局部麻醉药与血浆蛋白质结合的程度亦可影响作用强度，结合程度大则作用强，反之亦然。局部麻醉药特性见表 24-3。

表 24-3　局部麻醉药特性

局部麻醉药	pKa	脂溶性	蛋白结合率（%）	强度单位（分钟）	起效时间（分钟）	持续时间（小时）
普鲁卡因	8.9	0.6	6	1	1 ~ 3	0.75 ~ 1
鲁普鲁卡因	9.1	0.4	4	1	3 ~ 5	0.5 ~ 0.75
丁卡因	8.5	80	76	8	5 ~ 10	1.0 ~ 1.5
利多卡因	7.9	2.9	70	2	1 ~ 3	2 ~ 3
甲哌卡因	7.6	1.0	77	2	1 ~ 3	1 ~ 2
丙胺卡因	7.9	0.9	55	2	1 ~ 3	1.5 ~ 3
布比卡因	8.1	28	96	6	5 ~ 10	1 ~ 2
依替卡因	7.9	141	94	8	5 ~ 15	4 ~ 8

八、局部麻醉药的不良反应（附利多卡因过敏反应）

局部麻醉药通常具有较好的安全性，但也能引起局部或全身不良反应。局部不良反应发生于注射部位周围，主要与肾上腺素使用不当有关。局部麻醉药过敏反应非常罕见，全身毒性反应主要影响中枢系统和心血管系统。

1. 局部不良反应： 当操作技术正确、局部麻醉药浓度适当时，局部组织毒性、神经毒性和细胞毒性非常罕见。注射部位可以出现压痛、瘀斑、血肿等，但很少引起其他严重不良反应。局部麻醉药中加入的肾上腺素，有收缩血管作用，可以引起组织坏死，特别是在指（趾）端组织，高血压、外周血管病变及血管痉挛性疾病的病人此类风险更高，因此在指（趾）部位不使用含有肾上腺素的局部麻醉药。使用环状注射或超量注射局部麻醉药后，也可能引起指端缺血。

2. 过敏反应： 多见于重复使用局部麻醉药的病人。临床上以酯类局部麻醉药，如普鲁卡因、丁卡因引起的过敏反应较为多见，而酰胺类的过敏反应很少见，但利多卡因也曾有发生过敏反应的报道。过敏反应与病人用药剂量无关，可表现为皮肤瘙痒、荨麻疹等；严重者皮肤出现水疱、剥脱性皮炎、结膜和喉头水肿；更严重者能引起循环衰竭，导致死亡（又称为特异质反应）。局部麻醉药过敏反应难以预防，发生后应立即停药，局部或全身使用抗过敏药及皮质类固醇激素。过敏性休克急救参见第一篇第三章。使用酯类局部麻醉药必须做皮试。

3. 毒性反应： 注射大剂量局部麻醉药误入血管内，或者由于局部组织血管丰富，药物迅速被吸收，血清中药物浓度骤然升高，当浓度超过一定阈值时就产生毒性反应，主要表现为中枢神经和循环系统反应，如心悸、心动过速、血压升高、耳鸣、头晕、目眩、视力和听觉障碍及强直性阵挛等反应。为防止局部麻醉药的毒性反应，医师在做局部麻醉时应做到：①熟悉各种局部麻醉药的药理、药代动力学、最大剂量和所需的浓度等。②任何局部麻醉方法均宜用最小剂量和合适的浓度，并限制其用量。③局部麻醉药内加入肾上腺素，神经阻滞用 1：20 万浓度，局部浸润 1：40 万浓度，黏膜部位 1：80 万浓度，但高血压病人、肢端部位神经阻滞时禁用。④注射局部麻醉药时应先回抽，防止大量局部麻醉药误入血管内。⑤术前用地西泮（安定）0.1~0.2mg/kg，或苯巴比妥钠成人 0.1~0.2g 口服或肌内注射。

局部麻醉药不良反应的处理：①发生明显的中枢神经系统兴奋或惊厥时，应立即静注硫喷妥钠 1~2mg/kg，或地西泮 2.5~5mg。若惊厥反复发作又抑制呼吸时应做气管切开、插管、人工呼吸等处理。②维持循环，用去氧肾上腺素或间羟胺，静注 0.5~1.0mg；静注阿托品 0.25~0.5mg 等。③保护口、舌和肢体以免损伤。④监测生命体征并做好心肺脑的复苏工作准备。

4. **其他**：颤抖或不安是局部麻醉较为常见的不良反应之一，与局部麻醉药本身并无密切关系。其主要原因为：①病人情绪过度紧张；②麻醉镇痛效果欠佳；③寒冷或输血输液反应；④体位不适或尿胀感。可给予异丙嗪或哌替啶预防。局部麻醉药反应引起颤抖多见于利多卡因，发生颤抖可肌注或静脉注射地西泮 5~10mg 后多可消失。

附：利多卡因过敏反应

由于利多卡因使用前不需皮肤过敏试验、使用方便、操作简单、见效快、镇痛效果好和麻醉持续时间较长等优点，成为美容外科医生自行操作最为常用的局部麻醉药物。利多卡因为酰胺类、非蛋白类麻醉药，本身并不能致敏，但有时可作为一种半抗原同蛋白质或多糖结合，形成抗原致过敏反应。资料统计，利多卡因不良反应发生率约为 1%~2%，过敏反应更为少见，但其全身不良反应严重时可危及生命，作为手术中的医生来讲，必须对其可能引起的过敏反应高度重视。

1. **不良反应原因**：主要为①过量；②低耐量；③过敏

反应。

2. 过敏表现： 类似毒性反应，但发作更为急剧，并伴有过敏样体征，主要表现为中枢神经系统、心血管方面的症状。利多卡因中枢神经系统毒性反应严重，心血管毒性浓度与中枢神经毒性浓度之间，存在着较宽的幅度，因而，心脏的毒性反应多发生在中枢神经系统毒性反应之后。利多卡因作用于中枢神经系统可引起嗜睡、感觉异常、肌肉震颤、惊厥、昏迷及呼吸抑制，作用于心血管系统可出现低血压、心动过缓，其血药浓度过高可引起房室传导缓慢、传导阻滞及抑制心肌收缩力、心输出量下降等。对用药后突然出现下述症状者，应判断为利多卡因过敏反应。

（1）由喉头、支气管水肿，痉挛引起的胸闷、气短、呼吸困难、紫绀等。

（2）面色苍白、冷汗、脉搏细弱、血压下降。

（3）晕厥、神智丧失、昏迷、大小便失禁。

3. 预防与抢救

（1）麻醉前询问病人药物过敏史。虽然注射利多卡因一般不用做皮试，但对于极个别对一般药物有过敏史者，建议做皮试。

（2）局部麻醉时应注意抽吸有无回血，防止利多卡因误注血管内。为安全起见，术后病人应留观 30 分钟以上。

（3）美容门诊应常规配备急救设备和抢救药物，一旦发生过敏反应，应立即就地抢救（参见第一篇第三章过敏性休克急救）。

九、局部麻醉的辅助用药

在局部麻醉药中常常添加其他成分以增加镇痛效果，利于手术操作，提高安全性。

1. 血管收缩药： 除了可卡因，多数局部麻醉药通过松弛血管平滑肌引起血管扩张，从而导致手术出血增多及局部麻醉药弥散增加。局部麻醉药中加入血管收缩药，可以减少术中出血，利于手术操作，还可以延迟局部麻醉药的吸收，减少药物使用量，降低全身毒性反应。另外，将局部麻醉药局限于注射部位，也可以延长麻醉持续的时间。不过这一点带来的好处对高脂溶性、作用时间长的麻醉药并不适用，因为这类麻醉药已经具有良好的组织结合性。

在局部麻醉药中最常加用的血管收缩药是肾上腺素。可以迅速起效的局部麻醉药在加了肾上腺素后，需要 7~15 分钟才能发挥作用。肾上腺素的合适剂量为 1:(200000~100000)。健康个体局部麻醉时，肾上腺素的最大剂量不能超过 1mg（1:100000 的肾上腺素液体 100mL）。动物实验中发现，肾上腺素可以减少子宫的血液供应，因此非急需使用肾上腺素的手术，要求最好推迟到胎儿生产后。有些医生建议在怀孕期间必须进行手术时，可以稀释肾上腺素浓度至 1:300000。

2. 透明质酸酶：可以解离透明质酸。透明质酸是一种酸性黏多糖，存在于细胞间质中。加入该酶后，局部麻醉药易于在注射部位弥散，增加麻醉面积，减少因注射药液引起的组织变形，并通过水解脂肪组织易于渗入皮下组织。临床上，透明质酸酶在涉及眶周的美容外科操作时是一种有用的添加剂，可以减少局部麻醉药注射位点的数量，减少引起皮下血肿的可能。手术运用透明质酸酶时需要的确切剂量没有定论，但已经有人在 20~30mL 局部麻醉药中加入 150 单位透明质酸酶。

透明质酸酶的一些缺点限制了其在美容外科的应用。它降低了麻醉药的作用时间，增加了局部麻醉药的血液吸收，因此有增加毒性的危险。透明质酸酶含有防腐剂硫柳汞，这是一种接触性过敏原，术前需要行皮肤过敏实验。

3. 其他：不同的局部麻醉药有时可以混合使用，目的是为了综合每一种药物的优点。例如，布比卡因作用时间长，但起效慢，可与起效快的利多卡因混合使用。目前为止，没有研究显示将不同特点的局部麻醉药混合后，具有强于单独使用每一种药物的作用。但在手术区域使用短效局部麻醉药后，加用长效局部麻醉药，可以为延长时间的手术提供更加理想的麻醉。

十、局部麻醉药物应用注意事项

1. 表面麻醉必须选用穿透力强的药物如丁卡因或利多卡因等；浸润麻醉因用药量多，则应选用毒性较小的药物如普鲁卡因、利多卡因等；如手术操作太繁，要求麻醉作用持续时间较长时，则可选用硬膜外麻醉或腰麻。

2. 麻醉前注意核对麻醉药及其浓度，以防止出现差错，且勿将丁卡因误以为普鲁卡因，因为丁卡因毒性大，不能做浸润麻醉之用。

3. 作局部麻醉时注意切勿将药液注入血管内，以免引起中毒，用药过程中要严密观察病人是否有高敏反应出现等，如有异常应立即停止给药。

4. 严格掌握局部麻醉药的浓度和剂量，并针对某些病人耐受力低的情况（如病情、体质、衰竭状况等）酌情减少用量，不宜随意加大药物的浓度和剂量。

5. 普鲁卡因偶可发生过敏反应，故使用前必须询问过敏史，有条件者应做过敏试验。对普鲁卡因过敏者可改用利多卡因。若出现过敏反应可用肾上腺素或肾上腺素加皮质激素治疗。

6. 普鲁卡因的分解产物为氨苯甲酸，有对抗磺胺药的作用而使其疗效降低，故不宜同用。重症肌无力、甲状腺机能亢进、肝肾功能减退、服用强心苷的患者均应慎用。

7. 丁卡因不可与碱性药物合用，也不能接触汞、银盐，以免失效。

8. 为延长麻醉时间，减少吸收中毒，通常是在局部麻醉药中加入肾上腺素。但对甲状腺机能亢进、高血压、严重心脏病人，以及手指、足趾手术，孕妇分娩及剖宫产手术时皆不宜加肾上腺素。手足部位局部麻醉时加入肾上腺素，由于其血管收缩作用可使缺血时间延长，甚至可导致肢端坏死。分娩或剖宫产手术时加入肾上腺素，由于其可使子宫肌松弛，有延长产程及使产后出血增多的危险。

9. 用局部麻醉药前给予小剂量的苯巴比妥或安定可提高机体对局部麻醉药的耐受力，消除患者精神紧张及恐惧，有预防兴奋和惊厥的作用。

10. 过量局部麻醉药中毒的中枢神经系统毒性反应随病人体质的不同而有差别，通常表现为先兴奋后抑制或只有抑制而无兴奋两种类型。兴奋型的前驱症状为兴奋、多语、眩晕、耳鸣、窒息感等，继而出现血压上升、脉搏加快甚至惊厥、循环衰竭、呼吸停止而死亡。抑制型开始表现为嗜睡、意识不清、昏迷、脉搏微弱、呼吸表浅、反应迟钝、血压下降，最后出现严重休克。处理原则是：①立即停止给药。②给氧以防止脑缺氧。③对烦躁不安、呼吸不规则者，可给予安定（0.1～0.2 mg/kg，稀释后静注）。④对惊厥影响呼吸者，可在采取给氧、人工呼吸或用同步呼吸器等措施的同时给予肌肉松弛药，但不宜用尼可刹米。⑤血压低时，可对症处理。常采用间羟胺静注，伴有心搏徐缓可用美芬丁胺或去氧肾上腺素。

11. 静滴普鲁卡因能延长琥珀酰胆碱的肌肉松弛作用。抗胆碱酯酶药如新斯的明能增强普鲁卡因的毒性，故应注意。

十一、冷却止痛

1. 概述： 现代运用激光与光子技术进行脱毛、血管治疗或者所谓的嫩肤治疗时，通常需要使用皮肤冷却。在表面冷却运用以前，上述治疗常会引起不必要的灼伤。使用冷却时表皮温度只上升到42℃，而不用冷却时表皮的温度上升到65℃，然而当使用了皮肤冷却后，皮肤被灼伤的风险会得到一定程度的降低。

皮肤表面冷却有三个主要的目的：①保护表皮，这是最直接的目的。基底层细胞受热会引起水疱、结痂，有时还会形成瘢痕。②使高能量治疗成为可能。因为只有高能量才能将能量传递到深处的作用靶上（如毛球和隆凸部位、表皮下的血管）。此时必须使用冷却将表皮保护起来，换言之表面冷却在提高安全性的同时提高了疗效。③减轻疼痛。几乎所有的冷却方法均能使疼痛减轻。

现有的冷却技术基本上分为几大类（接触式冷却、冷冻疗法、冷空气冷却和制冷剂喷射冷却），冷却可以按时间（前、中、后）来分类，也可按技术（接触、制冷剂和冷风）和激光仪器的整合（整合或非整合）水平来分类。这些技术各有优缺点。冷却也有主动和被动之分，主动是指冷却介质能自动制冷（如蓝宝石窗口是用循环水持续制冷），被动是指用冰袋冷却皮肤。

2. 冷却止痛机理

（1）冷作用于皮肤时刺激冷感受器，通过轴索反射立即引起小血管收缩，血流速度降低，被作用的组织温度下降，此状态超过15分钟时可反射地引起血管扩张，但过长时间的冷作用则能使血流淤滞，皮肤发绀甚至造成冻伤。

（2）冷可降低感觉神经纤维的兴奋性，使痛阈提高而减轻疼痛。

（3）瞬间的冷刺激可易化 α 运动神经元的活性，刺激松弛的肌肉立即发生收缩；延长冷刺激时 γ 运动神经元的活性降低，神经传导速度下降，肌力与肌张力下降，使肌痉挛得到缓解。

（4）冷刺激可引起皮肤及邻近组织温度下降，组织代谢率及耗氧量降低，可有利于控制急性炎症，减轻水肿。

3. 冷却止痛方法

（1）接触冷却法：大多数的冷却方法是将冷却的中介物质直接接触皮肤。制冷效果与温度差和皮肤与制冷物的"热接触"有关。最简单的方法是皮肤的预先冷却。现代典型的主动型整合型冷却系统是蓝宝石窗口冷却。采用这种冷却方式的设备有维纳斯中的 VPW532nm 激光，半导体脱毛激光也是采用这种冷却方式，这种冷却方式的最大优点是在整个治疗中，皮肤都处在冷却的保护之下，这是一种真正意义上的同步冷却，同时，冷却头和激光治疗头合二为一，因此治疗也非常方便。

最近发明的冷却器是冷却滚筒（Cool Roller），这种铝制滚筒导热性很高，在皮肤上来回滚动 10 次或 10 秒以上可以使真表皮结合部的温度下降 10～15℃。此外，还有其他一些成功的冷却和无痛方法。

冰也可以用来保护皮肤，其优点是容易使用。它可以放在塑料袋中，在治疗前放在皮肤上几分钟，可以用于大面积的冷却。如果能在皮肤上放足够长的时间则有很好的镇痛作用。冰的副作用最小，只要在治疗前简单地将冰放在皮肤上几秒钟，就可以对表皮有一定的保护作用。它的缺点是对冷却缺乏可预知性，冰在皮肤上放 1 分钟和放 10 秒所获得的保护效果是完全不同的，所以，治疗者要时不时停下治疗，用冰袋使皮肤冷却下来，并且不同部位的冷却效果也很难一致。

（2）冷冻止痛疗法：利用低温制冷物质所产生的低温治疗某些疼痛或疼痛性疾病称为冷冻疗法。临床常用的致冷源（物质）主要有液氮、冰块或冷水。前者为医用液氮，用于治疗深部疼痛；后者是用普通的冰块或冷水用于较表浅的治疗。

1）治疗作用

①镇痛解痉作用：局部冷冻可使外周感觉神经受到抑制，神经传导速度减慢，甚至暂时失去功能，因而有镇痛、解痉作用。

②消肿止血作用：冷冻的刺激和低温使局部血管改变方向、局部血流量减少，可减少出血和渗出，因而有防止和减少出血、水肿的作用。

2）治疗方法

①敷贴法：将冰块用毛巾包裹或用冰袋置于患部或以毛巾

浸入冰水后轻轻拧成半干或直接用冰块等方法敷于患部。敷贴治疗时间根据冷冻源的温度而定，从数分钟至数小时不等。如直接用冰袋敷贴可持续数十分钟至数小时；用毛巾隔着冰块外敷法，治疗时间 20 ~ 30 分钟；用冰块直接置于患部，治疗时间一般 5 ~ 15 分钟。

②浸泡法：将肢体浸入 13 ~ 15℃冷水或约 5℃的冰水中，浸泡时间 30 ~ 60 分钟。

③适应证：急性软组织创伤早期、蚊虫毒虫咬伤 24 小时内、皮肤皮下组织炎症早期等。

④禁忌证：有冷过敏、局部血液循环障碍、肢体麻痹、局部皮肤感觉障碍者忌用。老年人、婴幼儿、恶病质者慎用。

（3）对流空气冷却法：冷风通常用于皮肤的冷却。Zimmer（德国设备）能将 –10℃的空气很快地传输到皮肤（1000L/min），有时甚至能吹出更低温度的空气，这时要防止冻伤的可能。

冷风有几个缺点，最主要的是，如要达到表皮保护，需要与冷空气接触很长的时间，且操作者要将喷头尽量贴近皮肤并用最大的空气流量。但是它不影响激光束，没有耗材，如果不是对鼻和耳的治疗，病人的依从性也很好。

（4）冷凝剂喷雾冷却法：冷凝剂喷雾冷却法（DcD，动力学冷却设计）可能是使皮肤表面迅速冷却的最好的方法。它的热传送率是接触冷却法的两倍。国外学者喜欢使用此法，认为其安全、有效，又能使组织呈板样硬化，便于摩擦治疗。皮肤冷冻到板样硬之前会有相当不适。对广泛的皮肤摩擦，例如面部和颈部，病人常不能忍受，术前使用辅助药可以减轻这种不适。

常用冷凝剂：

①四氟乙烯：其沸点是 –26℃，使用时皮肤表面达 –44℃。80 ~ 100ms DcD 的一次喷射不会引起皮肤的冻伤，然而连续的喷射对皮肤可能造成一定的损伤并发生色素沉着。连续喷射热交换就多，冷却效果可能更好，但是皮肤冻伤的可能性也会因

此增加。

②氯乙烷：国外曾广泛使用过氯乙烷，认为这种方法可使用于特殊部位，而且无痛、出血少、皮肤变硬，这种变硬对取得擦皮术的成功是一个重要条件。氯乙烷的缺点之一是其具有全身麻醉剂的作用，为了克服此缺点，Kurtin 加强了手术室内的通风，用电扇直接对准术者和病人，使气流直接喷向术野。由 Ohio 和 Gebauer 化学公司制造的氯乙烷是分装在带有弹簧帽的标准容器内，由于细液体流不能很快使皮肤摩擦区冷冻变硬，所以只能用中等粒度的喷雾。有的术者喜欢用两只瓶子，每手一只，在术区上方迅速移动，若喷雾颗粒大，一只瓶子即足够了。氯乙烷的冷冻速度取决于其蒸发速度，因而手术间的温度也是一个影响因素，蒸发越快，冷冻就越迅速。

③氟利昂 114：Wjlson、Luikart 和 Ayres 采用氟利昂 114 来克服氯乙烷的缺点。氟利昂 114 不易燃烧，不易爆炸，比氯乙烷毒性小，并且不是一种全身麻醉剂。虽然它的气味与氯乙烷相似，但比氯乙烷小得多。两者的临界温度和压力大致相同，可贮存于薄的玻璃瓶或金属罐内。一般认为细雾喷射的氟利昂 114 就能达到足够的冷冻深度，无须使用吹风机。

④氯乙烷和氟利昂 114 的混合剂：这种冷冻剂的冷冻深度与氯乙烷相似，又具有氟利昂的优点。虽然使用这种混合剂可不用吹风机，但在潮湿的环境中，用吹风机可增加冷冻效果。

总的来说，就表皮和真皮上层的冷却而言，DcD 提供了最好的选择性。例如，冷风冷却需要 20 秒可以使真表皮结合处降温，而达到同样的温度 DcD 只要 40ms，冷风冷却要扩散到表皮下 1600μm，而 DcD 只需 100μm，换言之，前者可能会造成更广泛的冷却，也许会冷却过头。

（5）冷却止痛的应用：冷却止痛在临床可用于脱毛术。因为真表皮结合部（表皮黑色素）与毛球的距离较大（2～5mm），大部分的冷却方法都有效，特别当毛发与皮肤颜色差距大时，冷风法和接触法对大面积的冷却更有效。DcD 对小面积表皮的保护更好。同步接触冷却有一个优点，手柄压在皮肤上可以减少与毛球的距离，所有这些都是为了增加毛球的能量密度。

　　冷却法另一个运用是增加激光损伤血管时的安全性和有效性，特别是对鲜红斑痣和小腿静脉的治疗。通常血管在皮下 $300 \sim 1300\mu m$。经精确的模拟，DcD 法比直接接触法好，而后者又比冷风法好。但在实践中，任何方法都能有效保护表皮。冷风法对表皮的保护最小，但疼痛减轻最明显。有人认为，冷风法和接触法易致血管过冷，反而达不到激光治疗的热量，但是血管的充盈使血管保持在体温的温度状态，因此与未使用皮肤冷却时比较，激光在治疗血管时若使用上述的冷却方法，要达到损伤血管的目的需要更高的能量密度。

　　毫秒级激光治疗时用接触凝胶或蓝宝石能保护表皮，使表皮色素受热比较温和。冷却可以保护角质层，使得色素斑的剥落晚些，炎症反应也轻些。DcD 这种最有效的冷却方法，往往对表皮色素冷却"太好"，因此在治疗色素异常时避免使用。有报道，在光子治疗雀斑时，使用冷却时的疗效会比不使用冷却时要差。但是在使用紫翠宝石激光治疗时，喷射少量的 DcD 并加大能量也能达到很好的效果。

　　对于中红外激光，冷却和加热要结合在一起进行设计，因为没有固定的模式可供选择。冷却使用的量是根据所需加热皮肤的层面来决定的，如在皱纹的治疗中，日光引起的弹力纤维变性通常在 $100 \sim 600\mu m$ 下面，因此，要治疗皱纹可能要损伤此层。若用接触冷却法（典型的冷却时间为 0.2 ~ 1.5 秒），真皮的上层就会过冷，治疗时高温就会集中在弹力纤维变性层的下面，也就是说，当加热层和需保护层很靠近时，冷却的空间限定是非常必要的（如中红外激光的嫩肤设计）。

　　表面冷却还根据其减轻疼痛的能力进行设计。一方面，冷却通过使皮肤"神经紊乱"的方式来转移疼痛；另一方面，DcD 可以显著减轻表皮受热所产生的疼痛。例如，DcD 可以减轻 PDL 在治疗血管性疾病时的疼痛，使表皮得到有效的保护，来自真表皮交界部的疼痛也减轻了。但是，DcD用于1064nm激光治疗腿部深静脉时，由于不能大面积地冷却，与冷风法相比存在不足。有时冷却会减轻术后皮肤的水肿和红斑，但不会使皮肤表面发生变化，也不会改变疗效。

当长脉冲宽度的激光或光子在治疗浅表的血管或色素时，如果同时使用了皮肤冷却，与不使用冷却时相比，通常需要增加能量，但是，增加的能量一般很小；相反如果过度冷却皮肤则可能同时损伤靶目标（如小血管或色素），因此，会影响治疗效果。但是如果治疗深部的组织（如毛发或血管）可能就不需要增加能量，因为冷却区域和靶组织在空间上是分开的。

对瞬时组织加热的激光，激光前冷却通常是需要的。同步冷却对长脉冲的激光治疗很重要，但脉宽<10ms时，冷却就不太有价值。至于脉冲后冷却，当表皮的受热超过一定极限后，任何方法都不能挽救皮肤的损伤，更何况一个冰袋。但有些情况下，及时的激光后冷却能减轻表皮的损伤。当激光用于加热表皮下大面积组织的治疗，如治疗表皮下的大血管时，激光后冷却就非常重要，因为这些血管需要几秒钟才可以冷却下来，此时热量仍能扩散到表皮，另外，随后的冷却，如冰袋冷敷，可以减轻由于激光引起的炎症介质扩散所致的损伤。

在应用DcD冷却时可能发生的事情是冷却剂罐中的冷却剂已经用完了，却仍然在给病人喷。在用激光治疗前一定要注意有没有特征性的"嘶嘶"声，新的DcD样式已有更多的限定，不允许空罐喷射，但也应该注意过度的冷却可能会引起皮肤冻伤或者色素沉着。

使用蓝宝石窗冷却时，操作者要注意冷却开关是否开着、蓄水槽是否满的，不然，手柄温度就会升高，表皮可能会损伤。

在用被动冷却做光谱强脉冲（IPL）治疗时，手柄会在每次光反射中吸收热量，每次脉冲手柄的温度可以增加2℃，如果治疗时不经常停下来使手柄重新冷却，皮肤就有可能因为过热而出现红斑、水疱和轻度的长时间的色素减退。需要强调的是，在使用高能量治疗时，即便将冷却开启到最大，也很难保护表皮不受损伤，因此不要因为开启了冷却就贸然将 IPL 治疗的能量调大，治疗时要注意皮肤的即刻反应，必要时进行光斑能量测试，这比什么都重要。

使用冷风冷却要注意送气管道是否通畅，如果喷嘴直接对着皮肤但没有气流流向那个部位，有可能是送气管折叠堵住了。在应用冷却滚筒时，如果病人在治疗过程中抱怨疼痛，操作者要检查一下滚棒的温度，这是由于操作 20 分钟后冷却筒的温度已经上升到室温，所以失去了对表皮的保护作用和止痛效果。使用铜板冷却时，操作者必须保持手柄沿着纵轴；在对弯曲的表面进行治疗时，要注意铜板与皮肤的接触。

总之，冷却在皮肤治疗中已得到广泛应用。正确使用冷却方法不仅能减轻疼痛，还能减少并发症。

第四节　美容外科手术基本操作方法与技巧

一、手术的基本要求

美容外科手术的基本要求有三项，即严格无菌原则，爱护组织、减少损伤原则，正确修复、减少瘢痕原则。三者协调一致、严格遵循是美容外科手术成功获取最理想的治疗和美容效果的根本保证。

1.**严格消毒，彻底灭菌，规范操作**：这一点至关重要。美容手术大都是体表的手术，一旦感染，轻则会造成明显瘢痕，重则可能加重原有的外观和功能损害，从而导致严重后果。若美容手术后发生感染后果不堪设想，损害往往难以挽回。手术切口感染的发生，一方面是细菌的沾染，另一方面是机体抵抗力相对不足，这与疾病、创伤及免疫功能等相关。无菌技术应用的目的即是防止病原微生物沾染。切口沾染的来源有皮肤、鼻咽腔、感染病灶、有腔器官、空气中的微粒飞扬散布，以及器械、用品和药物等。这要求医务人员在熟知无菌技术及相关知识后，养成严格的无菌观念，建立手术状态的无菌操作意识，形成一系列无菌操作规则和技巧。无菌技术操作应贯穿到手术的每一个环节，杜绝任何来源的细菌污染手术野。手术所需的器械、用品等严格灭菌处理，手术前对病人术区皮肤进行妥善清洁、及时处理感染灶、皮肤消毒准备等无菌技术操作，以防止感染发生，保证手术成功。

2. 爱护组织，减少损伤： 美容整形外科手术的主要对象是要求增加美感的正常人和需要对外观及功能进行修复的病人，而手术本身又不可避免地造成一定程度的损伤，因此，如何尽量把这种损伤减少到最小是应当被充分重视的问题。除了术前的正确设计外，手术中要把爱护组织、减少损伤落实到手术过程的每一步，在切开、止血、分离、修复、缝合中都应注意手法一定要轻柔，不过度牵拉或钳夹组织，分离组织时，层次一定要准确，避免钝性分离，操作正确细致。

3. 正确修复，减少瘢痕： 瘢痕是组织损害后得到机体修复的必然结果。瘢痕过度增生或挛缩会影响局部美观和功能，因此，要使病人手术后满意，重要的一条就是避免手术后瘢痕增生。如皮肤切口设计要合理，在切开皮肤时，应按弹性纤维的方向切开；如切口缝合时张力过大，可通过"Z"成形术改变切口的张力方向；缝合技术要轻柔，缝合的针线要精巧，缝合时张力要适度等。同时强调尽量不遗留创面，遗留创面会导致愈合时间延长、瘢痕产生较多。

二、手术方式方法选择原则

1. 在美容外科领域针对某一特定的皮损或疾病，有不同的治疗方式可供选择，但其基本原则是要慎重考虑皮损的部位、大小、范围、性质、对容貌和功能的影响等。如面部太田痣或血管瘤，应用脉冲激光即可以获得满意的疗效，完全不必采用手术切除甚或皮肤移植修复缺损的方法。手术治疗时，应对手术的疗效、风险进行全面评估，最佳的治疗方案应该是手术简单、创伤轻、疗效好、切口隐蔽、瘢痕轻等。

2. 对皮损情况的全面评估是确定手术治疗方法和疗效的前提，尤其对于皮肤恶性肿瘤如鳞状细胞癌、基底细胞癌、黑色素瘤等，术前应借助组织病理检查掌握和了解皮肤的性质、浸润的范围、有无相邻组织的浸润和区域淋巴结有无转移，等等，在此基础上再确定具体的治疗方案。

3. 对病人身体状况的评估，获得完整的病史和全面的体检是必需的，主要包括家庭史、既往治疗史、过敏史、传染病史、中枢神经系统疾患、心血管系统状态、呼吸系统及肝肾功能情况、出血性疾病史、糖代谢情况和是否瘢痕体质等。

三、手术切口原则

手术切口要求愈后切口瘢痕尽可能细小、隐蔽、不影响外形及功能。切口的长短、走向及形态直接关系到能否达到既去除病变，又得到理想的美容效果。切口选择应按以下原则进行：

1. **注射方式**：能用注射方式完成美容外科手术和治疗，而且不影响疗效时，不用开刀手术，如用注射自体脂肪颗粒治疗体表组织凹陷代替用传统的真皮充填体表组织凹陷的方法；用吸脂方法代替开刀方法去除下颌脂肪袋，恢复颏颈角，使面颈变瘦。

2. **选择切口**：要求隐蔽或愈合后伤口不明显，如选择结膜囊内切口行眼袋整形术，用口内切口去除颊脂肪垫或去除下颌角等。又如选择齿龈沟切口行丰下颌术，经鼻孔内缘切口行隆鼻术，在肚脐孔内缘行吸脂术，在阴毛部分小切口行腹壁吸脂术，头部切口尽可能选在头发遮隐部，愈合后瘢痕不明显等。

3. **沿皮纹或皱纹切口**：皮肤上有皮纹即朗格纹及皱纹，

前者与皮肤弹性纤维的长轴一致，是天然形成的皮纹，后者与重力作用及表情肌作用等有关。朗格皮纹代表皮肤内部弹力纤维的走向，有一定的规律性，常和皮肤的自然纹理相一致。皱纹是肌肉收缩，而皮肤并不相应收缩的结果，与其下面的肌肉收缩方向呈直角交叉，切口走向应与朗格纹及皱纹平行，这样可减小切口张力，有利于切口愈合及减少瘢痕形成，且瘢痕易隐蔽于皮肤的纹理中。当切口与皮纹方向垂直时就会有较多的弹力纤维被切断，使切口的分裂增大，缝合后的张力也增大，可导致切口愈合后产生较宽的瘢痕。

4. 沿自然交界线做切口： 切口走向应沿发际、眶缘、鼻唇沟、口周、耳前等自然交界部位，有利于减轻瘢痕及隐蔽瘢痕。

5. 切口避开重要的血管、神经，避免功能障碍： 在手术前必须熟悉术区的解剖结构、各层组织的厚度、主要血管神经等位置，尽量保护以免损伤。还应注意神经、大血管的走向与切口的关系，使切口与神经、大血管的走向平行。尽量避免在关节部位做越过关节的直线切口以免瘢痕挛缩导致关节畸形及功能障碍，避免在 1~4 指桡侧和小指尺侧切口，以免影响手指的感觉和功能。若手术需要必须跨越关节面时，应经关节的侧正中线，或采用"弧形"及"Z""S"等形状的切口，即使在非活动部位也应尽量采用锯齿状切口，以免直线切口产生瘢痕挛缩。

6. 切口尽可能短小： 在不影响操作及疗效的情况下，微创美容外科提倡充分利用各种先进医疗器械及设备来完成手术而切口尽可能短小，一般主张在 1cm 之内。

在切开前还应标定出切口线、剥离范围等，从而保证切开或切除范围准确。在面、颈、眼、鼻、唇、眉区做切口时，要注意左右侧对称，可先画出前正中线，测量手术区与正中线的距离、大小、形状等，或借纸、布模子，用亚甲蓝绘制切口设计线，麻醉后以 4~5 号针头刺出蓝点标志。

四、手术切开方法

基本切开技术对外形影响大，要求手术对组织的损伤轻，术后切口隐蔽，瘢痕不明显。

切开皮肤时注意执刀稳且用腕自如，取锋利的 15 号圆刀或 11 号尖刀刺入真皮下或浅筋膜层，然后变刀柄与皮肤的角度为 45°～60° 角运行，至末端时再竖起刀刃呈 90° 角切入后停止，使切口全长与深度一挥而就，切忌反复拉锯式切割。在切短而小的疤痕时，为了尽可能少地切掉正常皮肤组织，宜选用尖刀片。对于松弛的皮肤组织，如老年人的上下睑皮肤松弛，用刀片切开不易达到创缘整齐，可改用眼科剪刀剪开。刀片与皮肤一定要垂直，若刀片不垂直于皮肤，则切口创缘将成为斜形切口线，皮肤对位缝合后将成为隆起的瘢痕。在刀刃运行过程中，常因体表弧度的转变而不易保持与切口创面的垂直，应勤加练习，经常注意保持这种垂直状态。经过弧度区或尖角转弯处时，还要注意保持切开深度一致。

在瘢痕切除时常将刀刃稍稍向内侧，使缝合缘呈轻度隆起，这种切开方法可预防日后因弹力纤维牵拉作用产生的创缘增宽，还可以使创缘平整、瘢痕小，达到美观的目的。在毛发区做切口时注意切开角度与毛发生长角度一致，以减少毛囊损伤，避免术后切口边缘出现较宽的秃发区，也可将刀刃向外倾斜切开，使切除的组织呈梯形，即皮下组织切除量多于皮肤切除量，这样在将皮下组织缝合后皮肤对合较垂直，切口更紧密，张力更小，瘢痕也更少。

此外，对于较深的切口，还可将皮肤切口与皮下切口错开，可避免瘢痕收缩后造成的切口凹陷，尤其适用于腹部切口。值得注意的是，当作注射式丰胸或吸脂术注射肿胀麻醉药物时，不能直接用大号（12～16 号）针头刺穿皮肤进行操作，而是必须用小尖刀片做一准确的约 5mm 的小切口，再用较大的特制钝性针注射麻醉药物，以免表皮随针孔带入皮下，日后形成表皮样囊肿，直接用大号针头刺穿皮肤的方法所遗留的皮肤针孔痕迹并不见得比小切口留下的痕迹小。

五、手术剥离方法

剥离是美容整形手术中最常见的基本技术操作，皮下剥离后，可使皮肤挪动，减少张力，使创缘对合良好，减少术后瘢痕的形成。

皮肤外科要求剥离要准、要稳、层次清楚、轻重适宜，力求减少组织损伤，减少钝性分离。剥离层次因部位而异，尽量避免做不必要的剥离。

剥离方法分锐性剥离、钝性剥离、锐性钝性相结合。锐性剥离是用手术刀或手术剪在直视下做准确割剪，此方法损伤组织少。其方法是将圆刀片的刀刃与组织面呈 90° 角，边剥离边推组织，切断瘢痕或粘连，用剪刀做锐剥离时，应先用刀片找到层次后，再改用剪刀在正确层数剥离。锐性剥离由于在直视下操作，剥离层次清楚，出血较少，加上锐性分离的组织较易分开或切断，组织损伤少，所以术后愈合瘢痕也少。但应注意当遇到神经血管时，应注意仔细辨认清楚后再做处理，不要轻易切断，以免造成不应有的损伤。美容手术大多数都在身体浅部进行，涉及面积一般不大，选用锐性剥离是可行的。钝性剥离是用刀柄、血管钳或手指等分离组织，可在非直视下进行，此法不仅用于小切口如除皱术、注射隆乳术等较大范围的剥离，还用于充填软组织凹陷的皮下剥离、肌肉筋膜组织剥离，而且不易将神经血管分离割断，对保护重要神经血管有益，但是损伤组织较多。钝性锐性相结合是指将具有钝锐性的刀片与分离面相垂直，推剥组织，疏松组织随刀片的行进而被推开，粘连或坚韧组织被切断，注意切勿损伤重要组织或结构，如除皱术在能可视的头皮部位用锐性剥离，在切口的远端，易损伤神经的部位改用钝性剥离较好。

剥离的解剖层次因解剖部位和手术要求而异，操作上应以准确掌握解剖层次为前提。剥离层次清楚，创面则很少出血，组织创伤也少，手术的效果也有保证。对于面部手术而言，一般在 SMAS 浅筋膜层以上分离，可减少出血和防止对面神经分支的损伤。对于头皮手术而言，剥离应在帽状腱膜层进行，可减少出血，且层次清楚，容易操作。四肢及躯干手术的剥离一般在脂肪浅层，可减少出血，并可避免误伤神经。皮下剥离后，可使皮肤松动，减少张力，同时，在进行真皮缝合时，可使创缘对合良好，并稍稍隆起，剥离范围应根据具体需要而定，但即使是小范围的皮肤缺损、张力很小时，仍需剥离皮肤创缘 0.5cm 左右，以利于创缘对合并减少术后瘢痕。其他则根据所切除皮肤的范围、张力及血运状态而定。为了检查剥离范围是否适当，可用皮肤拉钩将创缘两侧皮肤拉拢，若拉力大、皮肤创缘发白、不再出血，则需扩大剥离范围，但剥离范围也是有限的。皮肤缺损大，不能通过剥离使创缘缝合时，应植皮，若强行拉拢缝合往往会造成缝合皮肤坏死，或出现缝线切割性瘢痕。有时强行拉拢缝合还会导致局部器官变形。

六、手术止血方法

术中有效的止血不仅是保持清晰的手术野以便准确手术操作的需要，同时对于减少输血量、防止输血并发症、促进创面以及防止术后继发感染也是必需的。通过精细的解剖操作、正确熟练掌握和运用各种止血方法能有效地预防和控制出血。常用的止血方法有压迫止血法、电凝止血法、结扎止血法、血管阻断法和表面止血剂应用等。

1.**压迫止血法**：在创面上施以一定的压力促使血管破口或断端缩小或闭合，促进血栓形成而使出血停止。压迫止血法可免除过多的组织钳夹和电灼，减少结扎线存留和组织损伤。当术野有弥漫性出血时，可用生理盐水纱布压迫止血，一般 2～3 分钟即可达到止血效果，适宜温度的热盐水纱布可加快止血效果，对于热盐水温度应掌握宁低勿高的原则，一般应控制在 50～60℃，应避免热度过高造成创面组织的低热损伤。血管收缩剂肾上腺素溶液（2～4mg/dL）局部敷用，在实际应用中浓度不易掌握且容易掩盖一些出血点而给人以假象，故不应作为常规方法使用。压迫止血时，切忌用干燥的纱布块反复擦拭创面，以避免造成组织的机械性损伤。正确的方法是采用较干的湿纱布块压迫吸血，垂直压下去，垂直移去。用纱布填塞法暂时性压迫止血适用于深部术野急性大出血的处理，能迅速控制出血，过后再确定其他止血方法处理。

2.**电凝止血法**：临床上可根据出血点大小及出血范围选择适当的电凝模式和方法。电凝止血常用于表浅的小血管止血，止血快速、便捷，疗效可靠，其所造成的小点组织炭化并不影响创面愈合。小出血点可直接电凝烧灼止血，对于较大的出血点，用止血钳准确夹持出血点，将电凝器与出血点接触以达到烧灼止血的目的。电凝止血时应避免电凝器接触的组织过多或接触其他组织结构，对于较大的血管或较深创面的止血，为防止术后发生继发性出血，应以结扎或缝扎为宜。

3.**结扎止血法**：包括单纯结扎法和缝合结扎法，对明显出血点需结扎止血。结扎止血应用小型、尖头而无齿止血钳钳夹出血点后，使用细丝线结扎，有些较小的出血点，仅需用钳夹片刻即可止血，可避免过多的结扎存留线头造成异物反应。缝扎止血法多用于钳夹的组织较多，组织残端过短，单纯结扎困难或线结可能脱落时，方法是将钳夹组织轻轻提起，从止血钳的深面组织中穿过缝针，拉出缝线后绕过钳端，再次从第一次针道附近组织中穿过，将缝线收紧后在止血钳后方打结，此法也称为"8"字缝合。

4.**血管阻断法**：为制止出血或预防出血，常规的血管阻断法即采用止血带暂时性阻断手术野的主要供血血管达到"无血"手术野。止血带多用于四肢手术时以减少术中失血量并便于精细的手术操作。

5.**表面止血剂应用**：对难以控制持续小量渗血的创面，

可采用可吸收性表面止血药物来促进血液凝固达到止血目的。常用的有止血纤维、止血纱布、明胶海绵和纤维蛋白胶等。用表面止血剂时，应清除积血并用纱布吸拭渗血创面后，将止血材料覆盖、填塞于渗血创面并加压，也可用纤维蛋白胶喷洒于渗血创面，从而起到止血作用。骨质渗血可用骨蜡填塞，它是通过一个机械性屏障阻止骨骼残端的出血，骨蜡不被吸收，故应尽量减少使用。

6.应用原则： 彻底止血对美容整形外科来说非常重要。伤口或创面出血会引起局部血肿、感染、移植皮片或皮瓣坏死等。压迫止血适用于毛细血管和微小血管的出血和渗血，凝血机制正常时，一般几分钟内即可止血。对较大面积的渗血可用温热生理盐水纱布压迫，填塞止血，效果也较好。电凝止血常用于面部较广的、表浅的小出血点的止血。电凝止血法使用双极电凝，通过电流使组织凝固止血。其优点是止血迅速，能缩短手术时间，组织内不留异物，使用时可以直接电凝出血点。在应用电凝止血时，要控制好电流量，应注意夹持的组织不要太多，以免灼伤周围的组织。另外，还应注意电凝止血的可靠性，因为凝固的焦痂容易脱落而导致再次出血。结扎止血是比较可靠的止血方法。结扎止血常用的有两种方法：单纯结扎，适用于微小血管出血；贯穿缝扎，适用于较大血管或重要部位的止血。对于面部、头枕部皮下或瘢痕组织内的小血管出血，不能使用止血钳夹止血者，可采用缝合结扎。需要指出的是，在使用结扎止血法的过程中，在止血钳钳夹出血点时要迅速准确，夹住的组织不宜过多，力量也不宜过紧，力争把组织的损伤降低到最低限度。另外，局部还可采用止血药止血，如明胶海绵、止血纱布。头顶部手术可采用头皮止血夹、止血带等。

由于微创手术其切口小，术中手术视野小，在可见的视野范围内出血可采用电凝、钳夹线结扎等方法止血。在不可见的范围内，为了减少出血，可在局部麻醉时，在麻醉药内加入一定量的肾上腺素以减少毛细血管渗血。一般来说，只要不是高血压病人，在 100mL 麻药中可加 0.5mL 肾上腺素即可用于止血。此外，当剥离引起渗血时，可用手暂时按压 2～3 分钟或用生理盐水纱布填塞止血，必要时，可用氧化纤维素片敷于创面（由于可吸收不必取出），当不再出血时，尽快地完成手术，然后进行有效的加压包扎，其包扎范围一定要大于剥离范围，包扎要有一定厚度，一定的压力，包扎要确实，不让其松脱。一般包扎应维持 48～72 小时，如无特殊情况，没必要更换包扎，以保证包扎止血的目的。

对于某些手术，如下颌前突畸形、下颌角肥大、拇外翻等需要截骨时，如骨面出血，可用骨蜡均匀地涂抹于出血处予以止血。为防止术后继续出血，可以注射酚磺乙胺、卡巴克络、维生素 K 等药物。但当前最好的、最有效的注射止血药物为血凝酶。此外，术后的第一天可在术区局部进行冷敷止血。冷敷可使血管收缩，防止出血，且有止痛效果。一般手术后可用冰袋冷敷手术区局部 2～4 小时，第 2 天仍可再冷敷 2～4 小时，第 3 天不再做冷敷。如无冰袋，可用袋装牛奶放入冰箱冷藏后替代使用。注意冷敷的液体不能渗漏到伤口，以免感染。在眼、鼻、面部微创手术后冷敷止血效果很好。

七、缝合方法与技巧

缝合技术关系到伤口的愈合和能否获得最佳的美容效果。其要求各层对位准确，伤口对合整齐，不遗留死腔，缝线不宜太粗，针距不宜太密。一般采用 1/2 平分法，即先找准切口中点缝合一针，再以此点到端点的中点缝合一针，以此类推缝合全部切口。进针角度与皮面垂直，针进入皮肤后，针尖再稍斜向外以便多带少许下面组织。针向对侧穿出皮肤时，所带组织与进针时相等。若一次缝合失败，再次进针时也应沿原进针点缝合。缝线间距离不宜过密，缝合力度不宜过紧，以免造成组织挤压，一般两针间距离以 4～5mm 为宜，边距 1.5～2mm，切口对合整齐。在两侧创缘厚度不等时，宜用"高浅低深"缝合法，即从厚侧进针时，少带其下组织，由薄侧出针时，多带皮下组织，将缝合线拉向厚侧打结，缝合后切口比较平整。伤口边缘内陷时，宜用外翻缝合法。缝合皮瓣尖端时，针只穿过尖端的真皮下层，不穿出皮肤，以保证皮瓣尖端的血液供应。对合创缘在两侧创缘长度不对等时，自长侧向短侧剪除一块三角形皮肤。

根据不同部位、皮肤张力及手术要求，常用缝合方法有间断缝合法、间断真皮层缝合法、连续真皮层缝合法、连续毯边缝合法、褥式缝合法和皮肤粘合法等。

间断缝合法是手术中最常用的缝合方法，每缝一针即打一结，互不相连，适用于一般伤口的缝合。操作时，在皮下将创缘向两侧略加剥离，将皮下对位间断缝合，缝线从一侧深部进针，浅处出针，再从另一侧浅处进针，深部出针，线结打在深部。皮肤缝合线穿透全层皮肤后，在创缘稍向外翻的情况下缝合，可消灭死腔，保证创口愈合平整。外翻性缝合的操作要点是将缝合针刺入一侧创缘后，稍斜向外侧，穿透全层皮肤皮下组织后，再转向对侧相等部位而穿出皮肤表面，这种缝合应使缝线在深部组织中形成一个较宽的环。在缝合中，进出针位置准确靠近创口边缘，在面颊部一般为 2～2.5mm，针距为 3～4mm。

间断真皮层缝合法是指缝合可使真皮密切对合，减少皮肤表面张力，从而有效减少切口瘢痕。行真皮皮下间断缝合法，多用 5-0、6-0、7-0 线缝合，打结于深部，减少缝线反应。

连续真皮层缝合法又称皮内缝合法，多用于面部皮肤美容外科手术切口而创缘对合无张力者，先将皮下妥善缝合后再作真皮层缝合，具体方法是：将针先从一侧真皮深层向其表浅部穿出，再由对侧真皮浅层向深层穿出，然后打结。也可使用金属线或较为坚韧的缝合针线自一侧皮内顺切口方向穿出，再自对侧皮内穿出，如此两侧相互交替，自创口一端缝到另一端，将金属线拉直，切口即可对拢。若切口过长，可每隔 3～4cm

从皮肤穿出一针以利于拆线。此法缝合后无须缝合表皮，可于创缘表面贴透气胶布或涂抹少许皮肤黏合剂。拆线时间可酌情延长至 8～10 天。

连续毯边缝合法常用于皮片移植术，可节约时间，提高手术速度，但若有一处发生断裂就会发生全部缝线松开，且愈合略有瘢痕可见，须加以注意。

褥式缝合法可分为横褥式和纵褥式两种。精密低张力的褥式缝合是美容手术缝合的良好方法。横褥式是两个间断缝合联合而成。纵褥式为深浅二层缝线在一个水平上。褥式缝合尚可用于皮肤张力较大的切口。褥式缝合有使创缘外翻，加强缝合牢度，扩大创缘接触面，有利于愈合等优点。在缝合游离皮片与创缘全层组织时，常采用横褥式与间断缝合间断进行。另外，在缝合容易内卷的皮肤创口时如阴囊、手部等，也可采用褥式缝合。褥式缝合一般不应在面部创口上使用。

皮肤黏合法适用于面部、躯干等部位美容手术的皮肤切口，先将皮下、真皮下用可吸收线密切缝合，使创缘基本对合，拭干创缘渗液，术者取无菌皮肤黏合剂数滴涂于创缘内，助手同时将创缘两侧皮肤向中央挤压，并保持适当压力 10～15 秒即可。术后可将切口暴露，保持干燥。

特殊情况下的切口缝合需要有一定的技巧。如缝合创缘厚薄不等的伤口时，从创缘厚的一侧浅出针，薄的一侧深出针，打结时将薄的一侧向上提，厚的一侧向下压，打结后可使切口平整，如一针不行，可连续几针用此法缝合。遇到三角形尖端的缝合时，应先从一侧皮肤进针，从创缘内出针后再横行穿过三角形皮瓣尖端的真皮下或皮下，然后由对侧创缘相应厚度处进针，穿出皮肤，轻轻拉拢结扎，使三角形皮瓣尖端与两边皮肤合好。如采用间断缝合方法，常因受牵拉而影响皮瓣血液循环，导致三角形皮瓣尖部坏死。缝合两边创缘不等长时，应先缝合两边皮缘的中点，然后再按皮缘的中点缝合，这样可以将多余的皮肤均匀分散在切口上。如按一般的间断缝合，很容易形成猫耳朵，影响美观。当遇到猫耳朵的情况时，将猫耳朵牵向切口的一边，使皮瓣折叠后展平，根据皮瓣折叠情况去除部分组织，然后对位缝合切口即可。

缝线瘢痕是手术后最忌讳发生的结果，除少数特异性反应与瘢痕体质外，其发生原因主要是缝合时张力过大、拆线时间太晚、缝合针线过于粗大、针距及边距过宽以及缝合的组织过多过紧等。在分层缝合皮下组织后，皮肤切口皮缘能自然合拢即可，而不宜缝合结扎过紧，因为术后伤口稍有的肿胀即可使皮肤密切对合。

八、引流方法

引流的目的是排除皮下、术区腔隙内不适当蓄积的炎性渗出液、血液和坏死组织，从而促使手术野死腔或脓腔缩小或闭合。引流应根据局部不同病理改变、不同手术以及某些特殊需要，有目的选择适当的引流方法，不应视为手术后常规放置的步骤。以下将治疗性与预防性引流、引流物的种类、引流物的放置与去除介绍如下。

1. 治疗性与预防性引流：治疗性引流主要包括①脓肿或化脓性感染切开或穿刺引流；②感染或严重污染伤口的引流；③坏死组织、积液或积血清除后残余坏死组织、积液或积血再度形成的引流；④广泛剥离的渗液渗血创面的引流等。预防性引流用于手术后血液可能外渗积聚者或可能继发感染者，预防性引流可及时发现术后出血和预防伤口感染。

2. 引流物的种类：目前，虽然一些设计更为科学、安全有效的不同材料制备的各种型号和不同规格的新型引流装置可供临床选用，但并不能完全替代传统的引流方法。引流物的材质应柔软以免造成伤口的机械性损伤，表面光滑易拔除，而引流管则需有适当硬度，以防受压闭塞。常用的引流物：①纱条，用纱布或油纱布折卷而成，常用于表浅化脓伤口，碘仿纱条可用于引流慢性脓腔。②乳胶片，多用于表浅伤口的引流。③管状乳胶片，光滑，柔软，可曲折，富于虹吸作用，刺激性小，多用于手术创伤较大、范围较广、部位偏于深层的手术后。④引流管，是质韧、多孔的塑料管、硅胶管或橡胶管制品，临床上多采用材质较柔软、组织刺激性小、引发感染的概率低的硅胶管。引流管多用于创伤较大的深部组织伤口，根据伤口具体情况可选用"Y"形管、"T"形管、双套管、三套管和 Penrose 负压引流管等。

3. 引流物的放置与去除： 引流物放置应遵循捷径和低位原则，即放在低垂位置和接近需要引流的部位。使用引流管时，可根据需要在引流组织内的部分剪数个侧孔，以利引流。引出体外部分应妥善固定，防止滑脱。体表出口不应缝合太紧，不可扭折，以保证引流通畅。

引流物的去除应视引流的指征、引流液性状和量、有无异物存留等而定。对于治疗性引流，当出血停止、感染控制、积液或积脓被清除后即可拔除，脓腔内的引流物应放至脓腔缩小接近愈合为止。实际应用中，应根据伤口具体情况，及时改用适合伤口愈合的引流物，切忌将引流物尤其是纱条遗留在腔隙内。引流物留置过久会影响伤口愈合并易导致感染。对于预防性引流一般应于手术后 24 ~ 48 小时内拔除。使用负压吸引应及时更换负压瓶内的吸出物，术后 2 ~ 3 天若瓶中吸出物已明显减少或消失时可以拔除。

手术中不免要引起出血，在采取各种止血措施后，仍有可能出血，特别是难以彻底止住的毛细血管渗血。渗血增多可能形成血肿、淤血，不仅影响美容整形的效果，还可能诱发感染。因此，在一些较大部位或较深的手术出血较多时，常在术后放置引流，这样可避免血肿与淤血。但引流物放置时间过长，会留下引流口的瘢痕和影响伤口愈合质量，有时甚至导致感染或伤口久不愈合。因此，近年来国内外学者都认为，只要彻底止血、手术后检查无明显出血征象，包扎良好，术后应用止血消肿药物，则不论是小的美容整形手术或是大的深部美容整形术（如隆乳术），都可以不放置引流物。只在发现有血肿或感染化脓灶需切开排脓的情况下，或预测术后渗血的可能性大，如面部小切口除皱术后，才放置引流。

手术常用的引流物有乳胶橡皮片、橡皮管、碘仿纱条、负压引流球等。负压引流球一般市场上有售，如无市售可用带针头的橡皮管及 250～500mL 空瓶制作（也可用使用过的葡萄糖瓶代替）。制作方法是用 7 号针头连接一根橡皮管并插入瓶中，橡皮管另一头侧方剪几个小孔插入手术需要引流的部位。为防止橡皮管滑脱可用线在皮肤处固定 1～2 针，然后用大号注射器将瓶中空气抽尽以形成负压，此时淤血便可流入瓶内。平时应检查引流管是否通畅，负压是否存在，必要时要更换引流管和继续抽吸形成负压。应用 20～60mL 的注射器抽吸，并用输液器管连接作负压吸引，效果好，固定方便，还可随时放出引流物。

乳胶橡皮片多用于创口有轻度渗血的时候。橡皮管及负压引流多用于创口剥离大且有较多渗血的时候，如小切口除皱术、腹部去脂术、颈部美容手术等。以往认为术后 24～48 小时内拔除引流即可，根据笔者的经验，对于上述几种渗血多的手术，负压引流可放置 72～96 小时，这时引流才能彻底，引流处的伤口仍能长好，不会留疤痕。碘仿纱条多用于口腔及鼻腔美容手术且兼有抗感染的作用，凡士林纱条一般用于表浅伤口引流。引流条不要因加压包扎而引流不畅，因此引流口不宜过小，以免堵塞引流口。总之，要经常检查引流是否通畅，并及时更换引流物。

九、创面闭合方法选择

为尽可能使术后疤痕小，闭合创面时可采用以下一些技术：

对于隐蔽小切口，如去除眼袋采用的结膜囊内小切口，术后可不必缝合，用小剪刀修整切口使之创缘整齐，并用小镊子夹捏对合即可，这样可以促进结膜愈合从而使伤口很快长好。此外，某些引流小切口，如吸脂术后为引流设置的低位小切口，只要包扎妥当，不被感染，切口长度在 5mm 左右，也不必缝合，伤口在引流完毕的 3 天后即可自行愈合。

缝合时应选用最优的缝合方法，即选用组织反应小而细的针线缝合，使缝合伤口的瘢痕尽可能地细、短、隐蔽和平整，这是美容手术所期盼的。美容手术的皮肤缝合均宜选用三角针缝合，眼部宜选用细小的三角针，对较小而又较深的组织缝合及瘢痕的缝合，应选用短而胖的三角针，以便于容易进出针和穿透组织。面部美容手术的皮下缝合和结扎一般用 3-0 或 5-0 可吸收丝线缝合。在张力不大的面部手术选用 6-0 丝线缝合较好，过细则易断，过粗则切口缝线瘢痕增大。尼龙线较丝线的组织反应小，可用 6-0 尼龙线做面部皮肤缝合和埋线重睑术。当前，微创外科手术中可吸收线用得相当普遍，而且效果相当好。为了减少缝线反应，如确无张力微创切口的缝线一般 3～4 天即可拆除。

免缝胶布为已消毒好的可黏性胶条，在一些张力不大的伤口，如切眉、瘢痕切除伤口，由于此伤口处的皮下及真皮进行了有效缝合，因此创缘两侧已基本对合。在应用免缝胶布时，要擦去伤口的渗血，确认无继续渗血后，将免缝胶条剪成 1～1.5cm 长短，将伤口闭合，应用 7 天后拆去，不需外面再缝线。这样做避免了缝线反应及缝线后留下的针迹，也减去了拆线的麻烦，节约了受术者的时间。免缝胶布使用时，应避免局部出汗、沾水及揉搓，以免伤口裂开。对一些张力稍大的或有感染的，或可能被泪水和口水浸湿的伤口及活动部位，如关节处的伤口，都不宜使用免缝胶布。

伤口黏合剂是从生物组织中提取的酶制剂，具有黏合、止血、促进愈合、减轻疤痕、缩小愈合间隙的作用，从而使伤口达到无针和线的创伤。使用它时，将切口的渗血渗液擦净，挤少许黏合剂于创面，用手指对合按压或用镊夹对合按压 1～2

分钟，术后用纱布覆盖创面。

十、包扎固定方法与技巧

关闭创口后包扎前应仔细检查皮下是否有积液、积血，挤排伤口处可能存留的渗出物，必要时给予冲洗以排除少量的淤血块。注意伤口对合是否严密，引流物是否脱出或固定是否牢靠。敷料包扎应有足够宽度的面积覆盖整个创面，一般要求超过创口周缘 5~8cm。

均匀适宜的压力有利于消灭死腔，减少和防止渗出和出血，促进回流，减轻水肿及固定移植物等。加压包扎时，可使用松散纱布块对一些部位进行充填，以防止凹凸部位结合不密切而影响愈合效果。肢体包扎应尽可能露出指（趾）端以方便血运观察。包扎后应检查敷料是否潮湿、过紧过松、移位等。对于关节部位，为防止移动或牵拉，应给予夹板固定制动。

包扎固定一是防止伤口暴露感染，二是有加压止血及塑形的作用。包扎有以下要求：包扎范围应大于剥离范围。手术剥离到的范围均会有渗血，因此包扎范围应大于剥离范围。在面部有时由于怕影响视觉、呼吸和进食，有人将包扎范围小于剥离范围，这是导致术后血肿的一个重要原因。此外，包扎敷料应有一定的厚度，这样才有制动作用和止血作用。加压包扎时，压力不宜过大，要均匀适当，以免影响供血。在四肢包扎时应自远端开始，胶布应缠绕成螺旋状，严禁环形缠绕而影响血液循环。

较大的美容整形手术，特别是涉及塑形的手术（小切口除皱术、金属丝手术刀除皱术），如包扎完整一般无须更换，只要病人无明显的不适，可在拆线时进行第一次换药。包扎妥帖后，要从包扎纱布有无浸湿、渗血，病人主诉局部有无疼痛，靠近伤口闻有无异味等方面判断伤口长势是否良好。如上述均无问题，则可继续包扎无须换药。换药过早、过勤，不利止血包扎，也不利塑形。

眼部包扎有讲究。6岁以下儿童一只眼做眼睑分裂痣或眼部瘢痕植皮需包扎一周以上时，应把健侧眼也进行遮盖，以免由于患眼包扎时间过长，健眼视力代偿过多，当患眼包扎打开后，患眼会形成弱视。而成人视力对外界光线变化的适应能力比儿童强，故成人健眼不需要包扎。

常见的小切口切开重睑术，术后为了更好地形成重睑沟，需要提上睑肌的活动，因此，术后不需包扎或最多用敷料覆盖一天，第二天就应去除并嘱病人做正常睁眼动作。固体硅胶隆鼻术后亦不必包扎，不包扎可方便观察隆鼻效果，对于轻度的鼻模型歪斜能及时发现并用手指捏正。

头面部包扎注意事项：在需要把眼、耳露出时，可在绷带环形缠绕眼或耳前预先纵向放置一条绷带，待缠绕包扎完毕后用此绷带条将环形的绷带束扎以避免敷料滑脱及压迫、遮盖眼和耳。如果需要把眼、耳包扎则应注意在耳前、耳后垫少量纱布以防止耳郭受压；在眼内涂眼膏并盖油纱布保护角膜、结膜；在口、鼻包扎中注意保持呼吸通畅并应顾及进食以及便于清理分泌物和唾液的需要等。

手部包扎时注意：无特殊要求时应将手包扎固定于功能位，即腕关节背伸30°，掌指关节和指间关节微曲，拇指呈对掌位。指间用敷料分开以防止浸渍或粘连，指尖外露以观察血运。小儿手部包扎与固定时应自手至臂，肘关节屈曲90°，以免因小儿挣扎、活动而致敷料松脱。

十一、拆线方法与技巧

当组织已达到有机愈合时，应尽早拆线。否则会引起明显的线结反应。

通常情况下，面、颈部伤口如无张力，手术后3~5天拆线。胸、腹部伤口手术后7天拆线，有张力切口应于手术后10天左右拆线。上、下臂切口手术后10~12天拆线。手与足的切口应于手术后14天拆线。全厚皮片移植手术切口手术后

12 天拆线。对同一手术不同部位的切口，手术者应根据不同部位的具体情况，决定拆线时间，如全颜面除皱手术的切口，耳前切口于手术后 7 天拆线，额部、颞部及耳后切口应于手术后 10 天拆线。

拆线时先用 75％ 酒精消毒后，用手术镊夹住线头，轻轻提起，将剪刀的一叶伸入缝线之间，用剪刀向下压皮肤，使埋入皮内的缝线部分露出，剪断缝线，并将线头拔出，这样皮肤外的缝线不会污染皮内的组织。对于重睑、眼袋、上睑下垂的细小缝线，用尖刀片挑断一侧的缝线，再拔出线头。也可以用 75％ 酒精消毒伤口后，用手术镊夹住非打结侧的缝线，轻轻提起，将剪刀的一叶伸入缝线之间，用剪刀向下压皮肤，使埋入皮内的缝线部分露出，用剪刀将两边的缝线均剪断，然后从打结处将线头拔出。或者用两把手术镊分别夹住缝线的两端，然后向两侧移动缝线，在缝线移动后，剪断切口一端的线头，将缝线从另一端抽出。拆线拔除容易断裂，因此动作必须轻柔。如线断裂在伤口内，必须细心将断线找到并挑出。近年来，笔者在临床上采用 11 号尖刀片进行拆线，其效果比用小弯剪要准确而方便，并减少了线断裂的可能。

十二、早期换药的观察

早期换药的目的是检查和处理伤口，促进愈合。更换切口敷料一定要顺切口方向轻轻揭开敷料，有粘连时应耐心用湿盐水棉球或消毒液浸润后再揭开敷料，急躁粗暴的换药会造成伤口出血再损伤，影响愈合和增加感染的机会。术后更换敷料过早可能影响加压包扎的作用，过晚又有可能失去处理不良情况的有利时机。首次换药应由术者掌握，不可轻易委托他人处理。婴幼儿首次更换敷料或拆线时，必要时应在麻醉下进行。一般于手术后 3 天换药，但对手术后渗出多的病人，如敷料湿透，应随时更换。换药不是单纯更换敷料，换药的目的是保持切口无菌，观察切口的愈合情况及有无感染，因此，换药时应从以下几方面进行观察。

1. 手术区皮肤的颜色：手术后 3 天，病人切口周围的皮肤应基本接近正常，如此时切口外观红肿，应警惕切口感染的发生。

2. 渗出物的颜色、性质和量：正常情况下手术后前 3 天为渗出期，3 天后进入吸收期，因此在手术后 48 ~ 72 小时内拔除引流条。正常的渗出液为淡黄色、清亮、透明，如渗出液色彩灰暗、黏稠，应考虑切口感染。

3. 切口的质地：手术后 48 小时切口处水肿最明显，48 小时以后切口逐渐消肿。正常情况下，手术后 3 天换药，切口应均匀、无硬结、无波动感。如换药时发现切口红肿、触摸有硬结、压痛明显，可诊断为切口感染，应按切口感染处理。如切口无红肿，但有波动感，应考虑手术区有积液，应行穿刺抽吸，抽吸后再加压包扎。

十三、手术后早期注意事项

术后早期细致的临床观察与及时、准确的处理可能出现的问题，也是手术成功与否的重要环节。术后抬高患肢，观察指（趾）端血运，不得在术肢测量血压以及避免躯干部术区长时的受压等，这些看似简单的问题不可被忽视。皮瓣转移或显微外科手术后，应防止蒂部或血管吻合部受压、扭曲，尤其在手术结束移动病人到病房的过程中，均应注意观察和防止出现意外，并进行正确的体位维持。对手术后疼痛剧烈者，必须详细了解疼痛的原因，观察是否包扎过紧、局部（尤其是四肢）有无血运障碍（水肿、瘀血或苍白），对疼痛剧烈伴有局部肿胀者，应考虑是否有血肿形成，若同时发现皮下淤血明显，血肿形成的诊断即可成立，应及时在无菌条件下，拆除部分缝线，进行清淤止血处理。术后给予一定的镇静镇痛处理是非常有必要的，尤其对手术后肢体固定于特定位置的病人，如上臂固定于头部，或采用双臂、双腿交叉皮瓣等，须经常给予镇静剂或止痛剂，待肢体习惯于固定姿势后可停药。

第五节　美容外科手术常见并发症与防治

一、概述

即使是相对简单的门诊手术，也不能完全控制并发症的发生，出血和血肿、感染、皮肤坏死、伤口裂开和缝线肉芽肿等这些相互间具有密切关联性的并发症会偶尔发生，尤其在颜面部还会发生暂时性感觉障碍和运动神经麻痹甚或永久性神经损伤。因此，掌握解剖学知识和操作精细化手术，应是每一位美容外科医师不能忽视的基本知识和技能。同时，皮肤外科医师还必须懂得采取何种方法和步骤以避免并发症的发生，了解和判断并发症的早期症状，并要求知道并发症发生后该如何应对和及时有效地正确处理。

二、出血和血肿

对出血和血肿的预防很重要的一点是要掌握术区血管分布及血液供应的基础知识，尽量避开容易受损的、表浅的、无遮蔽部位的大血管。患者服用抗凝药物如华法林、阿司匹林、双嘧达莫或肝素等也是需要考虑的因素，而多数外科医生认为阿司匹林是造成手术中出血的重要原因之一。除此之外，有些中草药和维生素具有很强的抗凝功能，特别是维生素 E、鱼油和中草药委陵菜等。以 5 种英文首字母都是 "g" 的草药添加剂：大蒜（garlic）、银杏（ginkgo）、人参（ginseng）、姜（ginger）和绿茶提取物（greentea extract），这些都能通过影响血小板功能而导致出血。乙醇可以导致血管扩张，并有抑制二磷酸腺苷诱导的血小板凝集作用，大量饮酒的患者有出血危险。一般情况下，处理手术中少量出血并不复杂，但抗凝药物导致的毛细血管性出血会令人感到棘手。术中应用含有肾上腺素的麻醉剂时，易造成继发性、延缓性出血，应予警惕。术后出血常发生在术后 6～12 小时，活跃性出血很容易判断，因为经常会浸透敷料。血肿表现为疼痛迅速扩大的肿胀，其原因主要为术中止血不彻底或结扎线滑脱。这些情况还会因患者服用治疗性抗凝药、止痛药或影响血小板功能的中草药方剂而变得复杂。

1. 预防术后出血最主要的措施是术中仔细结扎（或电凝止血）出血点。对于皮下游离后的伤口，应认真检查，发现并处理出血。对去除占位性皮损的创面严防无效腔形成和存在。

2. 对伤口使用加压包扎或打包加压的方式能够在肾上腺素作用消失后通过物理压迫而发挥止血作用。

3. 对于可能预见的出（渗）血放置适当的引流装置是有效的，引流应在术后 24～48 小时拔除。

4. 不能忽视术后制动和避免大幅度活动。术后出血多数情况下通过再压迫止血是可以控制的，如果压迫止血失效或者有明显的活动性出血（已浸透了敷料），就需要按无菌原则，在麻醉下拆除缝线，暴露伤口，重新结扎或电凝出血点后重新缝合包扎。

5. 术后瘀斑通常发生在结缔组织下方松弛且可扩张的部位，瘀斑会因为重力作用形成一种从蓝色过渡到紫色的轨迹，然后颜色因血红蛋白被氧化成代谢物而变成黄色，最终可被重新吸收。瘀斑最终对美容效果没有影响，因此，不需特殊治疗。术后血肿形成虽不是常见的并发症，但当严重时可能会导致伤口坏死和裂开。血肿一经确定，尤其是发生张力性血肿时应拆除部分缝线，尽早去除血凝块，结扎止血，重新缝合。

三、感染

伤口感染通常发生在术后 3～6 天，可以是单纯的或者是复杂的。如对蜂窝织类不治疗就可能会发展为败血症。大多数伤口感染都开始于手术部位的红肿和不适，而早期伤口轻度发红或轻度瘙痒大多是缝线作为异物被身体所识别而产生的炎症反应。真正的感染是持续疼痛逐渐加重，红肿反应明显，甚至有脓液溢出。会阴部、腋窝或黏膜的成型修复手术感染的概率会因这些部位存在特定微生物和解剖关系而增加。

1. 严格的无菌操作技术是预防伤口感染的重要手段。

2. 淤血是细菌生长的良好培养基，术中对可能聚集血清或血液的伤口无效腔一定要关闭。

3. 在手术部位采取刮除或用化学方法去除毛会增加感染的危险，取而代之的措施是在手术前或在手术中（如果需要）剪除毛发。

4. 避免在缝合伤口时用镊子过度夹持和挤压切缘皮肤。

5. 伤口缝合应使用低组织反应性的缝线。

四、皮肤坏死

缺血是造成坏死最常见的原因。伤口过大的张力及病人本身的因素如糖尿病等会损害微循环而影响血供。血肿和伤口裂开会影响局部的血液循环，如果不及时处理或措施失当就可能导致皮肤坏死。皮瓣的远端比皮瓣其他部分也更容易发生缺血性坏死。

预防皮肤伤口坏死的首要方法是防治常见的并发症，例如张力过大、血肿和感染等。皮瓣远端的坏死多是因为皮下游离得不充分或者皮瓣设计欠佳，造成皮瓣在一个或多个方位上存在较大的张力，或者过多的切割蒂部的基底从而损害了血液供应，以及齿镊、钳过度夹持创缘组织等。过度的电灼会导致创面产生过多的坏死残渣，破坏血液供应以及造成细菌滋生的温床。

五、伤口裂开

正常愈合的手术闭合处发生裂开常常发生在缝线拆除时或拆线后不久，很多因素会增加伤口裂开的机会：①通常与不佳的手术技术有关，如在闭合处有过大的张力、皮下缝合不当或缝合不对位等。②患者长期服用皮质类固醇激素、年龄过大（皮肤萎缩、真皮退行性变化）以及大量吸烟等都是诱因。③患者自身因素也是影响伤口愈合不可忽视的因素，如肥胖、原发性高血压、低蛋白血症和肝脏疾病等。④过早地拆线也会引起伤口裂开。

了解不同部位伤口自然愈合过程以及伤口抗拉强度与正常皮肤组织的关系，对于防止伤口裂开是非常必要的。实验显示手术后 2 周，伤口瘢痕的抗拉强度只是正常皮肤的 5%，术后 4 周将近 30%，即使伤口完全愈合，瘢痕的抗拉强度也没有超过正常皮肤的 80%。

六、缝线肉芽肿

缝线是异物，异物反应表现为沿皮肤缝线发生的红斑和（或）无菌性脓疱，这种常见的缝线反应要和少见的缝线肉芽肿相鉴别。缝线肉芽肿常见的临床表现是术后 1 ~ 4 个月出现丘疹或脓疱，甚至在最初的时候有缝线组织凸出，这是皮下包埋缝线的一种迟发反应。缝线肉芽肿的形成可能与过多的线结或缝线材料的选择有关，不同的缝线有不同的反应发生率。临床发现有些可吸收缝线比其他缝线更容易形成肉芽肿。为了防止出现缝线肉芽肿，应避免使用高反应性的可吸收缝线（如天然材料的肠线），选择低反应性（如单股合成的）缝线。缝线肉芽肿一旦发生，往往会造成伤口迁延不愈。加强局部清洁换药处理或通过理疗的方法可促进局部肉芽肿分解液化，加速排出，促进愈合。

七、医用胶布粘贴损伤

在美容外科，伤口的包扎固定虽可选用一般绷带、弹力绷布和弹性网套做外固定，但在多数情况下，医用胶布应是首选和经常使用的固定材料。医用胶布种类较多，但由于长时间与皮肤接触、摩擦及刺激等，可引起皮肤各种不同的反应，选择使用不当会引起皮肤损伤，如何选用合适的医用胶布和掌握正确的使用方法，对于美容外科来讲是不容忽视的问题。

1. 张力性机械性损伤：较为常见，通常是由于医用胶布粘贴时牵拉过紧所致，如使用时先粘贴一端，然后拉紧粘贴另一端，或粘贴部位有肿胀、膨隆，表现为皮肤充血、红肿，水疱甚或表皮撕脱等。

预防方法：

（1）根据包扎固定需要和局部皮肤情况，选择使用合适的医用胶布。

（2）避免胶布粘贴在肿胀部位。

（3）粘贴时应将胶布平放于粘贴处，使之与皮肤贴妥后，再由中央部向两边抹平，避免物理性的摩擦或强力牵拉。

2. 非张力性机械性损伤：较为常见，通常为胶布选择不恰当，如黏性太强或不正确的揭除方法而导致的损伤，表现为皮肤红肿、破损、刺痛等。

预防方法：

（1）选用黏性合适的医用胶布。

（2）揭除胶布时，应一手轻按皮肤，一手缓慢以 180° 水平方向揭除，或先自敷料边缘由里向外向周边轻轻揭除，避免从一侧粘贴紧密处强行揭除造成的物理性皮肤损伤。如胶布黏着过紧不易揭脱时，可先用消毒液或生理盐水或专用溶解黏胶的液体浸湿后缓慢揭除。

3. 表皮剥脱：多见于同一部位反复粘贴胶布所致的损伤，损伤程度常与病人局部皮肤条件和粘贴部位相关，表现为皮肤充血、肿胀、疼痛及表皮破损等。

预防方法：选用透气性、黏性适中的低敏性胶布，或在局布涂抹皮肤保护膜后再行粘贴，抹药时应更换胶布粘贴部位及轻柔正确地揭除。

4. 化学性损伤：发生的原因为皮肤表面与胶布间存有刺激性化学物质残留，可以是胶布的化学性物质直接作用于皮肤，也可以是皮肤上存留有化学刺激物（如酒精或其他消毒剂等），同时也与黏附不透气的胶布相关。表现为粘贴部位红、肿、丘疹，严重时可产生脓疱。

预防方法：应在粘贴胶布前使用生理盐水纱布清洗伤口周围皮肤并抹干净，使胶布粘贴在干燥、清洁、无化学剂或油脂的皮肤上，同时也应选用透气性好的胶布。

5. 皮肤浸渍与残胶遗留：皮肤浸渍较为少见，多由于粘贴部位的皮肤处于潮湿环境或胶布透气性差，浸渍可削弱皮肤的正常组织结构和保护防御性，易诱发刺激性和损伤，表现为皮肤发白变软、出现肿胀、皱褶或丘疹。而残胶遗留常见于使用氧化锌胶布时胶布黏胶与背衬布质材料结合不牢固，从而导致黏胶线留在皮肤上。

预防方法：防止皮肤浸渍重要的是选择符合使用目的和部位又不妨碍皮肤蒸发和透气性好、黏性适中的低敏性胶布，或者在涂抹皮肤保护膜后再粘贴胶布。及时更换渗湿的伤口敷料及渗液浸渍的胶布，这些对保证固定效果和防止胶布浸渍对皮肤的损伤都是有益的。对于残胶遗留，可用胶布反复粘贴残胶多可去除，也可用沾有酒精、松节油或汽油的棉签轻柔擦拭，擦后需用肥皂和生理盐水将溶剂清洗干净。对于遗留残胶切忌用手强力搓拭以图去除，以免增加机械性损伤和影响下次胶布粘贴。

6. 过敏性反应：是较为严重而常见的不良反应，其反应轻重程度也有差异，其原因主要是对胶布本身的化学成分过敏，主要表现为红、肿、丘疹、瘙痒等明显症状，涉及部位可不限于胶布粘贴部位和边缘，有时会波及周边区域，胶布粘贴时间越长，透气性越差，反应越重。

预防方法：使用前询问患者过敏史，可疑过敏反应时，应及时去除使用的胶布，改用透气性能好、低敏性甚或无黏胶绷带，或者改用其他包扎固定方法。对于胶布粘贴处早期出现的皮肤发痒、发红等情况者，应警惕过敏反应的发生，争取早发现、早处理。

7.胶布粘贴注意事项：临床上张力性机械性损伤和非张力性机械性损伤较为常见，而过敏性反应最为严重。使用过程中出现各种不同不良反应的原因有时难以截然区分，有时可为一种因素，有时亦可为两种因素同时共存，互为因果关系，对于如何有效防止和降低其对皮肤的损伤和保持完美的美容手术效果，在使用胶布固定时以下几点值得注意。

（1）胶布固定使用粘贴前，首先应计算好长度、粘贴间距和密度，一次粘贴到位，避免先将胶布粘贴固定后再从胶布卷上撕断，以免造成对覆盖敷料的移动和对皮肤不必要的损伤。

（2）胶布固定以达到固定牢固不易脱落为原则，一般敷料两侧胶布长度达到敷料宽度的 1/2 即能稳妥固定。避免胶布重叠粘贴，胶布末端反折便于揭除。

（3）当胶布在有较多毛发部位粘贴时，应剃除或修剪毛发，以便于牢靠固定和减轻换药揭除时的疼痛感，换药时若有毛发黏附，可顺毛发生长方向轻柔揭除，或用剪刀剪断黏附的毛发，切忌强行粗暴撕揭。

（4）避免将胶布贴于关节部位和皮肤有病变的部位，一般粘贴时，应与身体的纵轴垂直方向一致。在关节部位应用时，一般仅限于初步固定后采用弹力绷带或弹性网套或自黏性敷料予以固定，初步固定也应避免垂直贴，因为此时的胶布随着关节的活动极易松脱，若粘贴过紧容易造成皮肤机械性损伤。

八、面部血管、神经损伤

1.血管损伤：面部大部分区域均有侧支血液供应，所以很少发生皮肤坏死。进行唇部组织病理学活检或切除皮损时，经常会遇到唇动脉出血，术中可以实施结扎或直接电凝止血。在眶周区域进行切除或成形修复手术时，止血不充分可导致术后出血甚或永久性视力受损。颈部手术一般应在颈阔肌以上进行，该肌肉的损伤或横断会导致出血。头皮手术时，组织的游离应深达帽状腱膜层并在疏松结缔组织中进行，由于头皮较厚而且柔韧性较差，故头皮伤口缺损的闭合需要比身体其他部位做更充分的游离或更大的皮瓣。

2. 神经损伤：手术中不慎损伤或切断神经，或者因为肿瘤侵犯、包裹神经而不得不切断时，都会造成神经的损伤。神经的损伤总是让医生和病人都感到不安，但是并不是所有的运动性麻痹都是永久性的，而感觉神经的损伤也没有运动神经损伤所带来的后果明显，感觉通常在经过一段时间后可以恢复，某些神经分支的损伤多数情况下仍有可能慢慢恢复。

面神经有运动、感觉和支配副交感神经的功能。在面颈部的外科手术中，避免面神经的损伤尤为重要（参见本章第一节面部手术危险区与神经损伤）。面神经的基本运动功能是通过其5个主要分支来支配面部表情肌，而最常损伤的分支是颞支和下颌缘支。由于颧支和颊支走行于颊中部皮下组织深层，所以很少受到永久性损伤，另外颧支和颊支有着丰富的网状吻合相通，即便损伤一根分支，经过一段时间后通常会由另一支代偿，但对于恶病质或老年患者，由于脂肪萎缩，手术时应予高度重视。面部手术刚结束时，局部麻醉未消除前，会产生类似神经损伤的表现，这种延迟性运动功能障碍可在术后持续6~12小时。但若因神经曾被牵拉或擦伤，即使不是横断，在神经功能逐渐恢复之前，相应区域肌肉萎缩也可达数周或数月，甚至长达半年。

由于面神经的分支多数彼此吻合、功能重叠，运动功能一般可望自行恢复。对于面部神经功能损伤6个月不能恢复者，就可以确定诊断为永久性神经损伤，应与颌面外科、耳鼻喉科或整形外科的医生配合，修复技术包括利用神经移植做神经搭桥或重建，面部成形手术可以恢复部分神经功能，还可以通过美容技术来改善功能或掩盖缺陷。

第二十五章
面部年轻化注射美容与相关技术

注射美容由于不需要特殊的设备，操作较为简单，痛苦小、创伤轻、见效快，恢复时间短和并发症相对较小等原因，是已得到广泛认同和深受医生和求美者接受的一项广为采用的技术。注射美容作为一项相对独立的专门技术，要求医生必须对面部基础美学、组织解剖学、注射技能、注射产品以及适应证、不良反应、注意事项、并发症和禁忌证等有深刻的认识，也应对较少或极少发生但危及生命安全的心搏、呼吸骤停，过敏性休克以及坏死、栓塞和失明等有足够的认识和警惕，只有不断地探索、总结和借鉴他人的经验和教训，才能减少盲目性。本章仅就与注射美容紧密相关的表浅肌肉腱膜系统、面部皮肤提升方式方法的选择、肉毒素、玻尿酸、注射自体脂肪填充、PDO 线提升术以及水光注射等进行讨论。

第一节　面部提升的方法选择与注射填充技术

一、面部提升的方法选择

目前，面部皮肤抗衰老年轻化的治疗方法，除应用已久的手术提升方法，还包括现今广为采用的肉毒素、玻尿酸、注射自体脂肪填充、PDO 线提升以及激光、水光注射和电波拉皮等技术和方法。临床应用时，必须根据皮肤老化的具体情况和部位来综合考虑，其不同的情况有不同的要求，填充注射层次也不同，大致可归纳为真皮层（又分为真皮浅层、中层、基底层），皮下组织层，肌肉层（又分为肌肉浅层、中层、深层），骨膜上（肌筋膜下）。但在实际操作中，如真皮不同部位其厚度不一，其三个层次在技术上很难准确定位，真皮乳头层较薄，且含有丰富的毛细血管、淋巴管以及连于感觉神经末梢的各种感受器，填充剂注射在此层有引起表皮破溃坏死的可能，而网状层是真皮内注射（除皱填充注射）最主要的层次；皮下组织层由较为疏松的组织构成，准确注射该层并不难；面部肌肉层较身体其他部位也相对较薄，肌肉层的分层注射，也多凭医生的手感和经验；骨膜上注射可谓最易准确注射的方法。因此，要求术者应熟悉相关部位的组织学特征和注射知识与技能，选择合适的注射材料，计算好注射部位所需总剂量，掌握好注射层次与深度，不同的注射填充材料禁止混合使用。面部皮肤提升方法的选择，根据（韩）申汶锡著，曹思佳、杨成主译的《玻尿酸注射手册》和于江、朱灿、曹思佳主编的《微整形注射美容》的内容整理，见表 25-1。

表 25-1　面部皮肤提升的方法选择

层次	治疗方式方法
表皮层	菲薄，非注射部位，适用于皮肤激光
真皮层	肉毒素，玻尿酸，射频，PDO 平滑线，注射阻力大、疼痛明显，填充剂注射后，可见表皮鼓起并发白、易有点状渗血，真皮中、深层注射后，可有皮丘样隆起
SMAS 层，皮下组织	电波拉皮（Thermage），极限音波拉皮（Ulthera），PDO 锯齿线，SMAS 除皱术，自体脂肪移植，注射后皮肤轻度隆起，按压易扩散，疼痛不明显
肌肉层	肉毒素，肌肉浅、中层可感觉到有一定阻力，有胀痛、酸痛感；肌肉深层深扎接触骨膜后，稍向后退针，有胀痛酸痛感
骨膜上	自体脂肪，大分子填充剂，向下可触及骨质硬感，疼痛不明显，接触骨膜时可有酸痛感

二、注射填充技术

填充类注射产品大多为 0.6 ~ 2mL 的量，都由无菌包装于一次性注射器中，会根据填充剂的黏度选择合适长度和直径的注射器和注射针头，并以不同颜色标记。针头的粗细由英文字母 G（Gauge）表示，G 前面的数值越大代表针头越细，而针头的长度用毫米（mm）表示，粗细长度的搭配就构成某种针头的规格，比如 30G×8mm 或 32G×6mm 等。产品的黏度对针的直径也有要求，采用越细的注射针头病人痛苦越小，而过细的针头无法顺利注射高黏度的产品。

注射前应检查包装的完整性和密闭性，安装好针头后，排空注射针中的空气，挤出少量的填充剂，检查针头的通畅度，推注时应轻缓加压，使用较长针头注射时保持在正确层次中均匀注射。注射应注意双侧的对称性。基本进针方法主要有垂直、成角和浅表进针法。其中，成角进针法，针头与皮肤角度一般为 30° ~ 45° 左右；浅表进针，适用于浅表注射，如真皮浅层注射，接近水平角度进针。以下就连续穿刺注射等 9 种方法介绍如下。

1.**连续穿刺注射法**：接近水平角度进针，至真皮浅层注射出一个个小丘并连接成线，因注射表浅仅适应于低黏度、非常柔软的小分子的可吸收性注射材料，常用于填充皮肤浅层的凹陷。

2.**线性逆向注射法**：此法是将注射针穿刺到拟填充的皱纹处，再回退注射，选用较长注射针头可减少注射针孔，可用于嘴唇、鼻唇沟、颧骨部位的填充。

3.**线性正向注射法**：此法和逆向注射法同属线性穿刺注射法或称连续线状注射法，该法只是向前穿刺的同时进行推注，适用于骨膜层上的填充注射，操作时垂直进针至骨膜上方稍后退转向，再向多个方向做扇形注射。

4.**扇形注射法**：此法即利用一个进针孔反复多个方向行

线性穿刺注射，一般多采用线性逆向注射方法，深层注射时也会采用线性正向注射法。注射前要充分评估预测设计注射区域和注射点，即保证各个方向都能方便注入，又尽可能减少针孔数量。有时可根据需要将两个扇形交织成网状，出现交叉的边缘不平整时，可采用逆向注射法进行补充注射。

5. 网状交叉注射法：指两个平面多组线条交叉的线性逆向注射法，可在皮下深、浅层交叉（适用于较大面积凹陷的填充），也可在皮下与真皮层交叉（适用于较深的皱纹填充），垂直于皱纹的皮下填充，还可以使局部组织饱满，从而将皱纹撑开而变浅。

6. 微滴注射法：多采用 12mm、13mm 的针头垂直进针至 1/2 ~ 1/3 深度，每点注射 0.05 ~ 0.1mL，可用于颗粒较大、流动性较弱的部分可吸收性填充材料及永久性填充材料的皮下组织深层注射，此法和连续穿刺注射法类似，所不同的是注射层次要深得多，注射点与点之间也没有连续穿刺那么密集。

7. 珍珠样微滴注射法：此法源自脂肪移植术，是将大量的脂肪颗粒注射于皮下层的方法，先用注射针在皮下建立多个线状隧道，然后在隧道中进行线性逆向点状注射，每个点注射 0.1 ~ 0.3mL 的脂肪，即可形成一个脂肪小团。使用此法注射形成的脂肪小颗粒比大片状成团的脂肪组织获得更大的表面积比，有利于充分接触到组织液，提高脂肪的存活率。

8. 交叉影线注射法：此法是一种专门用于注射左旋聚乳酸的技巧方法，可以看成是多个珍珠样微滴注射法形成的隧道在同一平面交叉成网状，使微滴均匀分布，从而得到较大的表面积比，有利于刺激纤维结缔组织增生，从而达到更好的填充效果。交叉影线注射量应掌握宁少毋多原则，注射后还需要进行较长时间的按摩以促进左旋聚乳酸在组织内分布得更为均匀。

9. 蕨叶形注射法：蕨叶形注射法是采用垂直于皱纹向两边横向注射于真皮中层以支撑起动态表情皱纹的皮肤，改善皮肤的凹陷，不易形成明显的局部凸起，此法最适用于玻尿酸填充注射。

第二节　肉毒素

一、概述

肉毒素为肉素杆菌毒素（ Botulinum Toxin，BTX ）的简称，也常被称为肉毒毒素或肉毒杆菌素，是由肉毒杆菌在繁殖过程中产生的一种细菌外毒素。目前临床上广泛使用的商用 A 型肉毒素主要有美、英、法、德等国生产的制剂，我国自主生产的衡力（BTX–A）自 1997 年获 CFDA 批准以来，已广泛在国内市场应用，其安全性和疗效与国外同类产品无明显差别。目前，德国生产的 XEOMIN 是一种无辅助蛋白的新 A 型肉毒素，也是一种在重新配制前无须冷藏的 A 型肉毒素。A 型肉毒素现已广泛应用于眼科、神经科、骨科等领域，迄今为止，肉毒素注射治疗的临床适应证仍在继续扩大。

二、在美容外科的应用范围

肉毒素在美容外科主要用于除皱、肌肉塑形和面部提升及松解。除皱方面包括额纹（抬头纹）、眉间纹（川字纹）、眼角纹（鱼尾纹）、下睑纹、鼻背纹、鼻唇沟（法令纹）、唇纹、口角纹（木偶纹）、颊纹及颈横纹等面颈部皱纹。动态纹经肉毒素注射后改善最为明显，静态纹虽也可接受肉毒素治疗，但显效比较慢，可能需要 2~3 次治疗后，才能有较明显的改善，较深的静态纹需要结合填充治疗或者配合其他美容方法才能达到最佳效果。肌肉塑形主要用于咬肌（瘦脸）、下睑眼轮匝肌（眼苔肥厚的注射）、颈阔肌条索（火鸡颈）和腓肠肌（瘦小腿）的注射。面部提升及松解则是用于提眉、降上唇（露龈笑的矫正）、鼻头与鼻翼的塑形，以及提口角、松解下颏等。

三、注射应用基本原则

在用肉毒素行美容治疗时，应事先告知病人预期效果和可能发生的不良反应与并发症，应在病人充分知情同意的情况下进行。药物配制浓度多为 0.1mL 含 4 U 肉毒素（100U 肉毒素＋2.5mL 生理盐水），面部注射大多数情况下每点 0.5～2U。使用肉毒素时多采用定点注射。使用垂直注射法，可直接将肉毒素注射到较深的肌肉层次中；成角注射法常用于眼周等肌肉较薄区域；多点微量表浅注射是将药物注射在真皮深层；单点的注射剂量是将原本作用于 2～3 点的肉毒素剂量分散于 10～15 个点进行注射。肉毒素注射后应局部按摩塑形促进填充剂均匀分布。

四、常见不良反应与并发症

1. 肌无力：一般不良反应出现这种情况多为操作技术不熟练、注射层次不正确、应用剂量过大等原因导致肉毒素向邻近肌肉弥散所致，其临床症状可有眼睑下垂、视物重叠、畏光、睑裂闭合不全以及面部肌力减弱、口角歪斜等。此情况一般发生在注射后 2～4 周，而后可自行缓解和消失。

2. 吞咽困难及通气危机：为颈、喉、下颌部注射不当时可能出现的严重并发症，发生率与术者的注射技术和剂量等相关，一般小剂量注射发生率为 10%～28%；多次及较大剂量注射时发生概率可达 50%；吞咽困难严重时可引起通气困难，并可能引发肺炎；少数病人需要住院观察治疗。

3. 注射过量与肉毒素中毒：肉毒素注射过敏反应少见，只有极少数病人可能会出现一过性或短时的过敏性皮疹，一般无须特殊治疗。正常情况下，以美容为目的的肉毒素注射，不会导致全身性的肉毒素中毒，若不慎误注了过量的肉毒素或对于极度敏感耐受性差的病人，极有可能造成肉毒素中毒。全身性肉毒素中毒常见症状为头痛头晕、全身无力、抬头及四肢运动困难、复视、斜视或视物模糊，严重时呼吸困难、发声困难、咀嚼无力、饮水呛咳及吞咽困难等。凡是已出现肉毒素中毒症状者都应尽快使用抗毒素治疗，抗毒素的注射越早越好。肉毒抗毒素是治疗肉毒素中毒唯一有效的药物。对于注射肉毒素24小时后，由于肉毒素已经内化，此时抗毒素的效果有限，只能以对症治疗为主。目前，我国兰州生产的肉毒抗毒素是源自于马血清的抗血清制剂，为无色或淡黄色的澄明液体，久置可析出微量能摇散的沉淀，于2～8℃遮光保存，有效期为3～5年。对于肉毒素美容注射的中毒，预防是关键，要严格掌握注射剂量并坚决拒绝来路不明的廉价产品，一旦发生全身中毒症状，应立即送往大型综合性医院抢救。

第三节　玻尿酸注射常见并发症与玻尿酸酶

一、概述

玻尿酸又名透明质酸或糖醛酸，由于纯的玻尿酸性质不稳定，在美容填充注射剂中都是以其钠盐形式结合水分子形成的凝胶态而存在，所以严格意义上讲应称之为"透质酸钠水凝胶"，通常为叙述方便常简称为玻尿酸或透明质酸。在皮肤中，玻尿酸将胶原纤维、弹力纤维及其他细胞间质相互连接全部包埋于一体，共同形成了兼具弹性和黏性特点的结构基质，这也是皮肤之所以柔软、富有弹性的主要因素之一。根据玻尿酸的密度及颗粒大小不同，分为：①低密度玻尿酸；②中密度玻尿酸；③高密度玻尿酸。低密度玻尿酸主要用于细纹的矫正，注射层次浅、效果持续时间短；中密度玻尿酸适用于较深的皱纹与褶皱，效果维持时间较长；高密度玻尿酸用于深皱纹以及颧骨、面颊、嘴唇等部位容量填充或外伤后局部凹陷的填充矫正，相对维持时间最长。玻尿酸生物相容性强，注射后在组织中存留时间与分子量（密度）及注射部位有直接关系，小分子量产品维持6～12个月，大分子量或混合成分产品可维持超过 12 个月，注射到肌肉中吸收的速率明显快于注射在真皮和皮下组织中，在肌肉运动较多的部位如口唇周围的除皱注射中，其吸收降解速度也会比其他相对稳定的部位快得多。玻尿酸过敏率极低，可以常温下运输和贮存，已成为当下最受欢迎和广泛应用的注射填充材料之一。玻尿酸填充看似简单，但并不是容易掌握的技术方法，由于众多原因，其并发症甚或严重并发症并不少见，本节就其临床常见并发症的原因、临床表现与防治介绍如下，关于注射后的栓塞坏死与失明，详见本章第七节注射美容栓塞坏死与失明。

二、常见并发症原因与防治

1.疼痛、淤斑、红肿、瘙痒：以上几种情况为较为常见，是发生率较高的并发症，但大多可在几天或 1～2 周缓解、消失，为了避免和减少以上情况的发生发展，首先是提高注射技术，治疗前、后进行冷敷，术前两周避免使用抗凝药物和扩血管药物。

2.周期性红肿：注射区域可定期、时间间隔不等地出现红肿症状，如 1～2 周或一个月左右发生一次，一个周期后可自然消退，有资料报道经抗生素治疗可以好转，必要时可考虑局部玻尿酸酶溶解注射。

3.结节、硬块、疼痛：注射后即刻出现的面部可见或可触及的边界欠清晰的结节或硬块，多由注射层次掌握不好、注射过于表浅或注射不匀所致；少数数月后出现的硬块，多为局部反应包裹形成有关；若注射纯度不高的假药，极易导致异物反应而诱发结缔组织增生，形成结节和硬块。早期出现这些症状的患者一般可在 3～5 天后自然软化，也可考虑给予玻尿酸酶局部治疗，严重时可手术取出。口唇疱疹较为少见，可能与注射后激活了潜伏在体内的疱疹病毒有关，可给予口服抗病毒药物和抗生素类软膏外用治疗。

4.填充过度、形态不佳：注射过量是造成形态不佳的主要原因，多发生在泪沟部位、鼻根部等，由于这些部位凹陷较浅、皮肤质地较薄、注射力度掌握不匀，极易出现米粒样突起。临床上常见到的表情僵硬、凹凸不平，若发生在鼻根部者可导致鼻根宽大、额鼻角消失而影响外观。为了盲目满足病人的要求而过量注射甚或过多地考虑经济效益而过量注射以及注射层次掌握不佳等都是导致形态不佳的原因。

为了防止因注射而导致的形态不佳，应严格掌握适应证和使用剂量，不可过分依赖玻尿酸的作用，如有些人可能更适合于做脂肪填充，有的则需要联合其他相关技术方法才可能达到理想的效果。临床上外观可以接受者，可任其自行吸收改善，对于形态不佳过于僵硬者，可给予玻尿酸酶注射治疗。

5. 变形和移位：额部、颞部多在颞浅筋膜下疏松层注射，注入量过大，注射不匀，因重力作用易发生注射物移位，没有把握好注射层次、注射位点把握不准，或在一个腔隙内注射过量等，均是导致变形和移位的主要原因，症状不严重或能接受者，可任其逐渐吸收改善，必要时也可考虑给予玻尿酸酶局部注射治疗。

6. 感染和慢性肉芽肿：感染一般发生在注射后 3 天或更久一点，早期可见局部皮表脓点，继而可出现炎症反应，严重时后期可发展为感染破溃。此情况的发生多与手术消毒不彻底、无菌操作不严格或注射部位伴有潜在病灶（如外表不明显的疖肿、痤疮等）诱发感染有关。不多见的慢性肉芽肿可能与局部排异反应相关。对于感染的预防，手术应严格遵循无菌操作原则，术后注射区应保持清洁干燥，术后一周左右禁用彩妆化妆品或其他油质护肤品以防诱发感染。若出现表皮早期感染，应及早给予抗菌消炎对症治疗；对于脓肿形成者，应及时切开引流换药处理；对于不明注射物形成慢性肉芽肿的病人，据有关文献报道可给予口服激素治疗。

7. 红斑和色素沉着：这些多发生在注射剂量过多、注射层次较浅的情况下，一般持续时间较长或数月不退，为了预防红斑的出现应避免单点注射过量。色素沉着的发生则多与注射过浅有关，为了防止色素沉着应注意防晒，对于持续时间较久或较明显严重者，可给予药物对症治疗或使用激光治疗。

8.**过敏反应：**玻尿酸注射诱发过敏反应的概率十分低，在面部可表现为程度不同的红肿或伴有轻度瘙痒，发生间隔无规律，发生时间和持续时间无规律，局部过敏反应应与周期性红肿、轻度炎症和感染早期症状相鉴别，如若确诊或疑似过敏反应，可口服抗组胺药物治疗。

综上所述，玻尿酸注射并发症的发生原因可归纳为无菌操作不严格，操作技术欠佳，解剖注射层次不清，定位不准确，注射过浅、过量以及注射时损伤血管壁或误注血管腔内等。因此，提高注射水平，强化对并发症的防范意识，深刻了解药物应用适应证、特性、使用方法和注意事项，重视围注射期的皮肤护理，对早期出现的异常情况进行及时有效的处理等，可有效降低并发症的发生率和减轻其危害程度。

三、玻尿酸酶的应用

玻尿酸酶又称透明质酸酶、玻璃糖醛酸酶、玻璃样酸酶等，我国产品名为注射用玻璃酸酶。玻尿酸酶在临床其他学科常作为药物渗透剂使用，以促进药物的吸收和手术及创伤后局部水肿的消散。在美容外科，玻尿酸酶主要用于玻尿酸填充剂注射过量和其他相关问题。玻尿酸酶可加速玻尿酸的降解，使其黏滞性明显下降，促进和加速局部积贮的药液、渗出液或血液吸收，减轻局部组织张力，减轻疼痛。玻尿酸酶局部注射后数小时后即可见到临床效果。对于玻尿酸注射过多引起的结节，可在注射后 24～48 小时出现，对于炎症性结节则需要较长的时间。

玻尿酸酶应用时需新配制，以下配制方法仅供参考：注射用玻尿酸 1500U+1mL 生理盐水，混合均匀后取 0.1mL+1mL 生理盐水，配制成 150 U/mL 注射溶液，一般每 1mL 溶液可溶解 1mL 玻尿酸。使用时将配制好的药液缓慢而均匀注射到多余过量玻尿酸的部位，对于较为表浅的结节，应注射到多余玻尿酸的下面。由于玻尿酸酶在血液中会迅速失去活性，因此不必担心不慎误注血管内的问题。玻尿酸酶应用剂量多根据需消除的玻尿酸的量来确定，通常每个点注射 0.05～0.1mL（约 7.5～15U）即可见效，根据病情需要，1～2 周后可进行第二次注射。

第四节　自体脂肪注射

自体脂肪注射又称"自体脂肪移植术""自体颗粒脂肪移植术"，临床上多采用注射器抽取自体的皮下脂肪，经净化提纯后再注射于需填充的部位来改善面部轮廓形态，应用范围主要包括面部软组织缺损或萎缩造成的凹陷、面部皱纹和其他部位轮廓塑形等。自体脂肪注射其生物学特性远远优于任何外源性的材料，具有不会产生免疫排斥反应、方法简单、来源丰富、取材容易、移植后外形无明显异物感等优点，是目前广为采用的一种填充注射手术方法。

一、手术方法与注意事项

1. 脂肪组织抗感染能力差，血供欠佳，容易发生感染，因此自体脂肪注射术应严格无菌操作，应实行抽取制备后新鲜使用的原则。

2. 脂肪抽取部位应选择皮下脂肪组织积蓄明显的部位，一般多自大腿外侧或腹部抽取。抽取前应在直立状态下标记拟抽取和拟注射填充部位的区域范围。

3. 抽取时多使用肿胀麻醉技术，一般采用 10mL 带螺旋口的注射器手动负压移动抽取皮下脂肪，机械负压对脂肪损伤大，不建议使用。

4. 抽取需用量后将装满抽取脂肪的注射器倒立放置 20 分

钟，分离肿胀液与脂肪颗粒。

5. 由于面部血供较为丰富，脂肪移植后容易成活，正常一次填充注射就可取得较为明显的效果，若所需移植量较多，为提高存活率和防止并发症，建议选择分次手术的治疗方法，二次间隔时间多在 3~6 个月左右。脂肪移植用于乳房填充注射时，因注射剂量较大，容易出现机化，从而产生体表可能触及的硬结等，此时自体脂肪注射应慎重。

6. 对面部拟填充部位应进行神经阻滞麻醉（见第十章第四节眶上孔、眶下孔、颏孔体表定位及临床意义），必要时可配合采用局部浸润麻醉，但应充分考虑到肿胀会影响对填充部位凹陷及萎缩情况准确判断的问题。

7. 脂肪注射多选用外径 2mm 左右的钝头针头，一般需在皮肤上做一点状刺口以方便进针，为防止可见的微切痕，应尽可能多使用扇形注射法以减少切痕进针点。注射时应使用后退式注射方法，以减少血管损伤和误注的概率。

8. 脂肪注射要尽可能多腔隙散在分布，每一注射点注入量要控制在 0.1mL 左右，注射点之间尽量有组织间隔以利血供。受区面积小、注射脂肪颗粒少则利于脂肪存活。

9. 关于注射剂量应考虑到由于脂肪细胞变性、液化吸收造成体积缩小的问题，在保证存活率的原则下，适当予以超量注射 150%~200%，因为目前脂肪注射通常会有 40%~60% 的吸收率。

10. 脂肪注射后临床上要经历肿胀——吸收——稳定的变化过程，肿胀期可持续 2 周左右，一般 3~6 个月恢复稳定状态。

二、影响脂肪移植存活的因素

众多关于自体脂肪注射的技术与方法的文献，主要涉及不同的脂肪供区、取材方法、净化处理和注射移植技术等，可以认为到目前为止，除尚无公认的规范流程外，对于脂肪移植后的存活率问题也难以达成一致的看法。因此可以认为影响脂肪移植存活率的主要原因涉及操作技术和受区两大问题。

1. 脂肪移植操作过程中，各种原因都会造成脂肪细胞损伤与活性降低，脂肪抽取时难以避免部分脂肪细胞的损伤、破坏，而损伤的程度和数量对移植结果有直接影响，破碎的脂肪细胞越多，移植后液化吸收的程度就越严重。

2. 颗粒脂肪的存活有赖于脂肪细胞在早期缺血缺氧的情况下，更多地获取受区的营养来增加脂肪细胞成活的数量；移植后受区若无法提供和满足脂肪细胞所需的营养，就会造成细胞的凋亡与坏死；移植的脂肪颗粒数量过多，受区的养分难以满足其代谢需求也是导致部分脂肪细胞变性坏死、液化吸收的主要原因。

就现阶段自体脂肪注射技术来看，采用低压抽吸、低容量、多隧道、多平面、多点注射以及受区部位良好的血供是提高脂肪移植存活率、保证手术疗效的必要条件和措施。对于面部较为明显的凹陷填充，可采用少量多次的方法，通常经过 2～3 次即能达到较为满意的治疗效果。

三、常见并发症

自体脂肪注射常见并发症除能自行缓解的轻微不明显的症状外，主要包括注射分布不匀称、凸凹不平、脂肪液化感染、机化硬结与钙化、结节状干酪样坏死、囊性样变和脂肪瘤等，但最为严重的并发症脂肪栓塞和急性失明是不容忽视的（参见本章第七节注射美容栓塞坏死与失明）。对于眶周的内眦部位、眉间及颞部的填充注射，其发生脂肪栓塞导致的急性失明甚或脑梗死和死亡的危险性要高度重视，一旦发生后果非常严重，尚且缺乏行之有效的治疗方法，因此对于以上区域的注射，应尽可能以较小的压力、较为缓慢的注射速度进行操作，若出现较多的出血，应立即停止注射以防不测。

第五节 水光注射

一、概述

水光注射是采用特制的工具——水光仪（因其操作手柄呈手枪状，故俗称"水光枪"）将用于补水的小分子玻尿酸等其他疗效的药物直接注入真皮层内，从而达到营养皮肤，改善皮肤细胞营养和活性，改善皮肤的水合作用、弹性和形态，减轻皱纹，延缓衰老等效果。此方法适用于皮肤干燥、毛孔粗大、皮肤暗黄的情况，既可祛黑头，还可以治疗痘坑、痘印及色斑、细纹和油脂分泌过多等。

二、注射药物与配制

能用于水光注射的药物有很多，如玻尿酸、肉毒素、维生素 C、维生素 B_6、氨甲环酸、谷胱甘肽等。当这些药物被直接注射到面部皮肤的真皮层后，能精确作用于靶细胞，因此这是一种更好更快发挥治疗作用的用药途径。水光注射用药配方没有统一的标准，多根据病人的不同需求以及不同肤质情况和治疗目的而定，一般多以 1~2 种药物为主来发挥作用，也可加少量的其他药物来进行调整，临床应用时应注意药物配伍禁忌。水光注射药物的作用见表 25-2，水光注射临床应用参考配方见表 25-3。

表 25-2　水光注射药物的作用

药物	功效
注射用玻尿酸（无交联）	保湿补水
肉毒素	除皱、嫩肤、收缩毛孔、抑制油脂分泌
维生素 C 注射液	促进新陈代谢、加速伤口愈合、抗氧化
维生素 B_6 注射液	治疗脂溢性痤疮

药物	功效
氨甲环酸注射液	淡斑、美白
PRP[**]，自体脂肪干细胞	淡斑抗衰老、促进伤口愈合及胶原蛋白再生

* 摘引自：（韩）申汶锡．埋线提升与抗衰老操作手册．张陈文，孙玮骏主译．沈阳：辽宁科学技术出版社，2015.

**PRP（Platelet Rich Plasma），是自体血液中提取分离含有浓缩血小板的血浆，由于血小板内富含生长因子，可促进胶原蛋白及弹力纤维的再生，可有效地达到提升面部肌肤和紧绷面部肌肉的效果。

表 25-3　水光注射临床应用参考配方

补水嫩肤配方	维生素 C 2mL + 肉毒素 20U/0.2mL+2％利多卡因 0.2mL
美白祛斑配方	维生素 C 2mL+1％氨甲环酸注射液 0.5mL+2％利多卡因 0.2mL
修复抗衰老配方	PRP2.5mL+ 肉毒素 20U/0.2mL +2％利多卡因 0.2mL

三、注射技巧

水光注射往往与医生的经验和操作习惯密切相关，有经验的医生会根据不同病人的情况及注射部位进行相应的调整，但基本原则应掌握，皮肤薄的部位进针要浅，单位注射量要小，留针时间也相对要短；对于皮肤质地粗糙、较厚的部位和皱纹较多较深者，可相应增加进针深度、注射用量、注射密度和留针时间，必要时可以在同一部位不同深度多注射几遍。为保证水光注射的疗效和安全性，操作开始应先在皮肤较厚的部位（如额头）进行试射来调整针的长度，以微渗血为宜，若渗血严重，应及时调低进针深度。对于眼周等皮肤较薄、较为精细的区域，应避免注射过深和减少注射密度，治疗时应注意两侧对称。一般情况下，全颜面平均注射量为 2.5 ~ 5mL。

四、注射效果与注意事项

水光注射治疗后，会伴有 3 ~ 7 天的淤青肿胀期，根据注射药物不同，其临床显效时间也有差异，大多可在 7 天左右皮肤状态得到明显改善，而 PRP 需在注射后 1 个月时效果开始显现，2 个月后即可看到肤质明显的改善。

水光注射应在局部麻醉软膏皮表麻醉后进行，操作时应严格无菌技术，每人每次使用 1 个水光针头，在更换针头时要对水光枪前端卡口附近使用碘伏认真消毒。注射后 1 周内应尽量避免强烈紫外线照射、禁食辛辣等刺激性食物，术后 1 周内出现的蜕皮现象为正常治疗反应，表皮脱落后即显示出质地明显改善的皮肤。有凝血功能障碍者、瘢痕体质者禁用。

第六节　PDO 线提升术

一、概述

PDO 线（Polydioxanone）是以聚左旋乳酸（Polyl–Latic Acid，PLLA）为主要成分的多重线缠绕呈螺旋形状的可吸收线，因此又称 TDLT（Twisted Double Line Thread）扭曲的双重线。通常使用的 PDO 线包括各种不同型号的平滑线、螺旋线、锯齿线、串珠线、嗽叭线以及 Misko 的伞状分叉锯齿线（又分单股线、双股线、三股线）等。PDO 线生物相容性好，可有效刺激胶原蛋白的产生，激活成纤维细胞的活性，对皮肤起到提拉、固定的作用，从而达到预防和治疗皮肤松弛下垂等老化现象。与传统的 SMAS 手术拉皮方法相比，这种方法具有简单易掌握，创伤轻，并发症少，提升效果明显和恢复期短（3 ~ 7 天）等优点。PDO 线可直接用于多部位的软组织提升，可方便进行多方向、任意角度的提拉，可以重复操作、多次埋线，互补性强等。科学设计、熟练完善的操作技巧能帮助治疗达到满意的精细化的治疗效果，如联合使用玻尿酸或肉毒素，其疗效更为巩固完美。PDO线植入后，同样材质的线会因其粗细、植入的数量和密度以及植入的部位等有一定的个体差异。一般经过6~10个月可缓慢溶解吸收（锯齿线可长达1~2年）。若临床需要，可在术后4~6个月之间给予补充治疗，其效果可能更为满意，维持时间也可明显延长。影响PDO线提升效果的因素主要包括适应证的选择（皮肤松弛的程度等）、线的规格类型、植入的数量和层次（过深/过浅）以及面部生理特征和医生技术水平等。

二、手术方法

1.病人坐位情况下，根据面部皮肤松弛下垂的部位、程度、方向，皱纹走向以及双侧的具体情况等，综合分析设计植入线的类型、粗细、性状和植入数量，进行设计画线并标出植入线的方向顺序，多数情况下，先从下面部下端注射植入。

2.手术在局部麻醉下进行，无用药禁忌时，局麻药物可加入1：200000肾上腺素注射液，这样可有效收缩血管，减少疼痛、水肿和出血，延长局麻药物作用时间，但局部浸润麻醉给术中效果评估带来较为明显影响的情况值得注意。

3.手术操作应轻柔，切忌粗暴，要准确把握穿刺层次，避免血管和神经的损伤。术后前3天每天可给予酒精或碘伏清洁消毒，禁用化妆品，术后1周内应避免刷牙和较强的咀嚼运动，必要时可口服抗生素以预防感染。

三、注意事项与并发症

1.**水肿、淤青和血肿**：术后即刻给予手术区域冷敷及佩戴弹力面罩，可有效防止和减少水肿、淤青和血肿的发生。

2.**提升不对称**：对于严重皮肤松弛下垂者及双侧皮肤松弛情况明显差异者，即便是较为科学的评估和手术设计，想要达到均衡提升仍然是困难的，因此为了避免出现提升不对称，适应证的选择是重要的，原则上 PDO 线提升术适用于轻、中度皮肤松弛下垂、双侧较为均匀者，对于严重皮肤松弛下垂者不单独应用 PDO 线的植入。

3. 皮肤凸凹不平： 为了避免出现皮肤凸凹不平的情况，穿刺应保持在同一层次平面，避免深浅不一及牵拉力不匀。轻度凸凹不平者，大部分在数周后可望恢复缓解，较为明显严重者和病人难以接受者，应考虑给予补充纠正或取出线体重新埋线植入。

4. 线体外露： 线体自皮表或口腔内外露者，多由于埋线层次过浅或过深所致，但也不排除极少数发生异物排斥反应的可能。对于单纯线头外露者，可夹持线头少许提拉，自基底处剪断，任其回缩即可，局部给予抗生素软膏外涂；对于发生在口内的裸露线头，处理方法同上，但应注意保持口腔的清洁，使用消炎抗菌漱口液每天含漱 2 ~ 3 次，连用 3 天。

5. 伤口感染： 埋线导致的伤口感染，尤其是较为明显严重的感染情况较为少见，为防止以上情况的发生，手术应严格无菌操作，术后加强局部的清洁消毒，早发现早治疗，对症处理可望恢复正常，对于极少数治疗无效者应及时取出线体。

6. 其他： 较为少见的腮腺导管损伤，临床上表现为颊部肿胀、疼痛、流涎，严重者腮腺导管口肿大并可有涎液流出，触诊可有波动感，亚甲蓝注入可自瘘口溢出即可明确诊断，应进行口腔颌面外科治疗。对于面部感觉减退、麻木或缺失者，给予面部按摩、热敷等处理，大多可在术后 2 ~ 4 周逐渐恢复，极少遗留后遗症。

四、禁忌证

1. 精神异常者。

2. 月经期、哺乳期及孕妇。

3. 有血小板减少及出血倾向者。

4. 年龄过大、皮肤过于松弛下垂者，面部缺陷明显者。

5. 局部皮肤炎症及炎性痤疮者。

6. 传染性疾病、心血管疾病、糖尿病者。

第七节　注射美容栓塞坏死与失明

　　注射美容由于众多原因，在其成功经验的背后，已突显出对并发症尤其是严重并发症的发生认识不足、重视不够，一旦发生，往往缺乏应急抢救措施，缺乏切实有效的处理方法和经验。注射美容极为少见但最为严重甚或危及生命的并发症包括：①心搏、呼吸骤停；②过敏性休克；③神经损伤；④局部栓塞坏死、梗死；⑤失明。关于心搏、呼吸骤停、过敏性休克的现场急救可参见第一篇现场急救，关于神经损伤参见第二十四章第一节面部手术危险区与神经损伤，本章仅就注射美容皮肤栓塞坏死与失明讨论如下。

一、栓塞坏死的临床表现、原因与治疗

　　1. **临床表现及原因：** 皮肤色泽变化是血液栓塞最早出现的变化，理论上动脉栓塞早期局部皮肤呈现发白，继而会转为花斑状；静脉栓塞表现为皮肤色泽加深、发紫或灰暗，肿胀明显。实际在临床上，局部皮肤栓塞坏死可能是动、静脉栓塞同时存在，或为因果关系。有学者将栓塞损伤期与发展过程分为栓塞即刻、早期、中期和晚期四个阶段。栓塞即刻系指注射后皮肤立即出现明显的地图样或花斑样变化；早期为注射后 24 小时内出现明显的皮肤栓塞迹象，早期的栓塞组织尚未出现坏死，恢复后外观影响较小；中期多系早期未曾得到重视和合理有效的处理，情况进一步恶化；临床上早期与中期并无明显的时间分隔，但时间越长，损伤越重，恢复越差。若呈现明显的坏死征象，疼痛加剧，肿胀明显，出现脓点，即进入晚期，晚

期大多出现在注射后的 3～4 日，晚期与中期的发生转化在时间上也无明显分隔，发生得越早，进展越快，说明栓塞越严重。此时临床上可见皮肤坏死界线明显，破溃后治疗周期长，常形成严重的瘢痕甚或面容大面积毁损。

局部皮肤发生栓塞坏死，主要由于填充剂误注入血管或针头伤及血管壁导致内源性凝血机制启动形成血栓，填充剂注射过浅、过量，造成局部压力过大也是其原因。

2. 治疗方法：初期可试用热敷促进缓解，对于玻尿酸注射引起者应及时给予玻尿酸酶局部注射，以缓解和减轻其损伤程度。实际应用中，玻尿酸酶的浓度配比并无硬性规定，玻尿酸酶的注射量多与栓塞部位所注射的玻尿酸总量相关，注射层次也与玻尿酸注射层次相一致，注射完毕后，轻柔地按摩局部以促进溶解酶均匀扩散，20 分钟后尽量抽出玻尿酸与玻尿酸酶的混合物。据文献报道，严重时使用玻尿酸酶治疗的同时，可配合使用局部针刺放血疗法，排液减压，使淤积在局部的炎性液体、注射残余药物等迅速有效引流排出，解除局部压迫水肿，改善局部血运与代谢循环，利于恢复。针刺放血可视情况选取 1mL 注射器针头或 5mL 注射器针头，严重时或发际内可采用 10mL 注射针头进行高密度多点穿刺，需要时可达脂肪层甚或肌肉浅层，开始时流出的可能是颜色偏黑呈暗污色的淤血，直到见到鲜血渗出为度，出血流畅说明血运良好，此法对部分严重栓塞坏死具有较好的疗效，针刺放血疗法对疑似区域应列为禁忌。

二、失明的临床表现、原因与治疗

1. 临床表现：注射美容治疗导致的失明是目前最为严重的、让人畏惧又缺乏有效治疗方法的并发症。对失明者造成的心理创伤远比生理创伤更为严重。注射栓塞导致的失明大多发生在注射后十几秒到数分钟内，临床主要表现为视力突然下降，一过性或反复发作的黑蒙，眼前突然一黑，旋即出现完全失明。发生栓塞后，仅有少数病人是部分视野缺失，而大多数则是全视野缺失，即单眼失明，双眼同时失明者极为罕见。栓塞侧的瞳孔直接光反射消失，间接光反射可存在。栓塞部位以视网膜动脉最为常见，其次为睫状动脉及脉络动脉。视力能否恢复取决于阻塞部位和栓子能否向动脉末梢移动，从而减少视网膜缺血范围和缺血时间。一般情况下，视网膜功能在阻塞90分钟后开始发生损害，阻塞发生4小时后，几乎所有视神经都会发生萎缩，出现不可逆的视力损害。临床上玻尿酸、肉毒素、脂肪填充导致的失明并不罕见，此外还包括注射羟基磷灰石和注射物不明的溶脂针、童颜针（左旋聚乳酸）等。

2. 失明原因： 主要原因不外乎技术拙劣，操作粗暴以及盲目注射等。

（1）刺破血管，注射物在压力作用下进入血管。

（2）直接注入血管。

（3）通过交通支（面部的动脉和眼动脉之间存在交通支，如不慎注入面部血管有可能通过交通支到达眼动脉内）。

（4）不排除较为少见的血管变异出现的栓塞可能。

眼动脉的直径为2.0mm，视网膜中央动脉的直径为0.2mm，而颗粒直径在1.0mm以内的注射物（如目前临床使用的大多数玻尿酸制剂颗粒直径为0.25～1.0mm）可较为顺利通过眼动脉，栓塞在视网膜中央动脉内，造成视网膜的缺血，而视网膜中央动脉是终末动脉，没有侧支循环，一旦栓塞后果可想而知。注射填充物的颗粒若进入血管，转移扩散至颅内血管并栓塞，可发生脑梗死，依其栓塞部位不同和严重程度而症状各异，严重者可迅速危及生命。

对于注射时突然出现的两眼一黑、迅即进入意识模糊状态、片刻后即缓解恢复者，大多与高度紧张、晕针或低血糖反应有关。注射30分钟后开始逐渐出现的无视野缺失、双眼视物模糊症状，大多为肿胀压迫所致。若排除视网膜动脉栓塞，求助眼科医生协诊是快速有效的方法。对于数小时甚或数日后出现的无视野丧失的单纯的视物模糊并伴有局部较明显胀痛者，则多与肿胀压迫以致影响眼内肌群的调节有关。眼球红血丝可能提示眼周压力高且有局部栓塞的可能，而非栓塞失明的表现。

三、预防与治疗

注射栓塞失明重在预防。

1. 提高危险意识，熟悉面部解剖位置，掌握注射层次。

2. 操作轻柔，匀速注射，切忌盲目粗暴。

3. 准确定位，避免损伤血管，尤其是眶周部、鼻根部、颞部等高危区域的注射，力求避免和减少在组织中反复穿刺，减少误伤血管概率。

4. 遵守少量多点、宁浅毋深、宁少毋多的原则，切勿过度追求不可能达到的效果或随病人的要求盲目增加注射剂量。

5. 术前术后给予冰敷对于预防注射栓塞是有益的。

6. 注射时若发现患者出现眼痛、视力模糊、眼睑下垂甚或视野缺失、失明等情况，应立即停止注射，求助眼科诊治。

填充注射锐针或细针刺伤血管或刺入血管的概率较大，故选用22G～25G的钝针相对安全，经验认为用含有填充剂的细针头做回抽动作是无意义的。要想判断是否误注血管，一般可先使用含有生理盐水或局部麻醉药物的针头做回抽试验，待确认安全后再更换注射器行原位注射。

失明极难救治，理论上讲注射30分钟内及时有效求治尚有复明的希望，但即使视力能有所恢复，大多也仅存0.1～0.3视力或缺失大半视野，倘若栓塞物是脂肪或其他不可吸收的填充材料，失明概率为100%。有关玻尿酸填充注射导致栓塞失明的治疗经验是"30分钟内进行高浓度的玻尿酸酶球后注射

（除经眶下缘入路外，增加了眶上缘入路的注射），可能是目前最为直接有效的治疗玻尿酸栓塞失明的方法"。使用尿激酶、链激酶溶栓治疗栓塞失明，不能改善预后。庆幸的一点是由于双眼有80%的视野重合，而注射栓塞导致的失明绝大多数为单眼失明，这并不会极端影响到日常生活。

参考文献

1. 雷万军，代涛．皮肤学．北京：人民军医出版社，2011
2. 向雪岑，张其亮．美容皮肤科学．第2版，北京：科学出版社，2003
3. 吴继聪，张海霞．美容医疗技术．第2版，北京：科学出版社，2004
4. 姜小鹰．护理美学．北京：人民卫生出版社，2006
5. 李大铁，陈丽，邵文辉．医学美学．北京：人民军医出版社，2004
6. 郑荃．美容皮肤外科学．北京：人民军医出版社，2004
7. 骆燮龙．美容修复师．上海：上海科学普及出版社，2008
8. 何黎，刘玮．皮肤美容学．北京：人民卫生出版社，2008
9. 程代薇，彭毅志，岑瑛．美容整形外科学．北京：人民军医出版社，2004
10. 魏睦新，王刚．美容中医学．北京：人民军医出版社，2004
11. 曹汝智．新编中西医结合皮肤美容学．北京：学苑出版社，2004
12. 于淞，杨发枝，马烈．皮肤医学美容学．北京：中国医药科技出版社，1997
13. 张其亮．美容皮肤科学．北京：人民卫生出版社，2002
14. 陈德成．中国针灸美容抗衰全书．北京：中国中医药出版社，2002
15. 谢娟．皮肤病奇效良方．北京：人民军医出版社，2008
16. 李博鉴．皮肤病防治357问．第5版．北京：中国中医药出版社，2005
17. 杨彤，田燕．美容药物的配制和应用．北京：人民军医出版社，2005
18. 薛金英，柳大烈，唐跃琼．临床美容技术．西安：陕西人民美术出版社，1996
19. 张民庆．中医皮肤美容方剂大全．北京：中国中医药出版社，2001
20. 于江，朱灿，曹思佳．微整形注射美容．北京：人民卫生出版社，2013
21. 曹元华，陈志强．中国女性皮肤病学．北京：中国协和医科大学出版

社，2009

22. 代涛，赵为民，雷万军.皮肤外科学基础与临床.北京：科学出版社，2018

23. 雷万军.皮肤美客与损容性皮肤病346问.北京：中国中医药出版社，2013

24. 张信江，边二堂.医疗美容技术.第2版.北京：人民卫生出版社，2011

25. 申汶锡.埋线提升与抗衰老操作手册.张陈文，孙玮骏，主译.沈阳：辽宁科学技术出版社，2015

26. 申汶锡.玻尿酸注射手册.曹思佳，杨永成，主译.沈阳：辽宁科学技术出版社，2015

27. Brooke R. Seckel.面部危险区.王艇，颜士钧，主译.第2版.北京：北京大学医学出版社，2018